Auf einen Blick

Duus' Neurologisch-topische Diagnostik

Anatomie · Funktion · Klinik

Mathias Bähr
Michael Frotscher

Unter Mitarbeit von
Wilhelm Küker
Begründet von Peter Duus

400 überwiegend vierfarbige Abbildungen
Zeichnungen von Gerhard Spitzer,
fortgeführt von Barbara Gay

8., komplett überarbeitete Auflage

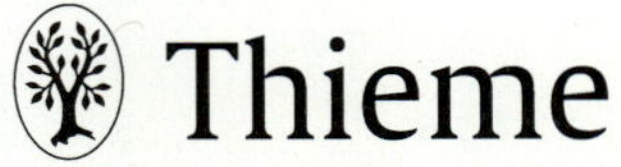

Bibliographische Information der Deutschen Bibliothek

Die Deutsche Bibliothek verzeichnet diese Publikation in der Deutschen Nationalbibliographie; detaillierte bibliographische Daten sind im Internet über http://dnb.ddb.de abrufbar.

1. Auflage 1976
2. Auflage 1980
3. Auflage 1983
4. Auflage 1987
5. Auflage 1990
6. Auflage 1995
7. Auflage 2001

1. brasilianische (portugiesische) Auflage 1985
2. brasilianische (portugiesische) Auflage 1990
1. englische Auflage 1983
2. englische Auflage 1989
1. italienische Auflage 1987
1. japanische Auflage 1982
2. japanische Auflage 1984
3. japanische Auflage 1988
4. japanische Auflage 1999
1. koreanische Auflage 1990
1. polnische Auflage 1990
1. spanische Auflage 1985
1. griechische Auflage 1992
1. indonesische Auflage 1996
1. chinesische Auflage 1996
1. russische Auflage 1996
1. französische Auflage 1998
1. türkische Auflage 2001

Wichtiger Hinweis: Wie jede Wissenschaft ist die Medizin ständigen Entwicklungen unterworfen. Forschung und klinische Erfahrung erweitern unsere Erkenntnisse, insbesondere was Behandlung und medikamentöse Therapie anbelangt. Soweit in diesem Werk eine Dosierung oder eine Applikation erwähnt wird, darf der Leser zwar darauf vertrauen, dass Autoren, Herausgeber und Verlag große Sorgfalt darauf verwandt haben, dass diese Angabe **dem Wissensstand bei Fertigstellung des Werkes** entspricht.

Für Angaben über Dosierungsanweisungen und Applikationsformen kann vom Verlag jedoch keine Gewähr übernommen werden. **Jeder Benutzer ist angehalten**, durch sorgfältige Prüfung der Beipackzettel der verwendeten Präparate und gegebenenfalls nach Konsultation eines Spezialisten festzustellen, ob die dort gegebene Empfehlung für Dosierungen oder die Beachtung von Kontraindikationen gegenüber der Angabe in diesem Buch abweicht. Eine solche Prüfung ist besonders wichtig bei selten verwendeten Präparaten oder solchen, die neu auf den Markt gebracht worden sind. **Jede Dosierung oder Applikation erfolgt auf eigene Gefahr des Benutzers.** Autoren und Verlag appellieren an jeden Benutzer, ihm etwa auffallende Ungenauigkeiten dem Verlag mitzuteilen.

Rüdigerstraße 14,
Telefon: +49 (07 11) 89 31-0
Unsere Homepage: http://www.thieme.de

Printed in Germany

Zeichnungen: Prof. Gerhard Spitzer, Frankfurt/M., Barbara Gay, Stuttgart
Layout: Arne Holzwarth, Stuttgart
Umschlaggestaltung: Thieme-Verlagsgruppe
Satz: primustype Robert Hurler GmbH, Notzingen
Druck: Stürtz AG, Würzburg

ISBN 3-13-535808-9 1 2 3 4 5 6

Anschriften

Prof. Dr. med. Mathias Bähr
Neurologische Universitätsklinik Göttingen
Robert-Koch-Str. 40
37075 Göttingen

Prof. Dr. med. Michael Frotscher
Institut für Anatomie und Zellbiologie
Albertstr. 17
79104 Freiburg

PD Dr. Wilhelm Küker
Radiologische Klinik/Abteilung für Neuroradiologie
Universitätsklinikum Tübingen
Hoppe-Seyler-Str. 3
72076 Tübingen

Vorwort zur 8. Auflage

Das von Prof. Dr. med. Peter Duus begründete Lehrbuch zur neurologisch-topischen Diagnostik ist nach dessen Tod seit 1994 nicht mehr grundlegend überarbeitet worden. In der Zwischenzeit haben sich sowohl in den klinischen Neurowissenschaften als auch in der Grundlagenforschung erhebliche Entwicklungen vollzogen. Speziell die modernen bildgebenden Verfahren (Kernspintomographie, Positronenemissionstomographie) auf der einen sowie die molekularbiologischen Kenntnisse über Entwicklung, Plastizität und Erkrankungen des Nervensystems auf der anderen Seite haben zu einer Explosion des Wissens in den Neurowissenschaften geführt. Dennoch bleibt die neurologisch-topische Diagnostik, d. h. die korrekte Zuordnung von Symptomen oder Syndromen zu spezifischen Läsionsorten im Nervensystem, die primäre Aufgabe des klinisch tätigen Neurologen, trotz verbesserter apparativer Zusatzdiagnostik.

In der völlig neu überarbeiteten Version der neurologisch-topischen Diagnostik haben wir versucht, das hervorragende didaktische Konzept des Buches zu bewahren und auf eine moderne Basis zu stellen. Ältere, vorwiegend historische Fallbeispiele wurden durch moderne Kasuistiken ersetzt, Abbildungen durch farbige Darstellungen transparenter und übersichtlicher gestaltet und eine Reihe von neuroradiologischen Bildern eingefügt, um Struktur-Funktions-Beziehungen bei Schädigungen des Nervensystems herauszuarbeiten. Ein neues Überschriftenkonzept unterscheidet neuroanatomische (blau) und klinische (grün) Themengebiete, ohne die Kontinuität der Darstellung zu durchbrechen.

Nach der neuen Ausbildungsordnung soll der Medizinstudent bereits vor Beginn seines klinischen Studiums sehr viel stärker als bisher mit klinischen Zusammenhängen konfrontiert werden. Um unter diesem Gesichtspunkt auch dem vorklinischen Studenten den Zugang zu diesem Buch zu erleichtern, wurden wichtige Grundlagen zu Beginn der einzelnen Kapitel zusammengefasst. Darüber hinaus wurde ein neues Kapitel „Grundelemente des Nervensystems" eingefügt.

Die Autoren danken dem Thieme Verlag und Frau Dr. Kundmüller für ihr Engagement und viele konstruktive Diskussionen sowie Frau Gay für die hervorragende Bearbeitung der Abbildungen.

Wir hoffen, dass auch diese „moderne Version" des „Duus" überzeugt und freuen uns über jede Art der Rückmeldung durch die Leser.

Herbst 2003

Prof. Dr. M. Bähr Prof. Dr. M. Frotscher PD Dr. W. Küker

Vorwort zur 1. Auflage

„If clinical neurological work in the future is to bring results of value, it is essential that the neurologist understands the major principles in the organization of the nervous system, and that he has a fair knowledge of its structure and function."

A. Brodal

Dieses Taschenbuch über neurologisch-topische Diagnostik soll dem Studenten und angehenden Mediziner das Einarbeiten in das neurologische Fachgebiet, mittels zahlreicher Abbildungen und knappem Text, erleichtern. Vielleicht kann es aber auch dem neurologisch interessierten Arzt wertvolle Hinweise geben.

Nur ein gut fundiertes Wissen um die strukturellen und funktionellen Zusammenhänge innerhalb des Nervensystems ermöglicht es, die bei den verschiedenen Erkrankungen und Schädigungen des Nervensystems auftretenden Symptome und Syndrome zu verstehen und differentialdiagnostisch einzuordnen.

Aufgrund eines derartigen Wissens, der Daten gezielter Anamneseerhebung und des Ergebnisses der körperlich-neurologischen Untersuchung, bei der nach Lokal- sowie nach Nachbarschaftssymptomen gefahndet wird, ist man in der Lage, differentialdiagnostische Schlüsse zu ziehen. Diese erst bestimmen das weitere Vorgehen und den effektiven Einsatz der verschiedenen technisch-diagnostischen Untersuchungsverfahren. Das Resultat der einen oder anderen apparativen Untersuchung wird dann die vorher gehegte Verdachtsdiagnose erhärten oder zu weiteren Überlegungen zwingen. Technisch-diagnostische Untersuchungsverfahren allein, ohne vorhergehende Anamneseerhebung und neurologische Untersuchung, werden zumeist nicht zum Ziele führen; das trifft insbesondere für beginnende Prozesse zu. Gerade die differentialdiagnostischen Überlegungen aufgrund der anamnestischen Daten und erhobenen Befunde machen das neurologische Fachgebiet besonders interessant und reizvoll.

Die Aufgabe, in einem Taschenbuch nur einen begrenzten Überblick aus dem außerordentlich großen Stoffgebiet der Neurologie zu geben, zwingt zu nicht immer leichten Entscheidungen. Es war notwendig, mittels zahlreicher instruktiver Abbildungen, so viel wie möglich an erläuterndem Text einzusparen. Trotzdem kam nur eine Auswahl in Frage, wobei es sich nicht vermeiden ließ, daß viele zweifellos wichtige Dinge nur gestreift werden konnten oder gar wegfallen mußten. Ich hoffe jedoch, daß es gelungen ist, in verständlicher Form die wesentlichsten Fakten über Struktur und Funktion des Nervensystems darzustellen, deren Kenntnis für die tägliche neurologische Tätigkeit von wesentlicher Bedeutung ist.

Ein derartig bebildertes Buch zu verfassen, war nur mit Hilfe eines medizinisch sehr versierten Graphikers möglich. Herrn Gerhard Spitzer, Frankfurt a. M., bin ich zu allergrößtem Dank für die sehr angenehme Zusammenarbeit, seine Unterstützung und nicht zuletzt für die große Geduld mir gegenüber, verpflichtet.

Danken möchte ich auch sehr herzlich Herrn Professor Dr. Rolf Hassler, der, trotz seiner großen Arbeitslast, einen Teil seiner Zeit opferte, um Abbildungen und Text durchzusehen. Viele wichtige Hinweise und wertvolle Anregungen habe ich ihm zu verdanken.

Nicht zuletzt gilt mein Dank Herrn Dr. med. h. c. Günther Hauff und seinen Mitarbeitern, Herrn A. Menge, Herrn Dr. D. Bremkamp, Herrn K. Bogdanski sowie Herrn J. Hänsler, im Georg Thieme Verlag für die Geduld, die man mit mir bis zur Fertigstellung des Buches hatte und für die großzügige Ausstattung.

Frankfurt a. M., im Juli 1976 Peter Duus

Inhaltsverzeichnis

1 Grundelemente des Nervensystems

1 Grundelemente des Nervensystems

Das Nervensystem ist aus spezialisierten Zellen, den Neuronen, aufgebaut, die der Informationsübertragung dienen. Die **Neurone** stehen über besondere Zellkontakte, die **Synapsen**, untereinander in Verbindung. An den Synapsen werden Informationen mithilfe chemischer Botenstoffe, den Transmittern, von einer Zelle auf die nächste übertragen. Prinzipiell lassen sich zwei Klassen von Neuronen unterscheiden: **erregende** und **hemmende**.
Ein Schlüssel zum Verständnis der Organisation des Nervensystems ergibt sich aus der Betrachtung seiner Entwicklung.

1.1 Informationsfluss im Nervensystem

Der Informationsfluss im Nervensystem beinhaltet im Wesentlichen drei Schritte (Abb. 1.**1**): über die Sinnesorgane werden Umweltreize zum ZNS geleitet (**afferenter Schenkel**), in einem zweiten Schritt werden sie dort auf unterschiedlich komplexe Art verarbeitet (**Verarbeitungsprozess**). Als Ergebnis folgt oft eine (motorische) Reaktion des Organismus (**efferenter Schenkel**): Erblicken wir als Fußgänger eine grüne Ampel, wird über das visuelle System zunächst die Wahrnehmung einer spezifischen Farbe signalisiert. Im ZNS wird dieser Reiz interpretiert und die ihm zugehörige Bedeutung ermittelt (grüne Verkehrsampel = losgehen). Als motorische Reaktion erfolgt das Überqueren der Straße.

Im einfachsten Fall entfällt ein komplexer Verarbeitungsprozess im ZNS, d. h. die Information geht direkt vom afferenten auf den efferenten Schenkel über. Diese Art der Informationsübertragung findet sich beispielsweise beim Eigenreflex.

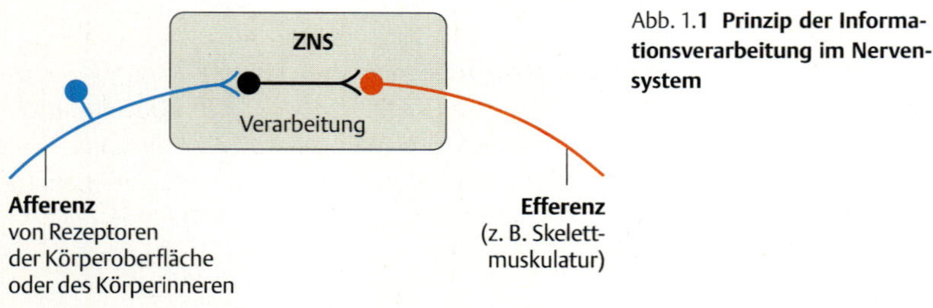

Abb. 1.**1** **Prinzip der Informationsverarbeitung im Nervensystem**

1.2 Nervenzellen und Synapsen

Nervenzellen

Grundelemente der Informationsübertragung im Nervensystem sind die **Nervenzellen mit ihren Fortsätzen** (s. u.) und den **Synapsen** (S. 7). An den Synapsen wird die Information mithilfe eines chemischen Botenstoffes (Transmitter) auf die nächste Zelle übertragen.

Dendriten und Axone. Für die Informationsweiterleitung ist eine **Bipolarität** der Nervenzellen zu fordern: sie müssen Informationen von anderen Nervenzellen aufnehmen und Informationen an andere Nervenzellen weitergeben können.

Rezeptive Strukturen einer Nervenzelle sind die **Dendriten,** verzweigte Fortsätze des Zellleibs. Anzahl und Verzweigungsmuster der Dendriten variieren bei den verschiedenen Nervenzelltypen erheblich. Das **fortleitende Element** ist das **Axon**, das beim Menschen eine Länge von bis zu einem Meter erreichen kann. Jede Nervenzelle besitzt im Gegensatz zur stark variablen Dendritenzahl nur *ein* Axon. An seinem distalen Ende teilt sich das Axon in mehrere Äste, die mit Endknöpfchen (Boutons) an anderen Nervenzellen enden (Abb. 1.**2**).

Eine Besonderheit stellen die langen peripheren Fortsätze der pseudounipolaren Nervenzellen der Spinalganglien dar, die Informationen von der Körperoberfläche zum ZNS leiten (z. B. Schmerz, Druck, Temperatur). Die Fortsätze sind rezeptive Strukturen, sie werden aber als Axone bezeichnet und weisen auch deren Strukturmerkmale auf.

Das trophische Zentrum der Nervenzelle ist der Zellleib (**Soma** oder **Perikaryon**); er enthält den Zellkern und zahlreiche Zellorganellen.

Axonaler Transport. Die Transmitter oder die ihrer Synthese dienenden Enzyme werden im Perikaryon gebildet und dann via axoplasmatischen Transport entlang der axonalen Mikrotubuli ans Axonende transportiert. Dort werden sie in den Endauftreibungen des Axons (Boutons) in synaptischen Vesikeln gespeichert. Man unterscheidet einen **anterograden Transport** in Richtung auf das Axonende und einen **retrograden Transport** zurück zum Perikaryon. Für den schnellen Axontransport wurde eine Geschwindigkeit von 200–400 mm pro Tag ermittelt. Daneben gibt es noch den Axoplasmastrom mit einer Geschwindigkeit von 1–5 mm pro Tag. Der Axontransport ist Grundlage für anterograde bzw. retrograde Tracer-Techniken, mit denen neuronale Projektionen nachgewiesen werden (Abb. 1.**3**).

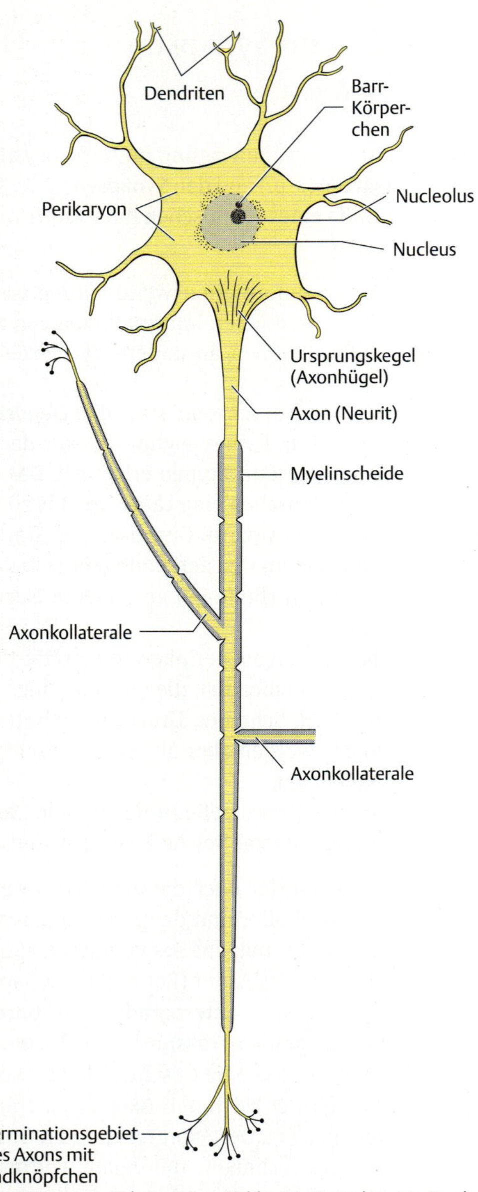

Abb. 1.**2** **Aufbau eines Neurons**, Schema. Aus: Kahle, W., Frotscher, M.: Taschenatlas der Anatomie. Bd. 3, Nervensystem und Sinnesorgane. 8. Aufl., Thieme, Stuttgart 2002.

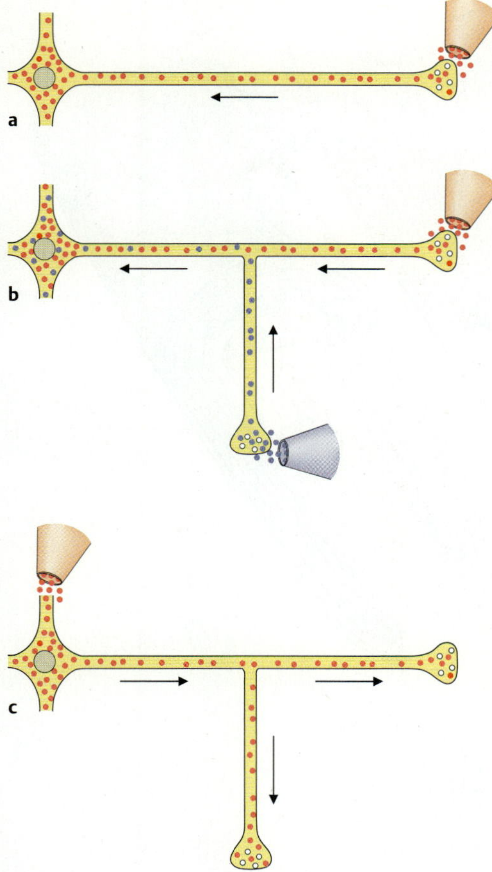

Abb. 1.3 **Darstellung neuronaler Projektionen mittels retrograd bzw. anterograd transportierter Tracer-Substanzen.** Tracer-Substanzen (z. B. Fluoreszenzfarbstoffe) werden entweder in die Ziel- oder Ursprungsregion einer Neuronenpopulation injiziert. Vom Ort der Injektion aus wandern die Farbstoffe: beim anterograden Transport vom Zellleib zum Axonende, beim retrograden Transport vom Axonende zum Zellleib. Auf diese Weise ist es möglich, die Projektionen der Neuronenpopulation nachzuverfolgen. **a** Retrograder Transport. **b** Retrograder Transport eines Neurons aus verschiedenen Projektionsgebieten. **c** Anterograder Transport eines Neurons in verschiedene Projektionsgebiete. Aus: Kahle, W., Frotscher, M.: Taschenatlas der Anatomie. Bd. 3, Nervensystem und Sinnesorgane. 8. Aufl., Thieme, Stuttgart 2002.

Axonmyelinisierung. Das Axon ist von einer Hülle umgeben, der Myelinscheide oder Markscheide (Abb. 1.4). Im Zentralnervensystem wird diese Markscheide von **Oligodendrozyten** gebildet, spezialisierten Gliazellen, im peripheren Nervensystem von den **Schwann-Zellen.** Oligodendrozyten bzw. Schwann-Zellen besitzen platte Fortsätze, die sich um das Axon wickeln, wodurch die Myelinscheide entsteht. Viele Oligodendrozyten bzw. Schwann-Zellen nehmen an der Umhüllung eines Axons teil. Zwischen den einzelnen Hüllzellen finden sich unbemarkte Axonabschnitte, die sog. *Ranvier-Schnürringe.* Da die Myelinhülle den elektrischen Widerstand des Axons stark erhöht, kommt es bei Eintreffen eines Aktionspotenzials nur im Bereich der Schnürringe zur *Depolarisation*; die Erre-

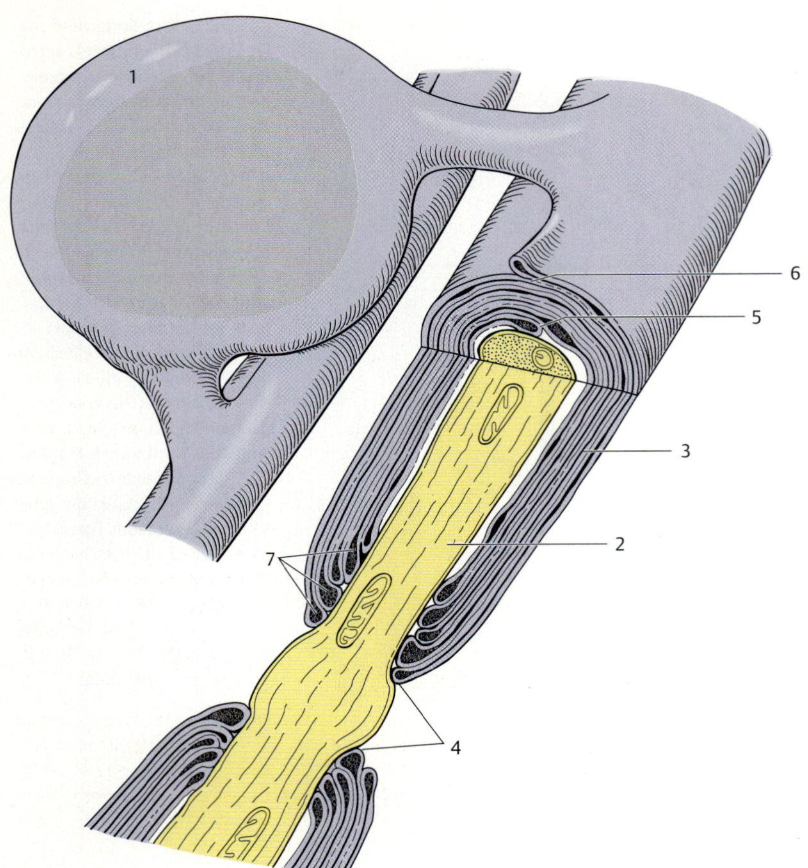

Abb. 1.4 **Zentrale Nervenfaser mit Oligodendrozyt und Myelinscheide**, elektronenmikroskopisches Schema. **1** Oligodendrozyt. **2** Axon. **3** Markscheide. **4** Ranvier-Knoten. **5** Inneres Mesaxon. **6** Äußeres Mesaxon. **7** Zytoplasma-gefüllte Taschen. Aus: Kahle, W., Frotscher, M.: Taschenatlas der Anatomie. Bd. 3, Nervensystem und Sinnesorgane. 8. Aufl., Thieme, Stuttgart 2002.

gung springt von einem Schnürring zum nächsten, man spricht von **saltatorischer Erregungsleitung.** Daraus folgt, dass Axone mit dicker (isolierender) Markhülle und weit auseinander liegenden Ranvier-Schnürringen die Erregung schnell weiterleiten. Bei Axonen, denen die Markscheide fehlt, kriecht die Erregung hingegen die gesamte Axonmembran entlang. Zwischen diesen beiden Extremvarianten kommen Axone mit dünner Myelinscheide vor. Man spricht von **markreichen, markarmen** und **marklosen Nervenfasern**, die auch als A-, B- und C-Fasern be-

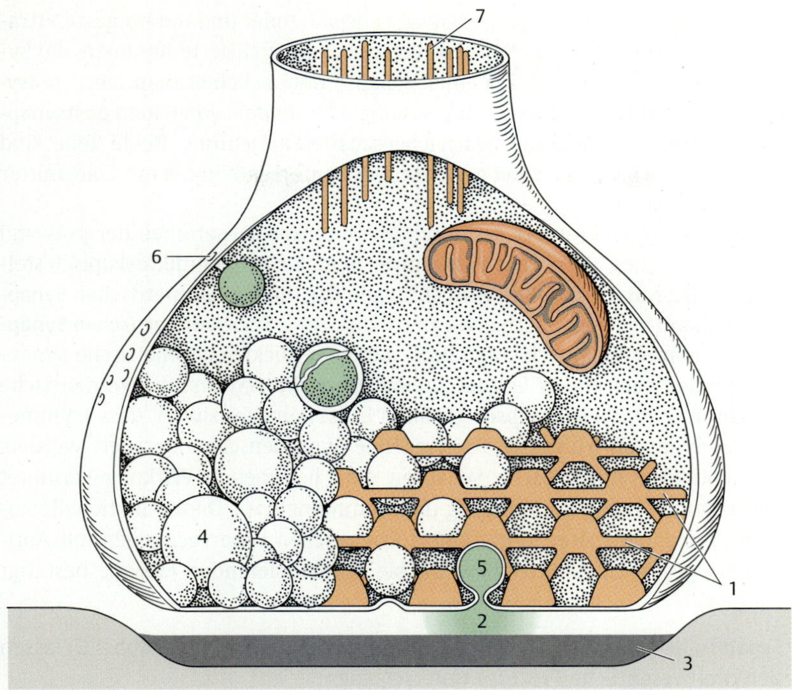

Abb. 1.5 **Aufbau der Synapse**, schematische Darstellung. **1** Präsynaptische Membran mit gitterförmigen Verdichtungen, die hexagonale Räume umschließen. **2** Synaptischer Spalt. **3** Postsynaptische Membran. **4** Synaptische Vesikel. **5** Verschmelzung von Vesikel und synaptischer Membran (Omega-Figur) und Freisetzung des Transmitters (grün) in den Synapsenspalt. **6** Vesikel mit Transmittermolekülen, die wieder in den Bouton aufgenommen wurden. **7** Axonfilamente. Aus: Kahle, W., Frotscher, M.: Taschenatlas der Anatomie. Bd. 3, Nervensystem und Sinnesorgane. 8. Aufl., Thieme, Stuttgart 2002.

zeichnet werden. Markhaltige A-Fasern haben einen Axondurchmesser von 3–20 µm und eine Leitungsgeschwindigkeit bis zu 120 m/s. Die markarmen B-Fasern sind bis zu 3 µm dick und weisen eine Leitungsgeschwindigkeit bis zu 15 m/s auf. Die Leitungsgeschwindigkeit der marklosen C-Fasern beträgt bis zu 2m/s.

Synapsen

Allgemeiner Aufbau. Noch bis zur Einführung des Elektronenmikroskops Anfang der 50iger Jahre des 20. Jahrhunderts war umstritten, ob das Nervensystem aus einem kontinuierlichen Netzwerk oder diskontinuierlichen Einzelelementen, den Nervenzellen, besteht. Mit dem Elektronenmikroskop konnte gezeigt werden, dass das Axon am Synapsenspalt endet und die Impulsübertragung auf nachgeschaltete Nervenzellen durch spezialisierte Kontakte, die Synapsen, erfolgt (Abb. 1.**5**). Bei einer Synapse unterscheidet man einen **präsynaptischen Teil**, die Axonendanschwellung oder *Bouton*, von einem **postsynaptischen Teil**, die Membran des nachgeschalteten Neurons. Beide Teile sind durch den **synaptischen Spalt** getrennt. Der Bouton enthält die mit Transmitter gefüllten Vesikel.

Der synaptische Kontakt ist durch Membranspezialisationen der prä- und postsynaptischen Membranen gekennzeichnet. Elektronenmikroskopisch stellen sich diese als osmiophile Verdichtungen dar, die bei **symmetrischen Synapsen** prä- und postsynaptisch etwa gleich dick sind. Bei **asymmetrischen Synapsen** ist die postsynaptische Membran stärker verdickt. Asymmetrische Synapsen werden nach ihrem Erstbeschreiber *Gray Typ I-Synapsen*, symmetrische Synapsen *Gray Typ II-Synapsen* genannt. Es ist bemerkenswert, dass asymmetrische Synapsen frühzeitig als erregende Synapsen charakterisiert wurden, während für symmetrische Synapsen eine hemmende Wirkung vermutet wurde (zum Prinzip der Erregung und Hemmung s. u.). Diese funktionelle Zuordnung konnte später in immunzytochemischen Untersuchungen mit Antikörpern gegen Transmitter bzw. die sie synthetisierenden Enzyme bestätigt werden.

Synaptische Transmission. Bei der synaptischen Übertragung (Abb. 1.**6**) lassen sich drei wesentliche Prozesse unterscheiden:

- Die am Axonende eintreffende Erregung (*Aktionspotenzial*) depolarisiert die präsynaptische Membran, wodurch spannungsabhängige Calciumkanäle geöffnet werden. Der Calciumeinstrom in den Bouton bewirkt im Zusammenspiel mit verschiedenen Proteinen, dass einzelne synaptische Vesikel mit der präsynaptischen Membran verschmelzen, wobei sie sich öffnen und Neurotransmitter in den Synapsenspalt entlassen.
- Der Transmitter im Synapsenspalt diffundiert zu spezifischen *Rezeptoren* im Bereich der postsynaptischen Membran.
- Die Bindung des Transmitters an die Rezeptoren bewirkt die Öffnung von Ionenkanälen, wodurch es entweder zu einer Depolarisation (*erregendes postsynaptisches Potenzial, EPSP*) oder zu einer Hyperpolarisation (*inhibitorisches postsynaptisches Potenzial, IPSP*) kommt. Die synaptische Übertragung hat also entweder eine Erregung oder Hemmung des nachgeschalteten Neurons zur Folge.

Neben diesen schnellen Transmitter- bzw. *Liganden-gesteuerten Ionenkanälen* gibt es *G-Protein-gekoppelte Rezeptoren*, deren Antwort wesentlich langsamer erfolgt, weil zunächst eine intrazelluläre Signalkaskade in Gang gesetzt wird.

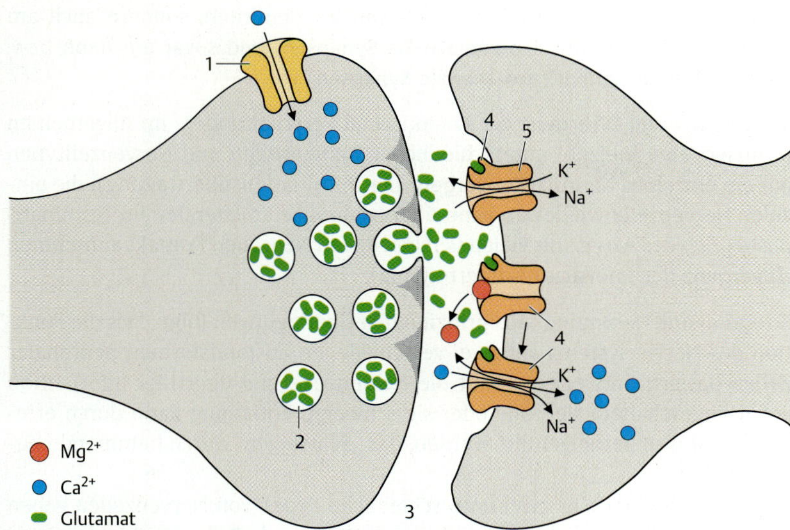

Abb. 1.6 **Synaptische Transmission an einer glutamatergen (exzitatorischen) Synapse**, schematische Darstellung. Der bei Eintreffen des Aktionspotenzials ausgelöste Ca^{2+}-Einstrom (**1**) hat zur Folge, dass synaptische Vesikel (**2**) mit der präsynaptischen Membran verschmelzen und Transmitter (in diesem Fall Glutamat) in den synaptischen Spalt (**3**) freisetzen. Der Transmitter diffundiert zu spezifischen Rezeptoren der postsynaptischen Membran (**4**) und bewirkt eine Öffnung von Ionenkanälen (**5**), in diesem Fall von Na^{+}-Kanälen. Der Na^{+}-Einstrom (begleitet von einem Ca^{2+}-Einstrom) löst die Erregung der nachgeschalteten Zelle aus (exzitatorisches postsynaptisches Potenzial, EPSP). Bei der Depolarisation wird auch eine Blockade des so genannten NMDA-Rezeptors durch Mg^{2+}-Moleküle aufgehoben. Aus: Kahle, W., Frotscher, M.: Taschenatlas der Anatomie. Bd. 3, Nervensystem und Sinnesorgane. 8. Aufl., Thieme, Stuttgart 2002.

Chemische und elektrische Synapsen. Das oben beschriebene Prinzip der synaptischen Übertragung mithilfe eines Botenstoffs ist für chemische Synapsen typisch. Daneben gibt es noch elektrische Synapsen, bei denen die Erregung direkt auf das nachgeschaltete Neuron überspringt (*Gap Junctions*).

Synapsenformen. Synapsen dienen der Informationsübertragung von einer Nervenzelle auf die nächste; in Bezug auf die Reiz-aufnehmende Zelle spricht man von **Inputsynapsen.** Die meisten Inputsynapsen sind an den Dendriten zu finden (**axo-dendritische Synapsen**). Viele Nervenzellen, z. B. die kortikalen Pyramidenzellen, besitzen dornartige Dendriten-Anhängsel, *Spines*, die der Kompartimentierung des synaptischen Kontaktes dienen. Die Spines enthalten oft einen *Spine-Apparat*, einen internen Calciumspeicher. Synapsen an dendritischen Spines sind überwiegend asymmetrische, erregende Synapsen.

Inputsynapsen, kommen aber nicht nur an Dendriten, sondern auch am Zellkörper (Perikaryon: **axo-somatische Synapsen**) und sogar am Axon bzw. am Axoninitialsegment (**axo-axonale Synapsen**) vor.

Konvergenz und Divergenz der synaptischen Verschaltungen. Im Allgemeinen projiziert eine Vielzahl unterschiedlicher Nervenzellen und Nervenzelltypen auf ein einzelnes Neuron (**Konvergenz** der Informationsübertragung); die einzelne Nervenzelle wiederum kann über zahlreiche Kollateralen im Terminationsbereich des Axons mit vielen verschiedenen Neuronen Kontakt aufnehmen (**Divergenz** der Informationsübertragung).

Erregung und Hemmung. Aus prinzipiellen Überlegungen folgt, dass die Funktion des Nervensystems auf zwei verschiedenen Zustandsformen neuronaler Zellen basiert: entweder entlädt die Nervenzelle und überträgt Information auf nachgeschaltete Neurone oder sie schweigt. Entladung kann durch erregende Impulse herbeigeführt werden, das „Schweigen" durch hemmende Zuflüsse.

Daraus folgt, dass es zwei unterschiedliche Typen von Nervenzellen geben muss: erregende und hemmende Neurone. **Erregende Zellen** sind in der Regel Prinzipalneurone (z. B. die Pyramidenzellen der Hirnrinde), die oft über beträchtliche Distanzen projizieren und entsprechend lange Axone besitzen. **Hemmende Zellen** – häufig Interneurone – haben demgegenüber kurze Axone.

Prinzipien neuronaler Hemmung. Kollateralen von erregenden Zellen können hemmende Interneurone aktivieren, die dann wiederum das Prinzipalneuron hemmen (**rekurrente Hemmung**). Bei der **Vorwärtshemmung** aktivieren Kollateralen von Prinzipalneuronen hemmende Interneurone, die auf andere nachgeschaltete Prinzipalneurone einen hemmenden Einfluss ausüben. Hemmt ein hemmendes Neuron ein anderes hemmendes Neuron, resultiert auf der nachgeschalteten Prinzipalzelle letztlich ein Fehlen von Hemmung und damit indirekt eine Erregung (**Disinhibition**) (Abb. 1.**7**).

1.3 Transmitter und Transmitter-Rezeptoren

Erregende und hemmende Transmitter. In klassischen neuroanatomischen Untersuchungen wurden die Nervenzelltypen nach ihrer Form bzw. der Länge ihrer Projektion unterschieden (Golgi Typ I-Zellen: weit projizierende Prinzipalneurone; Golgi Typ II-Zellen: kurzaxonige Interneurone). Heute werden die Nervenzellen eher nach ihrem *Transmitter-Phänotyp* eingeteilt, weil daraus

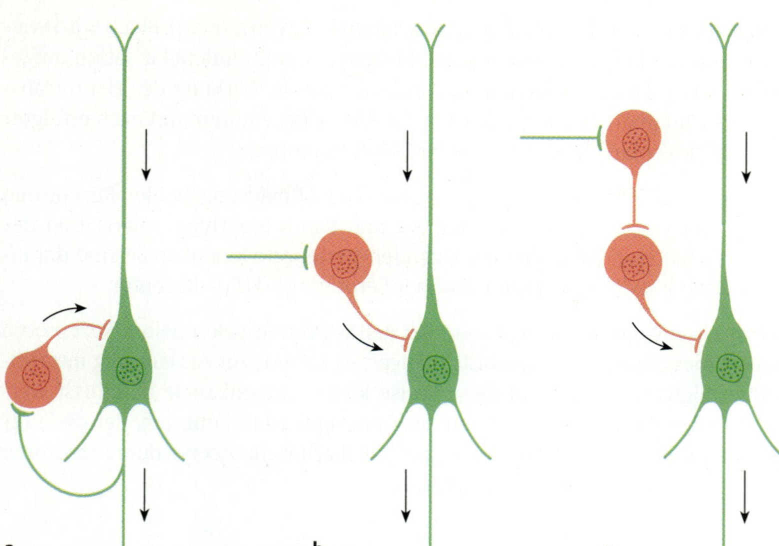

Abb. 1.7 **Verschiedene Prinzipien neuronaler Hemmung.** **a** Rekurrente Hemmung. **b** Vorwärtshemmung. **c** Disinhibition. Aus: Kahle, W., Frotscher, M.: Taschenatlas der Anatomie. Bd. 3, Nervensystem und Sinnesorgane. 8. Aufl., Thieme, Stuttgart 2002.

Schlussfolgerungen über ihre erregende oder hemmende Wirkung gezogen werden können. Der häufigste erregende Transmitter im ZNS ist **Glutamat**, der häufigste hemmende **γ-Aminobuttersäure** (GABA). Der hemmende Transmitter im Rückenmark ist **Glycin. Acetylcholin** und **Noradrenalin** sind die wichtigsten Transmitter im vegetativen Nervensystem, kommen aber auch im ZNS vor. Weitere Neurotransmitter sind **Dopamin, Serotonin** sowie verschiedene **Neuropeptide**, die in zunehmender Anzahl indentifiziert werden und insbesondere in Interneuronen vorkommen.

Liganden-gesteuerte Rezeptoren. Liganden-gesteuerte Ionenkanäle sind aus verschiedenen Untereinheiten aufgebaut, die in die Zellmembran eingelassen sind. Durch die Bindung des Neurotransmitters an den Rezeptor wird der Ionenkanal für bestimmte Ionen durchlässig.

Exzitatorische Aminosäurerezeptoren. Bei den Glutamatrezeptoren unterscheidet man *AMPA-Rezeptoren*, *NMDA-Rezeptoren* und *Kainat-Rezeptoren.* Die Bindung von Glutamat an den AMPA-Rezeptor bewirkt den Einstrom von Na^+-Ionen und damit die Depolarisation der Zelle. Auch die Aktivierung des NMDA-Rezeptors führt zum Einstrom von Na^+-Ionen, darüber hinaus gelangen aber auch Ca^{2+}-Ionen nach intrazellulär. Der NMDA-Rezeptor wird allerdings erst nach Beseitigung eines Magnesiumsblocks im Ionenkanal aktiviert; dieser Block wird wiederum durch eine AMPA-Rezeptor-induzierte Membrandepolarisation aufgehoben (Abb. 1.**6**). Demnach gibt es eine abgestufte Wirkung des Neurotransmitters Glutamat: er wirkt zunächst auf AMPA-Rezeptoren und nach erfolgter Membrandepolarisation auch auf NMDA-Rezeptoren.

Inhibitorische GABA- und Glycin-Rezeptoren. Die Aktivierung beider Rezeptoren führt zum Einstrom von Chloridionen und damit zur Hyperpolarisation der nachgeschalteten Zelle. Weitere Liganden-gesteuerte Ionenkanäle sind der *nikotinische Acetylcholinrezeptor* und der Serotonin(5-HT_3)-Rezeptor.

G-Protein-gekoppelte Rezeptoren. Bei den G-Protein-gekoppelten Rezeptoren dauert die Reizantwort wesentlich länger; es kommt zur Aktivierung intrazellulärer Signalkaskaden. Auf diese Weise können Ionenkanäle beinflusst werden oder es kann zu Änderungen der Genexpression kommen. Beispiele für G-Protein-gekoppelte Rezeptoren sind muskarinische Acetylcholinrezeptoren und metabotrope Glutamatrezeptoren.

1.4 Neuronenverbände

Wie auf S. 10 dargestellt, werden Nervenzellen heute nach dem von ihnen benutzten Neurotransmitter eingeteilt. Man kann entsprechend ein *glutamaterges, GABAerges, cholinerges* oder *dopaminerges System* unterscheiden. Während glutamaterge Nervenzellen Punkt-zu-Punkt-Verbindungen zu ihren Zielzellen herstellen, ist z. B. beim dopaminergen System eine eher diffuse Wirkung vorhanden: Eine einzelne dopaminerge Nervenzelle innerviert im Allgemeinen ein großes Terminationsgebiet. Eine besonders hoch spezialisierte Verschaltung findet sich beim GABAergen System. Wir kennen GABAerge Neurone, die viele synaptische Verbindungen zum Zellkörper des nachgeschalteten Neurons ausbilden und gleichsam ein Korbgeflecht um das Perikaryon bilden (Basketzellen). Daneben kommen GABAerge Neurone mit überwiegenden axo-dendritischen oder axo-axonalen Kontakten vor. Letztere sind am Axoninitialsegment lokalisiert.

Durch die **pharmakologische Anwendung von Transmitteranaloga** oder Rezeptorblockern können gezielt Wirkungen eines Neuronensystems verstärkt oder abgeschwächt werden.

1.5 Gliazellen

Nicht die Nervenzellen, sondern die Gliazellen sind zahlenmäßig die häufigsten Zellen des Nervensystems. Sie sind an der Informationsübertragung nicht direkt beteiligt, für die Funktion der Nervenzellen aber unerlässlich. Es gibt drei Arten von Gliazellen, die Astrogliazellen (Astrozyten), die Oligodendrozyten und die Mikrogliazellen.

Bei den **Astrozyten** können protoplasmatische von fibrillären unterschieden werden. Astrozyten sorgen im intakten Nervensystem für die Aufrechterhaltung des inneren Milieus, insbesondere des Ionengleichgewichts. Feine Astrozytenfortsätze umspinnen synaptische Kontakte und dichten sie auf diese Weise ab. Dadurch bleibt die Transmitterwirkung auf den synaptischen Spalt beschränkt. Nach einer Läsion des ZNS bilden die Astrozyten die *Glianarbe*.

Die **Oligodendrozyten** bilden die Myelinscheiden im ZNS (vgl. oben). Die **Mikrogliazellen** sind phagozytotisch tätig und werden bei entzündlichen oder degenerativen Prozessen im Nervensystem aktiviert.

1.6 Entwicklung des Nervensystems

Eine ausführliche Darstellung der Entwicklung des Nervensystems geht über den Rahmen und das Anliegen des vorliegenden Buches hinaus. Einige Grundprinzipien der Entwicklung sollten dem Arzt aber vertraut sein, da sich zahlreiche Krankheitsbilder aus Entwicklungsstörungen ableiten.

Das Nervensystem entwickelt sich aus dem ursprünglich gestreckt verlaufenden *Neuralrohr* mit einer Wandung und einem zentralen Hohlraum. Der kraniale Abschnitt des Neuralrohres wächst stärker und lässt **drei abgrenzbare Hirnbläschen** erkennen: das *Rhombencephalonbläschen*, das *Mesencephalonbläschen* und das *Prosencephalonbläschen.* Aus letzterem entsteht in der Folge das *Diencephalonbläschen* und, am weitesten kranial, das paarige *Telenecephalonbläschen.* Der zentrale Hohlraum beider Telencephalonbläschen bleibt über das Foramen interventriculare mit dem zentralen Hohlraum des Diencephalons verbunden. In den Abschnitten stärkster Proliferation der Neuralrohrwandung vergrößert sich auch der zentrale Hohlraum am meisten. Dadurch bilden sich im besonders stark wachsenden Telencephalon die Seitenventrikel, im Diencephalon der 3. Ventrikel und im Hirnstamm der 4. Ventrikel aus. Bei den weniger stark wachsenden Hirnabschnitten wie dem Mesencephalon ist auch keine Ausdehnung des zentralen Hohlraumes zu einem Ventrikel zu beobachten.

Die in der Vertebratenreihe stark zunehmende Vergrößerung des Telencephalons führt dazu, dass das Telencephalon den Hirnstamm überlagert und außerdem in einer halbkreisförmigen Rotation ausgezogen wird. Diese halbkreisförmige Ausziehung spiegelt sich im Verlauf einiger Strukturen der grauen Substanz des Telencephalons wider (z. B. Nucleus caudatus, Hippocampus), ferner im Verlauf der Faserbahnen der weißen Substanz (z. B. Fornix) sowie in der Gestalt der Seitenventrikel (die sich jeweils aus einem Cornu frontale, einer Pars centralis und einem Cornu temporale zusammensetzen, vgl. S. 409).

Die Untersuchung der molekularen Mechanismen, die den beschriebenen Differenzierungsprozessen des Nervensystems zugrunde liegen, ist ein gegenwärtig in den Neurowissenschaften sehr intensiv bearbeitetes Gebiet. Prinzipiell lassen sich folgende Prozesse bei der Entwicklung des ZNS abgrenzen:

Zellproliferation. Die Vermehrung der noch unreifen Nervenzellen (Neuroblasten) vollzieht sich in der Ventrikularzone des Neuralrohrs, die an den zentralen Hohlraum (Ventrikel) angrenzt. Hier gilt es, wie auch bei der Differenzierung anderer Organe, herauszufinden, welche molekularen Mechanismen die Zellproliferation steuern.

Neuronale Migration. Neu gebildete Nervenzellen verbleiben nicht am Ort ihrer Entstehung, sondern wandern entlang sich radiär von der Ventrikularzone bis zur pialen Oberfläche ausspannenden Gliafortsätzen zu ihrem definitiven Ort. Die Migrationsprozesse sind auf S. 351 ff. näher beschrieben.

Fortsatzwachstum. Am Zielort angekommen, beginnen die postmigratorischen Neuroblasten mit der Ausbildung der Dendriten und des Axons. Es ist eine fundamentale Frage der gegenwärtigen neurobiologischen Forschung, wie die aussprossenden Axone über zum Teil beträchtliche Entfernungen ihr Zielgebiet finden. Hierbei spielen membrangebundene und lösliche Faktoren, die einen Gradienten aufbauen, sowie extrazelluläre Matrixproteine eine Rolle. Vermittelt durch Liganden-Rezeptorsysteme, die entweder eine attraktive oder repulsive Wirkung entfalten, wird das Axon ins Zielgebiet gesteuert. Auf die einzelnen Liganden-Rezeptorsysteme kann an dieser Stelle nicht eingegangen werden.

Synaptogenese. Nach der Ankunft im Zielgebiet bilden die Axonendigungen mit den Zielneuronen synaptische Kontakte aus. Neuere Untersuchungen haben Anhaltspunkte dafür geliefert, dass die Ausbildung synaptischer Kontakte, einschließlich der Bildung neuer dendritischer Spines, aktivitätsabhängig erfolgt. Es gibt die berechtigte Vermutung, dass die Fähigkeit zur Ausbildung neuer synaptischer Kontakte lebenslang erhalten bleibt und Grundlage von adaptiven Prozessen wie Lernen und Gedächtnis ist.

Physiologischer Nervenzelltod. Es ist gezeigt worden, dass im Laufe der ZNS-Entwicklung sehr viele Nervenzellen absterben. Man stellt sich vor, dass auf diese Weise eine Präzisierung der interneuronalen Verbindungen erfolgt. Auch die Mechanismen, die Überleben oder Zelltod steuern, sind gegenwärtig Gegenstand intensiver Forschung.

2 Sensibles System

2 Sensibles System

Entsprechend den Elementarfunktionen des Nervensystems, Wahrnehmung – Verarbeitung – Reaktion, folgt der Darstellung prinzipieller Komponenten und Mechanismen des Nervensystems in diesem Kapitel die **Betrachtung von Wahrnehmungsprozessen**, die über **Rezeptororgane** vermittelt werden. **Afferente Nervenfasern**, deren Zellkörper in den **Spinalganglien** liegen, leiten die Impulse von der Peripherie zum Spinalganglion und dann – ohne synaptische Umschaltung – mit ihrem zentralen Fortsatz ins **ZNS**. Dort erfolgen Umschaltung auf das **2. Neuron** und **Kreuzung** zur Gegenseite auf unterschiedlicher Höhe im Rückenmark oder im Hirnstamm. Das 3. Neuron liegt im **Thalamus**, dem „Tor zum Bewusstsein" bevor die Impulse verschiedene kortikale Areale, vor allem die „Körperfühlsphäre" im **Gyrus postcentralis**, erreichen.

2.1 Periphere Anteile des sensiblen Systems und periphere Regelkreise

Rezeptororgane

Rezeptoren sind spezialisierte Sinnesorgane, die in der Lage sind, Veränderungen in ihrer Umgebung und im Organismus zu registrieren und als Impulse weiterzuleiten. Sie stellen nervöse Endorgane afferenter Fasern dar. Man kann sie funktionell gliedern in Rezeptoren, die dem Körper darüber Auskunft geben, was in der näheren Umwelt geschieht (**Exterozeptoren**), und in Rezeptoren, die Reize aus der weiteren Umgebung registrieren (**Telezeptoren** [Auge, Ohr]). **Propriozeptoren**, zu denen auch das Labyrinth zählt, unterrichten über die Haltung und Bewegung des Kopfes im Raum, über Anspannung von Muskeln und Sehnen, über die Stellung der Gelenke, über den Kraftaufwand bei einer Bewegung usw. Schließlich sind noch jene Rezeptoren zu erwähnen, die über Vorgänge im Inneren des Organismus orientieren: **Entero**- oder **Viszerozeptoren** (Osmo-, Chemo-, Barozeptoren usw.). Die verschiedenen Rezeptoren sprechen jeweils auf adäquate Reize an.

Die Haut weist einen besonders dichten Besatz mit sensiblen Rezeptororganen auf, sie finden sich aber auch in tieferen Körperschichten und in den inneren Organen.

Rezeptoren in der Haut

In der Haut liegen überwiegend Exterozeptoren. Man gliedert sie dort in zwei große Gruppen: 1. in freie Nervenendigungen und 2. in eingekapselte Endorgane.

Die eingekapselten, differenzierten Endkörperchen sind wahrscheinlich stärker für die Übermittlung epikritischer Qualitäten wie feine Berührung, Diskrimination, Vibration, Druck usw. zuständig, während die freien Nervenendigungen protopathische Qualitäten (Schmerz- und Temperaturunterschiede) weiterleiten. Diese Einteilung ist aber nicht zwingend (s. u.).

Abb. 2.1 zeigt verschiedene Rezeptororgane der Haut und ihrer Anhangsgebilde, die unterteilt werden in: **Mechanozeptoren** (Berührung, Druck), **Thermozeptoren** (Kälte, Wärme) und **Nozizeptoren** (Schmerz). Die genannten Rezeptoren finden sich hauptsächlich im Bereich zwischen Epidermis und Bindegewebe. Die Haut kann man deshalb als ein über den ganzen Körper ausgebreitetes Sinnesorgan betrachten.

Spezielle Rezeptororgane. Die **Haarmanschetten** finden sich im gesamten Bereich der behaarten Haut und vermitteln Berührungsreize, während die **Meissner-Tastkörperchen** (Corpuscula tactus) nur an unbehaarten Hautstellen zu finden sind, besonders an den Hand- und Fußflächen (aber auch an den Lippen, an der Zungenspitze und an den Genitalorganen). Sie sprechen besonders auf Berührungs- und Tastreize an. Die **Vater-Pacini-Lamellenkörperchen** (Corpuscula lamellosa) finden sich in tieferen Hautschichten, vor allem im Bereich zwischen Kutis und Subkutis; sie übermitteln Druckempfindungen. In der Vergangenheit sah man die **Krause-Endkolben** (Corpuscula bulboidea) als Kälterezeptoren und die **Ruffini-Körperchen** als Wärmerezeptoren an, mittlerweile bezweifelt man, ob diese Ansicht korrekt ist. Freie Nervenendigungen sind beispielsweise gleichfalls in der Lage, Kälte- und Wärmeempfindungen zu übermitteln. In der Hornhaut des Auges finden sich nur freie Nervenendigungen, die hier derartige Reize weiterleiten. Abgesehen von den bisher erwähnten gibt es noch vielfältige andere Rezeptorenarten in der Haut, über deren Funktion jedoch noch Unklarheit besteht.

Freie Nervenendigungen (Abb. 2.1) finden sich in den Spalten zwischen den Epidermiszellen, z. T. auch zwischen Zellen nervösen Ursprungs, wie die Merkel-Tastscheiben (Menisci tactus). Freie Nervenendigungen sind aber nicht nur in der Haut, sondern praktisch im ganzen Körper vorhanden und vermitteln Schmerz- und Temperaturreize, die durch Zellschädigungen hervorgerufen werden. Die Merkel-Tastscheiben, die vor allem in den Fingerbeeren lokalisiert sind, sprechen auf Berührungs- sowie Tastreize an.

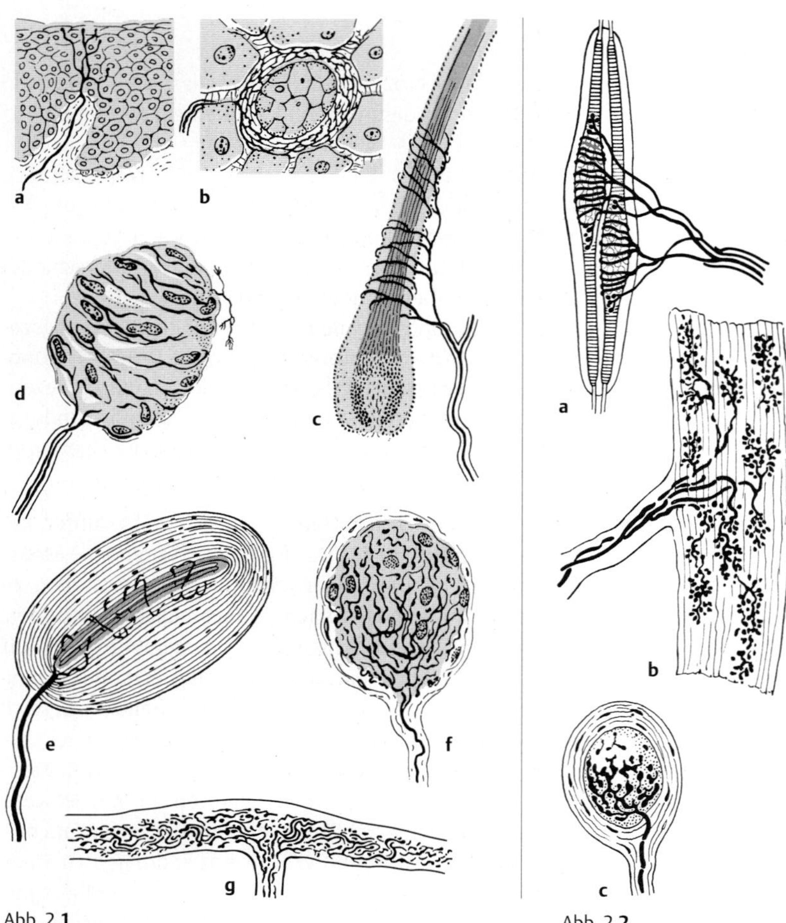

Abb. 2.1 **Sensible Rezeptororgane in der Haut. a** Freie Endigung (Schmerz, Temperatur). **b** Merkel-Tastscheibe (Meniscus tactus). **c** Haarmanschette (Berührung). **d** Meissner-Tastkörperchen (Corpusculum tactus). **e** Vater-Pacini-Körperchen (Corpusculum lamellosum) (Druck, Vibration). **f** Krause-Endkolben (Corpusculum bulboideum) (Kälte?). **g** Ruffini-Körperchen (Wärme?).

Abb. 2.2 **Rezeptoren in Muskeln, Sehnen und Faszien. a** Anulospirale Endigung der Muskelspindel (Dehnung). **b** Golgi-Sehnenorgan (Spannung). **c** Golgi-Mazzoni-Körperchen (Druck).

Rezeptoren in tieferen Körperschichten

Eine zweite Gruppe von Rezeptororganen liegt in tieferen Schichten des Körpers, in Muskeln, Sehnen, Faszien und Gelenken (Abb. 2.**2**).

In der Muskulatur z. B. finden sich die Muskelspindeln, die auf Dehnung der Muskulatur ansprechen. Andere Rezeptoren sind im Bereich des Muskel-Sehnen-Überganges, der Faszien oder auch in Gelenkkapseln lokalisiert.

Die **Muskelspindeln** sind sehr dünne, spindelförmige Gebilde, die von einer Bindegewebshülle umgeben sind und zwischen den quer gestreiften Fasern der Skelettmuskulatur liegen. Sie enthalten selbst 3 – 10 feine quer gestreifte Muskelfasern. Man nennt sie **intrafusale Muskelfasern** im Gegensatz zu den extrafusalen der Skelettmuskulatur. Ihre bindegewebigen Enden sind im Bindegewebe zwischen den einzelnen Muskelbündeln fixiert und machen die Bewegungen des Muskels mit. Um die Mitte einer Muskelspindel windet sich eine afferente Nervenfaser (anulospirale Endigung oder Primärendigung). Diese afferente Faser besitzt eine sehr dicke Markscheide und gehört zu den schnellstleitenden Fasern überhaupt, den sog. Ia-Fasern. Auf weitere Einzelheiten wird auf S. 30 (monosynaptischer Eigenreflex und polysynaptische Reflexe) eingegangen.

Golgi-Sehnenorgane. Zu erwähnen sind ferner die sog. Golgi-Sehnenorgane. Es handelt sich dabei um feine Nervenendigungen von Ästen dick myelinisierter Nervenfasern, die eine Gruppe von kollagenen Sehnenfasern umspinnen. Sie sind von einer Bindegewebskapsel umgeben, befinden sich am Sehnen-Muskel-Übergang und sind zu den Muskelfasern in Serie angeordnet. Wie die Muskelspindeln sprechen sie auf Dehnung (Anspannung) an, ihre Reizschwelle liegt jedoch höher (Abb. 2.**12**, S. 34).

Sonstige. Außer den Muskelspindeln und Golgi-Sehnenorganen kommen in diesem Bereich auch noch andere Rezeptoren vor, z. B. die **Vater-Pacini-Lamellenkörperchen** und die **Golgi-Mazzoni-Körperchen**, aber auch sonstige terminale Nervenendigungen, die Druck, Schmerz usw. vermitteln.

Peripherer Nerv, Spinalganglion und Hinterwurzel

Die weiteren „anatomischen Stationen“ die ein afferenter Reiz auf seinem Weg ins ZNS zurückzulegen hat, sind der periphere Nerv, das Spinalganglion und die Hinterwurzel des Rückenmarks.

Peripherer Nerv. Die von den verschiedenen Rezeptororganen (vgl. oben) induzierten Aktionspotenziale werden entlang afferenter Fasern zentralwärts geleitet, die die peripheren Fortsätze der in den Spinalganglien gelegenen 1. sen-

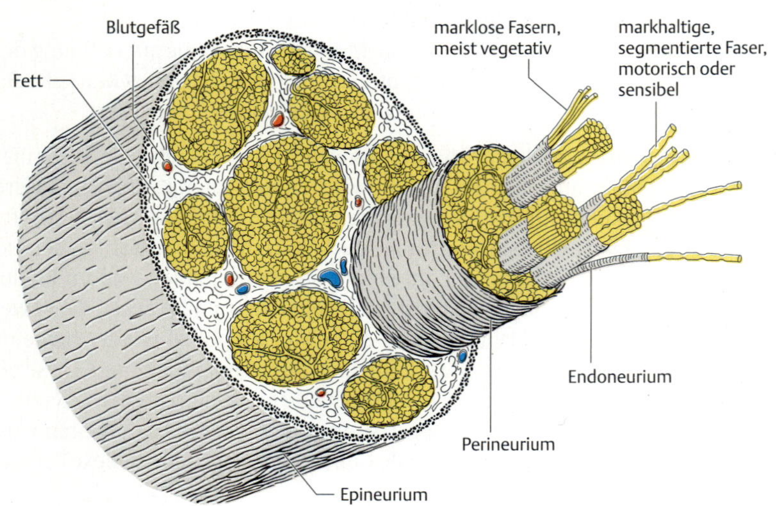

2.3 **Querschnitt eines gemischten peripheren Nervs**

siblen Neurone sind (vgl. unten). Die afferenten Fasern eines Körperareals verlaufen zunächst gebündelt in einem peripheren Nerv. Dieser enthält nicht nur Fasern der Oberflächen- und Tiefensensibilität (*somatisch-afferente Fasern*), sondern darüber hinaus auch efferente Fasern zur quer gestreiften Muskulatur (*somatisch-efferente Fasern*) sowie Fasern für die Innervation der inneren Organe, der Schweißdrüsen und der glatten Muskulatur der Gefäße (*vegetativ-afferente* und *vegetativ-efferente* Fasern). Diese verschiedenen Axone sind durch mehrere Bindegewebshüllen (Endo-, Peri- und Epineurium) zu einem „Nervenkabel" gebündelt (Abb. 2.**3**). Im Perineurium verlaufen darüber hinaus Blutgefäße zur Versorgung des Nervs (*Vasa nervorum*).

Nervenplexus und Hinterwurzel. Nach Eintritt durch das Foramen intervertebrale in den Rückenmarkskanal schlagen afferente und efferente Fasern getrennte Wege ein: Der periphere Nerv teilt sich in seine „Ursprünge" die vordere und hintere Rückenmarkswurzel (*Radix anterior* und *Radix posterior*, Abb. 2.**4**). Die Vorderwurzel führt die aus dem Rückenmark austretenden efferenten Nervenfasern, die Hinterwuzel die in das Rückenmark eintretenden af-

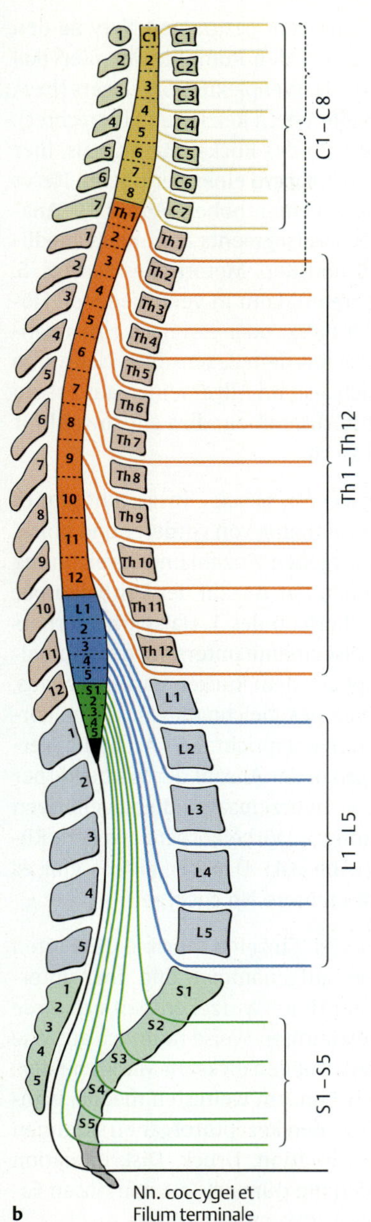

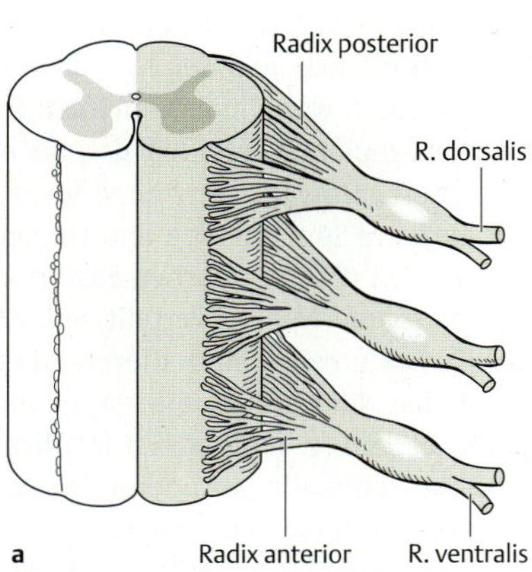

Abb. 2.4 **Wurzelsegmente und deren Beziehung zu den Wirbelkörpern. a** Anatomie der vorderen (Radix anterior) und hinteren Rückenmarkswurzel (Radix posterior). **b** Anzahl der Wurzelsegmente und Austrittshöhen der zugehörigen Nn. spinales aus dem Rückenmarkskanal. Das Rückenmark bleibt in seinem Längenwachstum gegenüber der Wirbelsäule zurück, sodass die Nervenwurzeln nach kaudal hin immer längere Strecken durch den Rückenmarkskanal zurücklegen müssen, um das ihnen zugehörige Austrittsloch zu erreichen. Vgl. hierzu auch S. 71 im Kapitel Motorisches System.

ferenten Fasern. Dieser unmittelbare Übergang vom peripheren Nerv zu den Rückenmarkswurzeln findet sich jedoch nur bei den Rumpfnerven. Zervikal und lumbosakral sind den Nervenwurzeln die Nervenplexus vorgelagert (bzw. nachgelagert, wenn man es in Richtung der efferenten Reizleitung betrachtet): Die Nervenplexus befinden sich noch außerhalb des Rückenmarkkanals, hier erfolgt eine Umverteilung der afferenten Nervenfasern eines peripheren Nervs auf mehrere Spinalnerven unterschiedlicher Segementhöhen (Abb. 2.**5**). (Analog werden die motorischen Fasern eines Wurzelsegments auf unterschiedliche periphere Nerven verteilt, vgl. Abb. 2.**5** und Kap. Motorisches System, S. 101 ff.) Die umverteilten afferenten Fasern treten dann in verschiedenen Höhen in das Rückenmark ein, wo sie entweder direkt oder erst nach einem längeren Verlauf (z. T. sogar erst im Hirnstamm) mit dem 2. sensiblen Neuron in Kontakt treten. Ein peripherer Nerv setzt sich also im Allgemeinen aus Fasern mehrerer unterschiedlicher Wurzelsegmente zusammen; dies gilt sowohl für die afferenten als auch für die efferenten Fasern.

Exkurs: Anatomie der Rückenmarkswurzeln und der Nn. spinales. Insgesamt gibt es 31 Spinalnervenpaare, die jeweils aus der Vereinigung von vorderer und hinterer Rückenmarkswurzel im Spinalkanal hervorgehen. Anzahl und Bezeichnung der Spinalnerven entsprechen im Allgemeinen der Anzahl der Wirbelkörper (Abb. 2.**4**). Da der erste Spinalnerv jedoch oberhalb des 1. Halswirbelkörpers aus- bzw. eintritt, werden 8 zervikale Wurzelsegmente unterschieden: Spinalnerv C1 tritt zwischen Atlas und Hinterhaupt aus dem Rückenmarkskanal aus, die übrigen zervikalen Spinalnerven ***oberhalb*** des gleichnamigen Wirbelkörpers. Bei den übrigen Wirbelsäulenabschnitten entspricht die Anzahl der Nervenwurzelsegmente bzw. der Nn. spinales genau der Anzahl der Wirbelkörper (12 thorakale, 5 lumbale und 5 sakrale Nervenwurzelpaare), die zugehörigen Spinalnerven treten ***unterhalb*** des gleichnamigen Wirbelkörpers aus dem Rückenmarkskanal aus (bzw. in diesen ein) (Abb. 2.**4**). Darüber hinaus gibt es noch einen N. coccygeus (gelegentlich auch mehrere Nn coccygei).

Anordnung der sensiblen Fasern in der Hinterwurzel. Einzelne sensible Qualitäten werden von verschiedenen Rezeptororganen aufgenommen und über unterschiedliche Fasern zentralwärts geleitet. In der Hinterwurzel ordnen sich diese verschiedenen afferenten Fasern in einer bestimmten Weise räumlich an: Wie Abb. 2.**15** (S. 40) zeigt, liegen die Nervenfasern mit den dicksten Markscheiden, die ihren Ursprung in den Muskelspindeln haben, am weitesten medial, während in der Mitte jene Fasern verlaufen, die von den Rezeptororganen stammen und Tastempfindungen sowie Berührung, Vibration, Druck, Diskrimination übermitteln. Am weitesten außen finden sich die dünnen, fast marklosen Fasern, die Impulse der Schmerz- und Temperaturrezeptoren führen.

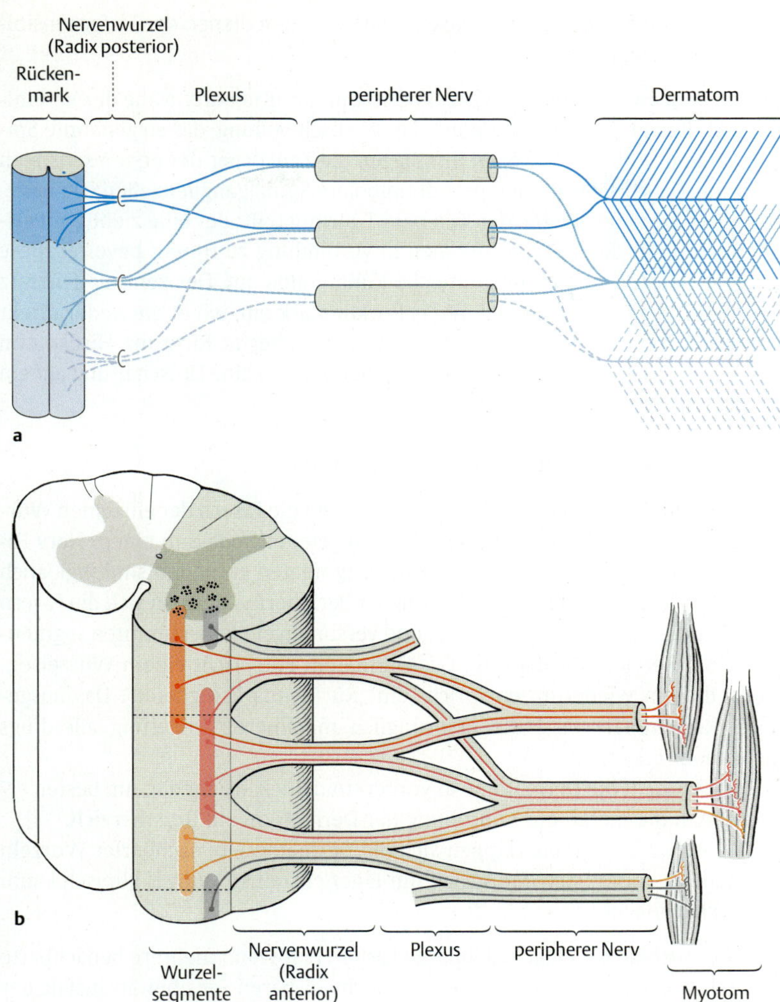

Abb. 2.**5** **Umverteilung afferenter und efferenter Nervenfasern in den Nervenplexus**: Die sensiblen Fasern eines peripheren Nervs werden in unterschiedliche dorsale Rückenmarkswurzeln geleitet, die motorischen Fasern einer Wurzel analog in unterschiedliche periphere Nerven. **a** In der Peripherie sammeln sich die sensiblen Fasern eines Wurzelsegments wieder, sie versorgen hier einen charakteristischen segmentalen Hautbezirk (Dermatom). Die Innervationsgebiete benachbarter Nervenwurzeln überlappen sich deutlich. **b** Radikuläre und periphere Muskelinnervation: Jeder Muskel wird von nur einem peripheren Nerv versorgt, erhält aber in der Regel Fasern aus mehreren verschiedenen Nervenwurzeln (polyradikuläre oder plurisegmentale Innervation).

Die Nervenfasern mit den dicksten Markscheiden dienen der Tiefensensibilität (Propriozeption).

Spinalganglion. Die dorsale Wurzel besitzt in unmittelbarer Nähe der Vereinigungsstelle mit der vorderen Wurzel eine Anschwellung, das so genannte Spinalganglion (Abb. 2.**4**, S. 23). In ihm liegen die Zellkörper der ersten sensiblen Neurone. Diese Neurone sind pseudounipolare Spinalganglienzellen; sie besitzen einen kurzen Fortsatz, der sich bald T-förmig teilt: der eine zieht zur Peripherie, um mit den Rezeptororganen in Verbindung zu treten; bevor er diese erreicht, splittert er sich in zahlreiche Kollateralen auf. Der zentrale Fortsatz tritt durch die hintere Wurzel in das Rückenmark ein, wo er entweder direkt auf das 2. Neuron umschaltet oder zunächst weiter in Richtung Hirnstamm zieht (Abb. 2.**17**, S. 43). In den Spinalganglien findet keine Umschaltung auf ein nachgeschaltetes Neuron statt.

Radikuläre und peripher-sensible Innervation

Durch die Bildung von Plexus (vgl. S. 24) werden die Fasern der einzelnen Wurzelpaare in verschiedene periphere Nerven geleitet, sodass in einem Nerv Fasern aus mehreren benachbarten Wurzelsegmenten enthalten sind (vgl. auch Abb. 3.**31**, 3.**32** und 3.**33**, S. 102-105). In der Peripherie sammeln sich die Fasern einer Wurzel aber wieder (Abb. 2.**5**) und versorgen einen bestimmten segmentalen Hautbereich (**Dermatom**). Das Dermatom entspricht einem Wurzelsegment, diesem wiederum entspricht ein „Rückenmarkssegment". Das ausgereifte Rückenmark lässt die ursprünglich metamere Gliederung allerdings nicht mehr erkennen.

Abb. 2.**6** stellt die Dermatome in Vorder- und Rückansicht dar. Am besten erkennt man die metamere Anordnung der Dermatome im Brustbereich.

Wie Abb. 2.**5** zeigt, überlappen sich die Dermatome benachbarter Wurzeln weitgehend, sodass sich der Ausfall nur einer einzelnen Wurzel klinisch kaum bemerkbar macht.

Sensible Ausfälle bei einer radikulären Läsion. Erst wenn mehrere benachbarte Wurzeln ausfallen, kommt es zu einem nachweisbaren Sensibilitätsausfall, der einen segmentalen Charakter aufweist. Da die Dermatome den Wurzelsegmenten des Spinalmarks entsprechen, haben sie einen großen diagnostischen Wert zur Feststellung der Höhe einer Rückenmarks- oder Wurzelläsion. Abb. 2.**7** dient einem didaktischen Zweck; man kann sich an diesem Schema leicht die Grenzen zwischen den zervikalen, thorakalen, lumbalen und sakralen Versorgungsbereichen merken.

Die Dermatome der Berührungsempfindung überlappen sich mehr als jene der Schmerzempfindung; man wird also bei einer Schädigung einer oder

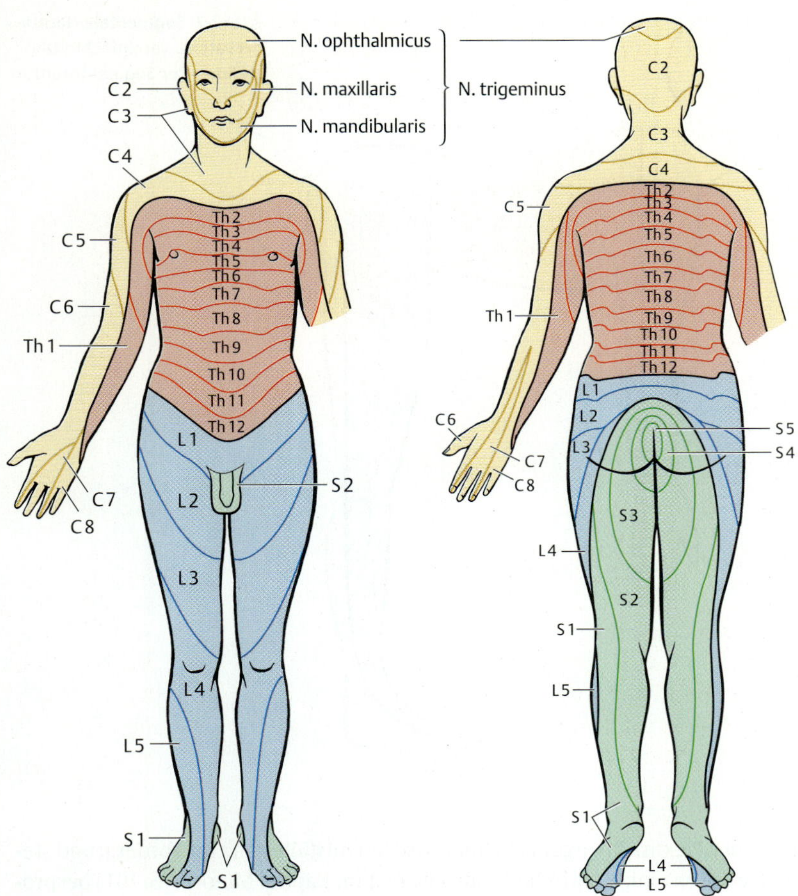

Abb. 2.6 **Segmentale Innervation der Haut** (nach Hansen-Schliack). **a** Vorderansicht. **b** Rückansicht.

zweier Wurzeln nur schwer eine Beeinträchtigung der Berührungsempfindung, leichter dagegen eine der Schmerz- und Temperaturempfindung nachweisen können. Bei Verdacht auf eine Wurzelschädigung legt man daher besonderen Wert auf den Nachweis einer Hyp- bzw. Analgesie.

Sensible Ausfälle bei einer peripheren Nervenläsion. Es ist leicht nachvollziehbar, dass die Schädigung eines Plexusstranges oder eines peripheren Nervs einen völlig anderen Sensibilitätsausfall zur Folge hat als eine Wurzelläsion. Da

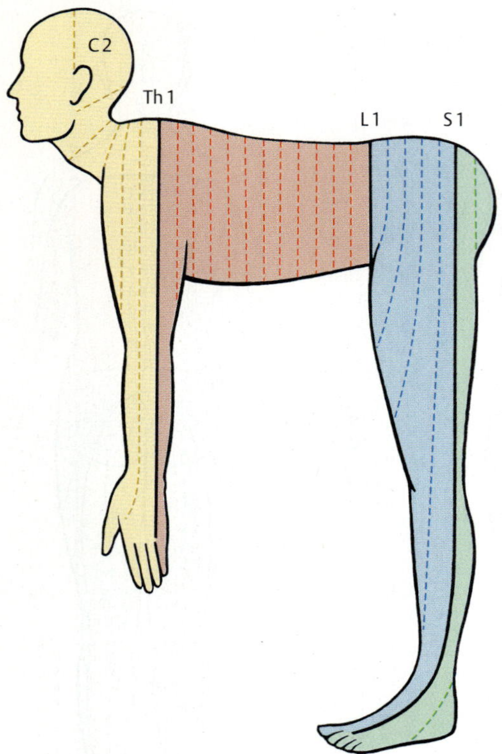

Abb. 2.7 **Segmentale Hautinnervation, vereinfachte Darstellung der Segmentgrenzen**

bei einer Plexusschädigung die motorischen Ausfälle ganz im Vordergrund stehen, werden einige typische Syndrome erst im Kapitel Motorik (S. 101) besprochen.

In einem peripheren Nerv verlaufen Fasern aus mehreren Wurzelsegmenten, die sich bei Schädigung dieses Nervs peripher nun nicht mehr mit den Fasern der gleichen Segmente, die mit anderen peripheren Nerven verlaufen, zu einem Dermatom sammeln können. Der Sensibilitätsausfall wird daher ein ganz anderes Muster aufweisen als derjenige bei einer Wurzelschädigung (Abb. 2.**8**). Die Überlappung der Innervationsgebiete benachbarter peripherer Nerven ist darüber hinaus weniger ausgeprägt als bei den Nervenwurzeln. Die Sensibilitätsstörung ist aus diesem Grunde deutlicher nachweisbar.

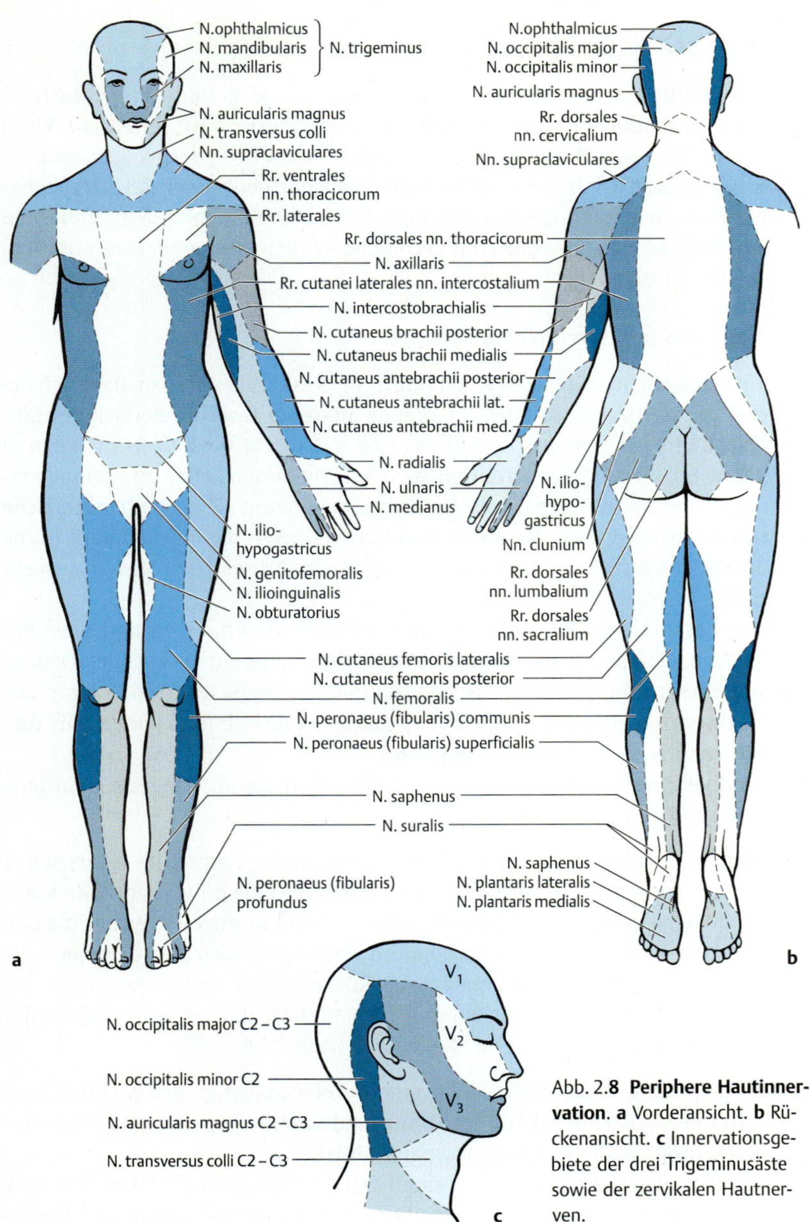

Abb. 2.8 **Periphere Hautinnervation**. **a** Vorderansicht. **b** Rückenansicht. **c** Innervationsgebiete der drei Trigeminusäste sowie der zervikalen Hautnerven.

Periphere Regelkreise

Bevor wir die einzelnen Faserkontingente, die Schmerz- und Temperaturreize sowie Empfindungen wie Druck und Berührung zentralwärts leiten, auf ihrem weiteren Weg innerhalb des Rückenmarks bis zum Gehirn verfolgen, werden wir uns zunächst mit der Funktion verschiedener peripherer Regelkreise beschäftigen. In diesem Zusammenhang ist es sinnvoll, neben dem afferenten (sensiblen) Schenkel bereits an dieser Stelle auf den efferenten (motorischen) Schenkel einzugehen.

Mono- und polysynaptische Reflexe

Monosynaptischer Eigenreflex. Auf Abb. 2.**11** (S. 34) erkennt man, dass sich die dicke, von der Muskelspindel kommende **afferente Faser** im Bereich der Eintrittszone im Rückenmark aufsplittert und u. a. direkt synaptisch an Zellen in der grauen Substanz des Vorderhorns endet. Von diesen Zellen aus nehmen efferente motorische Fasern ihren Ursprung, man nennt sie deshalb **motorische Vorderhornzellen.** Die **efferenten Neuriten** verlassen das Rückenmark durch die vordere Wurzel, woraufhin sie im peripheren Nerv zu den Skelettmuskeln ziehen.

Die beschriebene Verbindung bildet den einfachen monosynaptischen Reflexbogen, der aus zwei Neuronen besteht, einem afferenten sensiblen Neuron sowie einem efferenten motorischen Neuron. Ausgangs- und End„station" des Reflexbogens sind dabei im gleichen Muskel lokalisiert, man spricht aus diesem Grund auch vom **Muskeleigenreflex**.

Der beschriebene Reflexbogen bildet die Grundlage des Längenregulationssystems der Muskulatur (s. u.).

Reflektorische Entspannung der Antagonisten. Der monosynaptische Reflex selbst ist streng genommen nicht monosynaptisch, da er eine polysynaptische Komponente hat. Es werden nämlich nicht nur die Vorderhornzellen erregt, die den Muskel zur Kontraktion bringen, sondern gleichzeitig über Zwischenneurone, unter Benutzung des Eigenapparats des Rückenmarks, andere gehemmt, sodass die antagonistische Muskulatur entspannt wird. Dies würde sonst der Kontraktion der Agonisten entgegenwirken (Abb. 2.**14**, S. 37).

Polysynaptischer Beugereflex. Als weiterer Reflexbogen ist der wichtige Beugereflex hervorzuheben. Er ist ein **Schutz- und Fluchtreflex**, der sich zahlreicher Schaltneurone bedient, also **polysynaptisch** ist.

Berührt man mit einem Finger einen heißen Ofen, wird die Hand blitzartig zurückgezogen, noch bevor man den Schmerz richtig wahrnimmt. Der Rezep-

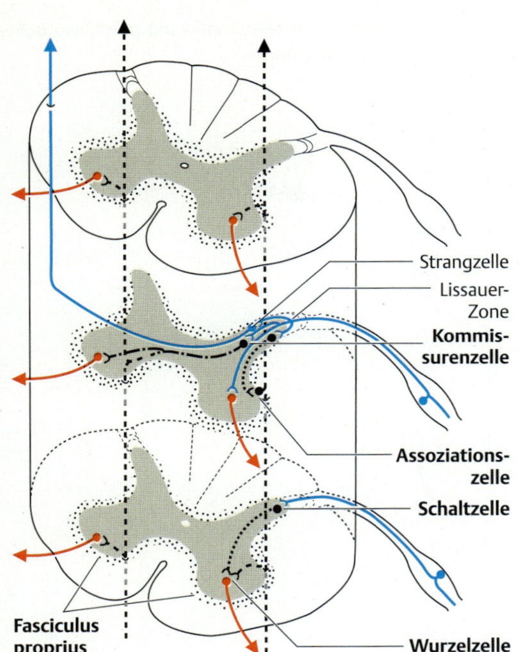

Abb. 2.9 **Eigenapparat des Spinalmarks, polysynaptische Schaltungen**

tor liegt in diesem Falle in der Haut (Nozirezeptor). Von diesen gelangen die Aktionspotenziale zum Rückenmark, und zwar zur Substantia gelatinosa, wo die afferenten Fasern Synapsen mit zahlreichen Zwischenneuronen des spinalen Eigenapparats eingehen (Schalt-, Assoziations- und Kommissurenzellen; die Fortsätze der genannten Zellen – insbesondere der Assoziationszellen – können im Fasciculus proprius über mehrere Rückenmarksebenen auf- und absteigen [Abb. 2.**9**]). Über die Zellen des Eigenapparates werden die Impulse zu denjenigen Muskeln weitergeleitet, die erforderlich sind, um die Hand von der Schmerz auslösenden Stelle wegzuziehen. Dabei müssen zahlreiche Impulse bestimmte Muskeln in einer bestimmten Reihenfolge und Stärke zur Kontraktion, andere (Antagonisten) zur Entspannung bringen. Diese Verbindungen werden durch den Eigenapparat des Rückenmarks bewerkstelligt. Man kann diesen Eigenapparat mit einem Computer vergleichen.

Tritt man z. B. auf einen spitzen Stein, lässt der entstehende Schmerz ein kompliziertes, vorgegebenes Programm ablaufen (Abb. 2.**10**): Der schmerzende Fuß wird durch Beugung hochgehoben, dadurch wird das andere Bein zum Standbein (**Crossed Extensor Reflex**). Infolge der plötzlichen Gewichtsver-

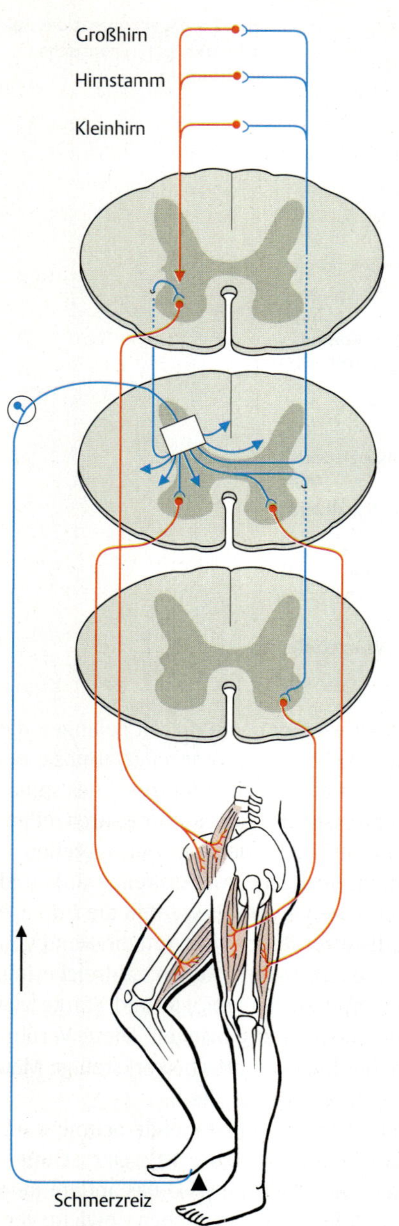

Abb. 2.**10 Flexorreflex mit polysynaptischer Verknüpfung**

lagerung würde man stürzen, wenn die Rumpf-, Schulter-, Arm- und Nackenmuskulatur die Gleichgewichtsverlagerung nicht sofort ausgleichen und somit die aufrechte Körperhaltung gewährleisten würde. Für diesen Vorgang sind sehr viele Schaltungen innerhalb des Rückenmarks notwendig, auch die Mitwirkung des Hirnstamms und des Kleinhirns ist erforderlich. Dies alles geschieht im Bruchteil einer Sekunde. Erst dann wird einem der Schmerz bewusst, man schaut nach der Schmerz auslösenden Ursache und vielleicht auch nach einer erlittenen Verletzung am Fuß.

All diese Vorgänge, die unterhalb der Schwelle des Bewusstseins ablaufen, spielen sich vorwiegend im Rückenmark ab. Aber gerade das letzte Beispiel zeigt, wie auch höhere zentralnervöse Bereiche mit eingeschaltet werden müssen, damit man – um bei dem letzten Beispiel zu bleiben – nicht das Gleichgewicht verliert.

Regulation von Muskellänge und Muskelspannung

Der monosynaptische Reflexbogen hat eine ganz andere Funktion als der polysynaptische: Während der polysynaptische – wie oben dargestellt – Schutz- und Fluchtreaktionen vermittelt, ist der monosynaptische in verschiedene Funktionskreise eingebunden, die der Regulation von Muskellänge und Muskelspannung dienen.

Jeder Muskel verfügt dabei über zwei Rückkoppelungs(Feedback)systeme:

- über ein **Längenkontrollsystem** mit den Kernsackfasern der Muskelspindeln als Messfühler sowie
- über ein **Spannungskontrollsystem** mit den Golgi-Sehnenorganen und den Kernkettenfasern der Muskelspindeln als Messfühler.

Dehnungs- und Spannungsrezeptoren. Die **Muskelspindeln** fungieren als Dehnungs- und Spannungsrezeptoren. Diese beiden unterschiedlichen Funktionen werden über zwei verschiedene Arten von intrafusalen Fasern vermittelt: Kernsack- (oder Kernhaufen)fasern und Kernkettenfasern (Abb. 2.**11** und Abb. 2.**12**). Beide Fasertypen sind im Allgemeinen dünner und kürzer als die extrafusalen Muskelfasern. Aus didaktischen Gründen sind die Kernsack- und die Kernkettenfasern in den Abb. 2.**11** und 2.**12** getrennt dargestellt, in Wirklichkeit sind die dünneren und kürzeren Kernkettenfasern jedoch an die etwas längeren Kernsackfasern unmittelbar angeheftet. Eine neuromuskuläre Spindel besteht im Allgemeinen aus 2 Kernsack- sowie aus 4–5 Kernkettenfasern. In der Mitte einer Kernsackfaser erweitern sich die intrafusalen Muskelfasern zu einem Sack, der etwa 50 Kerne enthält und um den sich sensible Nervenfasern winden, die sog. Primärendigung oder anulospirale Endigung (anulus, lat.: Ring). Diese Spiralendigung reagiert sehr empfindlich auf eine Dehnung des

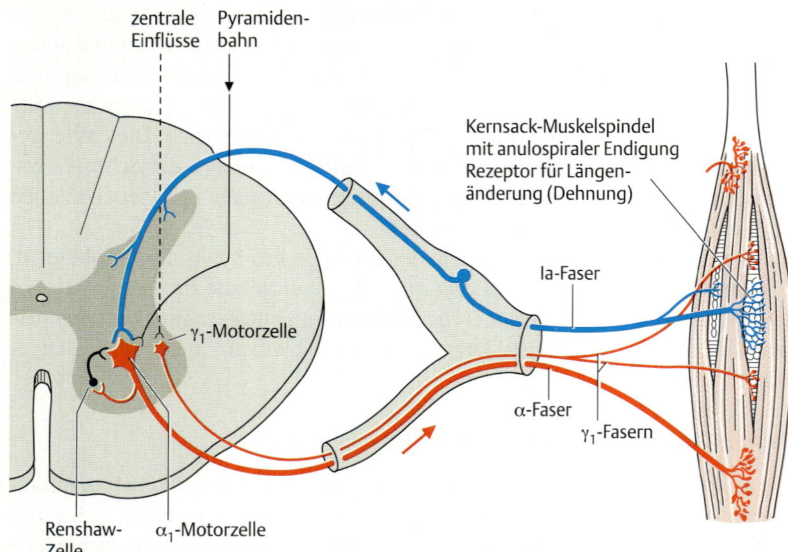

Abb. 2.**11** **Regelkreis für die Muskellänge**

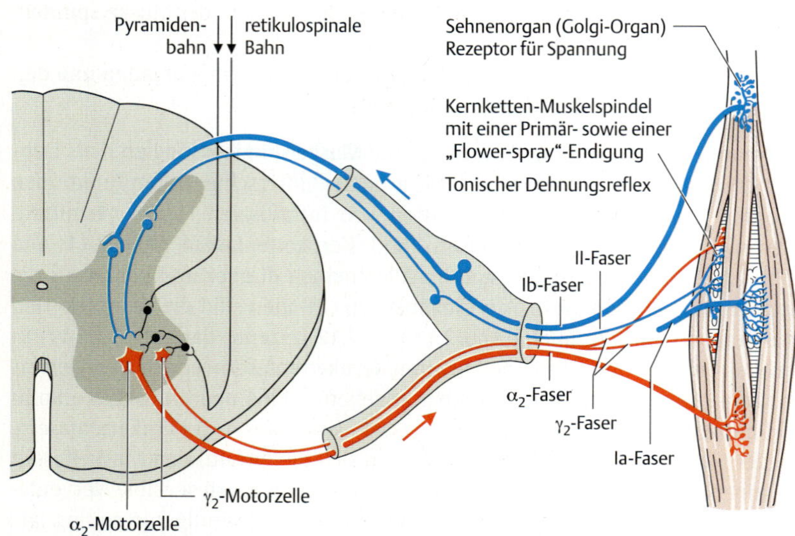

Abb. 2.**12** **Regelkreis für die Muskelspannung**

Muskels, wobei sie vor allem eine Dehnungs*änderung* registriert (Dehnungsrezeptoren). Die Kernkettenfasern hingegen registrieren einen anhaltenden Dehnungs*zustand* des Muskels, also die Muskelspannung (Spannungsrezeptoren).

Über die genannten Rezeptoren hinaus befindet sich im Sehnengewebe ein weiterer Spannungsmesser, das **Golgi-Sehnenorgan**. Dieses ist auf Abb. 2.**12** neben der Muskelspindel dargestellt. Es reagiert auf Anspannung des homonymen Muskels, sei es durch passive Dehnung oder aktive Kontraktion, mit hemmenden Impulsen über 1 – 2 Zwischenneurone. Die Impulse gelangen über schnell leitende Ib-Fasern zentralwärts. Die primäre Aufgabe der Golgi-Organe ist es, durch Rückmeldung den Kraftaufwand des einzelnen Muskels zu messen und durch hemmende Impulse die Muskelspannung in physiologischen Grenzen zu halten.

Konstanthaltung der Muskellänge. Die extrafusalen Muskelfasern besitzen in Ruhe eine bestimmte Länge, und der Organismus ist immer bestrebt, diese Länge der Muskelfaser beizubehalten. Wird der Muskel gedehnt, wird auch die Muskelspindel mitgedehnt. Auf diese Dehnung reagiert die anulospirale Nervenendigung sofort mit Aktionspotenzialen, die über die sehr schnell leitenden afferenten Ia-Fasern die Motoneurone im Vorderhorn des Rückenmarks erreichen und diese depolarisieren (Abb. 2.**11**). Die motorischen Impulse gelangen anschließend über ebenso schnell leitende efferente dicke α_1-Fasern zurück zur extrafusalen Arbeitsmuskulatur, die sich kontrahiert und somit ihre alte Länge wiederherstellt. Jede Dehnung des Muskels löst diesen Mechanismus aus.

In der Praxis wird die Intaktheit dieses Regelkreises getestet, indem man einen kurzen Schlag auf die Sehne eines Muskels setzt, z. B. auf die Sehne des M. quadriceps (Patellarsehnenreflex). Hierdurch wird der homonyme Muskel gedehnt und der oben beschriebene Reflexbogen aktiviert. Da der Reiz vom Muskel über 1 – 2 Segmente des Rückenmarks zurück zum gleichen Muskel verläuft (Muskeleigenreflex), haben die Reflexe für die Lokalisation einer Schädigung bei der neurologischen Untersuchung einen großen diagnostischen Wert. Man kann auf diese Weise z. B. die Höhe einer Rückenmarksläsion oder einer Wurzelläsion bestimmen. Auf der Abb. 2.**13** sind die klinisch bedeutsamsten Muskeleigenreflexe dargestellt einschließlich ihrer Auslösemechanismen und der Wurzelsegmente, durch die der Reflexbogen verläuft. Derart kurze Dehnungen des Muskels, wie sie durch das Beklopfen mit einem Reflexhammer entstehen, kommen physiologischerweise jedoch kaum vor.

Reflektorische Entspannung der Antagonisten. Die reflektorische Kontraktion eines gedehnten Muskels zwecks Konstanthaltung seiner Länge wird durch die reflektorische Entspannung seiner Antagonisten unterstützt. Dieser Regelkreis

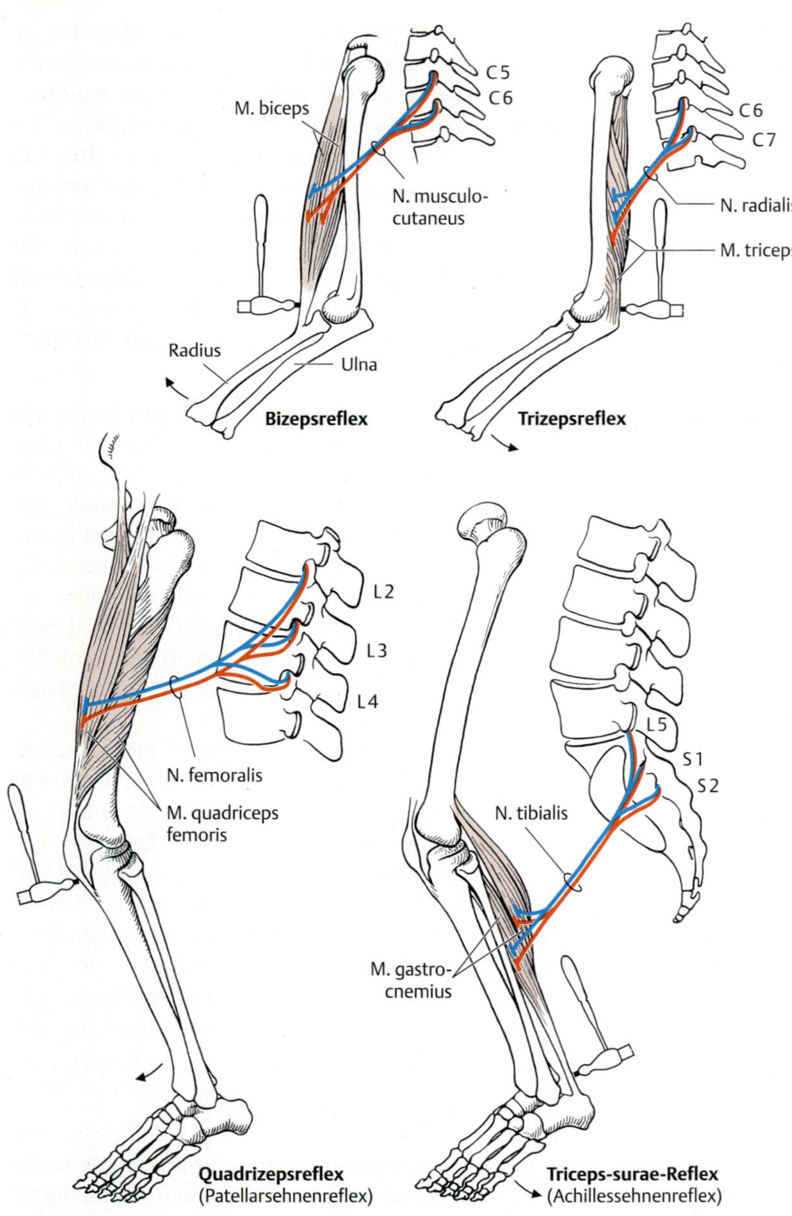

Abb. 2.**13 Die wichtigsten Muskeleigenreflexe**

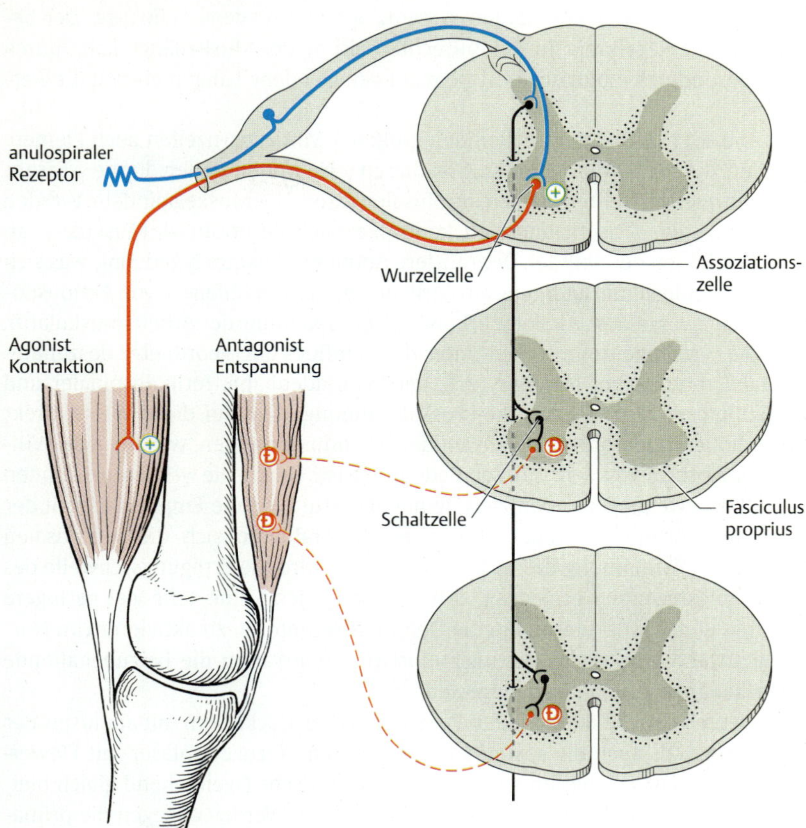

Abb. 2.**14** **Monosynaptischer Reflex mit polysynaptischer hemmender Wirkung auf die Antagonisten**

nimmt gleichfalls von den Muskelspindeln seinen Ausgang: In vielen Muskelspindeln, insbesondere in den Kernkettenfasern, finden sich neben den Primärendigungen auch Sekundärendigungen, sog. *Flower-Spray-Endigungen.* Diese reagieren gleichfalls auf Dehnung, senden ihre Aktionspotenziale aber nicht über die Ia-Fasern, sondern über dünnere II-Fasern zentralwärts. Diese treffen im Rückenmark auf Zwischenneurone, über die die Antagonisten des Muskels gehemmt und damit entspannt werden (reziproke antagonistische Hemmung) (Abb. 2.**14**).

Adaption des Längenregulationssystems auf verschiedene Sollwerte. Der beschriebene Regelkreis für die Aufrechterhaltung der Muskellänge kann durch ein besonderes motorisches System auf verschiedene Längen eingestellt werden.

Abb. 2.**11** (S. 34) zeigt neben den großen α-Vorderhornzellen auch kleinere Zellen, die sog. γ-Motoneurone. Von diesen γ-Neuronen ziehen dünne γ-Fasern zu den quer gestreiften kleinen intrafusalen Fasern der Muskelspindeln. Werden diese über die γ-Fasern innerviert, kontrahiert sich die intrafusale Muskulatur an beiden Enden der Spindel. Der mittlere Anteil wird dadurch gedehnt, was sich auf die anulospirale Endigung auswirkt und diese zum Abfeuern von Aktionspotenzialen veranlasst. Als Folge erhöht sich die Spannung der Arbeitsmuskulatur.

Die γ-Motoneurone stehen unter dem Einfluss übergeordneter deszendierender motorischer Neurone (z. B. der Pyramidenbahn, retikulospinaler und vestibulospinaler Fasern). Die Muskelspannung kann auf diese Weise direkt von höheren motorischen Zentren her beeinflusst werden, was für jede Willkürbewegung von sehr großer Bedeutung ist. Durch die γ-Efferenz können Willkürbewegungen modifiziert, feiner abgestuft und die Empfindlichkeit der Dehnungsrezeptoren reguliert werden. Kontrahieren sich die intrafusalen Muskeln (Vordehnung des mittleren Anteils), wird die Erregungsschwelle des Dehnungsrezeptors erniedrigt, d. h. es genügt jetzt eine sehr viel geringere Dehnung der Muskulatur, um die Dehnungsrezeptoren zu aktivieren. Im Normalzustand wird durch die fusimotorische Innervation die beizubehaltende Muskellänge automatisch eingestellt.

Werden sowohl die primären Rezeptoren (Kernsackfasern mit anulospiraler Endigung) als auch die sekundären Rezeptoren (Kernkettenfaser mit Flower-Spray-Endigung) langsam gedehnt, ist eine statische (weitgehend gleich bleibende) Antwort der Spindelrezeptoren die Folge. Werden dagegen die primären Endigungen sehr rasch gedehnt, erfolgt eine starke dynamische (sich rasch ändernde) Antwort. Sowohl die statischen als auch die dynamischen Antworten werden durch efferente γ-Neurone kontrolliert.

Statische und dynamische Gamma-Neurone. Es wird angenommen, dass man die efferenten γ-Neurone in zwei Typen unterteilen kann, und zwar 1. in γ-dynamische und 2. γ-statische. Erstere innervieren vorwiegend die intrafusalen Kernsackfasern, letztere vorwiegend die intrafusalen Kernkettenfasern. Wenn die γ-dynamischen Neurone die Kernsackfasern erregen, resultiert eine starke dynamische Antwort, vermittelt über die anulospirale Endigung. Wenn andererseits die γ-statischen Neurone erregt werden, die insbesondere auf die intrafusalen Kernkettenfasern einwirken, ist eine statische, tonische, aber kaum eine dynamische Antwort die Folge.

Muskeltonus. Jeder Muskel besitzt, selbst bei völliger Entspannung, einen gewissen Tonus, den sog. Ruhetonus. Man verspürt diese Spannung, wenn man passiv ein Glied im Gelenk beugt oder streckt.

Erst wenn man alle Vorderwurzeln durchtrennt, die die motorischen Fasern eines Muskels enthalten, verschwindet der Tonus völlig. Das Gleiche tritt auch ein, wenn man die entsprechenden hinteren Wurzeln durchschneidet. Der Ruhetonus ist also nicht in der Muskulatur selbst begründet, sondern wird durch die geschilderten Reflexbögen aufrechterhalten.

Anpassung des Muskeltonus an Schwerkraft und Bewegung. Unser Körper ist dauernd dem Schwerefeld der Erde ausgesetzt. Beim Gehen und Stehen müssen gewisse Haltemuskeln (M. quadriceps femoris, lange Rückenstrecker, Nackenmuskeln) der Schwerkraft durch Anspannung entgegenwirken, sonst fallen wir hin.

Auch beim Heben einer Last reicht die unter „normalen" Bedingungen vorhandene Spannung im M. quadriceps nicht mehr aus; man knickt im Kniegelenk ein, wenn nicht sofort durch die vermehrte Dehnung der Muskulatur und damit der Muskelspindeln tonische Eigenreflexe ausgelöst werden, die eine erhöhte Anspannung der Muskulatur zur Folge haben. Durch diesen Mechanismus, der durch die Spindelrezeptoren ausgelöst wird, passt sich die Muskelspannung der jeweils gegebenen Situation automatisch an. Es handelt sich also um einen durch Rückkopplung funktionierenden Servomechanismus, durch den ständig Aktionspotenziale kreisen, um die Aufrechterhaltung der Muskelspannung beim Gehen und Stehen zu garantieren.

2.2 Zentrale Anteile des sensiblen Systems

Bisher wurden die afferenten Impulse auf ihrem Weg von der Peripherie bis zum Rückenmark verfolgt. In diesem Kapitel werden die einzelnen Stationen ihres weiteren Verlaufs durch das ZNS beschrieben.

Wurzeleintrittszone und Hinterhorn. Nach Einmündung in die hintere Wurzeleintrittszone splittern sich die einzelnen sensiblen Fasern in zahlreiche Kollateralen auf, um synaptische Verbindungen mit weiteren Neuronen innerhalb des Rückenmarks einzugehen. Abb. 2.**15** zeigt, wie die Fasern, die bestimmte Sinnesqualitäten leiten, innerhalb des Rückenmarks in verschiedenen Bahnen verlaufen. Von Bedeutung ist, dass die Markscheiden aller afferenten Fasern beim Durchtritt durch die Wurzeleintrittszone zum Hinterhorn, der sog. Redlich-Obersteiner-Zone, erheblich dünner werden (Übergang von der periphe-

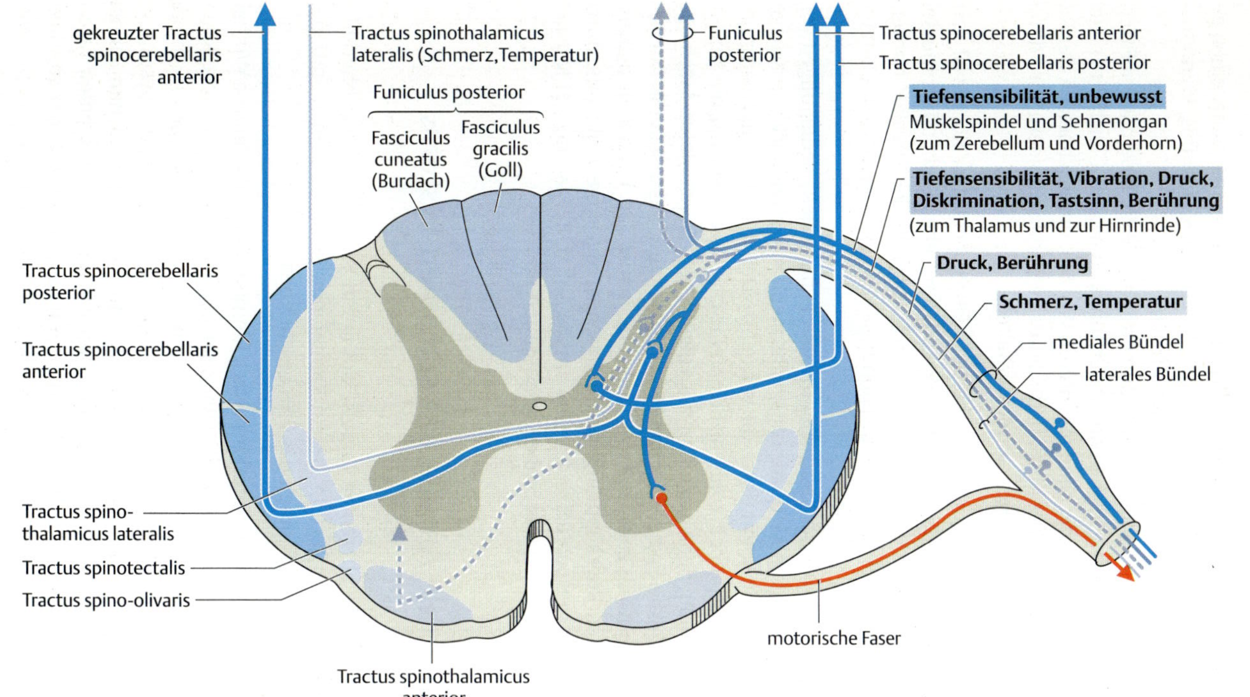

Abb. 2.**15** **Lage von Wurzelfasern unterschiedlicher Sinnesqualitäten in der Hinterwurzel mit ihrem weiteren Verlauf im Rückenmark**

ren zur zentralen Markscheide). Statt Schwann-Zellen finden sich jetzt Oligodendrozyten.

Die der Weiterleitung einzelner sensibler Qualitäten dienenden Rückenmarksbahnen (Abb. 2.**16**) seien im Folgenden separat besprochen.

Tractus spinocerebellaris posterior et anterior

Ein Teil der afferenten Impulse aus tiefer gelegenen Körperschichten (Muskulatur, Sehnen, Gelenke) gelangt über die spinozerebellären Bahnen zum Gleichgewichtsorgan, dem Kleinhirn. Man unterscheidet einen Tractus spinocerebellaris posterior und einen Tractus spinocerebellaris anterior (Abb. 2.**16a**).

Tractus spinocerebellaris posterior. Die schnell leitenden Ia-Fasern von den Muskelspindeln und Sehnenorganen splittern sich nach Eintritt in das Rückenmark in diverse Kollateralen auf. Ein Teil davon zieht direkt zu den großen α-Vorderhornzellen (monosynaptischer Reflexbogen, Abb. 2.**15** und 2.**11**, S. 34). Die restlichen Fasern enden an einer Kernsäule, die sich im Bereich der Hinterhornbasis über die Segmente C8 bis L2 erstreckt (Nucleus thoracicus, Clarke-Säule, Stilling-Kern). Sie werden hier auf ein zweites Neuron umgeschaltet, von dem der Tractus spinocerebellaris posterior seinen Ausgang nimmt. Die Fasern dieser Bahn gehören zu den schnellstleitenden überhaupt. Sie ziehen *ipsilateral* durch den hinteren Anteil des Seitenstranges nach oben, um durch den unteren Kleinhirnstiel (Pedunculus cerebellaris inferior) zum *Wurmanteil des Spinocerebellums* (S. 253) zu gelangen (Abb. 2.**16a** und 2.**17**). Faserkontingente, die aus dem zervikalen Bereich kommen, gelangen über den *Fasciculus cuneatus* zu einem eigenen Kern, dem Nucleus cuneatus accessorius (Abb. 2.**17**), und von dort aus weiter zum Kleinhirn.

Tractus spinocerebellaris anterior. Ein anderes Kontingent der afferenten Ia-Fasern bildet Synapsen mit Strangzellen in den Hinterhörnern und in mittleren Anteilen des Rückenmarkgraus (Abb. 2.**15**, 2.**16a** und 2.**17**). Hier werden sie auf ein zweites Neuron umgeschaltet, das schon im unteren Lumbalbereich zu finden ist. Von diesem zweiten Neuron nimmt der Tractus spinocerebellaris anterior seinen Ausgang. Dieser verläuft im vorderen Seitenstrang sowohl *ipsi- als auch kontralateral* hinauf zum Kleinhirn. Im Gegensatz zum Tractus spinocerebellaris posterior zieht diese Bahn durch den Boden der Rautengrube bis zum Mittelhirn hoch, um dann nach hinten über den oberen Kleinhirnstiel (Pedunculus cerebellaris superior) und das Velum medullare superius zum *Wurm des Cerebellums* zu gelangen. Das Cerebellum wird somit über alle Afferenzen der Tiefensensibilität unterrichtet und vermag seinerseits über polysynaptische Efferenzen Einfluss auf den Muskeltonus und auf das Zusammenspiel der An-

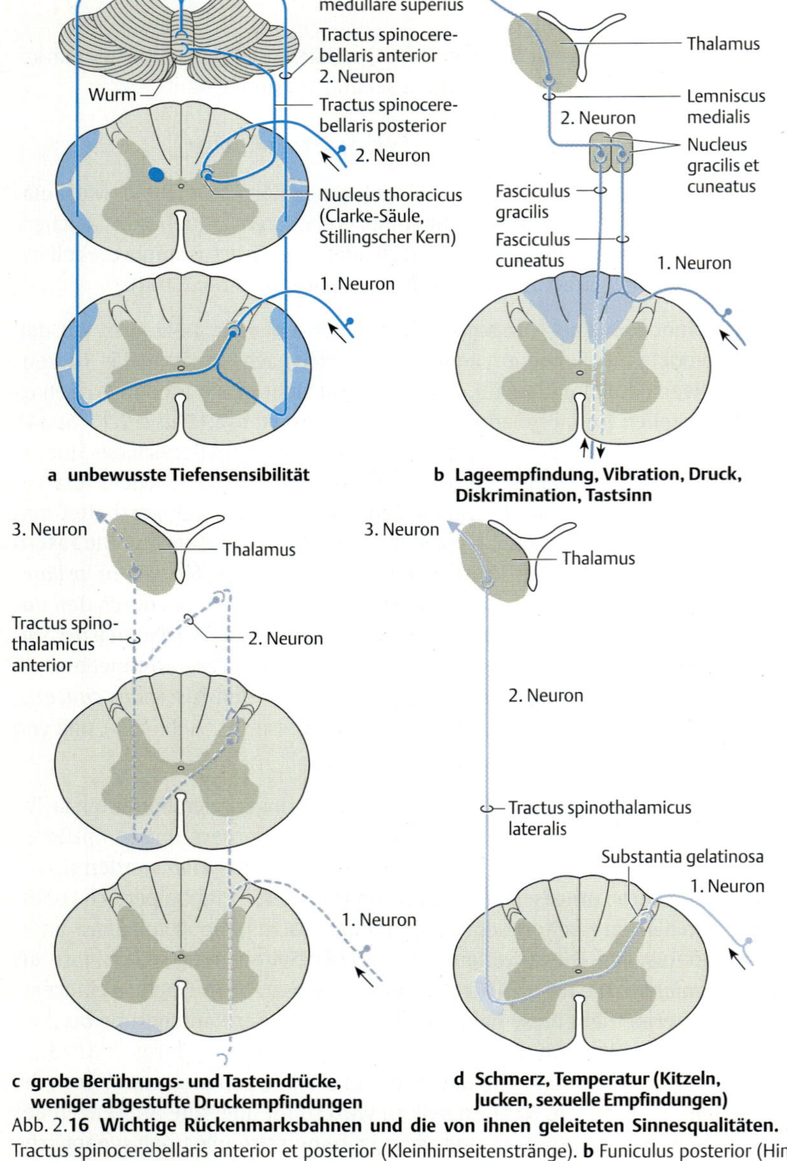

Abb. 2.**16 Wichtige Rückenmarksbahnen und die von ihnen geleiteten Sinnesqualitäten. a** Tractus spinocerebellaris anterior et posterior (Kleinhirnseitenstränge). **b** Funiculus posterior (Hinterstränge). **c** Tractus spinothalamicus anterior. **d** Tractus spinothalamicus lateralis.

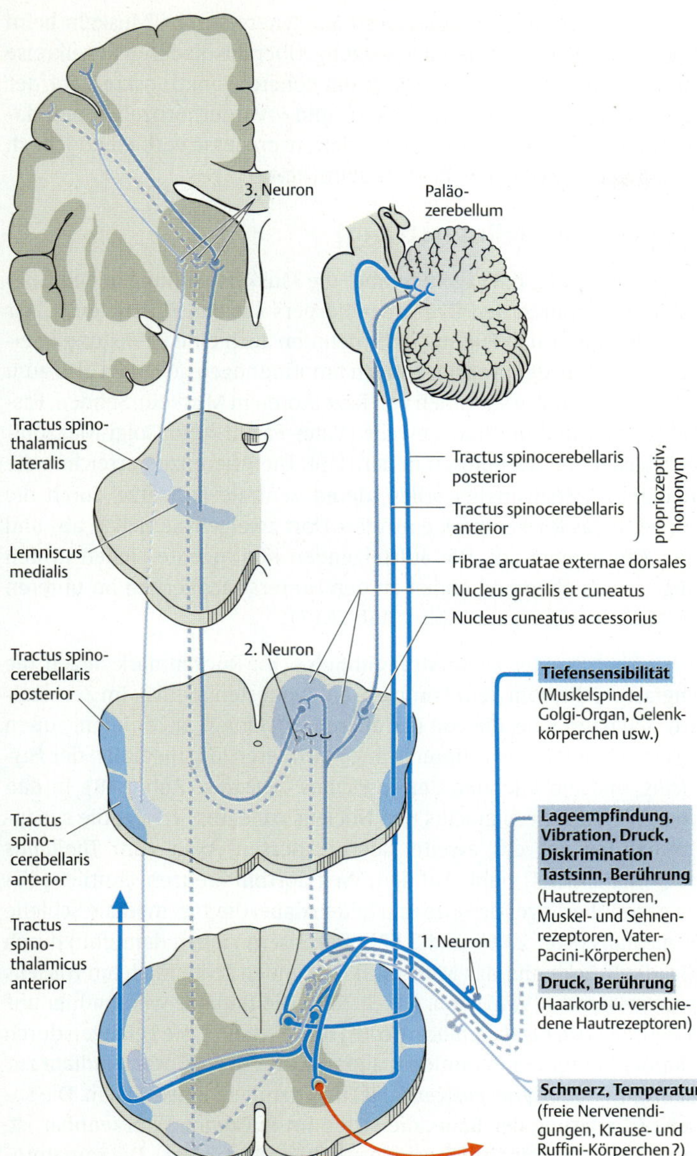

Abb. 2.**17** **Spinalmark mit den wichtigsten aszendierenden Bahnen und deren weiterer Verlauf zu den jeweiligen Zielgebieten in Groß- und Kleinhirn**, schematische Darstellung.

tagonisten und Agonisten zu nehmen, also auf synergistische Muskeln beim Stehen, Gehen und bei jeder anderen Bewegung. Über die niederen Regelkreise des Rückenmarks baut sich auf diese Weise ein höherer Funktionskreis auf, der über nichtpyramidale Bahnen sowohl die α- und γ-Vorderhornzellen und damit die Motorik beeinflusst. Sämtliche Regulationsprozesse verbleiben jedoch stets unterhalb der Schwelle des Bewusstseins.

Funiculus posterior (Hinterstrang)

Nun wissen wir aber über die Lage und über die Muskelspannung in den Gliedern Bescheid. Wir spüren den Druck des Körpers auf den Fußsohlen. („Wir fühlen den Boden unter den Füßen.") Wir nehmen auch eine Bewegung in einem Gelenk wahr. Teile der propriozeptiven Empfindungen gelangen also zum Bewusstsein. Diese Impulse stammen von Rezeptoren in Muskeln, Sehnen, Faszien, Gelenkkapseln und im Bindegewebe (Vater-Pacini- und Golgi-Mazzoni-Körperchen), ferner von Rezeptoren in der Haut. Die Afferenzen erreichen die pseudounipolaren Spinalganglienzellen, deren zentrale Fortsätze durch die hintere Wurzel in das Rückenmark eintreten. Dort zweigen sie sich in ab- und aufsteigende Kontingente auf. Die aufsteigenden Kontingente ziehen in den Hintersträngen nach oben und enden an den Hinterstrangkernen im unteren Bereich der Medulla oblongata (Abb. 2.**16b**, 2.**17**).

Zentrale Weiterleitung der Hinterstrangimpulse. Im Rückenmark liegen die Hinterstrangfasern, die vom Bein kommen, am weitesten medial. Im Zervikalmark lagern sich dann jene, die von der oberen Extremität ankommen, außen an, sodass sich scheinbar zwei Hinterstränge formieren, ein medialer, der *Fasciculus gracilis*, und ein lateraler, der *Fasciculus cuneatus* (Abb. 2.**18**). In den *Hinterstrangkernen* (Nucleus gracilis und Nucleus cuneatus) erfolgt die synaptische Umschaltung auf das zweite Neuron, dessen Axon zum *Thalamus* (Tractus bulbothalamicus) zieht. Auf dem Weg dorthin kreuzen sämtliche Fasern auf die gegenüberliegende Seite und bilden dabei die sog. mediale Schleife (*Lemniscus medialis* [Abb. 2.**16b** und 2.**17**]). Die Fasern ziehen daraufhin durch die Medulla, die Brücke und das Mittelhirn und enden schließlich am *Nucleus ventralis posterolateralis* (*VPL*) (Abb. 6.**4**, S. 266). Die Impulse werden hier auf ein drittes Neuron (*Tractus thalamocorticalis*) umgeschaltet, sie gelangen durch die *innere Kapsel* (hinter der Pyramidenbahn) und durch die Corona radiata zur hinteren Zentralregion (*Gyrus postcentralis*) und damit zu Bewusstsein. Die somatotopische Gliederung der Bahn, die schon im Rückenmark erkennbar ist, bleibt im ganzen Verlauf bis zur Hirnrinde erhalten (Abb. 2.**19a**). Die somatotopische Projektion im Bereich der hinteren Zentralwindung entspricht einem „kopfstehenden Homunculus" (Abb. 9.**19**, S. 374).

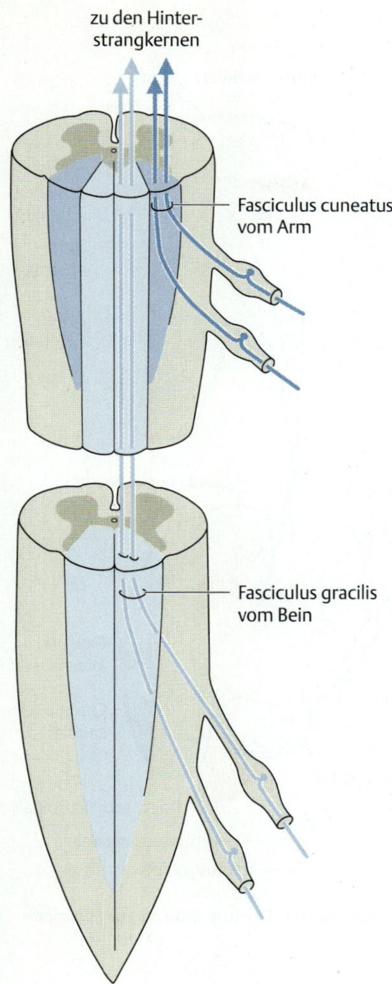

Abb. 2.18 **Funiculus posterior** mit Fasciculus gracilis (medial, Afferenzen vom Bein) und Fasciculus cuneatus (lateral, Afferenzen vom Arm).

Hinterstrangschädigung. Die Hinterstränge dienen überwiegend der Übermittlung von Impulsen, die von den Propriozeptoren und den Hautrezeptoren stammen. Bei einer Hinterstrangschädigung kann man nicht mehr genau die Lage seiner Glieder bestimmen und ist nicht fähig, bei geschlossenen Augen in die Hand gelegte Gegenstände durch Betasten zu erkennen. Man vermag auch nicht mehr auf die Haut geschriebene Zahlen oder Buchstaben zu identifizie-

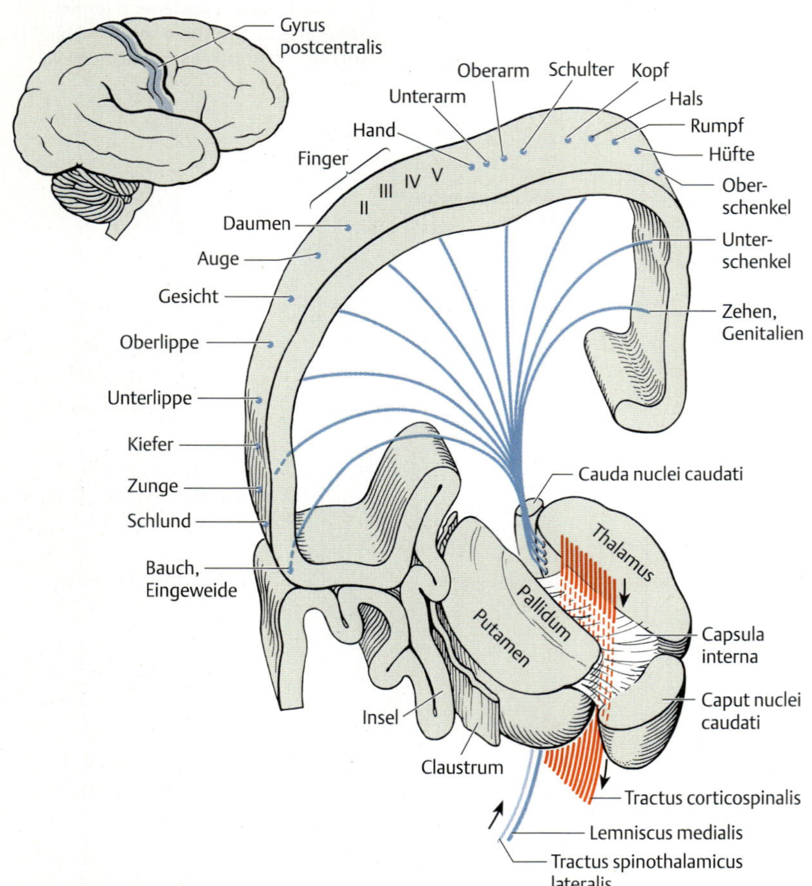

Abb. 2.**19 Verlauf der sensiblen Bahnen durch Thalamus und Capsula interna zur Hirnrinde**

ren und zwei gleichzeitig an verschiedenen Körperstellen gesetzte Reize als solche räumlich zu unterscheiden. Da auch das Druckgefühl gestört ist, spürt man den Boden nicht mehr unter den Füßen, sodass sowohl das Stehen wie das Gehen sehr unsicher (ataktisch) werden, insbesondere bei Dunkelheit oder bei Augenschluss. Diese Störungen treten besonders deutlich bei Schädigung der Hinterstränge hervor, in leichterem Maße auch bei Schädigung der Hinterstrangkerne, der medialen Schleife, des Thalamus sowie der hinteren Zentralregion.

Klinische Zeichen einer Hinterstrangschädigung sind demnach:

- *Aufhebung des Lage- und Bewegungssinnes* (Kinästhesie): Der Kranke kann nicht mehr bei geschlossenen Augen die gegebene Lage seiner Glieder genau angeben.
- *Astereognosis*: Der Kranke ist nicht in der Lage, bei geschlossenen Augen Gegenstände durch Betasten in ihrer Form und Substanz zu erkennen und zu beschreiben.
- *Aufhebung der 2-Punkte-Diskrimination.*
- *Aufhebung des Vibrationssinnes*: Der Kranke kann die Vibration einer schwingenden Stimmgabel, die über einen Knochen aufgesetzt wird, nicht mehr wahrnehmen.
- *Positives Romberg-Zeichen*: Der Kranke kann bei Augen- und Fußschluss nicht mehr sicher stehen, er schwankt und droht umzufallen. Öffnet er die Augen, kann er den Verlust der Tiefensensibilität weitgehend ausgleichen, im Gegensatz z. B. zu einem Kleinhirngeschädigten.

Während die Fasern der Hinterstränge ihren Ursprung in den pseudounipolaren Spinalganglienzellen haben, ist dies bei den beiden spinothalamischen Bahnen (Tractus spinothalamicus anterior et lateralis) nicht der Fall. Sie stellen zweite Neurone afferenter Systeme dar (Abb. 2.**16c** und **d**, S. 42).

Tractus spinothalamicus anterior

Die Impulse stammen von Hautrezeptoren (Haarkörbe, taktile Körperchen) und werden über eine mittelstark myelinisierte periphere Faser zu den pseudounipolaren Spinalganglienzellen und von dort aus über die hintere Wurzel zum Rückenmark geleitet. Im Rückenmark zieht der zentrale Fortsatz der Spinalganglienzelle in den Hintersträngen etwa 2 bis 15 Segmente aufwärts, Kollateralen ziehen aber auch 1 bis 2 Segmente abwärts, um dann an Zellen in verschiedener Höhe in der *grauen Substanz des Hinterhorns* synaptisch zu enden (Abb. 2.**16c**, S. 42). Von diesen Zellen (2. Neuron) nimmt der Tractus spinothalamicus anterior seinen Ausgang. Die Fasern *kreuzen* in der vorderen Kommissur, ziehen im kontralateralen Vorderseitenstrang aufwärts und enden gemeinsam mit dem Tractus spinothalamicus lateralis und dem Lemniscus medialis im *Thalamus* (*Nucleus ventralis posterolateralis* [Abb. 2.**17**, S. 43]). Im Thalamus werden die Impulse auf das dritte Neuron (*Tractus thalamocorticalis*) umgeschaltet und gelangen zum *Gyrus postcentralis.*

Läsion des Tractus spinothalamicus anterior. Da die Fasern, die das erste Neuron des Tractus spinothalamicus anterior bilden, zunächst im Hinterstrang ipsilateral längere Strecken aufwärts verlaufen und unterwegs Kollaterale an kreuzende 2. Neurone abgeben, zieht eine Schädigung des Tractus spinothalamicus anterior im lumbalen und thorakalen Bereich oft keine wesentliche Einbuße der Berührungsempfindung nach sich, da viele Impulse durch den teils langen ipsilateralen Verlauf den Läsionsort umgehen können. Eine Schädigung des Trakts im Halsbereich allerdings wird eine leichte Hypästhesie im kontralateralen Bein zur Folge haben.

Tractus spinothalamicus lateralis

Die peripheren Rezeptoren für Schmerz- und Temperaturreize sind die freien Nervenendigungen in der Haut. Diese bilden die Endorgane von dünnen Fasern der Gruppe A sowie von fast marklosen Fasern der Gruppe C, die die peripheren Fortsätze pseudounipolarer Spinalganglienzellen sind. Die zentralen Fortsätze treten durch die lateralen Anteile der hinteren Wurzeln in das Rückenmark ein, wo sie sich longitudinal in kurze Kollateralen aufsplittern. Diese enden innerhalb von 1 bis 2 Segmenten in der Substantia gelatinosa (Rolandi) synaptisch an *Strangzellen* (zweites Neuron), deren Fortsätze den Tractus spinothalamicus lateralis bilden (Abb. 2.**16 d**, S. 42). Bevor die Axone der Strangzellen nach kranial aufsteigen, *kreuzen* sie durch die vordere Kommissur und die graue Substanz hinüber auf die andere Seite des Rückenmarks, dort verlaufen sie im Seitenstrang aufwärts bis zum *Thalamus*. Auch in diesem Trakt besteht, wie bei den Hintersträngen, eine somatotopische Anordnung. An die Fasern der unteren Extremität lagern sich nach und nach medialwärts jene von Rumpf und oberer Extremität an (Abb. 2.**20**).

Die Fasern, die Schmerz- und Temperaturempfindungen leiten, liegen in ihrem Verlauf so dicht beisammen, dass man sie anatomisch nicht trennen kann. Bei einer Schädigung des Tractus spinothalamicus lateralis werden sowohl schmerz- wie temperaturleitende Fasern getroffen, wenn gelegentlich auch in unterschiedlichem Ausmaß.

Zentrale Weiterleitung der Impulse. Der Tractus spinothalamicus lateralis zieht mit den Fasern aus dem Lemniscus medialis als *Lemniscus spinalis* durch den Hirnstamm, um am *VPL* (*Nucleus ventralis posterolateralis*, S. 265) des Thalamus zu enden (Abb. 6.**4**, S. 266 und 2.**19**). Hier findet die Umschaltung auf das dritte Neuron statt, dessen Axone im *Tractus thalamocorticalis* zum *Gyrus postcentralis* des Parietallappens verlaufen (Abb. 2.**19**). Die Schmerz- und Temperaturreize werden bereits im Thalamus in grober Form wahrgenommen, die feineren Unterscheidungen erfolgen jedoch erst in der Rinde.

Läsionen des Tractus spinothalamicus lateralis. Der Tractus spinothalamicus lateralis bildet die Hauptbahn für Schmerz- und Temperaturreize. Da nach einer Durchtrennung dieser Bahn (**Chordotomie**), wie sie bei unerträglichen Schmerzen früher gelegentlich vorgenommen wurde, jedoch weiterhin

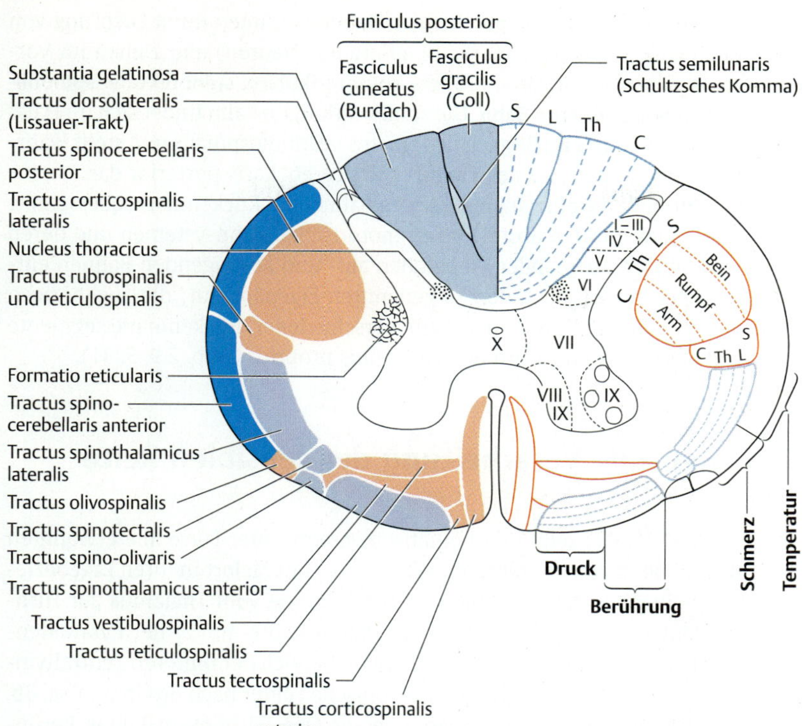

Abb. 2.**20** **Somatotopische Gliederung einzelner Rückenmarksbahnen im Querschnitt** mit den Laminae nach Rexed (zytoarchitektonische Gliederung im Rückenmark).

Schmerzen vorhanden sein können, nimmt man an, dass Schmerzreize vielleicht auch noch über spinospinale Neurone innerhalb des Fasciculus proprius vermittelt werden.

Durchschneidet man den Tractus spinothalamicus lateralis im ventralen Anteil des Spinalmarks, kommt es kontralateral 1 bis 2 Segmente unterhalb der Schnittebene zu einer Aufhebung der Schmerz- und Temperaturempfindung bei erhaltenem Berührungsempfinden (*dissoziierte Sensibilitätsstörung*).

Weitere afferente Rückenmarksbahnen

Neben den bisher genannten spinozerebellären und spinothalamischen Fasertrakten enthält das Rückenmark noch weitere afferente Bahnsysteme, die zu verschiedenen Zielgebieten im Hirnstamm und zu subkortikal gelegenen Kerngebieten verlaufen: Die entsprechenden Bahnen nehmen ihren Ursprung von der Hintersäule des Rückenmarks (2. afferentes Neuron) und ziehen im Vorderseitenstrang zentralwärts, z. B. die **spinoretikuläre**, **spinotektale**, **spinoolivare** und **spinovestibuläre Bahn**. Die spinovestibuläre Bahn findet sich im Halsmark von C4 aufwärts im Bereich des Tractus vestibulospinalis und stellt wahrscheinlich eine Kollaterale des Tractus spinocerebellaris posterior dar.

Abb. 2.**20** stellt die einzelnen sensiblen Bahnen im Rückenmarksquerschnitt dar gemeinsam mit den absteigenden motorischen Bahnsystemen und deren Lagebeziehungen zueinander. Neben den auf- und absteigenden Bahnen enthält das Rückenmark noch den so genannten Eigenapparat; die zugehörigen Neurone bilden mit ihren innerhalb verschiedener Rückenmarkssegmente auf- und absteigenden Fasern den Fasciculus proprius (Abb. 2.**9**, S. 31).

2.3 Zentrale Verarbeitung der sensiblen Reize

Die Abb. 2.**17** (S. 43) zeigt in schematisch vereinfachter Form alle erwähnten sensiblen Bahnen von der hinteren Wurzel bis zum Zielort in ihren Lagebeziehungen zueinander. Alle sensiblen dritten Neurone vom Thalamus zur Hirnrinde verlaufen im dorsalen Anteil der inneren Kapsel hinter der Pyramidenbahn, und zwar zur sog. Körperfühlsphäre im Bereich der hinteren Zentralwindung (Gyrus postcentralis, zytoarchitektonische Felder nach Brodmann 3a, 3b, 2 und 1). Hier enden die dritten Neurone, die Oberflächensensibilität, Berührung, Druck, Schmerz, Temperatur sowie Teile der Tiefensensibilität leiten (Abb. 2.**19**, S. 46).

Sensomotorische Integration. Nicht alle sensiblen Afferenzen vom Thalamus enden in der sensiblen Rinde, zum Teil enden sie auch im Gyrus praecentralis, also in der motorischen Rinde. Andererseits kann man auch vom Gyrus postcentralis motorische Reaktionen auslösen. Die motorischen und sensiblen Rindenfelder überlappen sich also etwas, weshalb man sie auch unter dem Oberbegriff einer **sensomotorischen Region** zusammenfasst. In diesem Bereich können sensible Meldungen sofort motorisch umgesetzt werden (sensomotorische Regelkreise), hierzu werden wir später Näheres erfahren. Die Pyramidenfasern dieser kurzgeschlossenen Regelkreise enden zumeist direkt – ohne Zwischenneuron – an Vorderhornzellen. Trotz der Überlappungen stellt der Gyrus praecentralis eine ganz überwiegend motorische Region dar, während der Gyrus postcentralis ein ganz überwiegend sensibel-sensorisches Gebiet ist.

Differenzierung sensibler Reize nach Ursprung und Qualität. Die dritten Neurone afferenter Fasern ordnen sich in der Rinde nicht nur somatotopisch in der Art eines auf dem Kopf stehenden „sensiblen Homunculus“ an (S. 374), sondern die einzelnen sensiblen Qualitäten haben darüber hinaus separate Zielgebiete im Kortex.

Wenn auch bereits im Thalamus Schmerz-, Temperatur- sowie andere Reize dumpf wahrgenommen werden, können die einzelnen sensiblen Empfindungen erst in der Hirnrinde bewusst nach ihrer Qualität differenziert werden. Höhere Leistungen, wie z. B. die Diskrimination sowie exakte Lagebestimmung einzelner Reize, sind an die Hirnrinde gebunden.

Eine einseitige *Schädigung der sensiblen Rinde* führt zwar zu einer herabgesetzten Wahrnehmung für Schmerz-, Temperatur- und Berührungsreize der kontralateralen Körperhälfte, kann diese aber nicht ganz aufheben. Diskrimination und Lageempfindung im kontralateralen Körperabschnitt sind dagegen komplett aufgehoben, da die Warhnehmung dieser Qualitäten an eine intakte Hirnrinde gebunden ist.

Stereognosie. Leistungen wie das Erkennen von in die Hand gelegten Gegenständen (Stereognosie) bedürfen noch weiterer Assoziationsgebiete im Bereich des Parietallappens, wo die vielen einzelnen Empfindungen von Größe, Form, Beschaffenheit, scharf, stumpf, weich, hart, kühl, warm usw. miteinander integriert und mit Erinnerungsbildern früher erlebter Tastempfindungen verglichen werden können.

Astereognosis. Wird ein Gebiet im unteren Anteil des Parietallappens geschädigt, kann die Fähigkeit, Gegenstände durch Betasten zu erkennen, kontralateral verloren gehen; man nennt dies Astereognosis.

2.4 Sensible Ausfälle bei Läsionen einzelner Stationen der sensiblen Bahnen

Abb. 2.**21** zeigt typische Läsionsorte im Verlauf der sensiblen Bahnen; die resultierenden sensiblen Ausfälle sind im Folgenden beschrieben.

- Ein **kortikaler oder subkortikaler Herd** in der sensomotorischen Region (Arm, Bein [**a und b**]) bewirkt Parästhesien (Kribbeln usw.) und Taubheitsgefühl kontralateral in der betreffenden Gliedmaße, und zwar besonders distal, auch in Form eines sensiblen fokalen Anfalls. Wegen der Nachbarschaft der motorischen Rinde kommt es oft auch zu motorischen Entladungen (Jackson-Anfall).

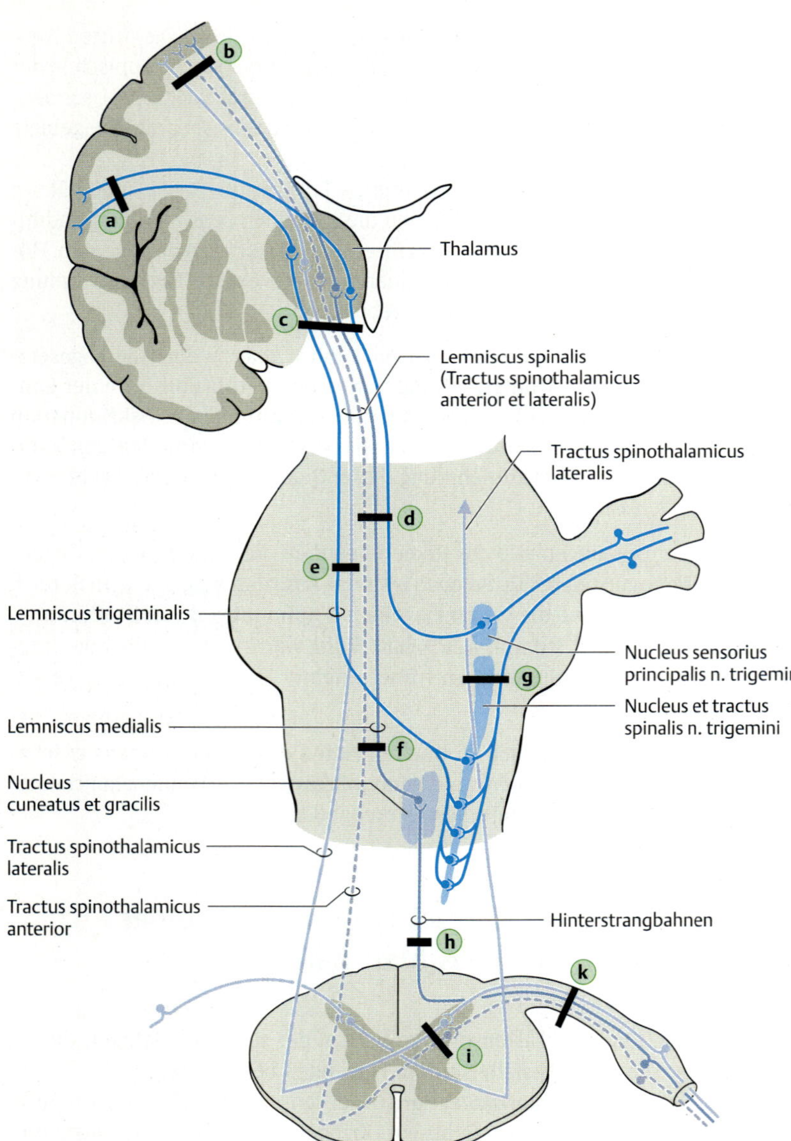

Abb. 2.**21** **Mögliche Läsionsorte im Verlauf der sensiblen Bahnen.** Zugehörige klinische Syndrome s. Text.

- Eine **Läsion aller sensiblen Bahnen unterhalb des Thalamus** (**c**) führt zur Aufhebung aller sensiblen Qualitäten in der kontralateralen Körperhälfte.
- Sind lediglich sensible Bahnen mit Ausnahme jener für Schmerz und Temperatur geschädigt (**d**), tritt kontralateral im Gesicht und am Körper Hypästhesie ein. Schmerz- und Temperaturempfindung bleiben erhalten.
- Die **Schädigung des Lemniscus trigeminalis** und des Tractus spinothalamicus lateralis (**e**) im Bereich des Hirnstamms hebt Schmerz- und Temperaturempfindung kontralateral im Gesicht und am Körper auf, alle übrigen sensiblen Qualitäten bleiben erhalten.
- Sind **Lemniscus medialis und Tractus spinothalamicus anterior** (**f**) betroffen, resultiert eine Aufhebung aller sensiblen Qualitäten der kontralateralen Körperhälfte, mit Ausnahme von Schmerz und Temperatur.
- **Schädigungen des Nucleus et tractus spinalis n. trigemini** und des **Tractus spinothalamicus lateralis** (**g**), haben Aufhebung der Schmerz- und Temperaturempfindung ipsilateral im Gesicht und kontralateral am Körper zur Folge.
- Eine **Schädigung der Hinterstränge** (**h**) führt zum Verlust von Lagesinn, Vibrationsempfindung, Diskrimination usw. mit Ataxie ipsilateral.
- Wenn das **Hinterhorn** betroffen ist (**i**), gehen Schmerz- und Temperaturempfindung ipsilateral verloren, die übrigen Qualitäten bleiben erhalten (dissoziierte Sensibilitätsstörung).
- Die **Verletzung mehrerer benachbarter hinterer Wurzeln** (**k**) hat radikuläre Parästhesien und Schmerzen sowie eine Herabsetzung bis Aufhebung aller sensibler Qualitäten im betreffenden Körperabschnitt zur Folge, außerdem Hypo- oder Atonie, Areflexie und Ataxie, wenn es sich um Wurzeln von Arm- oder Beinnerven handelt.

3 Motorisches System

3 Motorisches System

Die motorischen Impulse für Willkürbewegungen werden zu einem großen Teil im **Gyrus praecentralis** des Frontallappens (motorisches Primärgebiet, Area 4) und angrenzenden Kortexarealen generiert (**1. motorisches Neuron**). Die Impulse erreichen über lange Rückenmarksbahnen (insbesondere über den **Tractus corticonuclearis** und den **Tractus corticospinalis**/Pyramidenbahn) den **Hirnstamm** sowie die **Vorderhörner des Rückenmarks**, wo sie – meist unter Vermittlung von Interneuronen – auf das **2. motorische Neuron** umgeschaltet werden.

Die von der Area 4 (und angrenzenden Kortexgebieten) ausgehenden Nervenfasern bilden in ihrer Gesamtheit die Pyramidenbahn. Sie stellt die schnellste und direkteste Verbindung zwischen motorischem Primärgebiet und motorischen Vorderhornzellen dar. Darüber hinaus nehmen noch weitere Kortexgebiete (insb. die prämotorische Rinde, Area 6) und subkortikal gelegene Kerngebiete (insbesondere die Basalganglien, S. 330) an der Steuerung der Motorik teil. Sie bilden untereinander sowie mit dem motorischen Primärgebiet und dem Kleinhirn komplizierte Rückkopplungskreise aus und nehmen über mehrere Rückenmarksbahnen Einfluss auf die Vorderhornzellen. Sie haben einen überwiegend bewegungsmodulierenden Effekt und beeinflussen den Muskeltonus.

Von den motorischen Hirnnervenkernen bzw. den Vorderhornzellen des Rückenmarks aus gelangen die motorischen Impulse über die **Vorderwurzeln**, die **Nervenplexus** (im Extremitätenbereich) und die **peripheren Nerven** zur Muskulatur. Die Reizübertragung erfolgt dort im Bereich der **motorischen Endplatte**.

Läsionen des 1. motorischen Neurons in Gehirn oder Rückenmark führen überwiegend zu **spastischen Paresen**, Läsionen des 2. motorischen Neurons im Bereich von Vorderhorn, Vorderwurzel, peripherem Nerv oder motorischer Endplatte hingegen haben **schlaffe Lähmungen** zur Folge. Motorische Ausfälle sind jedoch nur selten isoliertes Symptom einer Läsion des Nervensystems – im Allgemeinen gesellen sich je nach Läsionsort und -ursache sensible, vegetative, psychische und neuropsychologische Ausfälle hinzu.

3.1 Zentrale Anteile des motorischen Systems und klinische Syndrome bei deren Läsion

Der zentrale Anteil des für Willkürbewegungen zuständigen motorischen Systems setzt sich aus dem *motorischen Primärgebiet (Area 4), angrenzenden Kortexarealen* (insbesondere der prämotorischen Rinde, Area 6) und den hieraus hervorgehenden *kortikobulbären* bzw. *-spinalen Bahnen* zusammen (Abb. 3.**1** und 3.**2**).

Motorische Kortexareale

Das *motorische Primärgebiet* (Gyrus praecentralis, Abb. 3.**1**) bildet ein Band, entsprechend dem der sensiblen Rinde im Gyrus postcentralis, das sich vom Sulcus lateralis nach oben bis zur Mantelkante und bis in die mediale Seite der Hirnhälfte erstreckt. Die Zellen für Schlund und Kehlkopf befinden sich am weitesten unten, es folgen nach oben hin Gesicht, Arme, Rumpf und Beine (Abb. 3.**2**). Wir haben es hier also mit einem kopfstehenden *„motorischen Homunculus"* zu tun, entsprechend dem „sensiblen Homunculus" im Bereich des Gyrus postcentralis (Abb. 9.**19**, S. 374).

Motorische Neurone sind nicht nur auf die Area 4 beschränkt, sondern finden sich auch in benachbarten Rindengebieten. Die Fasern für feinere gezielte Einzelbewegungen stammen jedoch hauptsächlich aus dem Gyrus praecentralis. Hier finden sich in der 5. Schicht der Rinde die charakteristischen großen *Betz-Pyramidenzellen*, von denen schnell leitende, dick myelinisierte Nervenfasern ausgehen (Abb. 3.**3**, S. 60). Früher nahm man an, dass die Pyramidenbahn ausschließlich von diesen schnell leitenden Fortsätzen der Betz-Pyramidenzellen gebildet wird. Sie machen jedoch nur etwa 3,4 bis 4 % der Pyramidenbahnfasern aus. Die Hauptmasse der Fasern nimmt ihren Ursprung von kleineren Pyramidenzellen und fusiformen Zellen der Areae 4 und 6. Gemeinsam machen die aus der Area 4 hervorgehenden Axone ca. 40 % der Pyramidenbahn aus, die übrigen entstammen weiteren Anteilen des Frontallappens, den Areae 3, 2 und 1 des sensiblen Kortex (sensomotorische Region) und Teilen des Parietallappens (Abb. 3.**1**). Die motorischen Zellen der Area 4 kontrollieren die fein abge†stufte Willkürmotorik der gegenüberliegenden Körperhälfte, da die Pyramidenbahn kreuzt (Abb. 3.**4**, S. 60). Reizungen im Bereich der Area 4 bewirken im Allgemeinen Bewegungen einzelner Muskeln, während solche in der Area 6 ausgedehntere Bewegungen zur Folge haben, z. B. eines ganzen Armes oder Beines.

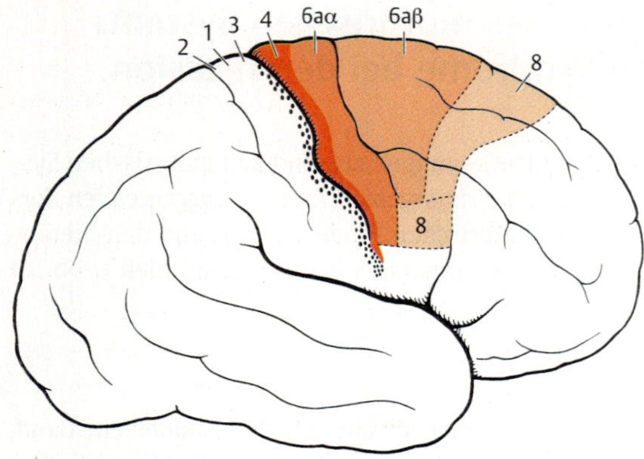

Abb. 3.1 **Motorisches Primärgebiet/Gyrus preacentralis** (Area 4), **prämotorischer Kortex** (Area 6) und **präfrontales Augenfeld** (Area 8, Funktion s. u.).

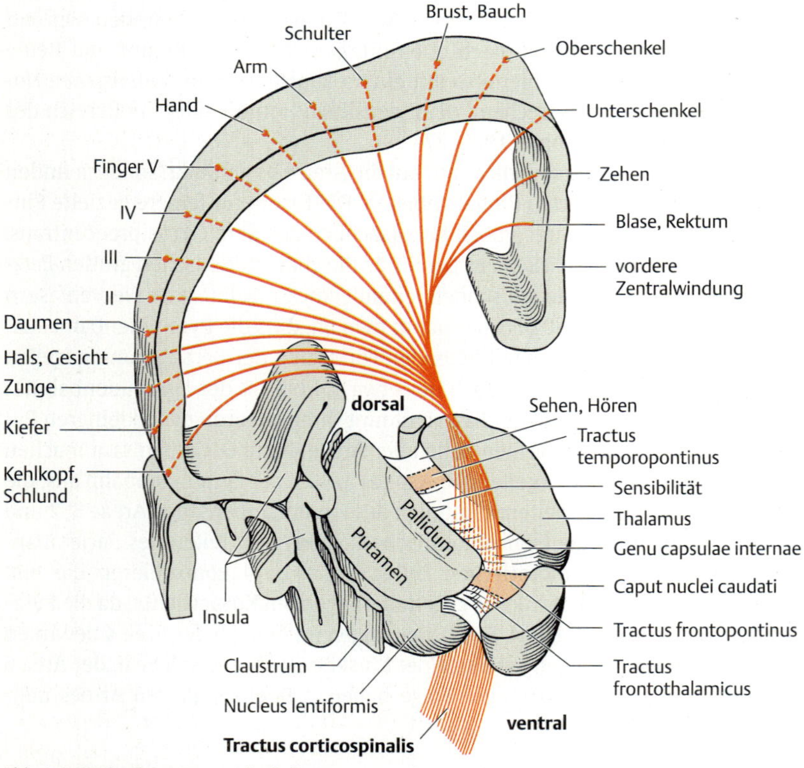

Brust, Bauch
Schulter
Oberschenkel
Arm
Hand
Unterschenkel
Finger V
Zehen
IV
Blase, Rektum
III
vordere Zentralwindung
II
Daumen
Hals, Gesicht
Zunge
dorsal
Sehen, Hören
Kiefer
Tractus temporopontinus
Kehlkopf, Schlund
Sensibilität
Pallidum
Thalamus
Putamen
Genu capsulae internae
Caput nuclei caudati
Insula
Tractus frontopontinus
Claustrum
Tractus frontothalamicus
Nucleus lentiformis
ventral
Tractus corticospinalis

Abb. 3.2 **Verlauf der Pyramidenbahn**. Corona radiata und Capsula interna.

Tractus corticospinalis (Pyramidenbahn)

Die Bahn verläuft von der *motorischen Rinde* durch die *weiße Substanz* (Corona radiata), den hinteren Schenkel der *inneren Kapsel* (Capsula interna), wo die Fasern eng zusammengedrängt sind, durch die mittleren Anteile des *Hirnschenkels* (Pedunculus cerebri), durch die *Brücke* (Pons) und die Basis der *Medulla oblongata*, wo sie als leichte Vorwölbung zu erkennen ist. Von dieser Vorwölbung (Pyramis) an der Basis der Medulla stammt der Name „Pyramidenbahn". Am unteren Ende der Medulla kreuzen etwa 80 bis 85 % der Fasern auf die Gegenseite (*Decussatio pyramidum*). Der Rest verläuft ungekreuzt weiter im Vorderstrang als *Tractus corticospinalis anterior*. Aber auch diese Fasern kreuzen – überwiegend im jeweiligen Segment – durch die vordere Kommissur zur Gegenseite (s. Abb. 3.**6**, S. 63). Im zervikalen und thorakalen Bereich ziehen wahrscheinlich auch einige Fasern zu den Vorderhornzellen der gleichen Seite, sodass im Bereich der Nacken- und Rumpfmuskulatur eine bilaterale kortikale Innervation vorhanden ist.

Das in der Decussatio pyramidum auf die Gegenseite hinüberziehende Hauptkontingent der Pyramidenbahn verläuft als *Tractus corticospinalis lateralis* durch den Seitenstrang abwärts, wobei der Trakt nach lumbal zu durch Abzweigen von Fasern stetig an Umfang verliert. Die Fasern enden zu ca. 90 % an Schaltzellen, die die Verbindung zu den großen α-Vorderhornzellen sowie zu den γ-Motorzellen herstellen (Abb. 3.**4**).

Tractus corticonuclearis (corticobulbaris)

Ein Teil der Pyramidenfasern verlässt in Höhe des Mittelhirns die Hauptmasse der Pyramidenbahn und nimmt einen mehr dorsalen Verlauf an, um zu den motorischen Hirnnervenkernen zu gelangen (Abb. 3.**4** und 4.**54**, S. 212). Diese werden teils gekreuzt, teils ungekreuzt erreicht (Einzelheiten s. Kapitel 4/Hirnnerven). Es sind dies die Kerne der kranialen Willkürmotorik: N. V (N. trigeminus), N. VII (N. facialis), N. IX, X und XI (N. glossopharyngeus, N. vagus und N. accessorius) sowie N. XII (N. hypoglossus).

Tractus corticomesencephalicus. Ein Teil der gemeinsam mit dem Tractus corticonuclearis verlaufenden Fasern entspringt nicht in den Areae 4 bzw. 6, sondern in der Area 8, dem frontalen Augenfeld (Abb. 3.**1**, 3.**4**). Die Impulse, die von dort ausgehen, bewirken konjugierte Augenbewegungen (S. 147), also einen komplexen Bewegungsablauf. Die von den Augenfeldern stammende Bahn hat aufgrund ihres besonderen Ursprungs und ihrer besonderen Funktion einen separaten Namen (Tractus corticomesencephalicus) erhalten, auch wenn sie von der Mehrzahl der Autoren dem Tractus corticonuclearis zugerechnet wird.

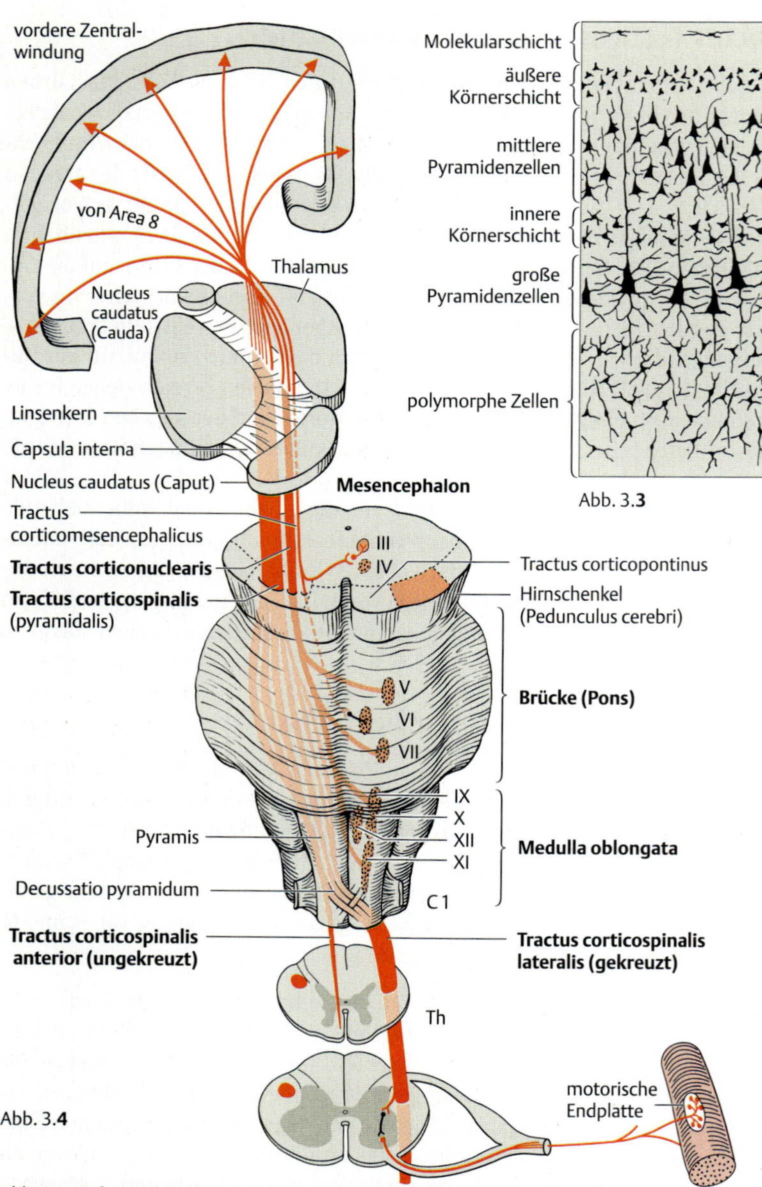

Abb. 3.**3** **Mikroarchitektur der motorischen Rinde** (Golgi-Färbung).
Abb. 3.**4** **Verlauf der Pyramidenbahn**

Der Tractus corticomesencephalicus verläuft gemeinsam mit der Pyramidenbahn, und zwar mehr rostral im hinteren Schenkel der inneren Kapsel, um sich dann dorsalwärts zu den Kernen der motorischen Augennerven N. III (N. oculomotorius), N. IV (N. trochlearis) und N. VI (N. abducens) zu begeben. Vom Feld 8 aus können die Augenmuskeln nicht einzeln, sondern nur synergistisch innerviert werden. Eine Reizung der Area 8 bewirkt eine Blickwendung zur Gegenseite (Déviation conjuguée). Die Fasern des Tractus corticomesencephalicus enden nicht unmittelbar an den motorischen Augenmuskelkernen, es liegen hier besondere, zum Teil nicht ganz geklärte Verhältnisse vor, die im Kapitel Hirnnerven (S. 147 ff.) besprochen werden.

Weitere zentrale Anteile des motorischen Systems

Neben der Pyramidenbahn mit ihren verschiedenen Ursprungsgebieten sind noch weitere Hirnabschnitte an der Steuerung der Motorik beteiligt (Abb. 3.**5**). In diesem Zusammenhang spielen z. B. Faserverbindungen zwischen Kortex und Cerebellum eine Rolle (**kortiko-ponto-zerebelläre Bahnen**). Sie informieren das Kleinhirn über die von der motorischen Rinde ausgehenden Impulse. Das Kleinhirn wiederum moduliert dann über seine Efferenzen die geplanten Bewegungsabläufe (vgl. Kapitel 5/Kleinhirn). An der Steuerung der Motorik sind ferner Fasern beteiligt, die von der Hirnrinde zu den **Basalganglien** (vor allem zum Corpus striatum = Nucleus caudatus und Putamen), zum roten Kern (**Nucleus ruber**), zur **Substantia nigra** sowie zur **Formatio reticularis** im Hirnstamm und einigen anderen Kerngebieten (z. B. im Mittelhirndach) ziehen. Hier finden Umschaltungen auf weitere Neurone statt, die über verschiedene Zwischenneurone als tektospinale, rubrospinale*, retikulospinale, vestibulospinale Bahnen usw. zu den motorischen Vorderhornzellen verlaufen (Abb. 3.**6**). Über diese Bahnen können Kleinhirn, Basalganglien und motorische Kerngebiete im Hirnstamm Einfluss auf die spinale Motorik nehmen (Näheres s. Kapitel 4/Hirnstamm und 8/Basalganglien).

Laterales und mediales motorisches System auf Rückenmarksebene. Anatomisch und funktionell kann man das motorische System auf Rückenmarksebene in den Kortiko- und Rubrospinaltrakt als *laterales* und den Retikulo-, Vestibulo- und Tektospinaltrakt als *mediales* System untergliedern (Kypers, 1985). Kortiko- und Rubrospinaltrakt projizieren überwiegend zur distalen Muskulatur (besonders der oberen Extremitäten) und auf kurze propriospinale

* Eine rubrospinale Bahn wird von vielen als eine beim Menschen unbedeutende Bahn angesehen, die schon im Halsmark endet, was von anderen bestritten wird. Sie gehe nicht nur von großen Kernen, sondern vorwiegend von kleinen Ruberkernen aus (Williams u. Warwick 1975)

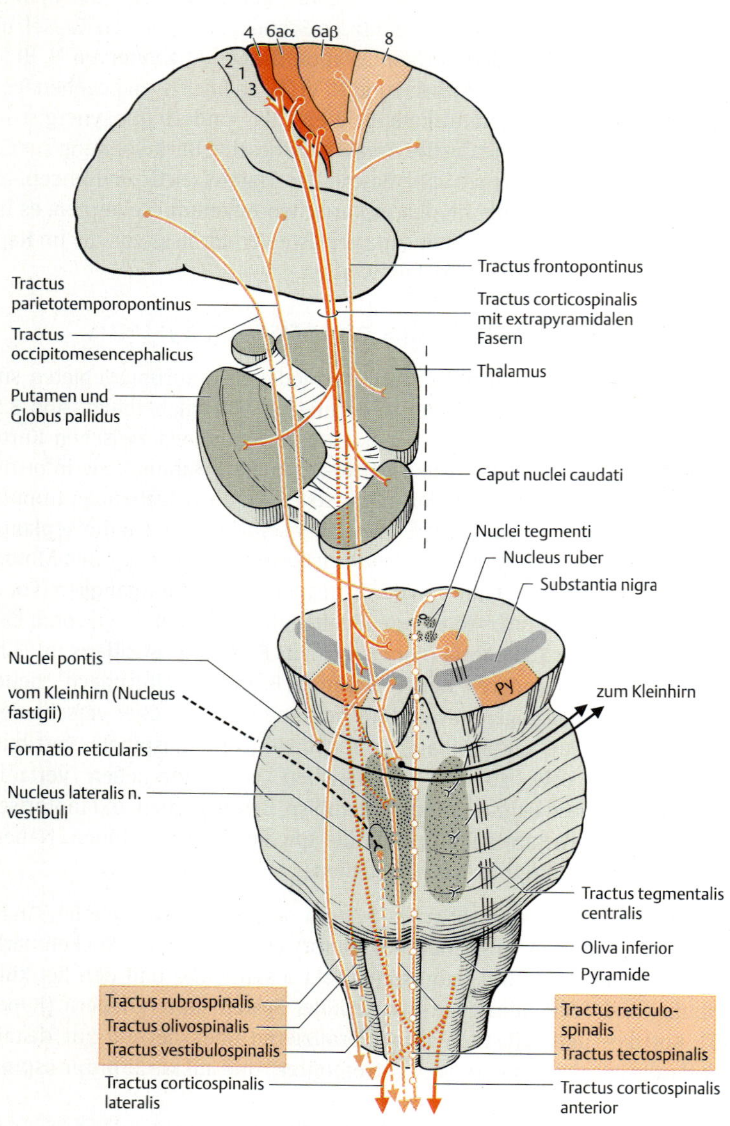

Abb. 3.**5 Weitere an der Steuerung der Motorik beteiligten Hirnabschnitte mit den zugehörigen deszendierenden Bahnsystemen**

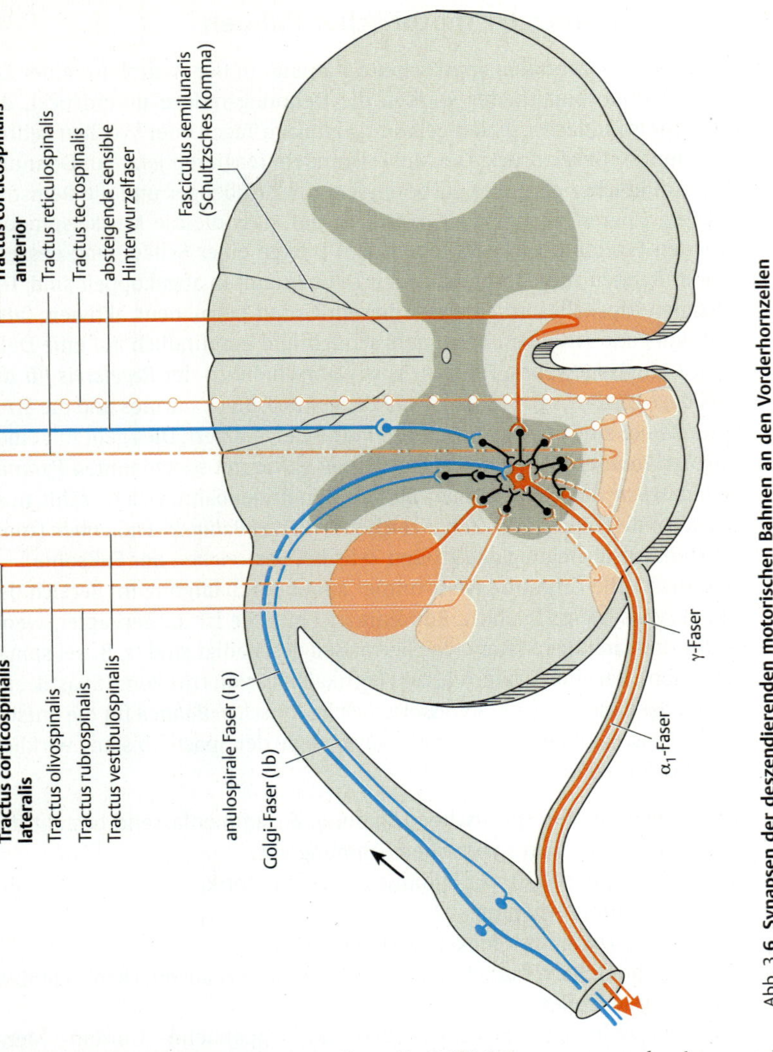

Abb. 3.6 **Synapsen der deszendierenden motorischen Bahnen an den Vorderhornzellen**

Verbindungen. Sie vermitteln vor allem die Willkürbewegungen der Arme und Hände, sind also für die *präzise, hoch differenzierte Feinmotorik* zuständig. Axone des Retikulo-, Vestibulo- und Tektospinaltraktes innervieren die medial gelegenen Motoneurone und die langen propriospinalen Verbindungen. Sie sind für die Innervation der Rumpf- und Beinmuskeln zuständig (*Rumpf- und Standmotorik*).

Schädigung zentraler motorischer Bahnen

Pathogenese der zentralen spastischen Lähmung. In der Akutphase einer Läsion des Kortikospinaltraktes werden die Dehnungsreflexe unterdrückt, die Muskulatur ist zunächst schlaff gelähmt. Erst nach Tagen oder Wochen kehren die Dehnungsreflexe zurück. Die Muskelspindeln reagieren jetzt auf Dehnung noch empfindlicher als zuvor, insbesondere die Armbeuger und die Beinstrecker. Diese Überempfindlichkeit beruht darauf, dass die die Muskelspindeln erregenden Fusimotoren (γ-Motoneurone) infolge einer Schädigung deszendierender Bahnen von dämpfenden zentralen Impulsen abgekoppelt sind. Die intrafusalen Muskelfasern sind aus diesem Grund permanent aktiviert (also vorgedehnt) und reagieren besonders schnell und empfindlich auf eine Dehnung des Muskelgewebes. Hierdurch ist wahrscheinlich der *Regelkreis für die Muskellänge gestört* (vgl. S. 33 ff.) – die Beugemuskeln des Armes und die Strecker des Beines sind auf eine besonders kurze Länge fixiert. Dies geht mit einer *spastischen Tonuserhöhung* und *Hyperreflexie* sowie mit so genannten *Pyramidenbahnzeichen* und *Kloni* einher. Zu den Pyramidenbahnzeichen zählt man u. a. bestimmte Finger- oder Zehenzeichen, z. B. das *Babinski-Phänomen* (tonische Extensionsbewegung des großen Zehs bei Bestreichen der Fußsohle).

Eine spastische Lähmung weist immer auf eine Schädigung im Bereich des Zentralnervensystems (Gehirn, Rückenmark) hin. Sie ist ausgeprägter, wenn mediales und laterales System gleichermaßen geschädigt sind (z. B. bei spinalen Läsionen). Bei einer isolierten, rein kortikalen Läsion tritt keine Spastik auf. Dies zeigt die Bedeutung der *akzessorischen motorischen Bahnen* für die Entstehung der Spastik, ohne dass die Pathophysiologie der Spastik bislang wirklich gut verstanden wäre.

Syndrom der zentralen spastischen Lähmung. Zusammenfassend besteht das Syndrom einer zentralen spastischen Lähmung aus:

- Herabsetzung der Kraft mit Einbuße der Feinmotorik,
- spastischer Tonuserhöhung,
- gesteigerten Dehnungsreflexen, evtl. mit Kloni,
- Abschwächung bzw. Aufhebung der Fremdreflexe (Bauchdecken-, Plantar- und Kremasterreflex),
- Auftreten pathologischer Reflexe (Babinski-, Oppenheim-, Gordon-, Mendel-Bechterew-Reflex sowie Enthemmung des Fluchtreflexes),
- bei initial erhaltener Muskeltrophik.

Topische Zuordnung von Läsionen des zentralen motorischen Systems

Ein **rindennaher Herd** (3.**7a**) (Tumor, Trauma, Gefäßprozess [Infarkt] usw.) hat eine Parese einer kontralateral gelegenen Körperpartie zur Folge. Da die korti-

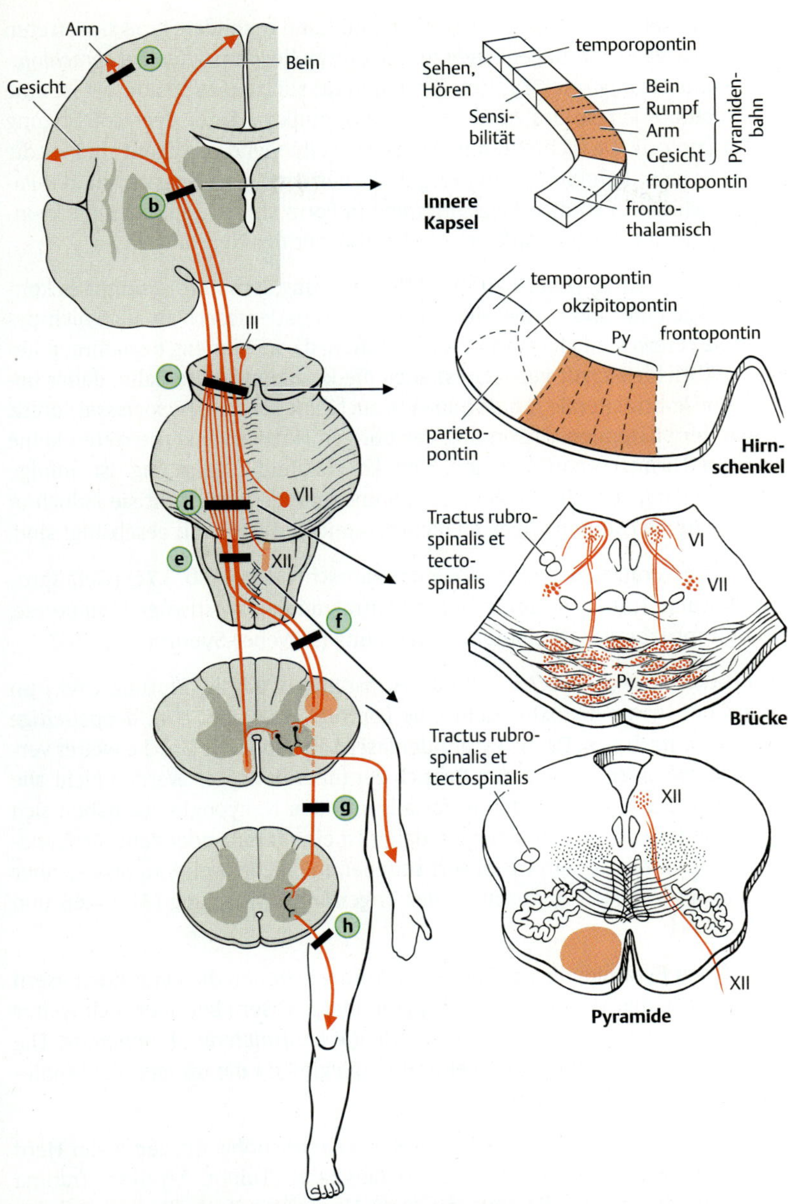

Abb. 3.7 **Mögliche Läsionsorte im Verlauf der Pyramidenbahn.** Zugehörige klinische Syndrome s. Text.

kalen Repräsentationsareale von Gesicht und Hand besonders groß sind, treten die halbseitigen Lähmungen bevorzugt in diesen Körperpartien auf (*brachiofazial betonte Hemiparese*). Typisch für den in (a) skizzierten Läsionsort ist eine distal betonte Parese des Armes mit schwerpunktmäßiger Beeinträchtigung der Feinmotorik. Da nichtpyramidale Fasern weitgehend verschont sind, ist die Lähmung nicht komplett (keine Plegie), ferner tritt keine Spastik auf, die Parese ist schlaff. Es können Reizsymptome in Form von so genannten Jackson-Anfällen (fokale Anfälle) auftreten (s. Lehrbücher der Neurologie).

Ist die **innere Kapsel** (Abb. 3.**7b**) betroffen (Blutung, Ischämie), kommt es kontralateral zu einer *spastischen Hemiplegie* – Pyramidenfasern als auch nichtpyramidale Fasern sind gleichermaßen betroffen, da sie hier eng beisammen liegen. In Mitleidenschaft gezogen ist auch die kortikonukleäre Bahn, daher besteht eine kontralaterale *faziale* und evtl. auch eine *zentrale Hypoglossusparese.* Wegen der bilateralen Versorgung der übrigen Hirnnervenkerne treten keine weiteren Hirnnervenausfälle auf. Die kontralaterale Lähmung ist infolge Schockwirkung zunächst schlaff, nach Stunden oder Tagen geht sie jedoch in eine spastische Lähmung über, da nichtpyramidale Fasern mit geschädigt sind.

Krankhafte Veränderungen in **Höhe des Hirnschenkels** (Abb. 3.**7c**) (Gefäßprozess, Blutung, Tumor) führen zu einer kontralateralen *spastischen Hemiparese*, evtl. mit ipsilateraler Okulomotoriuslähmung (s. Weber-Syndrom, S. 236).

Ein **Brückenherd** (Abb. 3.**7d**) (Tumor, Hirnstammischämie, Blutung usw.) im Verlauf der Pyramidenbahn zieht eine *kontralaterale* oder evtl. *doppelseitige Hemiparese* nach sich. Da die Pyramidenfasern auf Höhe der Brücke weiter verstreut auseinander liegen als im Bereich der inneren Kapsel, werden nicht alle geschädigt. Die Fasern für den N. facialis und den N. hypoglossus haben sich bereits weiter nach dorsal verlagert, daher ist eine faziale oder zentrale Hypoglossusparese bei diesem Läsionsort seltener, möglicherweise kommt es aber zu einer ipsilateralen Abduzens- oder Trigeminusschädigung (Abb. 4.**66** und 4.**67**, S. 234 f.).

Durch einen **Pyramidenherd** (Abb. 3.**7e**) (Tumor) können die Pyramidenfasern isoliert geschädigt werden (die nichtpyramidalen Fasern befinden sich weiter dorsal). Eine mögliche Folge ist eine *schlaffe kontralaterale Hemiparese.* Die Lähmung ist nicht vollständig (keine Hemiplegie), da die übrigen deszendierenden Bahnen erhalten sind.

Schädigungen der Pyramidenbahn auf Rückenmarkshöhe. Ein **zervikaler Herd** (Abb. 3.**7f**) im Bereich der Pyramidenstrangbahn (Tumor, Myelitis, Trauma usw.) verursacht eine *ipsilaterale spastische Hemiplegie*, da die Pyramidenbahn bereits gekreuzt hat und auf dieser Höhe auch nichtpyramidale Fasern führt. Bei einer doppelseitigen Läsion im Bereich des hohen Zervikalmarks kommt es zu einer Tetraparese bzw. Tetraplegie.

Ein **thorakaler Herd** (Abb. 3.**7g**) führt zur Unterbrechung des Pyramidenseitenstranges (Trauma, Myelitis). Es resultiert eine spastische ipsilaterale Monoplegie des Beines. Bei doppelseitiger Schädigung resultiert eine Paraplegie.

3.2 Periphere Anteile des motorischen Systems und klinische Syndrome bei deren Läsion

Der periphere Anteil des motorischen Systems setzt sich aus den motorischen Hirnnervenkernen im Hirnstamm, den motorischen Vorderhornzellen im Rückenmark, den Vorderwurzeln, den peripheren Nerven und der motorischen Endplatte im Bereich der Muskulatur zusammen. Zervikal und lumbosakral sind die Nervenplexus hinzuzuzählen.

Vorderhornzellen (α- und γ-Motoneurone). Die Fasern der Pyramidenbahn als auch der verschiedenen nichtpyramidalen Bahnen (Tractus reticulospinalis, tectospinalis, vestibulospinalis, rubrospinalis u. a.) sowie afferente Fasern aus den hinteren Wurzeln enden an den Zellkörpern oder Dendriten der großen und kleinen α-Motoneurone. Die genannten Fasern gehen ferner Verbindungen mit den kleinen γ-Zellen ein, teils direkt, teils unter Vermittlung von Schalt-, Assoziations- und Kommissurenneuronen des Eigenapparats des Spinalmarks (Abb. 3.**6**, S. 63). Sie wirken auf die γ-Motoneurone teils erregend, teils hemmend. Die Neuriten der γ-Motoneurone sind dünn und nichtmyelinisiert. Sie innervieren die intrafusalen Muskelfasern. Die Vorderhornzellen sind im Gegensatz zu den pseudounipolaren Nervenzellen im Spinalganglion multipolar und gehen mit ihren Dendriten zahlreiche synaptische Verbindungen mit verschiedensten afferenten und efferenten Systemen ein (Abb. 3.**6**, S. 63).

Innerhalb der Vorderhörner bilden die Vorderhornzellen Gruppen bzw. Kernsäulen (vgl. Abb. 2.**5 b**, S. 25), die keine Segmentgrenzen erkennen lassen. Im Halsbereich finden sich lateral im vorderen Grau die Motoneurone für Arme und Hände, medial diejenigen für die Rumpfmuskulatur. Im Lendenbereich besteht die gleiche somatotopische Ordnung: Beine und Füße lateral und Rumpf medial.

Renshaw-Hemmung der Vorderhornzellen. Unter den vielen Schaltneuronen im Bereich der Vorderhörner sind insbesondere die Renshaw-Zellen zu erwähnen

(Abb. 2.**11**, S. 34). Von den Axonen der großen α-Motoneurone zweigen Kollateralen ab, die synaptisch an einer kleinen Renshaw-Zelle enden. Deren Axone ziehen rückläufig zu den Vorderhornzellen, auf die sie hemmend einwirken. Die Renshaw-Hemmung ist ein Beispiel für einen spinalen Rückkopplungskreis, der die Aktivität der Motoneurone dämpft.

Vorderwurzeln. Die Neuriten der Motoneurone treten ventral als Fila radicularia aus und schließen sich zu den vorderen Wurzeln zusammen (Radices ventrales). Die ventrale Wurzel vereinigt sich distal vom Ganglion spinale mit der hinteren Wurzel und bildet zusammen mit dieser einen Spinalnerv. Dieser tritt durch das Foramen intervertebrale aus dem Rückenmarkskanal aus.

Peripherer Nerv und motorische Endplatte. Zu jedem Körpersegment gehört ein Spinalnervenpaar. Die Spinalnerven führen afferente sensible (somatische) Fasern, efferente motorische (somatische) Fasern, efferente vegetative Fasern aus den Seitenhörnern des Rückenmarkgraus sowie afferente vegetative Fasern (vgl. S. 22). Zervikal und lumbosakral durchmischen sich die Spinalnerven in den Nervenplexus, aus diesen gehen dann periphere Nerven zur Innervation der Hals- und Extremitätenmuskulatur hervor (Abb. 3.**31**, 3.**23** und 3**34**, S. 102 ff.).

Die dicken markhaltigen schnell leitenden Neuriten der großen α-Motoneurone nennt man α_1-Fasern (Abb. 2.**11**, S. 34). Sie ziehen direkt zur extrafusalen Arbeitsmuskulatur, splittern sich distal immer mehr auf und enden synaptisch an einer sehr variablen Anzahl von Muskelfasern. Die Reizübertragung erfolgt dann im Bereich der motorischen Endplatten.

Motorische Einheit. Die Vorderhornzelle mit ihrem Neuriten und den von ihr innervierten Muskelfasern nennt man eine motorische Einheit (Sherrington). Sie bildet die so genannte gemeinsame motorische Endstrecke, da sie von Impulsen ganz unterschiedlicher motorischer Bahnen mit unterschiedlichen Ursprüngen im Gehirn und den intrasegmentalen und intersegmentalen Reflexneuronen beeinflusst wird. Die gemeinsame motorische Endstrecke ist der Ort, an dem diese verschiedenen motorischen Impulse abschließend integriert und an die Muskelfasern weitergeleitet werden.

Muskeln mit besonders fein differenziertem Bewegungsspiel werden von vielen Vorderhornzellen versorgt, von denen jede einzelne nur wenige Muskelfasern (5 bis 20) innerviert (*kleine motorische Einheiten*). Entgegengesetzte Verhältnisse findet man bei großen, wenig differenziert arbeitenden Muskeln, z. B. bei der Gesäßmuskulatur. Hier innervieren relativ wenige Vorderhornzellen sehr viele Muskelfasern (100 bis 500) (*große motorische Einheiten*).

Klinische Syndrome bei Schädigung der motorischen Einheit

Eine **schlaffe Lähmung** ist Folge einer Unterbrechung der motorischen Einheit an einer beliebigen Stelle. Es kann dies eine Schädigung im Bereich der Vorderhörner, im Bereich mehrerer vorderer Wurzeln, im Plexus oder auch im peripheren Nerv selbst sein. Bei einer Schädigung der motorischen Einheit ist die betroffene Muskulatur sowohl von der willkürlichen als auch der reflektorischen Innervation abgeschnitten. Die betroffenen Muskeln sind hochgradig gelähmt (*plegisch*), darüber hinaus kommt es zu einer *Hypotonie* und zu einer *Areflexie*, da der monosynaptische Dehnungsreflex unterbrochen ist. Nach einigen Wochen beginnen die betroffenen Muskeln zu *atrophieren*. Das Muskelgewebe wird zunehmend durch Bindegewebe ersetzt. Dies kann so weit gehen, dass nach Monaten oder Jahren nur noch Bindegewebe übrig bleibt. Die Vorderhornzellen üben demnach einen trophischen Einfluss auf die Muskelfasern aus, der notwendig ist, um die normale Funktion und Struktur des Muskels zu erhalten.

Syndrom der schlaffen Lähmung. Zusammenfassend kann man festhalten, dass sich das Syndrom der schlaffen Lähmung folgendermaßen zusammensetzt:

- Herabsetzung der groben Kraft,
- Hypo- bzw. Atonie der Muskulatur,
- Hypo- oder Areflexie,
- Muskelatrophie.

Mithilfe der elektromyographischen und neurographischen Untersuchung lässt sich zumeist differenzieren, ob es sich um eine Schädigung im Vorderhornbereich, im Bereich der vorderen Wurzeln, des Plexus oder des peripheren Nervs handelt. Gesellen sich zu den Lähmungserscheinungen noch sensible und vegetative Ausfälle hinzu, ist (zumindest im Extremitätenbereich) von einer Läsion distal der Nervenwurzeln – also einer Plexusläsion oder peripheren Nervenläsion – auszugehen. Nur selten wird eine schlaffe Lähmung durch eine kortikale Läsion verursacht (vgl. S. 64). In diesem Fall sind die Reflexe erhalten oder gar gesteigert, der Muskeltonus ist normal oder erhöht.

3.3 Komplexe klinische Syndrome bei Schädigungen einzelner Abschnitte des Nervensystems

Schädigungen einzelner Abschnitte des Nervensystems führen im Allgemeinen nicht zu isolierten motorischen Phänomenen, wie sie bis zu diesem Punkt beschrieben wurden. Je nach betroffener Region treten in unterschiedlichem Ausmaß sensorische, sensible, vegetative, psychische und neuropsychologische Ausfälle hinzu. Die komplexen klinischen Syndrome bei Läsionen definierter Hirnabschnitte (Telencephalon, Diencephalon, Basalganglien, Limbisches System, Kleinhirn und Hirnstamm) werden in den gleichnamigen Kapiteln beschrieben. Im Folgenden werden die typischen klinischen Syndrome bei Läsionen des Rückenmarks, der Nervenwurzeln, der Plexus, der peripheren Nerven sowie der motorischen Endplatte/Muskulatur ergänzt.

Rückenmarkssyndrome

Aufgrund der engen Nachbarschaft motorischer, sensibler und vegetativer Bahnen/Kerngebiete sind Bandbreite und Kombinationsmöglichkeiten neurologischer Defizite bei einer Rückenmarksläsion sehr groß. Motorische Beeinträchtigungen sind häufig, aber nicht obligat. Aus dem klinischen Erscheinungsbild einer Rückenmarksläsion kann im Allgemeinen recht präzise auf den Ort der Läsion geschlossen werden. Hierfür ist allerdings die genaue anatomische Kenntnis der verschiedenen motorischen und sensiblen Bahnsysteme im Rückenmark erforderlich. Die prinzipielle Anatomie des Rückenmarks wird im Folgenden kurz vorgestellt. Die Anatomie einzelner Rückenmarksbahnen wurde bereits auf S. 41 ff. (afferente Bahnen) und auf S. 59 ff. (efferente Bahnen) dargestellt.

Allgemeine anatomische Vorbemerkungen. Das Rückenmark setzt sich wie das Gehirn aus **grauer Substanz** und **weißer Substanz** zusammen. In der weißen Substanz sind auf- und absteigende Bahnen enthalten, in der grauen Substanz verschiedene Arten von Neuronen: So finden sich in den Vorderhörnern überwiegend motorische Nervenzellen (vgl. oben), in den Seitenhörnern vegetative Neurone, in den Hinterhörnern sensible Neurone verschiedener afferenter Bahnen (s. u. und Kap. Sensibles System). Darüber hinaus enthält das Rückenmark einen Eigenapparat aus Interneuronen, Schalt-, Assoziations- und Kommissurenzellen, deren Fortsätze im Fasciculus proprius auf- und absteigen (Abb. 2.**9**, S. 31).

Das Rückenmark ist beim Erwachsenen kürzer als die Wirbelsäule und erstreckt sich ungefähr bis zur Bandscheibe zwischen dem 1. und 2. Lendenwirbel (Abb. 2.**4**, S. 23, hierauf ist bei der Höhenlokalisation eines spinalen Prozesses zu achten). Die Segmente des Neuralrohrs entsprechen nur bis zum 3. Vitalmonat den Wirbelsegmenten, das Rückenmark bleibt dann im Wachstum gegenüber der Wirbelsäule zurück. Die Wurzeln treten jedoch weiterhin zwischen den ihnen zugehörigen Wirbelkörpersegmenten aus, sodass die unteren thorakalen und besonders die lumbalen Nervenwurzeln eine immer längere Strecke durch den Subarachnoidalraum zurücklegen müssen, um die ihnen entsprechenden Foramina intervertebralia zu erreichen. Von L2 abwärts finden sich im Lumbalsack nur noch Stränge von Nervenwurzeln, die man **Cauda equina** nennt (Abb. 3.**22**, S. 86 f.). Das Rückenmark endet mit dem **Conus terminalis** auf Höhe des 1. oder 2. Lendenwirbels, gelegentlich aber auch tiefer auf Höhe des 3. Lendenwirbels.

Während die Nervenwurzeln durch ihre gefächerten Wurzelfäden noch die ursprünglich metamere Struktur des Rückenmarks anzeigen, weist das Spinalmark selbst keine Segmenteinteilung auf.

An zwei Stellen besitzt das Rückenmark jedoch eine Anschwellung, und zwar im zervikalen (**Intumescentia cervicalis**) und im lumbosakralen Bereich (**Intumescentia lumbalis**). In der zervikalen Anschwellung liegen die Wurzelsegmente für die oberen Gliedmaßen (C4 bis Th1), die den Plexus brachialis bilden, in der lumbalen entsprechend die Wurzelsegmente für die untere Extremität (L2 bis S3), aus denen der Plexus lumbosacralis hervorgeht (Abb. 2.**4**, S. 23).

Rückenmarksläsionen können isoliert die weiße Substanz (Strangaffektionen) oder die graue Substanz (z. B. bei der akuten Poliomyelitis) betreffen – graue und weiße Substanz sind aber häufiger simultan beeinträchtigt. Im Folgenden werden die klinischen Symptome typischer Rückenmarkssyndrome nach topischen Gesichtspunkten beschrieben. Aus Gründen der Vollständigkeit sind an dieser Stelle auch diejenigen Syndrome genannt, die vorrangig oder ausschließlich durch sensible Ausfälle in Erscheinung treten.

Syndrome bei Erkrankungen einzelner Rückenmarskbahnen und -kerngebiete sowie angrenzender peripherer Nerven

Syndrom des Spinalganglions (Abb. 3.**8**). Infolge einer Infektion mit neurotropen Viren können ein oder mehrere Spinalganglien erkranken, am häufigsten im thorakalen Bereich. In dem dazugehörigen Dermatom tritt eine schmerzhafte Rötung auf, in deren Bereich sich später mehr oder weniger zahlreiche Bläschen bilden. Dieses Krankheitsbild nennt man **Herpes zoster.** Es geht mit sehr unangenehmen, stechenden Schmerzen und Parästhesien im befallenen Dermatom einher. Gelegentlich greift die Entzündung auch auf das Rückenmark über, bleibt aber hier zumeist auf einen umschriebenen Bereich begrenzt. Selten kommt es zu einer Beteiligung der Vorderhörner mit schlaffen Paresen, noch seltener zu einem Halbseiten- oder gar Querschnittssyndrom. Wegen der meist thorakalen Lokalisation der Herpeserkrankung bleiben die Paresen – sofern sie überhaupt auftreten – meist unbemerkt. Elektromyographisch lassen sich jedoch in bis zu 2/3 der Fälle neurogene Läsionen nachweisen. In Einzelfällen fehlt die Hautbeteiligung (Herpes sine herpete). Die Erkrankung ist mit einer Inzidenz von 3–5 Erkrankungsfällen/1000 Personen/Jahr relativ häufig. Gefährdet sind besonders Patienten mit einer Immunschwäche (AIDS, immunsuppressive Therapie, Malignome). Therapeutisch wird neben einer lokalen dermatologischen Behandlung die Gabe von Aciclovir oder anderen spezifischen Virostatika empfohlen. Trotz suffizienter Therapie ist das Auftreten einer post-herpetischen Neuralgie in dem betroffenen Segment nicht selten. Diese wird symptomatisch z. B. mit Carbamazepin oder Gabapentin behandelt.

Syndrom der hinteren Wurzel (Abb. 3.**9**). Sind benachbarte hintere Wurzeln vollständig durchtrennt, ist die Sensibilität in den entsprechenden Dermatomen z. T. vollständig aufgehoben. Handelt es sich nur um eine Teilläsion der hinteren Wurzeln, sind die sensiblen Qualitäten unterschiedlich stark betroffen, die Schmerzempfindung im Allgemeinen am deutlichsten. Durch Unterbrechung des peripheren Reflexbogens kommt es neben den Sensibilitätsstörungen auch zur Hypotonie der von den entsprechenden Wurzeln versorgten Muskulatur sowie zur Hypo- oder Areflexie. Es müssen aber immer mehrere benachbarte Wurzeln erkranken, damit es zu den typischen Ausfällen kommt.

Syndrom der Hinterstränge (Abb. 3.**10**). Die Hinterstränge erkranken sekundär bei Schädigungen der zugehörigen Spinalganglienzellen und der hinteren Wurzeln. Die typischen Ausfälle bei einer Läsion der Hinterstränge sind ein Verlust des Lagesinns, des Vibrationsempfindens, der Diskrimination und der Stereognosis. Hinzu kommen ein positives Romberg-Phänomen sowie eine nach Augenschluss deutlich verstärkte Ataxie (hieraus ergibt sich die Differenzialdiagnose zur zerebellären Ataxie, die sich nach Augenschluss *nicht* signifikant verstärkt). Hinterstrangschädigungen haben auch häufig eine Schmerzüberempfindlichkeit zur Folge. Mögliche Ursachen der Hinterstrangschädigung sind Vitamin-B_{12}-Stoffwechselstörungen (z. B. im Rahmen einer „Funikulären Myelose“, s. u.), AIDS-assoziierte vakuoläre Myelopathien und Kompressionssyndrome des Rückenmarks (z. B. bei zervikalen Spinalkanalstenosen). Die Tabes dorsalis bei Lues ist ein in Deutschland seltener, in manchen Ländern jedoch wieder zunehmend häufiger Grund für eine Hinterstrangläsion.

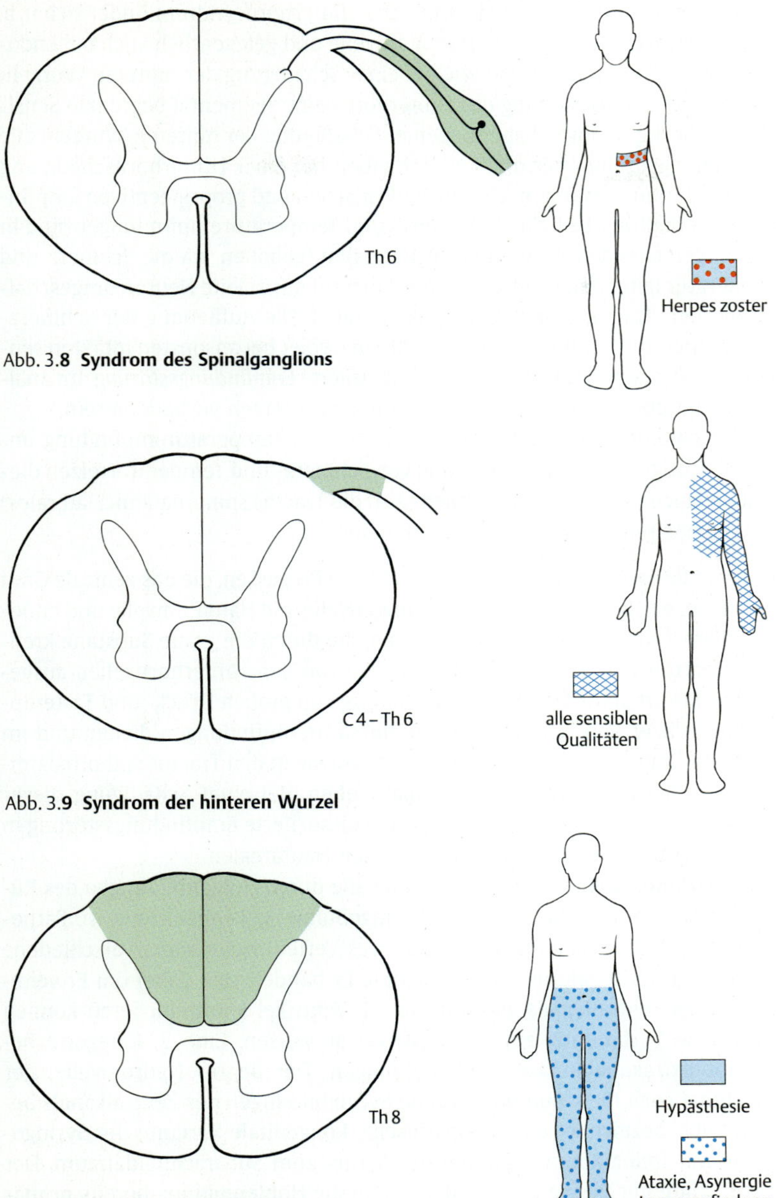

Abb. 3.**8** **Syndrom des Spinalganglions**

Abb. 3.**9** **Syndrom der hinteren Wurzel**

Abb. 3.**10** **Syndrom der Hinterstränge**

Syndrom des Hinterhorns (Abb. 3.**11**). Das Hinterhornsyndrom findet sich u. a. bei der Syringomyelie, bei der Hämatomyelie und gelegentlich auch bei endomedullären Tumoren. Ebenso wie bei einer Schädigung der hinteren Wurzeln entsteht bei der Erkrankung des Hinterhorns eine segmental begrenzte Sensibilitätsstörung. Während aber bei einer Schädigung der hinteren Wurzeln alle sensiblen Qualitäten betroffen sind, bleiben bei einer Hinterhornschädigung die Hinterstrangqualitäten, also die epikritischen und propriozeptiven Empfindungen, erhalten. „Lediglich" Schmerz- und Temperaturempfindungen sind in den entsprechenden Segmenten ipsilateral aufgehoben, da die Schmerz und Temperatur leitenden Fasern im Hinterhorn auf das zweite Neuron umgeschaltet werden (Tractus spinothalamicus lateralis). Die Aufhebung der Schmerz- und Temperaturempfindung im erkrankten Gebiet bei ansonsten intakten sensiblen Qualitäten bezeichnet man als *dissoziierte Empfindungsstörung*. Im analgetischen Gebiet können allerdings Spontanschmerzen vorhanden sein.

Unterhalb der Schädigung sind Schmerz- und Temperaturempfindung unbeeinträchtigt, da die der Fortleitung von Schmerz- und Temperaturreizen dienenden langen Rückenmarksbahnen (also die Tractus spinothalamici laterales) im Vorderseitenstrang nicht beschädigt sind.

Syndrom der grauen Substanz (Abb. 3.**12**). Bei Prozessen, die das zentrale Grau schädigen, wie beispielsweise die Syringomyelie, die Hämatomyelie und endomedulläre Tumoren, werden alle Bahnen, die durch die graue Substanz kreuzen, unterbrochen. Hier sind vor allem die von den Hinterhornzellen ausgehenden Fasern betroffen, die der Fortleitung von groben Druck- und Tastempfindungen bzw. von Schmerz- und Temperaturempfindungen dienen und im zentralen Grau zur Gegenseite kreuzen, bevor sie in den Tractus spinothalamicus anterior und lateralis nach kranial ziehen. Bei einer Schädigung dieser kreuzenden Fasern entsteht beidseits eine dissoziierte Empfindungsstörung in den von dem erkrankten Bereich versorgten Hautarealen.

Die **Syringomyelie** ist eine Erkrankung, die durch Höhlenbildungen des Rückenmarks oder des Hirnstammes (Syringobulbie) gekennzeichnet ist. Pathoanatomisch lassen sich entsprechend ihres Verteilungsmusters verschiedene Formen der Syrinxbildung unterscheiden. Es handelt sich dabei um Erweiterungen des Zentralkanals, die mit dem 4. Ventrikel kommunizieren können oder keine Verbindung zum 4. Ventrikel aufweisen. Eine 3. Kategorie beschreibt extrakanalikuläre Höhlenbildungen. Der Begriff Hydromyelie, der manchmal auch für kommunizierende Syrinxbildungen des Zentralkanals benutzt wird, bezeichnet eine idiopathische, kongenitale Variante der Syringomyelie mit freier Kommunikation der Syrinx zum Subarachnoidalraum. Der Begriff sollte nur verwendet werden, wenn die Höhlenbildung bereits primär

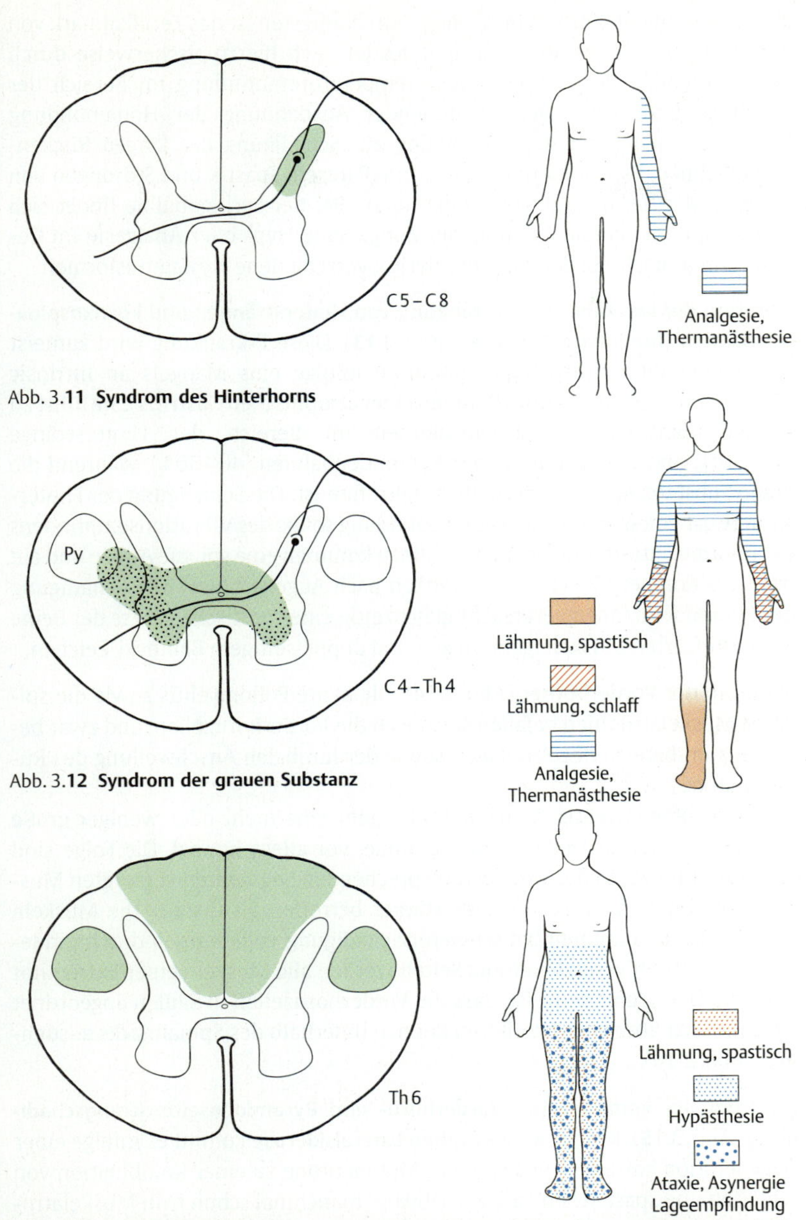

Abb. 3.11 **Syndrom des Hinterhorns**

Abb. 3.12 **Syndrom der grauen Substanz**

Abb. 3.13 **Syndrom der kombinierten Erkrankung von Hintersträngen und kortikospinalen Bahnen** (funikuläre Myelose).

als angeborene Malformation vorliegt. Am häufigsten ist das Zervikalmark von der Syringomyelie befallen: sie manifestiert sich hier typischerweise durch eine Aufhebung der Schmerz- und Temperaturempfindung im Bereich der Schultern und Arme. Bei zunehmender Ausdehnung der Höhlenbildung kommt es im Verlauf der Erkrankung zur Schädigung der langen Rückenmarksbahnen. Es resultieren beinbetonte Paresen, Spastik und Störungen von Blasen-, Mastdarm- und Sexualfunktionen. Bei der Syringobulbie findet sich häufig eine unilaterale Atrophie der Zunge, eine Hyp- oder Analgesie im Gesicht und je nach Ausdehnung der Syrinx verschiedene Nystagmusformen.

Syndrom der kombinierten Erkrankung von Hintersträngen und kortikospinalen Bahnen (funikuläre Myelose) (Abb. 3.**13**). Diese Erkrankung wird zumeist durch eine Vitamin-B_{12}-Hypovitaminose infolge eins Mangels an Intrinsic Factor hervorgerufen (z. B. im Rahmen einer atrophischen Gastritis). Sie führt zu zerviko-thorakalen Entmarkungsherden im Bereich der Hinterstränge (70–90%) und etwas seltener der Pyramidenbahnen (40–50%), während die graue Substanz normalerweise nicht betroffen ist. Die Schädigung der Hinterstränge hat einen Verlust der Lageempfindung sowie des Vibrationsempfindens der unteren Extremitäten zur Folge. Hinzu kommen eine spinale Ataxie und ein positives Romberg-Zeichen (Schwanken nach Augenschluss). Die Schädigung der Pyramidenbahnen verursacht gleichzeitig eine spastische Parese der Beine mit gesteigerten Muskeleigenreflexen und doppelseitigem Babinski-Zeichen.

Syndrom der Vorderhörner (Abb. 3.**14**). Die akute Poliomyelitis sowie die spinalen Muskelatrophien befallen spezifisch die Vorderhornzellen, und zwar besonders im Bereich der zervikalen sowie der lumbalen Anschwellung des Rückenmarks.

Bei der **Poliomyelitis** (Virusinfektion) geht eine mehr oder weniger große Zahl von Vorderhornzellen akut zugrunde, vor allem lumbal. Die Folge sind schlaffe Lähmungen der von den entsprechenden Segmenten versorgten Muskeln. Proximale Muskeln sind oft stärker betroffen als distale. Die Muskeln atrophieren und können bei schwerer Schädigung vollkommen durch Bindegewebe und Fett ersetzt werden. Selten werden alle Muskeln einer Extremität befallen. Der Grund dafür ist, dass die Vorderhornzellen in Säulen angeordnet sind, die sich über einen größeren Bereich innerhalb des Spinalmarks ausdehnen (Abb. 2.**10**).

Syndrom der kombinierten Vorderhorn- und Pyramidenseitenstrangschädigung (Abb. 3.**15**). Bei der **amyotrophen Lateralsklerose** kommt es infolge einer Degeneration kortikaler *und* spinaler Motoneurone zu einer Kombination von schlaffen und spastischen Paresen. Obwohl manchmal schon früh Muskelatrophien vorhanden sind und gemessen am Ausmaß der Atrophien die Reflexe ei-

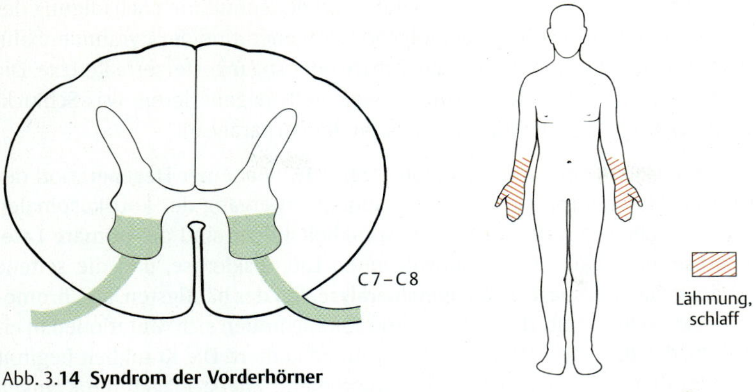

C7–C8
Lähmung,
schlaff

Abb. 3.**14 Syndrom der Vorderhörner**

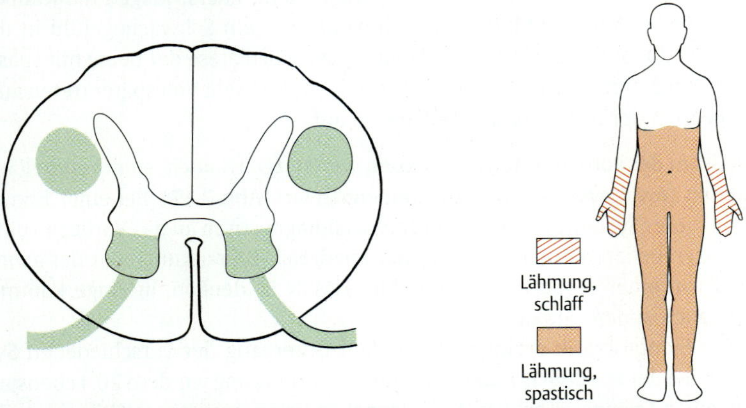

Lähmung,
schlaff
Lähmung,
spastisch

Abb. 3.**15 Syndrom der kombinierten Vorderhorn- und Pyramidenseitenstrangschädigung** (amyotrophe Lateralsklerose).

Lähmung,
spastisch

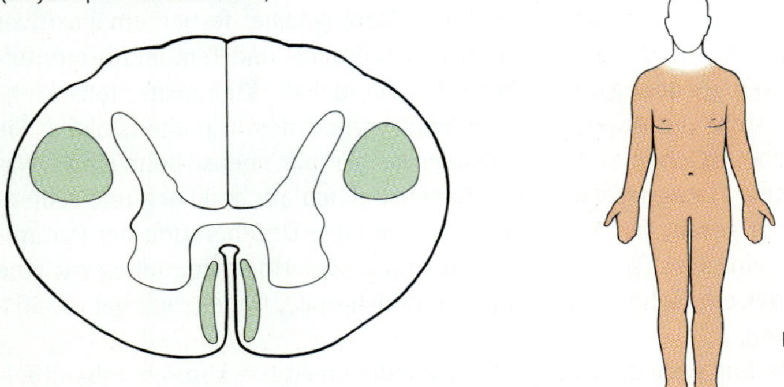

Abb. 3.**16 Syndrom der kortikospinalen Bahnen** (progressive spastische Spinalparalyse).

gentlich fehlen müssten, finden sich aufgrund der simultanen Schädigung des 1. motorischen Neurons (mit nachfolgender Degeneration der Pyramidenbahn und Spastik) nicht selten normal auslösbare oder sogar gesteigerte Reflexe. Die motorischen Hirnnervenkerne können gleichfalls degenerieren, was Schluck- und Sprachstörungen bedingt (progressive Bulbärparalyse).

Syndrom der kortikospinalen Bahnen (Abb. 3.**16**). Bei einer Degeneration der kortikalen Motoneurone kommt es zu einem Untergang der kortikospinalen Bahnen. Mögliche zugrundeliegende Krankheitsbilder sind die **primäre Lateralsklerose**, eine Variante der amyotrophen Lateralsklerose, und die seltene Form der erblichen **spastischen Spinalparalyse.** Bei der häufigsten, an Chromosom 2 gekoppelten Unterform dieser Erkrankung finden sich Mutationen in einem Gen, das für eine ATPase der AAA-Familie kodiert. Die Krankheit beginnt im Kindesalter und verläuft langsam progredient. Zuerst klagen die Kranken über ein Schweregefühl, dann zunehmend über ein Schwächegefühl in den Beinen. Allmählich entwickelt sich eine spastische Parese der Beine mit spastischer Gangstörung. Die Reflexe sind gesteigert. Erst sehr viel später treten auch im Bereich der Arme spastische Paresen auf.

Syndrom der kombinierten Erkrankung von Hintersträngen, spinozerebellären Bahnen sowie evtl. auch der Pyramidenbahnen (Abb. 3.**17**). Bei einer Erkrankung dieser Systeme muss man differenzialdiagnostisch an das Vorliegen einer spinozerebellären Ataxie vom Typ der Friedreich-Erkrankung oder der axonalen Form einer erblichen Neuropathie (HMSN II) denken. In Frage kommen aber auch andere Ataxien.

Die Symptomatik ergibt sich aus dem Untergang der verschiedenen Systeme: Bei der **Friedreich-Ataxie** beginnt die Erkrankung vor dem 20. Lebensjahr mit einer Degeneration von Spinalganglienzellen, was einen Untergang der Hinterstränge nach sich zieht. Es resultieren ein Verlust der Lageempfindung, der Zwei-Punkt-Diskrimination und der Stereognosie, ferner ein positives Romberg-Zeichen und eine spinale Ataxie. Schmerz- und Temperaturempfindung sind weniger oder gar nicht betroffen. Da auch die Kleinhirnseitenstränge erkranken, steht die Ataxie ganz im Vordergrund des Krankheitsbildes: Sie macht sich beim Gehen, Stehen und Sitzen bemerkbar, ebenso beim Finger-Nasen- und Knie-Hacken-Versuch. Der Gang ist gleichfalls ataktisch und schleudernd, ferner gesellt sich im Laufe der Zeit infolge Degeneration der Pyramidenbahnen eine spastische Komponente hinzu. Skelettdeformationen wie eine Skoliose oder ein Hohlfuß, der sog. „Friedreich-Fuß", finden sich bei ca. 50% der Patienten.

Nach Harding wird die Diagnose der Friedreich-Ataxie klinisch anhand folgender Kriterien gestellt:

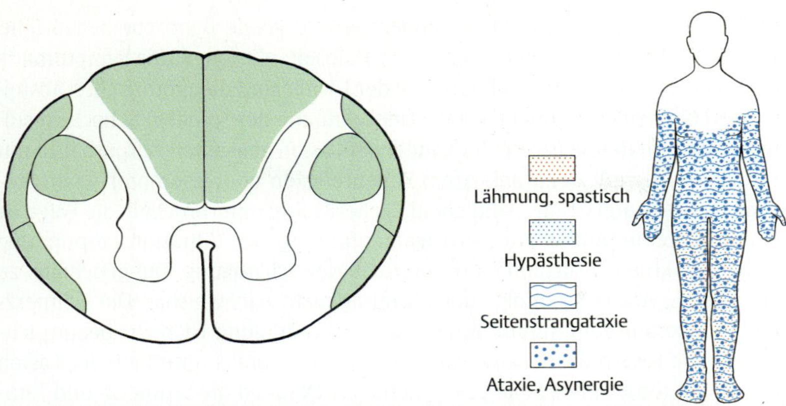

Abb. 3.**17** **Syndrom der kombinierten Erkrankung von Hintersträngen, spinozerebellären Bahnen sowie evtl. auch der Pyramidenbahnen**

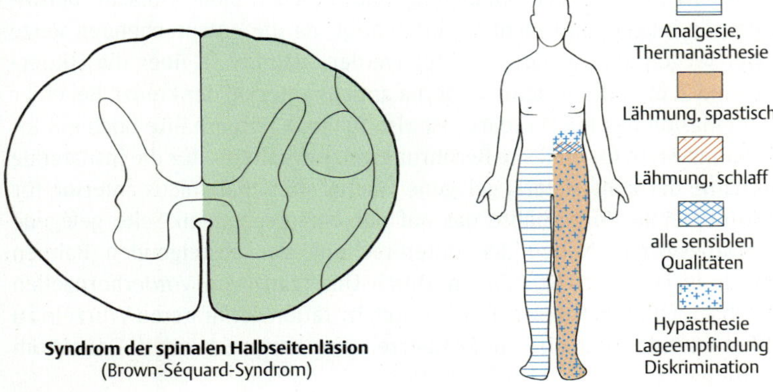

Abb. 3.**18**

- progressive, anders nicht erklärbare Ataxie mit Beginn vor dem 25. Lebensjahr;
- autosomal-rezessiver Erbgang;
- fehlende Muskeleigenreflexe der Beine;
- Störungen der Hinterstrangfunktionen;
- Dysarthrie innerhalb von 5 Jahren nach Krankheitsbeginn.

Die Sicherung der Diagnose erfolgt molekulargenetisch durch Nachweis der Trinukleotid-Expansion auf Chromosom 9.

Syndrom der spinalen Halbseitenläsion (Brown-Séquard-Syndrom [Abb. 3.**18**]). Häufigste Ursache der insgesamt seltenen halbseitigen Läsion des Rückenmarks sind traumatische Verletzungen und zervikale Bandscheibenvorfälle. Zumeist handelt es sich um inkomplette Halbseitenläsionen. Die Symptomatik ist kurz gefasst folgende: Auf der Seite der Läsion sind die motorischen absteigenden Bahnen unterbrochen, nach Überwindung des spinalen Schocks resultiert eine ipsilaterale Parese der kaudal der Läsion gelegenen Körperhälfte mit Spastik, Hyperreflexie, krankhaften Zehenreflexen und vasomotorischen Störungen. Die Hinterstränge sind ebenfalls herdseitig unterbrochen, die Folge ist eine ipsilaterale Aufhebung der Lageempfindung, der Vibrationsempfindung und der taktilen Diskrimination unterhalb der Schädigung. Die gleichfalls zu erwartende Ataxie ist infolge der Lähmung nicht nachweisbar. Die Schmerz- und Temperaturempfindung unterhalb der Schädigung ist nicht beeinträchtigt, da die Fasern des Tractus spinothalamicus lateralis unterhalb der Läsion bereits auf die gesunde Seite gekreuzt haben. Dafür ist die Schmerz- und Temperaturempfindung der ***kontralateralen*** Körperhälfte kaudal der Läsion aufgehoben, da die Tractus spinothalamici mit den gekreuzten Schmerz- und Temperaturfasern in Höhe der Schädigung unterbrochen sind. Einfache Berührungsempfindungen sind nicht beeinträchtigt, da die entsprechenden Reize auf zwei Wegen zentralwärts geleitet werden, nämlich 1. über die Hinterstränge und 2. über den Tractus spinothalamicus anterior, der kreuzt. Bei einer Halbseitenläsion des Rückenmarks ist also für jede Körperhälfte noch ein intaktes Bahnsystem für einfache Berührungsreize erhalten – für die ipsilaterale Körperhälfte der kontralateral gelegene Tractus spinothalamicus anterior, für die kontralaterale Körperhälfte das auf der entsprechenden Seite gelegene Hinterstrangsystem. Neben der Unterbrechung der absteigenden Bahnen kommt es in Höhe der Schädigung durch Untergang von Vorderhornzellen evtl. auch zu schlaffen Paresen, ferner durch Irritation der hinteren Wurzeln zu Parästhesien oder radikulären Schmerzen im entsprechenden Dermatom oberhalb der Läsion.

Querschnittssyndrome

Allgemeine Symptomatik und klinischer Verlauf der Querschnittssyndrome

Akute Querschnittslähmung. (Abb. 3.**19**). Die komplette Querschnittslähmung wird zumeist traumatisch, seltener entzündlich (Querschnittsmyelitis) verursacht. Initial kommt es nach einem spinalen Trauma zu einem sog. **spinalen Schock.** Seine Ursache ist weitgehend unverstanden. Unterhalb der Läsion besteht eine komplette schlaffe Lähmung, die Sensibilität ist für alle Qualitäten ausgefallen. Die Blasen- und Mastdarmfunktion ist aufgehoben, die Potenz erloschen. Nur der M. bulbocavernosus-Reflex ist erhalten. Dies ist zur differenzialdiagnostischen Abgrenzung gegenüber der Polyradikulitis wichtig, wo

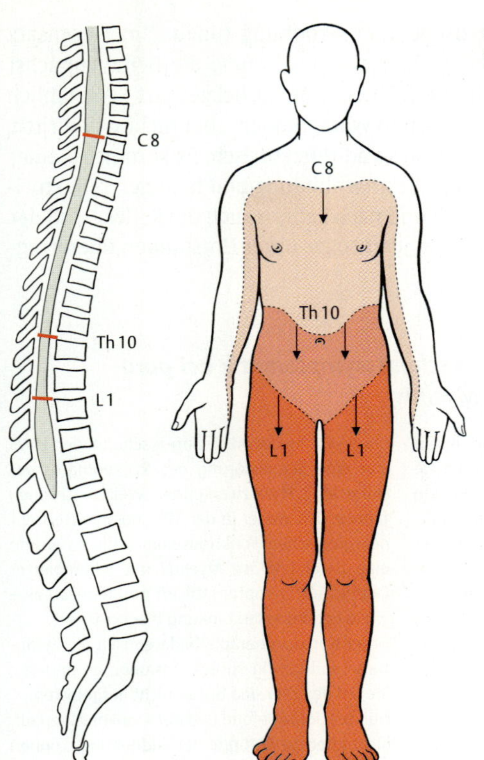

Abb. 3.**19 Querschnittslähmung auf verschiedenen Rückenmarkshöhen**

dieser Reflex typischerweise fehlt. Unterhalb der Läsion finden sich des Weiteren trophische Störungen, insbesondere eine verminderte Schweißsekretion und eine gestörte Wärmeregulation. Es besteht eine ausgesprochene Neigung zu Dekubitalgeschwüren. Die obere Grenze der Sensibilitätsstörung wird häufig durch eine hyperalgetische Zone gekennzeichnet (sog. sensibles Niveau).

Nach Tagen oder Wochen gewinnen die spinalen Neurone allmählich ihre Funktion zurück, zumindest teilweise. Sie sind jedoch von der Mehrzahl der üblicherweise auf sie einwirkenden zentralen Einflüsse entkoppelt. Die spinalen Neurone werden „autonom" und es treten sog. **spinale Automatismen** auf. Bei einem Reiz unterhalb der Läsion kommt es häufig zu einer plötzlichen Beugung in den Hüft-, Knie- und Fußgelenken (Flexorreflex). Bei einer kompletten Querschnittslähmung verharren die Glieder nach und nach in dieser Beugestellung und es tritt eine spastische Tonuserhöhung hinzu. (Im Gegensatz hierzu werden bei einer partiellen Querschnittslähmung die Beine zunächst angezogen, dann aber wieder in die frühere Lage zurückgeführt.) Allmählich funktionieren auch wieder Stuhlgang und Wasserlassen, aber nicht willkürlich, sondern ab einem bestimmten Füllungsgrad reflektorisch. Es kommt zu einer Detrusor-Sphinkter-Dyssynergie mit Restharnbildung und häufiger, reflektorischer Harnentleerung (S. 302). Nach und nach kehren auch die Reflexe und der Muskeltonus zurück. Die Reflexe sind jetzt sogar unter Umständen übererregbar. Die Potenz bleibt erloschen.

Fallgeschichte 1: Partielle Querschnittssymptomatik bei parainfektiöser Myelitis

Die 33-jährige Architektin wurde von ihrem Hausarzt ins Krankenhaus eingewiesen, da sie aufsteigende Kribbelparästhesien an Beinen und Rumpf bemerkt hatte. Die Symptome hätten 14 Tage nach einer fiebrigen Erkältung begonnen. Lähmungserscheinungen oder Blasen-Mastdarm-Störungen seien nicht aufgetreten.

Die klinische Untersuchung ergab eine Störung der epikritischen sensiblen Qualitäten unterhalb der Etage C5. Paresen oder andere neurologische Symptome bestanden nicht.

Die Liquoruntersuchung belegte eine Entzündungskonstellation ohne Hinweis auf eine chronisch-entzündliche ZNS-Erkrankung (kein Nachweis oligoklonaler Banden in der Liquorelektrophorese). In der MRT-Untersuchung der HWS war eine Signalstörung des Rückenmarks auf Höhe des 2. HWK zu erkennen. Weitere Läsionen fanden sich weder in der MRT noch mittels der neurologischen Funktionsdiagnostik. Es wurde eine parainfektiöse Myelitis mit inkompletter Querschnittssymptomatik im Anschluss an eine virale Erkältungserkrankung diagnostiziert.

Unter Kortisontherapie bildeten sich die Symptome vollständig zurück. Läsionen an anderen Stellen des ZNS sind bisher nicht aufgetreten.

Nur der Liquorbefund und der Krankheitsverlauf, nicht aber die Befunde der Bildgebung, können zwischen einer parainfektiösen Myelitis und einer multiplen Sklerose unterscheiden.

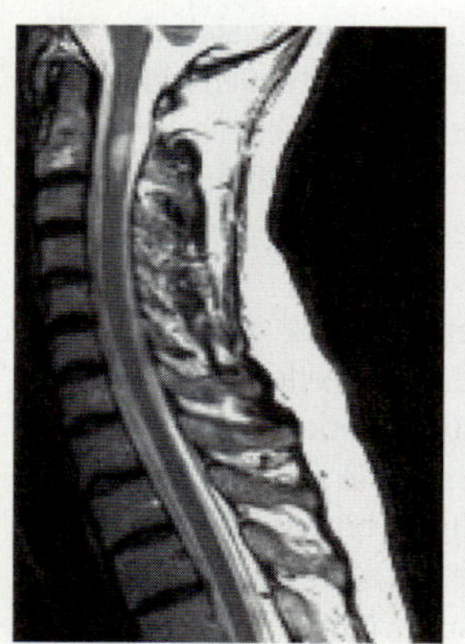

a

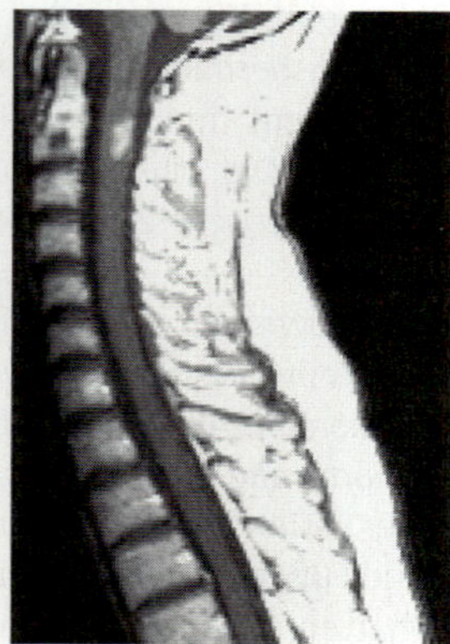

b

Abb. 3.**20 Parainfektiöse Myelitis. a** In der sagittalen T2-gewichteten Sequenz findet sich eine pathologische Veränderung des Halsmarks in Höhe des 2. HWK. Die Läsion ist deutlich heller als das Rückenmark. **b** In der T1-gewichteten Sequenz nach Kontrastmittelgabe erkennt man eine starke Kontrastmittelaufnahme in der entsprechenden Region.

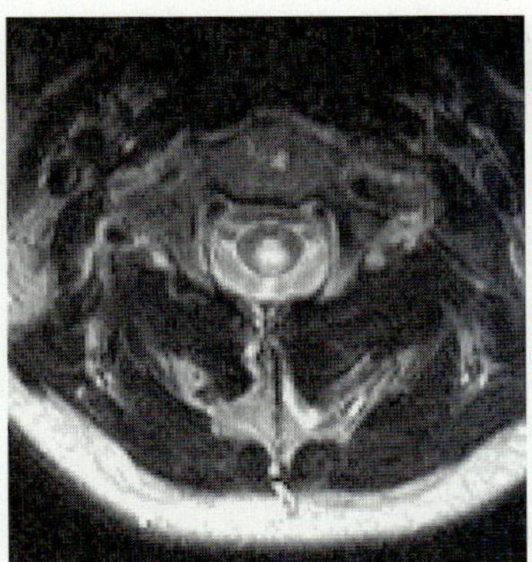

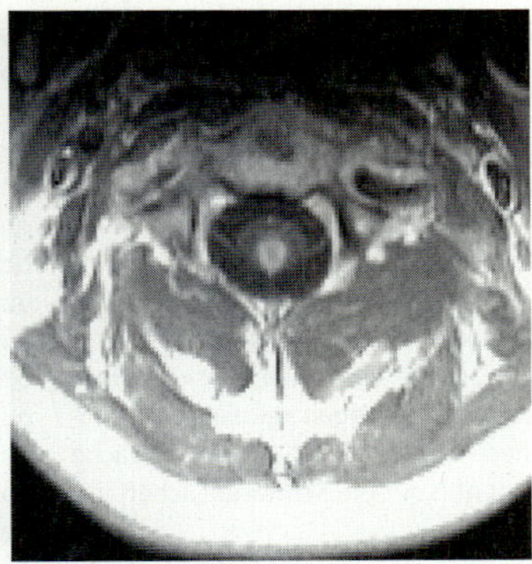

Abb. 3.**20** **Parainfektiöse Myelitis. c** Die axiale T2-gewichtete Aufnahme lässt die zentrale Lage der Veränderung im Rückenmark erkennen. **d** Nach Kontrastmittelgabe ist auch in dieser T1-gewichteten axialen Sequenz eine starke Anreicherung im Rückenmark sichtbar.

Progredientes Querschnittssyndrom. Erfolgt die Querschnittslähmung nicht plötzlich, sondern allmählich, wie z. B. durch einen wachsenden Tumor, kommt es nicht zum spinalen Schock. Meist bildet sich auch nur ein partielles Querschnittssyndrom aus. Die Folge ist eine zunehmende spastische Lähmung unterhalb der Läsion mit Blasen- und Mastdarm-Störungen, mit Impotenz und vegetativen Symptomen (Störungen der Gefäßregulation und der Schweißsekretion, Neigung zum Dekubitus).

Spezielle Querschnittssyndrome

Querschnitt auf Höhe des Zervikalmarks. Alle Querschnittslähmungen oberhalb des 3. Halswirbels sind tödlich, da die Atmung sistiert (kompletter Ausfall des N. phrenicus sowie der Interkostalnerven). Eine Querschnittsläsion im unteren Bereich des Halsmarks verursacht eine Tetraparese unter Einbeziehung der Interkostalmuskulatur, die Atmung ist unzureichend und der Zustand des Kranken bedrohlich. Die Arme sind in Abhängigkeit von der Läsionshöhe unterschiedlich stark betroffen. Die Höhe der Schädigung lässt sich mehr oder weniger exakt durch den Sensibilitätsausfall feststellen.

Querschnitt auf Höhe des Thorakalmarks. Eine Querschnittslähmung im oberen Bereich des Thorakalmarks lässt die Arme frei, die Atmung ist aber gestört. Bei einer Läsion in diesem Bereich kann es durch Beeinträchtigung der Nn. splanchnici auch zu einem paralytischen Ileus kommen.

Eine Schädigung im unteren Thorakalbereich verschont die Bauchmuskulatur, die Atmung ist ungestört.

Fallgeschichte 2: Querschnittslähmung durch Kompression des Rückenmarks (epidurales Lymphom)

Die 34-jährige Büroangestellte bemerkte in der 34. Schwangerschaftswoche eine zunehmende Schwäche beider Beine und eine Gefühlsstörung der unteren Köperhälfte. Die Frau berichtete, dass die Gefühlsstörung an der Innenseite der Oberschenkel begonnen und sich dann die Beine entlang ausgebreitet habe, bis sie schließlich am Rumpf aufgestiegen sei. Eine seit einigen Wochen zunehmende Blasenschwäche habe die Patientin auf die Schwangerschaft zurückgeführt.

Bei der klinischen Untersuchung der Patientin ließ sich eine spastische Parese der Beine mit positivem Babinski-Zeichen nachweisen, ferner bestand eine Sensibilitätsstörung unterhalb von Th10 mit schwerpunktmäßiger Beeinträchtigung des Berührungs- und Lagesinns, weniger der protopathischen Qualitäten. In der Bildgebung wurde eine große Raumforderung im Bereich des thorakalen Rückenmarkkanals nachgewiesen. Diese hatte bereits zu einer Verdrängung des Brustmarks nach ventral geführt.

Nach einer Notentbindung wurde der Tumor operativ entfernt und histologisch als Lymphom klassifiziert. Die neurologischen Symptome bildeten sich in der Folge vollständig zurück. Weitere Lymphommanifestationen wurden nicht gefunden.

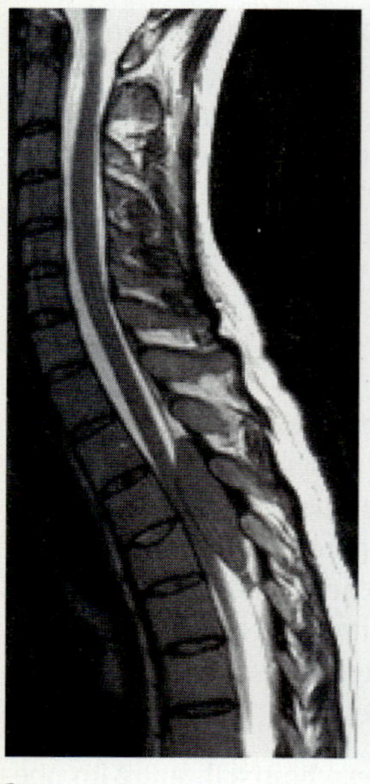

a

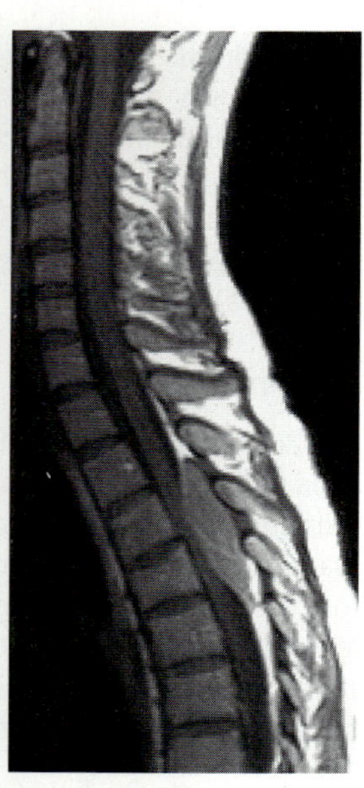

b

Abb. 3.**21** **Epidurales Lymphom und Rückenmarkskompression. a** Sagittale T2-gewichtete Sequenz. Hochgradige Kompression des Rückenmarks durch eine Raumforderung, die die Dura verlagert. Das Myelon ist nach ventral verdrängt. **b** Sagittale T1-gewichtete Sequenz nach Kontrastmittelgabe. Der Tumor zeigt eine homogene, mäßige KM-Aufnahme. Anhaltspunkte für eine intradurale Ausbreitung bestehen nicht.

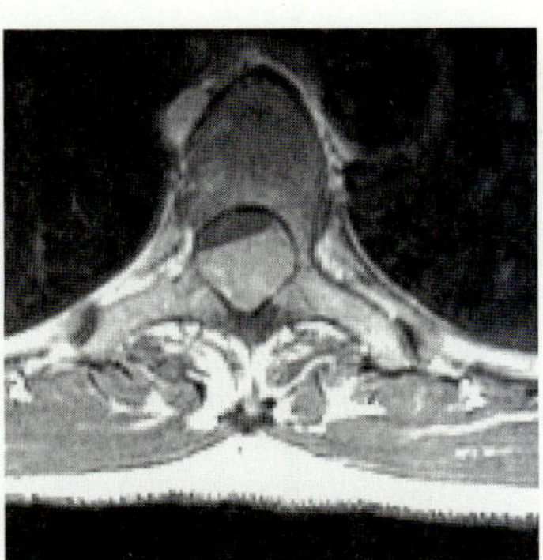

c

Abb. 3.**21** **Epidurales Lymphom und Rückenmarkskompression. c** Axiale T1-gewichtete Sequenz nach KM-Gabe. Das Lymphom füllt den Spinalkanal weitgehend aus. Das Rückenmark ist nach ventral und rechts verlagert. Es ist nach KM-Gabe deutlich dunkler als das Lymphom.

Querschnitt auf Höhe des Lumbalmarks. Eine traumatische Querschnittslähmung im Bereich des Lumbalmarks ist oft deshalb besonders schwerwiegend, weil die Hauptarterie des Lumbalmarks, die A. radicularis magna, mitgeschädigt wird. Die Folge ist eine Erweichung des gesamten Lumbal- *und* Sakralmarks (vgl. Fallgeschichte 3, S. 88).

Das **Epikonussyndrom** (Rückenmarksläsion auf Höhe L4 bis S2) (Abb. 3.**22a** und **b**) ist relativ selten. Im Gegensatz zum Konussyndrom (s. u.) finden sich je nach Höhe der Läsion Paresen bzw. schlaffe Lähmungen der Beine. Außenrotation (L4 bis S1) und Dorsalflexion in den Hüftgelenken (L4, L5) sind geschwächt bzw. aufgehoben, evtl. auch die Flexion in den Kniegelenken (L4, L5, S1, S2) sowie die Beugung und Streckung in den Fuß- und Zehengelenken (L4, L5, S1, S2). Der Achillessehnenreflex fehlt, der Patellarsehnenreflex ist erhalten. Sensibilitätsstörungen finden sich in den Dermatomen L4 bis S5. Die Blase und das Rektum entleeren nur reflektorisch, oft tritt ein Priapismus auf. Die Potenz ist erloschen. Vorübergehend kommt es zu einer Vasomotorenlähmung und Aufhebung der Schweißsekretion.

Das **Konussyndrom** (Rückenmarksläsion von S3 an abwärts) (Abb. 3.**22**) ist wie das Epikonussyndrom nicht besonders häufig. Mögliche Ursachen sind spinale Tumoren, Durchblutungsstörungen oder ein massiver Bandscheibenvorfall.

Die neurologischen Ausfälle bei einer isolierten Schädigung des Conus terminalis sind:

- Detrusorareflexie mit Restharnbildung und Überlaufinkontinenz (ständiges Harnträufeln, S. 302),
- Mastdarminkontinenz,
- Impotenz,

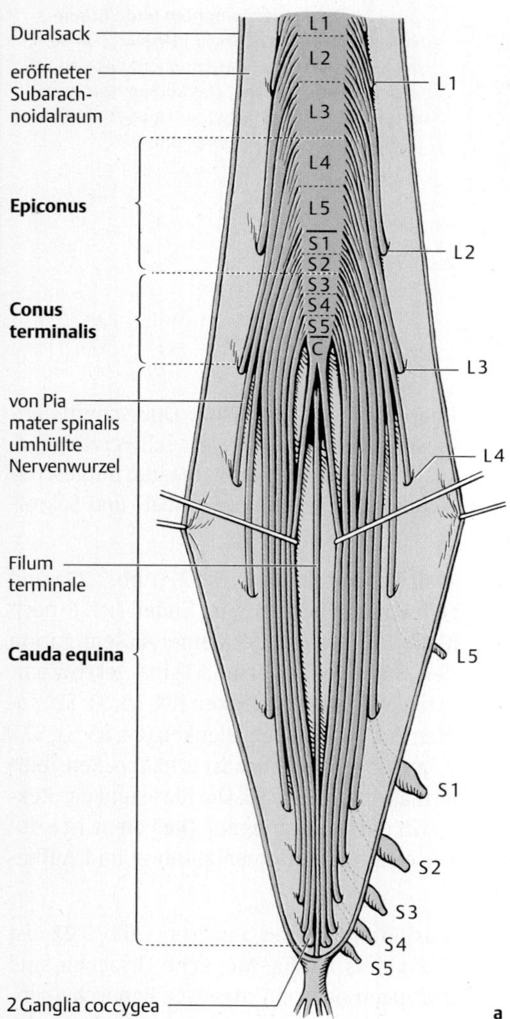

Abb. 3.**22** **Epiconus, Conus medullaris, Cauda equina und topographische Beziehungen der Nervenwurzeln zu Bandscheibe und Wirbelkörpern.**
a In dorsaler Ansicht nach Eröffnung von Duralsack und Arachnoidea spinalis. Typische Syndrome bei Läsion von Epiconus, Conus medullaris und Cauda equina s. Text.

- Reithosenanästhesie (S3, S4, S5),
- Fehlen des Analreflexes.

Lähmungen der Beine fehlen, der Achillessehnenreflex ist erhalten (L5, S1, S2).

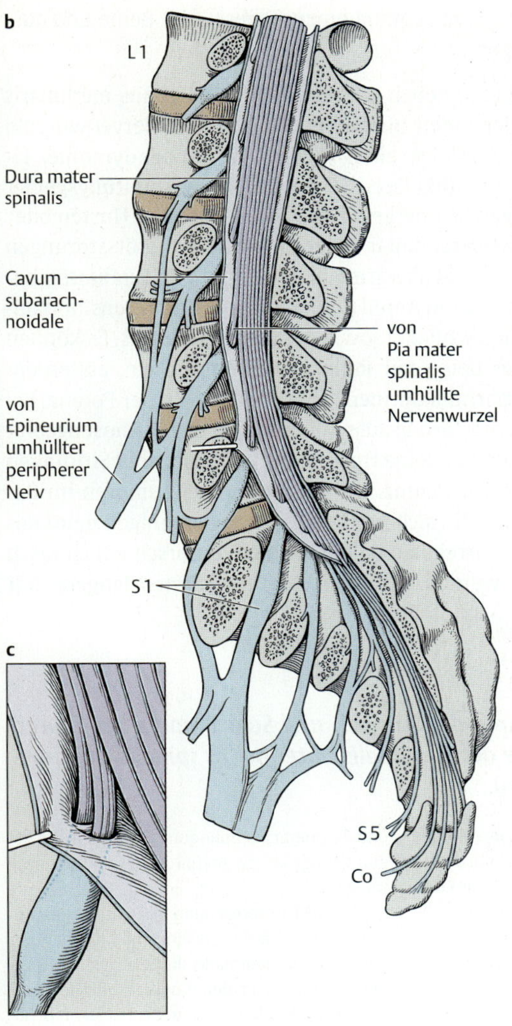

Abb. 3.**22** **Epiconus, Conus medullaris, Cauda equina und topographische Beziehungen der Nervenwurzeln zu Bandscheibe und Wirbelkörpern.**
b Seitliche Ansicht nach Entfernung der Wirbelbögen und Eröffnung des Duralsackes zur Darstellung der Topographie von Wirbelsäule, Bandscheiben und Nervenwurzeln.
c Darstellung einer trichterförmigen Aussackung der Dura mit zwei Öffnungen für die vordere Wurzel (ventral) und die hintere Wurzel (dorsal).

Ist das Konussyndrom durch einen Tumor bedingt, werden früher oder später auch die neben dem Konus abwärts ziehenden lumbalen und sakralen Wurzeln mitgeschädigt (Abb. 3.**22**). In solchen Fällen gesellen sich zum Konussyndrom Ausfälle seitens der Cauda equina hinzu: Paresen der Beine und ausgedehntere sensible Störungen.

Beim **Kaudasyndrom** werden die neben oder unterhalb des Conus medullaris zu ihren Austrittslöchern ziehenden lumbalen und sakralen Nervenwurzeln (Abb. 3.**22**) geschädigt, meist infolge eines Tumors (z. B. Ependymome, Lipome). Zunächst kommt es zu radikulären Schmerzen im Ausbreitungsgebiet des N. ischiadicus und heftigen Schmerzen in der Blase, die beim Husten oder Niesen zunehmen. Später treten radikulär angeordnete Sensibilitätsstörungen unterschiedlichen Ausmaßes ab L4 abwärts hinzu. Es sind alle Qualitäten betroffen. Bei einem Prozess im oberen Anteil der Kauda findet man Sensibilitätsstörungen im Bereich der Unterschenkel sowie des Reithosenareals. Es können sich schlaffe Lähmungen der Beine mit Reflexausfall entwickeln, außerdem entstehen Blasen- und Mastdarminkontinenz sowie Störungen der Potenz. Bei tieferem Sitz ist die Sensibilitätsstörung ausschließlich auf das Reithosengebiet beschränkt (S3 bis S5), Paresen der Beine treten nicht auf, wohl aber Störungen der Miktion, Defäkation und der Potenz. Die Symptome bei Tumoren im Bereich der Cauda equina entwickeln sich im Gegensatz zu denjenigen beim Konussyndrom nur langsam und irregulär, da die Wurzeln unterschiedlich rasch in Mitleidenschaft gezogen werden. Einzelne Wurzeln können längere Zeit gänzlich verschont bleiben.

Fallgeschichte 3: ***Erweichung des Lumbal- und Sakralmarks bei akuter Ischämie der A. spinalis anterior (A. spinalis-anterior-Syndrom).***

Die 81-jährige Rentnerin berichtete, am Morgen des Aufnahmetages wegen einer plötzlichen Schwäche der Beine gestürzt zu sein. Unmittelbar danach habe sie starke Rückenschmerzen verspürt, die sie auf den Sturz zurückgeführt habe. Die Beinschwäche sei im weiteren Verlauf nicht besser geworden. Schließlich habe die Rentnerin auch die Kontrolle über das Wasserlassen und den Stuhlgang verloren. In der Vorgeschichte sei eine „Knochenentkalkung" bekannt, auch mit schmerzhaften Brüchen, jedoch sei es niemals zu Lähmungen gekommen.

Bei der Aufnahmeuntersuchung bestand eine schlaffe Paraplegie, eine Blasen- und Mastdarmlähmung sowie eine Sensibilitätsstörung der Beine und des unteren Rumpfes. Die Schmerz- und Temperaturempfindung waren stärker beeinträchtigt als das Berührungs- und Lageempfinden.

In der MRT-Untersuchung fiel eine Signalstörung im Bereich des Epikonus und des darüber gelegenen Rückenmarks auf, die sich im weiteren Verlauf bis in den Conus medullaris ausdehnte und dabei nahezu den gesamten Rückenmarksquerschnitt erfasste. Die Befunde der Bildgebung sprachen gemeinsam mit den klinischen Symptomen für eine akute Ischämie der A. spinalis anterior.

In der Folge kam es zu keiner weiteren Verschlechterung, aber auch zu keiner Besserung der neurologischen Symptomatik.

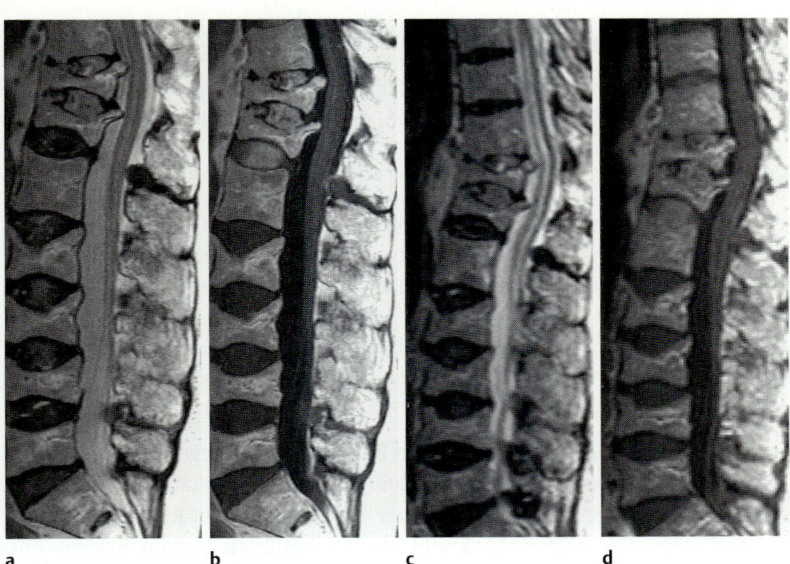

Abb. 3.**23** **Akute spinale Ischämie im Versorgungsgebiet der A. spinalis anterior.** Aufnahmen 12 Stunden nach Symptombeginn (a, b, e) und drei Tage nach Symptombeginn (c, d, f, g). Es bestehen zusätzlich osteoporotische Wirbelkörperfrakturen, die aber seit langem bekannt waren und mit der aktuellen Symptomatik in keiner ursächlichen Beziehung stehen. **a** Die sagittale T2-gewichtete Aufnahme zeigt eine zentrale Hyperintensität des Rückenmarks oberhalb des Conus medullaris. **b** Die T1-gewichtete Sequenz weist eine geringe Kontrastmittelaufnahme nach. **c** Nach drei Tagen ist in der T2-Wichtung eine starke Hyperintensität im Rückenmark sichtbar. **d** Die Kontrastmittelaufnahme hat nicht zugenommen.

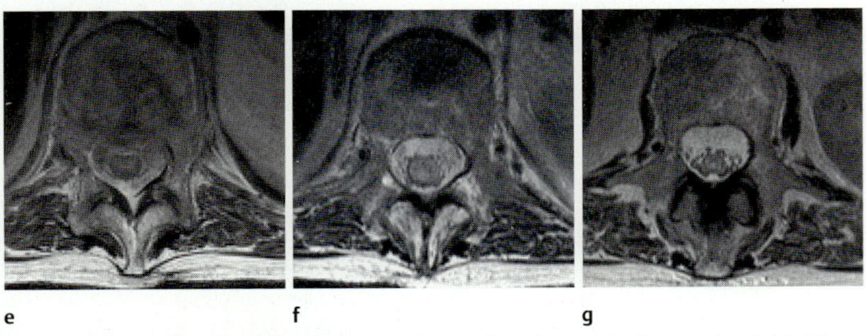

Abb. 3.**23** **Akute spinale Ischämie im Versorgungsgebiet der A. spinalis anterior.** Axiale T2-gewichtete Aufnahmen. **e** Initial besteht nur eine Hyperintensität der grauen Rückenmarkssubstanz. **f** Nach drei Tagen ist der größte Teil des Rückenmarks hyperintens. Nur die dorsal gelegenen, aus den posterolateralen Gefäßen versorgten Rückenmarksanteile sind unbeeinträchtigt. Daher sind die Bahnen der epikritischen Sensibilität weniger betroffen als diejenigen der Motorik und der protopathischen Qualitäten. **g** Die Veränderungen lassen sich bis in den Conus medullaris verfolgen.

Gefäßsyndrome des Rückenmarks

Blutversorgung und Syndrome des Rückenmarks bei Läsion einzelner Rückenmarksgefäße sind im Gefäßkapitel auf S. 441 ff. und S. 491 ff. beschrieben.

Spinale Tumoren

Komplette oder partielle Querschnittssyndrome (einschließlich der Konus- und Kaudasyndrome) des Rückenmarks werden häufig durch Tumoren verursacht. Spinale Tumoren kann man anhand ihrer Lokalisation in drei Gruppen einteilen (Abb. 3.**24**):

- extradurale Tumoren (Metastasen, Lymphome und Plasmozytome);
- intradurale, extramedulläre Tumoren (Meningeome, Neurinome) und
- intradurale, intramedulläre Tumoren (Gliome, Ependymome).

Extradurale Neoplasien (Abb. 3.**24a** und **b**) verursachen wegen ihres schnellen Wachstums häufig eine progrediente Querschnittssymptomatik: es finden sich schlaffe Paresen der von den kaudal der Läsion gelegenen Rückenmarkssegmenten versorgten Körperabschnitte und im weiteren Verlauf Blasen- und Mastdarm-Störungen. Schmerzen werden häufig berichtet. Bei dorsalem Sitz dominieren sensible Störungen. Eine laterale Kompression kann zu einem Brown-Séquard-Syndrom (S. 79) führen.

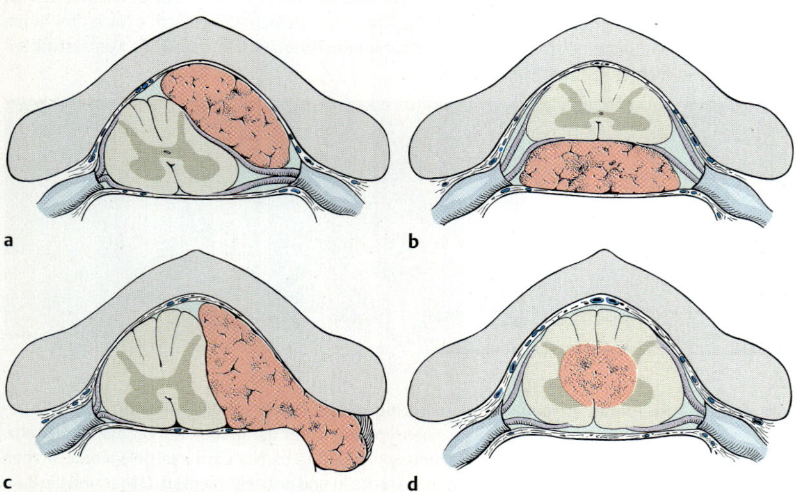

Abb. 3.**24** **Rückenmarkstumoren. a und b** Extraduraler Tumor; a dorsal gelegen, b ventral gelegen. **c** Intraduraler, extramedullärer Tumor (Sanduhrgeschwulst). **d** Intraduraler, intramedullärer Tumor.

Intradurale, extramedulläre Tumoren gehen meist von der Umgebung der hinteren Wurzeln aus (Abb. 3.**24c**). Sie verursachen frühzeitig radikuläre Schmerzen und Missempfindungen. Durch ihre Größenzunahme üben sie einen zunehmenden Druck auf das Rückenmarksgewebe aus und schädigen auf diese Weise zuerst die Hinterwurzeln und die Hinterstrangsbahnen, später auch die Pyramidenbahn im Seitenstrang. Die Folge sind eine zunehmende ipsilaterale spastische Parese des Beines sowie Parästhesien (besonders Kälteparästhesien) in beiden Beinen, darüber hinaus eine Störung der epikritischen sowie der propriozeptiven Empfindungen, zunächst ipsilateral und später beiderseits. Die Sensibilitätsstörung steigt in der Mehrzahl der Fälle von kaudal nach kranial auf, um dann im betreffenden Segment stationär zu bleiben. In Höhe der geschädigten Wurzeln besteht eine Klopfempfindlichkeit der Wirbelkörper. Die Schmerzen nehmen beim Husten und Niesen deutlich zu. Die durch die Hinterstrangschädigung verursachten Schmerzen sind „rheumaähnlich" und treten zuerst in den distalen Abschnitten der Gliedmaßen auf. In den Dermatomen der geschädigten Wurzeln besteht nicht selten eine Hyperästhesie; dies kann für die Höhenlokalisation der Rückenmarksschädigung von Bedeutung sein. Im weiteren Verlauf treten infolge der Rückenmarkskompression schließlich Blasen- und Mastdarm-Störungen hinzu.

Bei **ventralem Sitz des Tumors** (Abb. **3.24c**) können die Vorderwurzeln ein- oder beidseitig geschädigt werden. Schlaffe Paresen im Bereich der Hände sind z. B. bei zervikalem Sitz des Tumors die Folge. Im weiteren Verlauf werden auch die Pyramidenbahnen mitgeschädigt, was zu einer spastischen Parese zunächst des ipsilateralen Beines, später beider Beine führt. Die Schädigung der Pyramidenbahnen mag mitbedingt sein durch Zugwirkung infolge Anspannung der Ligg. denticulata. Durch Druck auf die ventrolaterale Region können Störungen der Schmerz- und Temperaturempfindung auf der kontralateralen Seite hinzukommen. Auch bei einem ventral lokalisierten Tumor kommt es früher oder später zu Blasen- und Mastdarm-Störungen.

Intradurale, intramedulläre spinale Tumoren (Abb. 3.**24d**) unterscheiden sich von den extramedullären durch folgende Merkmale:

- selten radikuläre, statt dessen uncharakteristische (brennende, dumpfe) Schmerzen diffuser Ausstrahlung;
- frühzeitig dissoziierte Empfindungsstörungen;
- frühe Blasen- und Mastdarm-Störungen;
- die obere Grenze der Sensibilitätsstörung kann kranialwärts wandern infolge des longitudinalen Wachstums, während die obere Grenze beim intramedullären Tumor schließlich konstant bleibt (transversales Wachstum);

- häufiger Muskelatrophien durch Läsion der Vorderhörner als bei extramedullärem Tumorsitz;
- die Spastik ist seltener so ausgeprägt wie bei extramedullären Tumoren.

Bei **hoch sitzendem zervikalen Tumor** können bulbäre Symptome hinzukommen. Häufig können bei dieser Tumorlokalisation auch Faszikulationen und Fibrillationen in der betroffenen Extremität nachgewiesen werden. Im Ganzen gesehen sind die extramedullären Tumoren wesentlich häufiger als die intramedullären.

Ein **Tumor im Bereich des Foramen magnum** (Meningeom, Neurinom) beginnt nicht selten mit Schmerzen sowie mit Par- und Hypästhesien im C2-Bereich (N. auricularis magnus, N. occipitalis). Ferner können eine Parese des M. sternocleidomastoideus und des M. trapezius (N. accessorius) auftreten.

Sanduhrgeschwulst. Eine Besonderheit stellt die sog. Sanduhrgeschwulst dar (Abb. 3.**24c**). Es handelt sich meist um ein Neurinom, das sich im Foramen intervertebrale entwickelt hat und dann in zwei Richtungen vorwächst: in Richtung Spinalkanal und in den Paravertebralraum. Es übt Druck auf die seitlichen Anteile des Spinalmarks aus, sodass sich allmählich ein komplettes oder partielles Brown-Séquard-Syndrom entwickelt.

Nervenwurzelsyndrome (Radikuläre Syndrome)

Anatomische Vorbemerkungen. Wie bereits dargestellt unterscheidet man hintere und vordere Spinalnervenwurzeln, die sich im Rückenmarkskanal zum N. spinalis vereinigen.

Nach ihrem Austritt aus dem Spinalkanal vermischen sich die Fasern mehrerer Spinalnerven aus unterschiedlichen Segmenthöhen (Plexusbildung, Abb. 2.**5**, S. 25). Aus den verschiedenen Plexus (Plexus cervicalis, Plexus brachialis und Plexus lumbosacralis, S. 102 ff.) gehen dann die peripheren Nerven hervor, die Fasern mehrerer Spinalnervenwurzeln führen. Die Umverteilung radikulärer Fasern in den Plexus ist der Grund dafür, dass sich die Innervationsgebiete der Nervenwurzeln von denjenigen der peripheren Nerven unterscheiden. Die Nervenwurzeln versorgen jeweils ein charakteristisches Hautareal (Dermatom) und sind an der Innervation mehrerer Muskeln beteiligt (Myotom). Jeder Muskel erhält dabei üblicherweise Fasern aus mehreren Nervenwurzeln (polyradikuläre Innervation). Wird ein Muskel ganz überwiegend von nur einer Nervenwurzel versorgt, bezeichnet man ihn als Kennmuskel der entsprechenden Wurzel. Diese Verhältnisse sind ausführlicher im Kapitel „Sensibles System" auf S. 24 ff. beschrieben.

Syndrom der Nervenwurzelschädigung. Beim Austritt durch die Foramina intervertebralia können die Spinalwurzeln leicht beschädigt werden. Mögliche

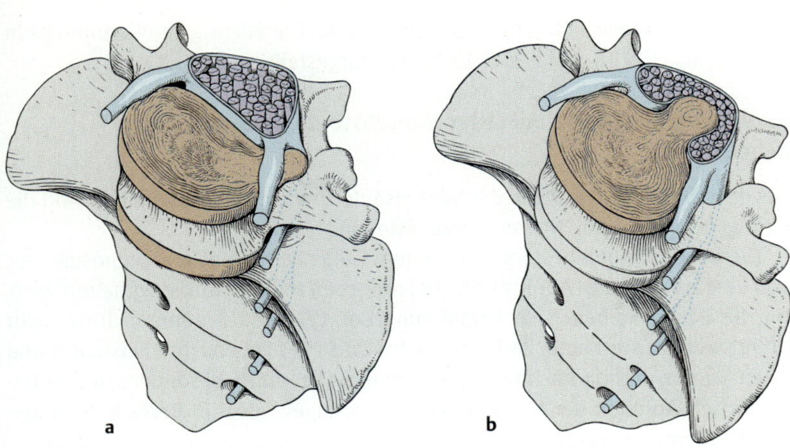

Abb. 3.**25** **a** **Posterolaterale Bandscheibenprotrusion** zwischen dem 4. und 5. Lendenwirbel. Geschädigt wird nicht die 4. Lumbalwurzel, sondern die hinter der 4. Lendenbandscheibe vorbeiziehende 5. Lumbalwurzel. **b** **Medialer Bandscheibenvorfall** zwischen dem 4. und 5. Lendenwirbel mit Druck auf die Cauda equina.

Ursachen sind **stenosierende Prozesse** (Einengung der Zwischenwirbellöcher z. B. durch knöcherne Anbauten), **Bandscheibenvorwölbungen** (Bandscheibenprotrusionen) oder **Bandscheibenvorfälle**, die auf die austretenden Wurzeln Druck ausüben (Abb. 3.**25**). Andere Prozesse, z. B. entzündliche Erkrankungen der Wirbelkörper, Tumoren, Traumen usw., können die Spinalnervenwurzeln bei ihrem Austritt aus der Wirbelsäule gleichfalls schädigen.

Bei einer Nervenwurzelläsion kommt es zu folgenden **charakteristischen Ausfällen**:

- dem Dermatom entsprechende Schmerzausstrahlung und Sensibilitätsausfälle;
- die Schmerzwahrnehmung ist stärker beeinträchtigt als die übrigen sensiblen Qualitäten;
- Herabsetzung der Kraft in den Kennmuskeln; bei stärkerer Schädigung, wenn auch selten, Muskelatrophie;
- Reflexstörungen entsprechend der betroffenen Wurzel(n) (Abb. 2.**13**, S. 36);
- Fehlen von vegetativen Ausfällen (Schweißsekretion, Piloarrektion, Vasomotorik) im Extremitätenbereich; die sympathischen und parasympathischen Fasern treten erst distal der Nervenwurzeln zu den peripheren Nerven und werden entsprechend bei einer Wurzelläsion verschont.

Die einzelnen motorischen Wurzeln haben bestimmte **Kennmuskeln**, sodass man besonders im zervikalen und lumbalen Bereich klinisch und mit dem

EMG eine Wurzelschädigung nachweisen kann. Die wichtigsten Kennmuskeln sind in Abb. 3.**27** (S. 96) und 3.**29** (S. 99) dargestellt.

Radikuläre Syndrome bei Osteochondrose und Bandscheibendegeneration

Degenerative Erkrankungen der Wirbelsäule sowie der Bandscheiben sind die häufigste Ursache für Nervenwurzelläsionen.

Die Bandscheiben bestehen aus einem Gallertkern (Nucleus pulposus), der von einem Faserring (Anulus fibrosus) umgeben und zusammengehalten wird. Da die Bandscheiben nach Beendigung der Wirbelsäulenentwicklung nicht mehr vaskularisiert sind, verlieren sie im Laufe des Lebens ihre Elastizität und ihren Turgor und damit ihre Pufferwirkung. Dies führt besonders in den beweglichen Anteilen der Wirbelsäule zu Störungen, also im Bereich der Hals- und Lendenwirbelsäule.

Bei der **Osteochondrose** kommt es zu einer Degeneration der Bandscheibe und des Knorpels der angrenzenden Grund- und Deckplatten der Wirbelkörper. Die Folgen sind Sklerosierungen des Knorpelgewebes sowie Verformungen der Wirbelkörper. Die Bandscheiben verlieren an Höhe und die angrenzenden Wirbelkörper rücken näher aneinander. Zusätzlich kommt es zu knöchernen Appositionen der Facettengelenke (**Spondylarthrose**) und der Wirbelkörper selbst (letzteres v.a. im Bereich der HWS, **Unkovertebralarthrose**). Hieraus resultiert zwangsläufig eine Einengung der entsprechenden Foramina intervertebralia mit Kompression der in ihnen enthaltenen Weichteile (Abb. 3.**26** und 3.**28**).

Degenerativ bedingte zervikale Wurzelläsionen

Die zervikalen radikulären Syndrome beruhen fast ausschließlich auf derartigen Einengungen der Foramina infolge einer Osteochondrose. Die Deckplatten der Halswirbel erheben sich zu den seitlichen Processus uncinati und haben dadurch eine sattelförmige Gestalt. Bei einer Verschmälerung der Bandscheibe rückt der obere Wirbelkörper wie ein Keil in die sattelförmige Höhlung des unteren hinein, wodurch zunehmend Druck auf die seitlichen Processus uncinati ausgeübt wird. Durch einen Umbauprozess werden diese immer mehr nach lateral und dorsal gegen die Foramina gedrängt (Abb. 3.**26**).

Die Osteochondrose im Bereich der Halswirbelsäule findet sich am häufigsten zwischen dem 5. und 6. sowie dem 6. und 7. Halswirbel. Nicht selten sind aber auch die Bandscheiben zwischen dem 3. und 4. sowie zwischen dem 7. Hals- und dem 1. Thorakalwirbel betroffen. Es können dadurch einzelne Foramina, aber auch mehrere zugleich in unterschiedlichem Ausmaß eingeengt

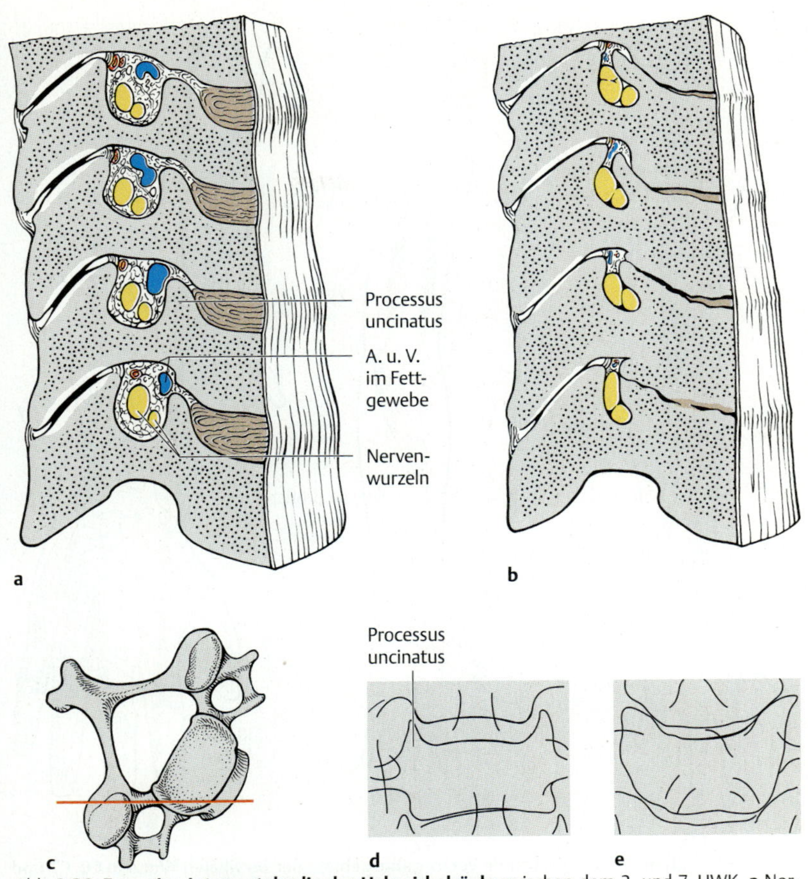

Abb. 3.26 **Foramina intervertebralia der Halswirbelsäule** zwischen dem 3. und 7. HWK. **a** Normal weite Foramina. **b** Durch Bandscheibenschwund bedingte Einengung der Foramina (nach Präparat gezeichnet). **c** Schnittebene der Abbildungen d und e. **d** Normale Processus uncinati. **e** Durch Bandscheibenschwund deformierte Processus uncinati.

werden, und das sowohl ein- als auch beidseitig. Mono- oder plurisegmentale radikuläre Syndrome sind die Folge. Diese äußern sich klinisch zumeist durch radikuläre Reizerscheinungen in Form von segmental angeordneten Parästhesien und Schmerzen. Bei stärkerer Schädigung kann es auch zu radikulären sensiblen und motorischen Ausfällen in den entsprechenden Segmenten sowie zu Reflexstörungen kommen. Zeitgleich mit der Bandscheibendegeneration können arthrotische Veränderungen der kleinen Wirbelsäulengelenke auftre-

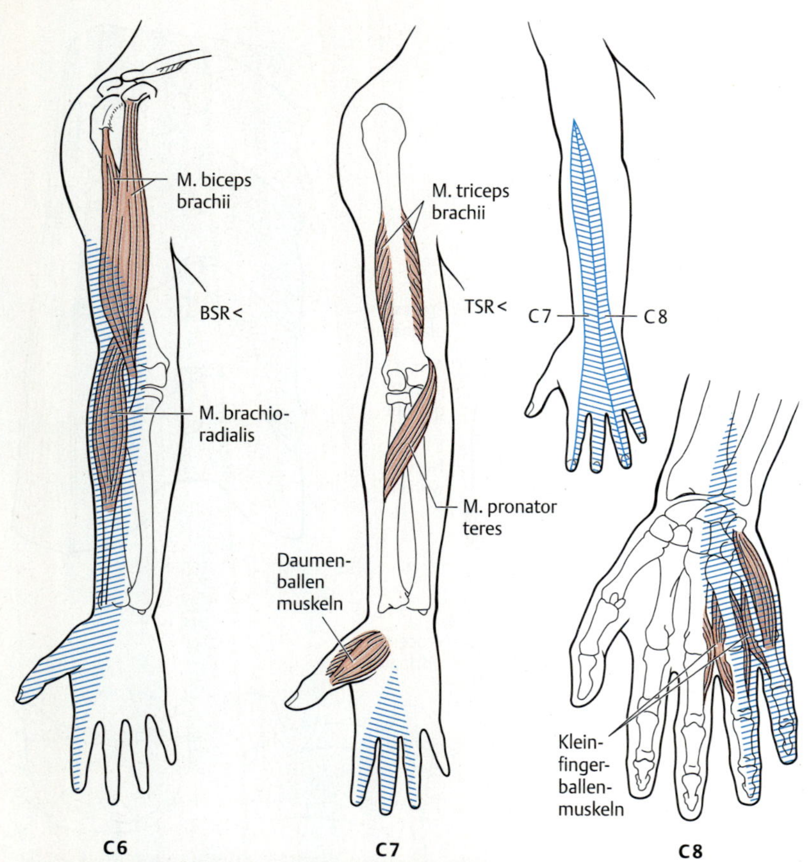

Abb. 3.**27** **Kennmuskeln und sensible Versorgungsgebiete der zervikalen Wurzeln C6, C7 und C8** (nach Mumenthaler und Schliack).

ten, die Bewegungseinschränkungen im betreffenden Halswirbelsäulenabschnitt zur Folge haben.

Spezielle Wurzelsyndrome im Zervikalbereich (Abb. 3.**27**). Die typischen Ausfälle bei Läsionen einzelner zervikaler Nervenwurzeln sind:

- **C3/C4**: Schmerz im Hals- und Schulterbereich, selten partielle Zwerchfellparese.
- **C5**: Schmerz, evtl. Hypalgesie im Dermatom C5, Innervationsstörung im M. deltoideus und M. biceps brachii.

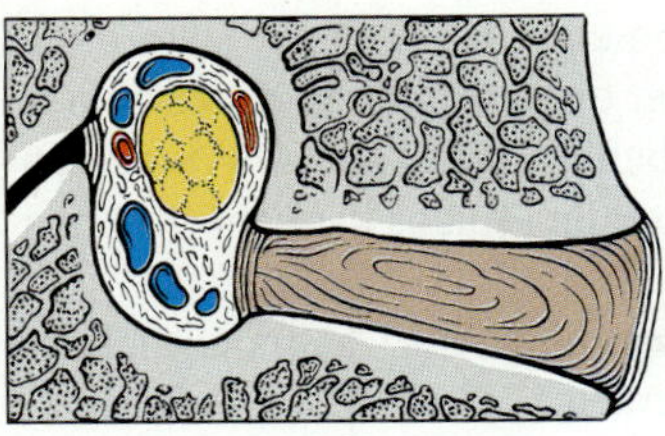

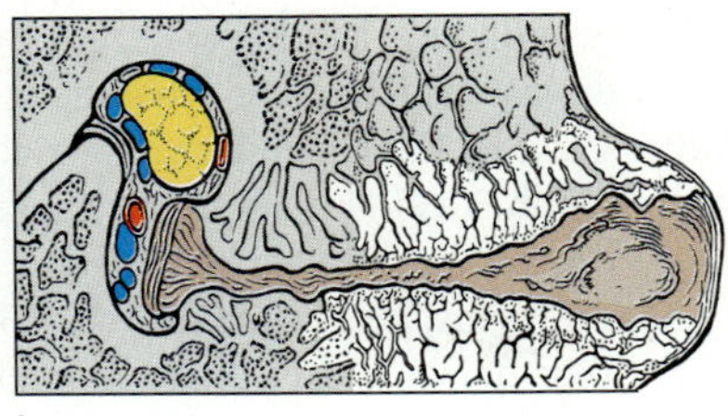

a b

Abb. 3.**28** a **Normal weites Foramen intervertebrale** zwischen LWK 5 und SWK 1 mit Spinalganglion. **b Eingeengtes Foramen intervertebrale** mit Deformierung des Spinalganglions durch den hinaufgerückten Processus articularis inferior (nach Präparat gezeichnet).

- **C6**: Schmerz, evtl. Hypalgesie im Dermatom C6, Parese des M. biceps brachii und M. brachioradialis, Bizepsreflex abgeschwächt.
- **C7**: Schmerz, evtl. Parästhesie oder Hypalgesie im Dermatom C7, Paresen der Mm. triceps brachii, pronator teres und evtl. Atrophie des Daumenballens, Trizepsreflex abgeschwächt.
- **C8**: Schmerz, evtl. Parästhesien und Hypalgesie im Dermatom C8, Parese und evtl. Atrophie im Kleinfingerballen, Trizepsreflex und Trömner-Reflex abgeschwächt.

Degenerativ bedingte lumbale Wurzelläsionen

Im Bereich der Lendenwirbelsäule mit ihren dicken Bandscheiben und geraden Deck- und Grundplatten können degenerative Prozesse sowohl zu Bandscheibenprotrusionen als auch zu einem Bandscheibenprolaps führen. Das Bandscheibengewebe kann Nervenwurzeln und Spinalganglien direkt komprimieren. Jede stärkere Verschmälerung eines Intervertebralraumes infolge einer Osteochondrose führt darüber hinaus zu einer Einengung der Foramina intervertebralia, wodurch gleichfalls Wurzelschmerzen ausgelöst werden können (Abb. 3.**28**).

Im LWS-Bereich degenerieren am häufigsten die kaudalen Bandscheiben zwischen dem 5. Lenden- und 1. Sakralwirbel sowie zwischen dem 4. und 5. Lendenwirbel, es folgt in abnehmender Häufigkeit die Bandscheibe zwischen dem 3. und 4. Lendenwirbel.

Die Abb. 3.**22b** (S. 87) zeigt die engen Beziehungen zwischen Lendenwirbelsäule, Bandscheiben und Nervenwurzeln. Man erkennt, dass die Nervenwurzel etwa in Höhe des oberen Drittels eines Wirbelkörpers in einer Aussackung der Dura den Lumbalraum verlässt und schräg nach kaudal und ventral zum Foramen intervertebrale zieht, wo sich das Spinalganglion im oberen Anteil des Foramens befindet. Eine dorsolaterale Protrusion einer Bandscheibe wird daher nicht unmittelbar zu einer Schädigung der hier durchtretenden Nervenwurzel führen, sondern die dahinter vorbeiziehende benachbarte kaudale Wurzel tangieren (Abb. 3.**25**). Nur ein sehr lateral austretender Prolaps kann die gleichnamige Wurzel unmittelbar schädigen.

Da die Bandscheibe zwischen dem 5. Lumbal- und dem 1. Sakralwirbel dorsal infolge der an dieser Stelle besonders starken LWS-Lordose häufig etwas schmäler als die übrigen ist, kann bei einem Prolaps neben der 1. Sakralwurzel auch die 5. Lumbalwurzel mitgeschädigt werden, sodass ein kombiniertes L5-S1-Syndrom entsteht.

Wie im HWS-Bereich kommt es auch bei lumbalen Prozessen überwiegend zu Nervenwurzelreizerscheinungen in den betroffenen Segmenten (Schmerzen, Parästhesien). Eine stärkere Schädigung der Wurzeln führt zu segmentalen sensiblen und motorischen Ausfällen.

Verschwinden bei einem Nervenwurzelreizsyndrom plötzlich die ischialgiformen Schmerzen und tritt dafür eine Parese oder ein Sensibilitätsausfall auf, weist dies auf eine Unterbrechung der Leitfähigkeit der Wurzelfasern hin (drohender Wurzeltod!). Eine sofortige operative Entlastung der entsprechenden Wurzel ist in diesem Fall zwingend.

Ein Prolaps kann auch in seltenen Fällen dorsomedial durch das hintere Längsband hindurch in den Lumbalraum vordringen und zu einem Kaudasyndrom führen („Massenvorfall"; Abb. 3.**25b**, S. 93, und Abb. 3.**30**).

Eine **akute Lumbalgie** („Hexenschuss") ist nicht unbedingt durch eine Nervenwurzelreizung oder -läsion verursacht. Sehr häufig liegt ihr eine Einklemmung von Gelenkkapselteilen in das Wirbelgelenk zugrunde. Auch hierfür sind degenerative Wirbelsäulenprozesse prädisponierend: Bei einer Bandscheibenverschmälerung rücken die Fortsätze der kleinen Wirbelgelenke in Richtung auf das Foramen intervertebrale vor. (Abb. 3.**28**). Dadurch verliert die Wirbelsäule an Höhe, die Gelenkkapsel wird schlaff und kann jetzt bei einer ungeschickten Bewegung leicht eingeklemmt werden. In derartigen Fällen erklärt sich der rasche therapeutische Erfolg durch chiropraktische Maßnahmen.

Spezielle Wurzelsyndrome im Lumbalbereich (Abb. 3.**29**). Die typischen Ausfälle bei Läsionen einzelner lumbaler Wurzeln sind:

- **L3**: Schmerzen, evtl. Parästhesien im Dermatom L3, Parese des M. quadriceps femoris, Quadrizepsreflex (bzw. Patellarsehnenreflex, PSR) abgeschwächt oder fehlend.
- **L4**: Schmerzen, evtl. Parästhesien oder Hypalgesie im Dermatom L4, Parese des M. quadriceps femoris, Quadrizepsreflex (PSR) abgeschwächt.

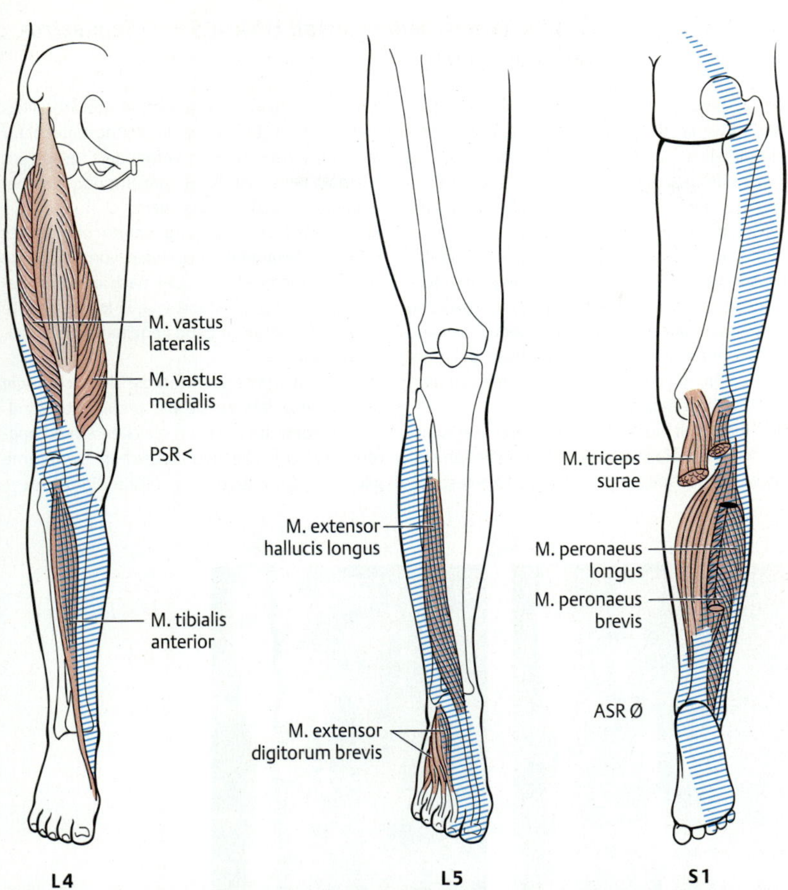

Abb. 3.**29 Kennmuskeln und sensible Versorgungsgebiete der lumbalen Nervenwurzeln L4, L5 und S1** (nach Mumenthaler und Schliack).

- **L5**: Schmerzen, evtl. Parästhesien oder Hypalgesie im Dermatom L5, Parese des M. extensor hallucis longus sowie öfter auch des M. extensor digitorum brevis, Ausfall des Tibialis-posterior-Reflexes.
- **S1**: Schmerzen, evtl. Parästhesien oder Hypalgesie im Dermatom S1, Parese der Mm. peronaei und des M. triceps surae, Fehlen des Triceps-surae-Reflexes (Achillessehnenreflex, ASR).

Fallgeschichte 4: Großer Bandscheibenvorfall LWK 4/5 mit Sequestration nach oben

Der 37-jährige Ingenieur erlitt beim Heben eines schweren Gewichtes in einem Fitness-Studio plötzlich starke Rückenschmerzen. Wenige Zeit später bemerkte er zunächst eine Gefühlsstörung am rechten Oberschenkel und eine Schwäche im rechten Knie. Der Ingenieur setzte sein Training jedoch fort. Einige Stunden später verstärkten sich die Schmerzen sowie die Taubheit des rechten Beines, die Gefühlsstörung griff zudem auf die linke Seite über. Es bestand insbesondere ein Taubheitsgefühl in der Perianalregion. Auch die Blasenentleerung war jetzt nicht mehr möglich.

Der Ingenieur suchte notfallmäßig die Klinik auf. Bei der Aufnahmeuntersuchung ließen sich hochgradige Paresen der Beinmuskeln feststellen, rechts ab dem Segment L4 abwärts, links ab L5. Die Sensibilität war im Reithosenareal für alle Qualitäten deutlich vermindert, zusätzlich bestand eine schlaffe Blasenlähmung mit beginnender Überlaufinkontinenz.

In der MRT-Untersuchung wurde ein großer Bandscheibenvorfall ausgehend von der Etage LWK 4/5 diagnostiziert, der nach oben umgeschlagen und sequestriert war. Er komprimierte nahezu die gesamte Cauda equina (akutes Kaudasyndrom).

Der Patient wurde sofort in die Neurochirurgie überwiesen, dort wurde das prolabierte Bandscheibengewebe noch am gleichen Abend operativ entfernt. Die neurologischen Symptome bildeten sich postoperativ vollständig zurück.

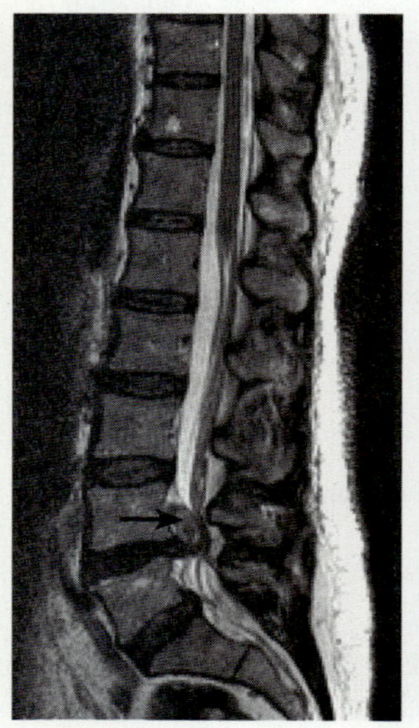

a

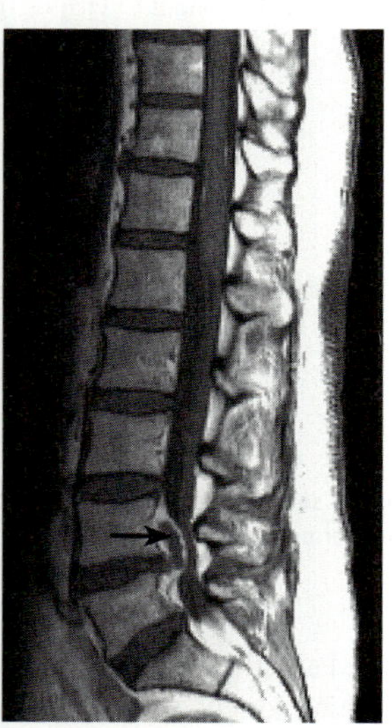

b

Abb. 3.30 **Bandscheibenvorfall LWK4/5 mit Sequestration nach oben.** Die T2-gewichtete Sequenz in sagittaler Orientierung zeigt die Kompression der Kaudafasern, die sich als dunkle Stränge vom hellen Liquor abheben. Der Conus medullaris ist in Höhe LWK 1 sichtbar. **b** In der T1-gewichteten Sequenz ist der große Bandscheibenvorfall gleichfalls gut zu erkennen. Der Bezug zum Bandscheibenfach ist deutlich.

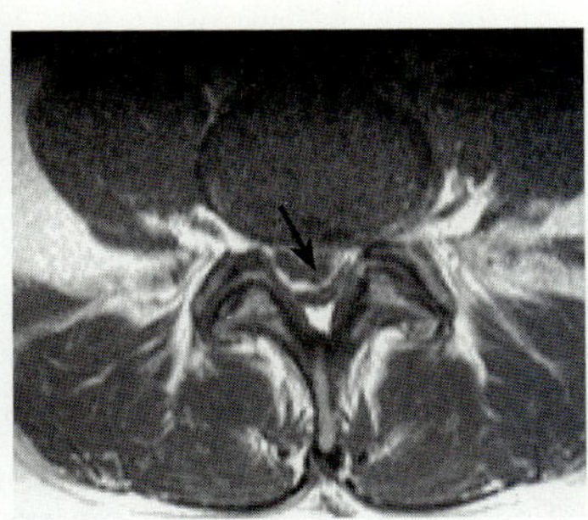

c

Abb. 3.**30** **Bandscheibenvorfall LWK4/5 mit Sequestration nach oben. c** In der axialen T1-gewichteten Sequenz erkennt man, dass das Lumen des Spinalkanals fast komplett durch prolabiertes Bandscheibengewebe ausgefüllt ist. Der Vorfall liegt ventral und rechts (Pfeil).

Klinische Syndrome bei Plexusschädigungen

Der **Plexus cervicalis** wird von den Wurzeln C2, C3 und C4, der **Plexus brachialis** von den Segmenten C4 – C8 sowie der 1. thorakalen Wurzel gebildet. Der **Plexus lumbosacralis** geht aus den Segmenten L1 – S3 hervor.

Läsionen des Halsplexus

Der Plexus cervicalis (Abb. 3.**31**) wird infolge seiner geschützten Lage selten geschädigt. Eine unilaterale oder bilaterale Phrenikusschädigung (C3, C4 und C5) ist häufiger durch Prozesse im Mediastinum als durch eine Schädigung des Plexus cervicalis bedingt.

Armplexusläsionen

Nach klinischen und pragmatischen Gesichtspunkten unterteilt man die Armplexusläsionen in 2 Typen, die obere und die untere Armplexusparese. Die Anatomie des Plexus brachialis ist aus der Abb. 3.**32** ersichtlich.

Bei der **oberen Plexuslähmung** (Duchenne-Erb-Lähmung) mit Schädigung der 5. und 6. zervikalen Spinalwurzel sind der M. deltoideus, M. biceps, M. brachialis sowie der M. brachioradialis gelähmt. Eine Sensibilitätsstörung findet sich über dem M. deltoideus sowie an der Radialseite von Unterarm und Hand.

Die **untere Plexuslähmung** (Klumpke-Lähmung) wird durch eine Schädigung der Wurzeln C8 und Th1 hervorgerufen. Die kleinen Handmuskeln und die Beuger der Hand sind paretisch. Gelegentlich findet sich zusätzlich ein Horner-Syndrom. Auffällig sind auch trophische Störungen im Bereich der Hand und Finger.

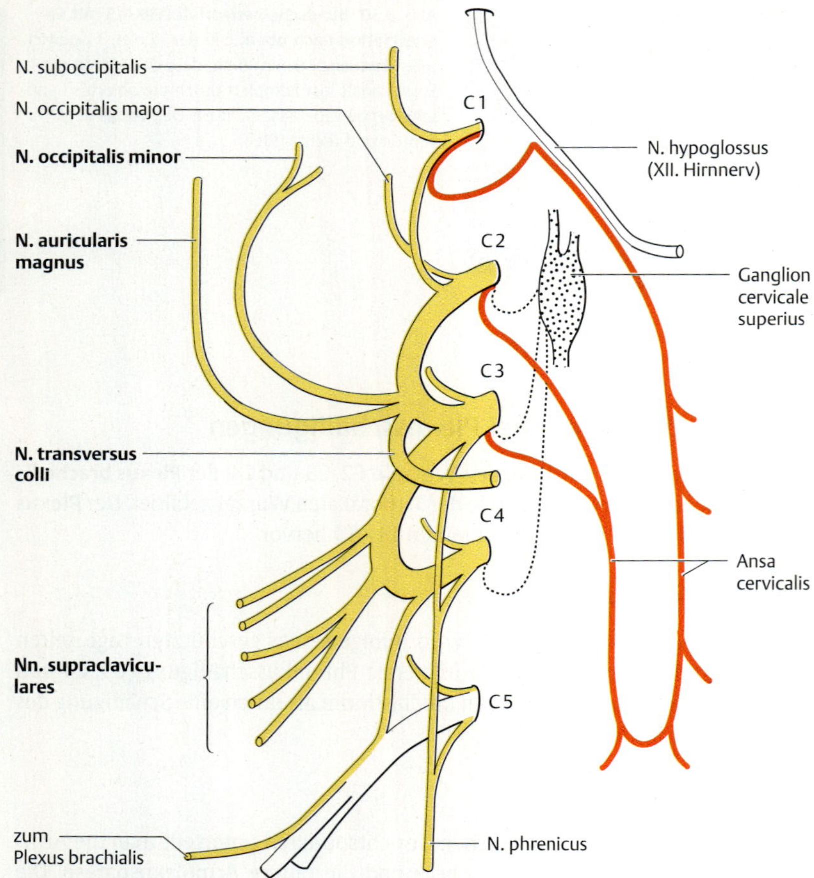

Abb. 3.**31** **Plexus cervicalis**, schematische Darstellung.

Ursachen von Armplexusläsionen

Mit Abstand häufigste Ursache von Armplexusläsionen sind *Traumen*, vor allem infolge von Straßen- oder Sportunfällen. Männer sind deutlich häufiger betroffen als Frauen. Die meisten Patienten sind zwischen 20 und 30 Jahren alt.

Neben den traumatisch bedingten gibt es zahlreiche weitere Formen von Armplexusläsionen: Mögliche Ursachen sind *Kompressionssyndrome* im Schulterbereich (Skalenus-Syndrom, Druckwirkung durch Gurte, Rucksackriemen etc., kostoklavikuläres Syndrom, Hyperabduktionssyndrom), *Tumoren* (z. B.

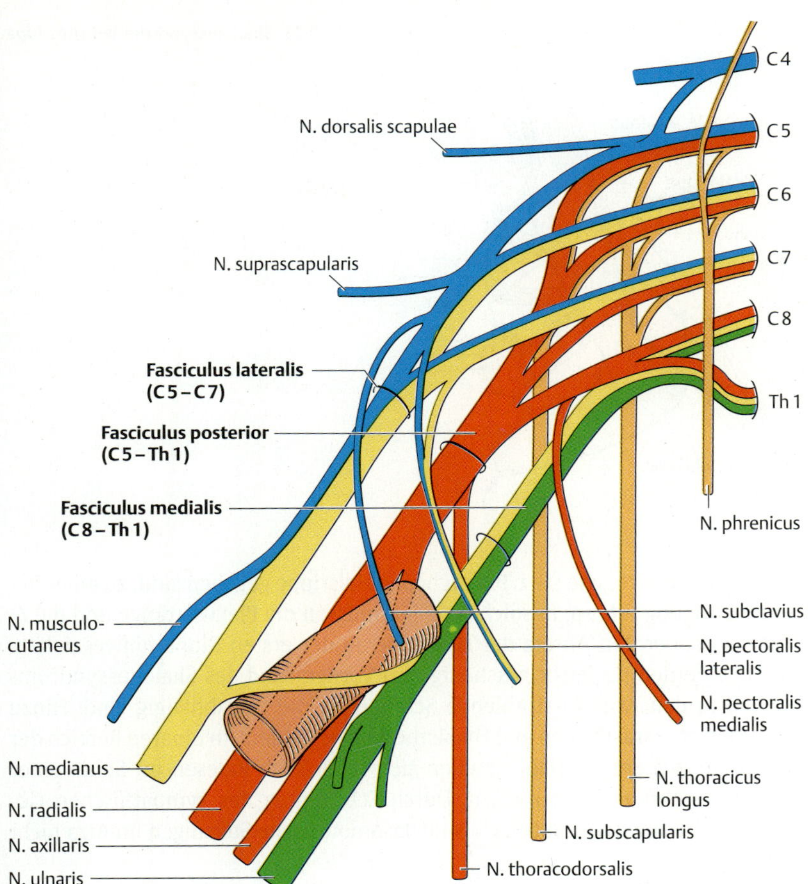

Abb. 3.**32** **Plexus brachialis**, schematische Darstellung.

Lungenspitzentumoren mit Pancoast-Syndrom) und *entzündlich-allergische Läsionen* (neuralgische Schulteramyotrophie) sowie *geburtstraumatische Verletzungen.*

Skalenussyndrom (Abb. 3.**33**). Die aus dem Plexus brachialis hervorgehenden Nervenstränge ziehen durch die sog. Skalenuslücke, die vom M. scalenus anterior und medius sowie der ersten Rippe begrenzt wird. Obwohl die Plexusstränge und die mit ihnen zusammen durch die Lücke ziehende A. subclavia normalerweise genügend Platz haben, können pathologische Veränderungen

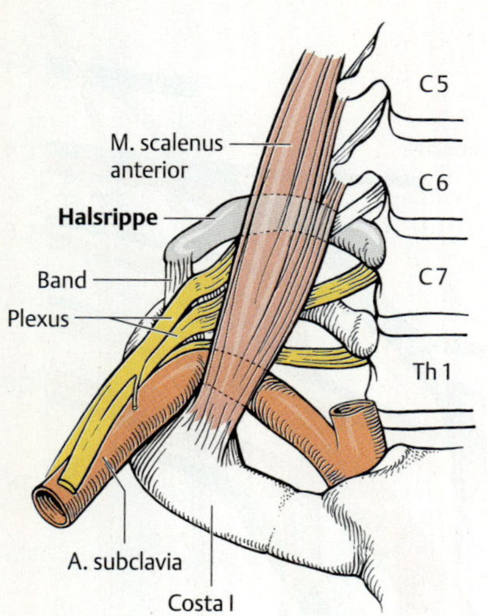

Abb. 3.**33** **Skalenussyndrom bei Halsrippe**

in diesem Bereich, wie sie z. B. durch eine Halsrippe gegeben sind, zu einer Beeinträchtigung führen. In solchen Fällen müssen die Plexusstränge und die A. subclavia über den Ansatz der Halsrippe an der ersten Rippe hinwegziehen; hierbei werden sie leicht geschädigt. Im Vordergrund des Skalenussyndroms stehen in den Arm ausstrahlende Schmerzen, die lageabhängig sind. Hinzu kommen oft Parästhesien und Hypästhesien, besonders im ulnaren Bereich der Hand. Im weiteren Verlauf gesellen sich schließlich Paresen im Sinne einer Klumpke-Lähmung (s. o.) hinzu. Durch Schädigung des sympathischen Geflechtes entlang der A. subclavia sind vasomotorische Störungen im Arm nicht selten.

Beinplexusläsionen

Auch hier lassen sich 2 Haupttypen unterscheiden, die Plexus lumbalis- und Plexus sacralis-Läsion. Die Anatomie des Plexus lumbosacralis ist aus der Abb. 3.**34** ersichtlich.

Schädigungen des Plexus lumbalis (L1, L2 und L3) sind infolge der geschützten Lage seltener als Armplexusläsionen. Die Schädigungsursachen sind zu denen bei Armplexusläsionen weitgehend identisch. Allerdings kommt es beim Beinplexus so gut wie nie zu entzündlich-allergischen Läsionen (analog der neuralgischen Schulteramyotrophie). Umgekehrt führen Stoffwechselstörungen häufiger zu Beinplexusparesen, z. B. der Diabetes mellitus.

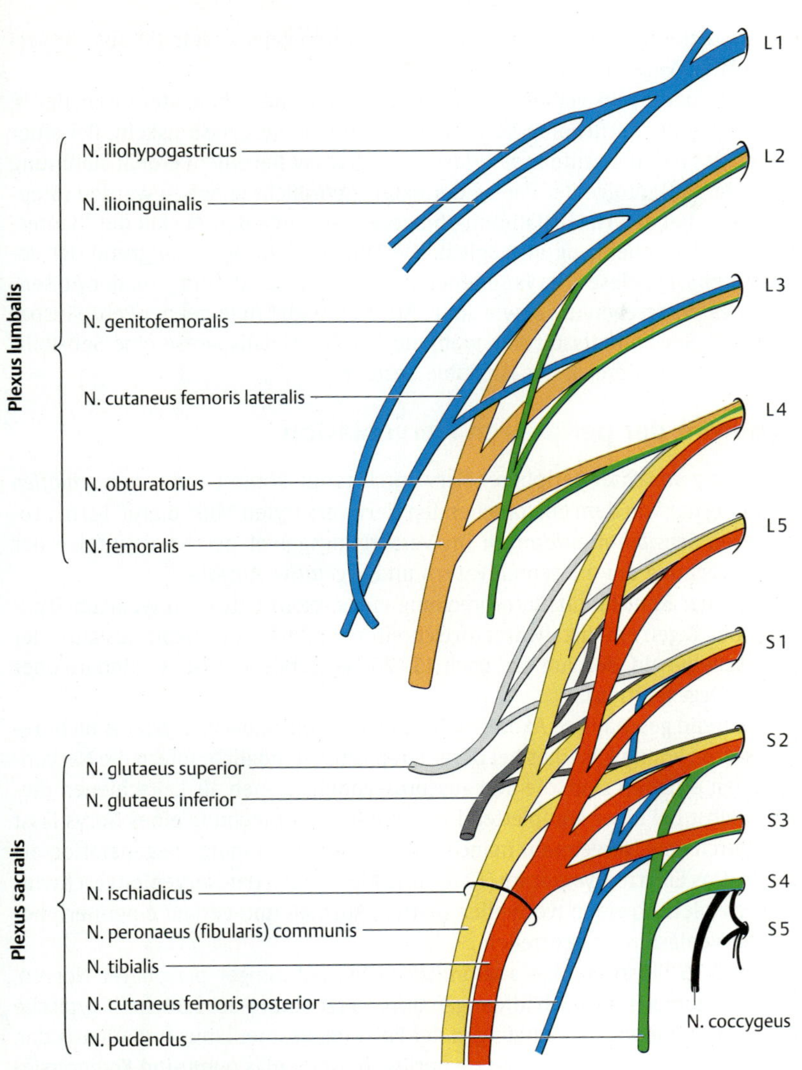

Abb. 3.**34** **Plexus lumbosacralis**, schematische Darstellung.

Schädigungen des Plexus sacralis. Der Plexus sacralis wird von den Wurzeln L4, L5 und S1 – S3 gebildet. Aus dem Plexus sacralis gehen insbesondere zwei Nerven hervor, die gemeinsam den N. ischiadicus bilden: der N. peronaeus und der N. tibialis. Sie verlaufen entlang der Oberschenkelrückseite zunächst gemeinsam und trennen sich dann kurz über dem Kniegelenk, von wo aus sie verschiedene Wege einschlagen (Abb. 3.**35**).

Der N. peroneaus versorgt in erster Linie Fuß- und Zehenextensoren, der N. tibialis die Plantarflexoren sowie die meisten kleinen Fußmuskeln. Bei einer Läsion des Peronäusanteils des Plexus sacralis bzw. bei einer Peronäuslähmung kann der Fuß infolge der Parese der Extensoren nicht gehoben werden (Steppergang), bei der Tibialislähmung hingegen ist durch den Ausfall der Plantarflexoren der Zehengang unmöglich. Die Tibialislähmung ist aufgrund der geschützten Lage dieses Nervs seltener als die Peronäuslähmung. An der Außenseite des Unterschenkels sowie am Fußrücken findet man bei der Peronäusparese eine Sensibilitätsstörung, während bei der Tibialisparese eine Sensibilitätsstörung im Bereich der Fußsohle besteht.

Syndrom der peripheren Nervenläsion

Wird ein gemischter peripherer Nerv durchtrennt, kommt es zu einer *schlaffen Lähmung* der von dem entsprechenden Nerv versorgten Muskulatur. Ferner resultieren *Sensibilitätsstörungen* im Versorgungsgebiet des Nervs infolge der Unterbrechung der afferenten Fasern und *vegetative Ausfälle*.

Bei jeder Kontinuitätsunterbrechung eines Axons tritt nach wenigen Stunden oder Tagen ein distalwärts fortschreitender Zerfall des Axons als auch der Markscheide ein, der zumeist nach 15–20 Tagen beendet ist (sekundäre oder *Waller-Degeneration*).

Während geschädigte Axone im Bereich des Zentralnervensystems nicht regenerieren können, ist dies bei peripheren Nerven möglich, sofern die Nervenscheiden erhalten sind, die den aussprossenden Axonen als Leitschienen dienen. Selbst bei einer kompletten Kontinuitätsunterbrechung eines Nervs lässt sich durch eine Nervennaht manchmal eine fast vollständige Regeneration erzielen. Das Elektromyogramm (EMG) und Messungen der Nervenleitgeschwindigkeiten leisten einen wertvollen Beitrag, Ausmaß und Verlauf einer peripheren Nervenläsion zu beurteilen.

Abb. 3.**35** illustriert den anatomischen Verlauf einiger peripherer Nerven, die oft traumatischen Schädigungen ausgesetzt sind. Abb. 3.**36** stellt typische Lähmungsbilder bei Schädigungen der Nn. radialis, medianus und ulnaris dar.

Häufigste Ursachen für isolierte periphere Nervenläsionen sind *Kompressionen* der Nerven in anatomischen Engpässen (Skalenus-/Sulcus-ulnaris-Syndrom, Karpaltunnelsyndrom, Läsion des N. peronaeus am Fibulaköpfchen, Tarsaltunnelsyndrom), ferner *traumatische Verletzungen* (inklusive iatrogener Läsionen, z. B. Punktions- und Injektionstraumen). *Ischämien* sind eine weitere mögliche Ursache peripherer Nervenläsionen (z. B. im Rahmen von Kompartmentsyndromen und seltener Entzündungen).

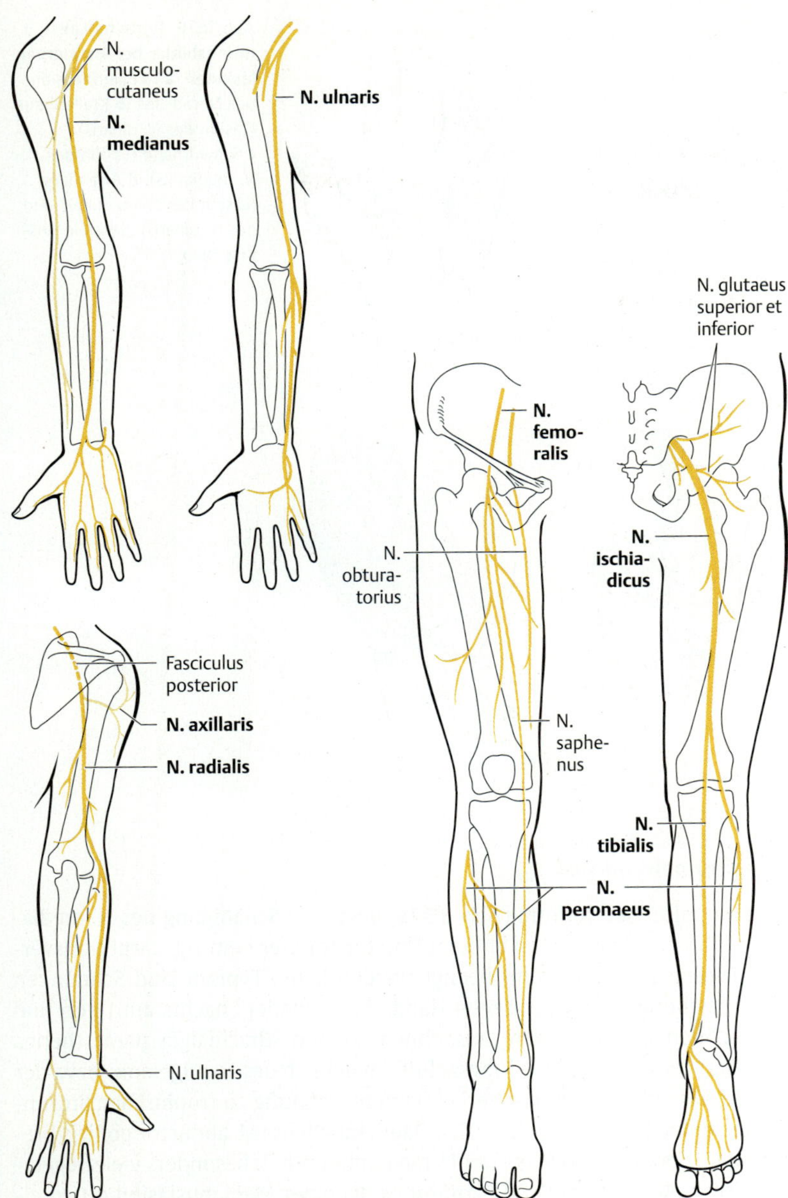

Abb. 3.**35** **Verlauf einiger wichtiger peripherer Nerven**

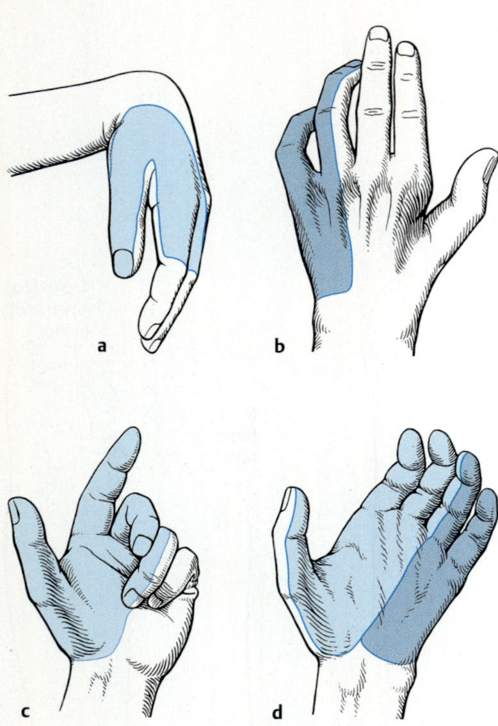

Abb. 3.**36** **Typische Lähmungsbilder bei Armnervenläsionen**. **a** Fallhand (Läsion des N. radialis). **b** Krallenhand (Läsion des N. ulnaris). **c** Schwurhand (Läsion des N. medianus). **d** Affenhand (Läsion des N. medianus und des N. ulnaris). Sensible Ausfälle blau.

Karpaltunnelsyndrom

Beim Karpaltunnelsyndrom (Abb. 3.**37a**) liegt eine Schädigung des N. medianus im Canalis carpi vor, wo er beim Durchtritt unter dem Lig. carpi transversum (Retinaculum flexorum) beengt werden kann. Typisch sind Schmerzen und Parästhesien der betroffenen Hand, die besonders nachts auftreten und sich auf den gesamten Arm ausdehnen können (Brachialgia paraesthetica nocturna), ferner ein Schwellungsgefühl im Bereich des Handgelenks bzw. der gesamten Hand. Im weiteren Verlauf kommt es häufig zu trophischen Störungen und einer Atrophie des lateralen Daumenballens (M. abductor pollicis brevis und M. opponens pollicis). Der N. medianus enthält besonders viele vegetative Fasern. Aus diesem Grund kommt es bei einer Medianusläsion oft zu einem regionalen Schmerzsyndrom (früher Sudeck-Syndrom genannt).

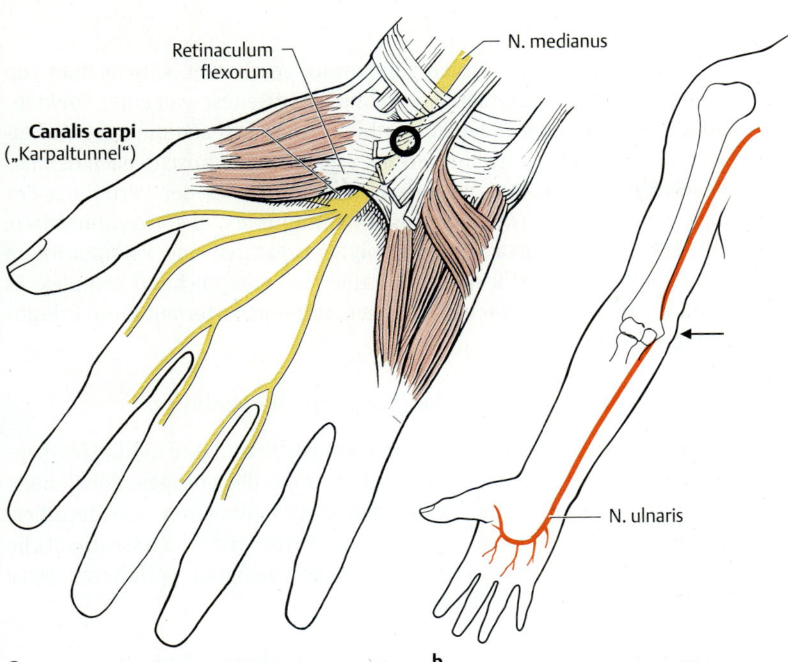

Abb. 3.**37** **a** **Canalis carpi mit N. medianus** (Karpaltunnelsyndrom). **b** **Sulcus-ulnaris-Syndrom**: Druckschädigung des N. ulnaris durch Druck oder Luxation.

Schädigung des N. ulnaris – Sulcus-ulnaris-Läsion

Die Ulnarisparese ist nach der Medianusläsion die zweithäufigste periphere Nervenläsion. Der Nerv ist besonders auf der Streckseite des Ellenbogengelenks (Sulcus ulnaris) Druckeinwirkungen ausgesetzt (Abb. 3.**37b**). Neben akuten Traumen sind vor allem chronische Druckschädigungen für eine Ulnarisparese ausschlaggebend, z. B. durch Aufstützen des Armes auf eine harte Unterlage, wie es bei manchen Berufen unvermeidlich ist. Neben Parästhesien und Hypästhesien im ulnaren Bereich der Hand kommt es bei fortgesetzter Schädigung auch zu einer Atrophie des Kleinfingerballens sowie des M. adductor pollicis (Ulnarislähmung mit Krallenhand).

Polyneuropathien

Werden mehrere periphere Nerven gemeinsam geschädigt, spricht man von einer Polyneuropathie, bei infektiös-entzündlicher Genese von einer Polyneuritis. Die Klassifikation der Polyneuropathien kann nach anatomisch-strukturellen Kriterien (axonal, demyelinisierend, vaskulär-ischämisch), nach den betroffenen Systemen (sensibel, motorisch, autonom) oder der Verteilung der neurologischen Ausfälle (Mononeuropathia multiplex, distal-symmetrisch, proximal) erfolgen. Die Ursachen von Polyneuropathien und Polyneuritiden sind mannigfaltig, Diagnostik sowie Therapie sind entsprechend komplex. Es würde den Rahmen dieses Buches sprengen, differenzierter auf diese Erkrankungen einzugehen.

Differenzialdiagnose: Wurzelläsion/periphere Nervenläsion

Die Tab. 3.1 listet die Funktion der einzelnen Muskeln und ihre radikuläre (segmentale) sowie periphere Innervation auf. Mithilfe der vorliegenden Tabelle lässt sich differenzieren, ob eine Muskellähmung radikulären oder peripherneurogenen Ursprungs ist. Ferner kann auf das betroffene Wurzelsegment/die betroffenen Wurzelsegmente oder auf den geschädigten peripheren Nerv rückgeschlossen werden.

Störungen im Bereich der neuromuskulären Synapse und im Muskel

Myasthenien

Bei Störungen der neuromuskulären Übertragung ist die abnorme Ermüdbarkeit der quergestreiften Muskulatur das Kardinalsymptom. Es resultiert eine *belastungsabhängige Muskelschwäche*, die initial häufig die äußeren Augenmuskeln betrifft (Symptome: Ptose, Doppelbildwahrnehmungen), da diese über besonders kleine motorische Einheiten verfügen. Bei Generalisation der Erkrankung treten Schluckstörungen und belastungsabhängige, vorwiegend proximal betonte Muskelschwächen hinzu. Häufigste Ursache ist die Myasthenia gravis pseudoparalytica, eine Autoimmunerkrankung, bei der Antikörper gegen Acetylcholin-Rezeptoren der motorischen Endplatte gebildet werden. Dadurch wird die Erregungsübertragung gestört, weil nicht mehr genügend freie Rezeptoren zur adäquaten Impulsübertragung zur Verfügung stehen. Elektromyographisch kann man dies durch eine Abnahme der Muskelaktionspotenziale bei repetitiver Stimulierung eines betroffenen Muskels nachweisen (ein sogenanntes „Dekrement"). Die Diagnose wird gestellt anhand der typischen klinischen Symptomatik, durch das EMG (Dekrement), den Nachweis

Tabelle 3.1 Segmentale und periphere Muskelinnervation

Funktion	*Muskel*	*Nerv*
I. Plexus cervicalis C1–C4		
		Nn. cervicales
Flexion, Extension, Rotation und seitliches Beugen des Halses	Mm. colli profundi (+ M. sternocleidomastoideus u. M. trapezius)	C1–C4
Hebung des oberen Thorax, Inspiration	Mm. scaleni	C3–C5
		N. phrenicus
Inspiration	Diaphragma	C3, C4, C5
II. Plexus brachialis C5–Th1		
		Nn. pectorales mediales et laterales
Adduktion und Innenrotation des Armes und Schultersenkung von hinten nach vorn	M. pectoralis major et minor	C5–Th1
		N. thoracicus longus
Fixation der Skapula beim Armheben (Vorschieben der Schulter)	M. serratus anterior	C5–C7
		N. dorsalis scapulae
Elevation und Adduktion der Skapula an die Wirbelsäule	M. levator scapulae Mm. rhomboidei	C4–C5
		N. suprascapularis
Heben und Außenrotation des Armes	M. supraspinatus	C4, C5, C6
Außenrotation des Armes im Schultergelenk	M. infraspinatus	C4, C5, C6
		N. thoracodorsalis
Innenrotation im Schultergelenk u. Adduktion von vorn nach hinten sowie Senkung des erhobenen Armes	M. latissimus dorsi M. teres major M. subscapularis	C 5, C 6, C 7, C 8 (vom hinteren Plexusstrang)
		N. axillaris
Seitliche Anhebung (Abduktion) des Armes bis zur Horizontalen	M. deltoideus	C5–C6
Außenrotation des Armes	M. teres minor	C4–C5
		N. musculocutaneus
Beugung des Ober- und Unterarmes und Supination des Unterarmes	M. biceps brachii	C5–C6
Elevation und Adduktion des Armes	M. coracobrachialis	C5, C6, C7
Beugung des Unterarmes	M. brachialis	C5–C6

Tabelle 3.1 (Fortsetzung)

Funktion	*Muskel*	*Nerv*
		N. medianus
Beugung und Radialdeviation der Hand	M. flexor carpi radialis	C6, C7
Pronation des Unterarmes	M. pronator teres	C6–C7
Beugung der Hand	M. palmaris longus	C7, C8, Th1
Beugung der Endphalanx des Daumens	M. flexor pollicis longus	C6, C7, C8
Beugung der Endphalangen vom Zeige- und Mittelfinger	M. flexor digitorum profundus (radiale Portion)	C7, C8, Th1
Abduktion des Metakarpale I	M. abductor pollicis brevis	C7, C8, Th1
Beugung der Grundphalanx des Daumens	M. flexor pollicis brevis	C7, C8, Th1
Opposition des Metakarpale I	M. opponens pollicis brevis	C6, C7 C8, Th1
Beugung der Grundphalangen und Streckung in den übrigen Gelenken	Mm. lumbricales Zeige- und Mittelfinger	
		N. ulnaris
Beugung der Grundphalangen und Streckung in den übrigen Gelenken	Ring- und Kleinfinger	C8, Th1
Beugung und Ulnarflexion der Hand	M. flexor carpi ulnaris	C7, C8, Th1
Beugung der Endphalangen vom Ring- und Kleinfinger	M. flexor digitorum profundus (ulnare Portion)	C7, C8, Th1
Adduktion des Metakarpale I	M. adductor pollicis	C8, Th1
Abduktion des Kleinfingers	M. abductor digiti V	C8, Th1
Opposition des Kleinfingers	M. opponens digiti V	C7, C8, Th1
Beugung des kleinen Fingers im Grundgelenk	M. flexor digiti brevis V	C7, C8, Th1
Beugung der Grundphalangen, Streckung des III-., IV- und V. Fingers in den Mittel- und Endgelenken, ferner Spreizen und Aneinanderlegen dieser Finger	Mm. interossei palmares et dorsales Mm. lumbricales 3 und 4	C8, Th1
		N. radialis
Streckung im Ellenbogen	M. triceps brachii u. M. anconeus	C6, C7, C8
Beugung im Ellenbogen	M. brachioradialis	C5, C6
Streckung und Radialabduktion der Hand	M. extensor carpi radialis	C6, C7, C8

Tabelle 3.1 (Fortsetzung)

Funktion	*Muskel*	*Nerv*
		N. radialis
Streckung der Grundphalangen II–V; Streckung und Dorsalflexion der Hand; Strecken und Spreizen der Finger	M. extensor digitorum	C6, C7, C8
Streckung der Grundphalanx vom Kleinfinger	M. extensor digiti V	C6, C7, C8
Streckung und ulnare Deviation der Hand	M. extensor carpi ulnaris	C6, C7, C8
Supination des Unterarmes	M. supinator	C5, C6, C7
Abduktion des Metakarpale I, radiale Extension der Hand	M. abductor pollicis longus	C6, C7
Streckung des Daumens in der Grundphalanx	M. extensor pollicis brevis	C7, C8
Extension der distalen Phalangen des Daumens	M. extensor pollicis longus	C7, C8
Streckung in der Grundphalanx des Zeigefingers	M. extensor indicis proprius	C6, C7, C8
		Nn. intercostales
Hebung der Rippen, Exspiration, Bauchpresse, Anteroflexion und Lateroflexion des Rumpfes	Mm. thoracis et abdominis	
III. Plexus lumbalis Th12–L4		
		N. femoralis
Beugung der Hüfte und Außenrotation	M. iliopsoas	L1, L2, L3
Beugung und Innenrotation des Unterschenkels	M. sartorius	L2, L3
Streckung des Unterschenkels im Kniegelenk	M. quadriceps femoris	L2, L3, L4
		N. obturatorius
	M. pectineus	L2, L3
	M. adductor longus	L2, L3
Adduktion des Oberschenkels	M. adductor brevis	L2, L3, L4
	M. adductor magnus	L3, L4
	M. gracilis	L2, L3, L4
Adduktion und Außenrotation des Oberschenkels	M. obturatorius externus	L3, L4
IV. Plexus sacralis L5–S1		
		N. glutaeus superior
Abduktion und Innenrotation des Oberschenkels	M. glutaeus medius et minimus	L4, L5, S1

Tabelle 3.1 (Fortsetzung)

Funktion	*Muskel*	*Nerv*
		N. glutaeus superior
Beugung des Oberschenkels in der Hüfte, Abduktion und Innenrotation	M. tensor fasciae latae	L4, L5
Außenrotation des Oberschenkels und Abduktion	M. piriformis	L5, S1
		N. glutaeus inferior
Streckung des Oberschenkels in der Hüfte	**M. glutaeus maximus**	L4, L5, S1, S2
	M. obturatorius internus	L5, S1
Außenrotation des Oberschenkels	Mm. gemelli	L4, L5, S1
	M. quadratus femoris	L4, L5, S1
		N. ischiadicus
	M. biceps femoris	L4, L5, S1, S2
Beugung des Unterschenkels	M. semitendinosus	L4, L5, S1
	M. semimembranosus	L4, L5, S1
		N. peronaeus profundus
Dorsalflexion und Supination des Fußes	M. tibialis anterior	L4, L5
Streckung der Zehen und des Fußes	M. extensor digitorum longus	L4, L5, S1
Streckung der Zehen II–V	M. extensor digitorum brevis	L4, L5, S1
Streckung der Großzehe	M. extensor hallucis longus	L4, L5, S1
Streckung der Großzehe	M. extensor hallucis brevis	L4, L5, S1
		N. peronaeus superficialis
Hebung und Pronation des äußeren Fußrandes	Mm. peronaei	L5, S1
		N. tibialis
Plantarflexion des Fußes in Supination	M. gastrocnemius M. triceps surae M. soleus	L5, S1, S2
Supination und Plantarflexion des Fußes	M. tibialis posterior	L4, L5
Beugung der Endphalangen der II.–V. Zehe (Plantarflexion des Fußes in Supination)	M. flexor digitorum longus	L5, S1, S2
Beugung der Endphalanx vom großen Zeh	M. flexor hallucis longus	L5, S1, S2
Beugung der Mittelphalangen der II.–V. Zehe	M. flexor digitorum brevis	S1–S3
Spreizung, Schließung und Beugung der Zehengrundphalangen	Mm. plantares pedis	S1, S2, S3
		N. pudendus
Verschluss der Beckenorgane (Sphinkter)	(Perineale- u. Sphinktermuskulatur)	S2, S3, S4

von Acetylcholin-Rezeptor-Antikörpern sowie Rückbildung der Beschwerden nach Gabe eines kurz wirksamen Acetylcholinesterase-Hemmers (z. B. Edrophonium-Chlorid). Die Therapie erfolgt durch Gabe länger wirksamer Acetylcholinesterase-Hemmer, Immunsuppression und bei jüngeren Patienten durch eine zusätzliche Thymektomie.

Myopathien

Bei Myopathien kommt es im Gegensatz zur Myasthenie zu meist langsam progredienten schlaffen Paresen, die weniger belastungsabhängig sind. Die Muskelatrophien sind im Vergleich zu den neurogenen Lähmungen weniger stark ausgeprägt und zum Teil durch einen fettigen Umbau des Muskels (Lipomatose) kaschiert, sodass manchmal eine Diskrepanz zwischen normalen oder sogar pseudohypertrophen Erscheinungsbildern und Kraftverlust besteht. Sensible und vegetative Störungen fehlen ebenso wie Faszikulationen, die auf eine neurogene Läsion hinweisen würden. Myalgien und Krämpfe finden sich häufiger bei metabolischen als bei kongenitalen Myopathien. Man unterscheidet Muskeldystrophien (X-chromosomal-rezessive, autosomal-dominante und rezessive Formen), metabolische Myopathien, myotone Dystrophien (mit zusätzlichen Symptomen wie Linsentrübung, Stirnglatze und weiteren systemischen Auffälligkeiten wie z. B. bei der Steinert-Batten-Curschmann Dystrophie) und Myositiden. Eine systematische Darstellung der Krankheitsbilder ist im Rahmen dieses Buches nicht möglich. Diagnostisch wegweisend sind die detaillierte Familienanamnese, die klinische Untersuchung, Laborparameter (CK-Erhöhung!) und das Elektromyogramm sowie die molekulargenetische Diagnostik, die mittlerweile in vielen Fällen eine eindeutige Zuordnung der Erkrankung erlaubt. Dadurch werden gezieltere Aussagen über die Prognose und eine stichhaltigere genetische Beratung möglich.

4 Hirnstamm

4 Hirnstamm

Der Hirnstamm ist der am weitesten basal gelegene und phylogenetisch älteste Hirnabschnitt. Er setzt sich makroskopisch aus **Medulla oblongata** (verlängertes Mark), **Pons** (Brücke) und **Mesencephalon** (Mittelhirn) zusammen. Die Medulla oblongata ist die unmittelbare Fortsetzung des Rückenmarks, das Mittelhirn grenzt kranial an das Zwischenhirn; der Pons bildet den mittleren Abschnitt. Aus dem Hirnstamm treten 10 der insgesamt **12 Hirnnerven** aus, die vorrangig für die Innervation des Kopfes und der Halsregion zuständig sind (Hirnnerven III bis XII). Der Hirnnerv I (N. olfactorius) bildet den Anfangsabschnitt der Riechbahn; der Hirnnerv II ist kein echter Hirnnerv, sondern eine Leitungsbahn des ZNS.

Der Hirnstamm ist außerordentlich reich an unterschiedlichen Bahnsystemen: alle **auf- und absteigenden Leitungsbahnen** zwischen Gehirn und Peripherie verlaufen durch den Hirnstamm, z. T. kreuzen sie hier und werden auf nachgeordnete Neurone umgeschaltet. Verbindungen bestehen darüber hinaus zwischen verschiedenen Abschnitten des Hirnstamms selbst. Ferner befinden sich im Hirnstamm zahlreiche Kerngebiete: so z. B. sämtliche **Kerne der Hirnnerven III bis XII**; über den **Nucleus ruber**, die **Substantia nigra** (beide Mittelhirnniveau), die **Olivkerne** und die **Brückenkerne** (beide Pons- und Medulla oblongata-Niveau) ist er in übergeordnete Funktionskreise zur Regulation der Motorik eingebunden; in der **Vierhügelplatte** des Mittelhirns befinden sich wichtige Umschaltstationen für die akustische und optische Wahrnehmung. Schließlich wird der gesamte Hirnstamm von einem diffusen Netzwerk unterschiedlich dicht „gepackter“ Neurone durchzogen (**Formatio reticularis**). Hier finden sich essenzielle **vegetative Regulationszentren** zur Steuerung vitaler Körperfunktionen wie Herztätigkeit, Kreislauf und Atmung. Ebenso werden von hier aus aktivierende Impulse zur Großhirnrinde ausgesandt, die für ein intaktes Bewusstsein unerlässlich sind. Absteigende Bahnen aus der retikulären Formation nehmen darüber hinaus Einfluss auf die spinalen Motoneurone.

Entsprechend der hohen Dichte und Vielfalt von Kerngebieten und Bahnsystemen sind die neurologischen Ausfälle bei Läsionen einzelner Hirnstammregionen sehr vielfältig – bei Verschlüssen einzelner Hirnstammgefäße resultieren beispielsweise ganz heterogene klinische Bilder (**Gefäßsyndrome des Hirnstamms**). Relativ häufig sind sog. gekreuzte Lähmungen (Syndrom der **Hemiplegia alternans**: Kombination aus ipsilateral zum Läsionsort gelegenem Hirnnervenausfall und kontralateraler Halbseitensymptomatik).

Hirnnervenausfälle können generell **nukleär** (Läsion von Kerngebieten im Hirnstamm), **faszikulär** (Läsion von Wurzelfasern) oder **supranukleär** bedingt sein (Läsion deszendierender Bahnen zu den Hirnnervenkernen). Die Hirnnerven können auch in ihrem **peripheren** Verlauf beschädigt werden. Die klinischen Ausfälle variieren sehr in Abhängigkeit vom Läsionsort.

4.1 Äußere Struktur des Hirnstamms

Unter dem Begriff Hirnstamm fasst man im Allgemeinen die Medulla oblongata, den Pons sowie das Mesencephalon zusammen. Die **drei Hirnstammteile** lassen sich an der Ventralseite gut voneinander abgrenzen (Abb. 4.**1a**).

Medulla oblongata

Die Medulla oblongata erstreckt sich von den Wurzeln des 1. Zervikalnervs in Höhe des Foramen magnum 2,5 bis 3 cm bis zur Brücke.

Dorsale Ansicht. An der Dorsalseite (Abb. 4.**1b**) erkennt man neben der Mittellinie als flache Wölbungen den *Grazilishöcker* und lateral davon den *Cuneatushöcker*, hervorgerufen durch den Nucleus gracilis und den Nucleus cuneatus. Hier werden die Hinterstrangfasern auf das zweite Neuron (Lemniscus medialis) zum Thalamus umgeschaltet. Die Rautengrube (*Fossa rhomboidea*) wird seitlich durch die Kleinhirnstiele (Pedunculus cerebellaris inferior et superior) begrenzt. Das kraniale Ende der Medulla entspricht einer durch die kaudalen Anteile der mittleren Kleinhirnstiele gezogenen Linie. Im kaudalen Anteil der Rautengrube finden sich verschiedene Vorwölbungen, die durch Hirnnervenkerne hervorgerufen werden, z. B. das *Vagusdreieck* (Nucleus dorsalis n. vagi), das *Hypoglossusdreieck* (Nucleus n. hypoglossi) und die *Area vestibularis* (Nuclei vestibulares et cochleares). Oberhalb der Striae medullares ventriculi quarti (Fasern von den Nuclei arcuati zum Cerebellum) findet sich der Fazialishöcker, gebildet durch Fasern des Fazialiskerns, die um den Abduzenskern herumziehen. Die Rautengrube ist vom Velum medullare superius, den Kleinhirnstielen und dem Kleinhirn überdacht.

Ventrale und seitliche Ansicht. An der ventralen Seite der Medulla (Abb. 4.**1a**) erkennt man die *Pyramiden*, die durch die Fasern der Pyramidenbahnen, die nach ihnen benannt sind, gebildet werden. Hier ist auch die *Decussatio pyramidum* sichtbar. Lateral davon findet sich eine stärkere Anschwellung, gebildet durch die Olive (*Nucleus olivaris inferior*).

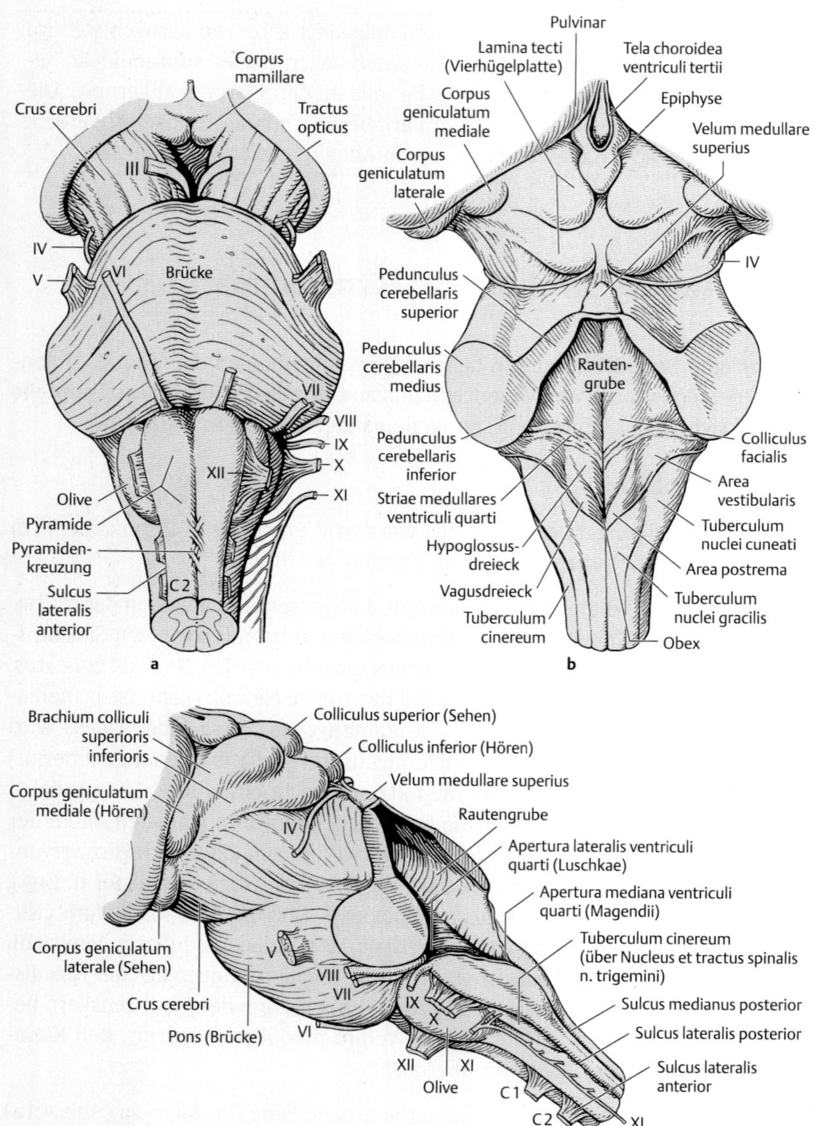

Abb. 4.1 **Hirnstamm. a** Ventrale Ansicht. **b** Dorsale Ansicht. **c** Seitliche Ansicht.

Vorderseite den Bauch
Rückseite eines Organs dem Rücken
lateral

Der *N. hypoglossus* (XII), tritt im Sulcus ventrolateralis zwischen Pyramide und Olive aus. Die Kerne des N. hypoglossus wie auch diejenigen der Augenmuskelnerven sind median im Hirnstamm angeordnet, in der sog. Lamina basilaris. Dorsal von der Olive finden sich in einer Reihe die Wurzeln des *N. accessorius* (XI), *vagus* (X) und *glossopharyngeus* (IX) (Abb. 4.**1a** und **c**). Zwischen dem Austritt dieser Nerven und dem dorsolateralen Sulcus erkennt man das *Tuberculum cinereum*, hervorgerufen durch den Nucleus tractus spinalis n. trigemini. In diesem Bereich findet sich auch der Tractus spinocerebellaris posterior, der durch den Pedunculus cerebellaris inferior (Corpus restiforme) zum Kleinhirn zieht.

Pons

Ventrale Ansicht. Die Brücke (Pons) erhielt diesen Namen, weil in der ventralen Ansicht die beiden Kleinhirnhemisphären durch sie verbunden zu sein scheinen. Es handelt sich um ein breites Band quer verlaufender Fasern, das sich von der Medulla oblongata bis zu den Hirnschenkeln (Crura cerebri) des Mittelhirns erstreckt. Es enthält *kortikopontine Fasern*, die ipsilateral in der Brücke auf ein zweites Neuron umgeschaltet werden, als pontozerebelläre Fasern auf die Gegenseite kreuzen und durch den Pedunculus cerebellaris medius zum Kleinhirn gelangen. In der Mittellinie erkennt man eine seichte Furche, die dem Verlauf der A. basilaris entspricht, aber nicht durch diese verursacht wird. Die seitlichen Erhebungen sind durch die Pyramidenbahnen bedingt.

Seitliche Ansicht. In der lateralen Ansicht (Abb. 4.**1c**) erkennt man die quer verlaufenden Brückenfasern, die zu einem dicken Bündel zusammengefasst sind, dem *Pedunculus cerebellaris medius* (Brachium pontis). Durch diesen Brückenstiel tritt seitlich der *N. trigeminus* (N. V) aus bzw. ein.

Dorsale Ansicht. Die dorsale Fläche der Brücke bildet den oralen Anteil des Bodens des IV. Ventrikels. Sie besitzt die Form eines Dreiecks mit der weitesten Ausdehnung an der Grenze zwischen Medulla oblongata und Pons. Hier findet sich auf beiden Seiten jeweils seitlich ein Recessus mit Öffnungen zum Subarachnoidalraum (Foramina Luschkae oder *Apertura lateralis ventriculi quarti*). Die unpaare *Apertura mediana ventriculi quarti* (Magendii) erkennt man am kaudalen Ende des IV. Ventrikels (Abb. 4.**1c**). Oral wird die Rautengrube von den Pedunculi cerebellaris superiores (Brachia conjunctiva) und dem Velum medullare superius überdacht.

Mesencephalon

Das Mittelhirn (Mesencephalon) erstreckt sich zwischen Brücke und Zwischenhirn (Diencephalon).

Ventrale Ansicht. Die ventrale Seite lässt zwei zur Brücke konvergierende Faserbündel, die Hirnschenkel (*Crura cerebri*), erkennen. Dazwischen befindet sich eine Grube, die *Fossa interpeduncularis.* In dieser Grube tritt beiderseits der *N. oculomotorius* (N. III) aus. Kaudal münden die Hirnschenkel in die Brücke ein. Vor dem Eintritt der Hirnschenkel in die Hirnhemisphären werden sie beiderseits vom *Tractus opticus* umfasst (Abb. 4.**1a**).

Dorsale Ansicht. Die dorsale Fläche des Mittelhirns (*Tectum*) weist vier rundliche Vorwölbungen auf, die Vierhügelplatte (*Corpora quadrigemina*). In die vorderen Vierhügel (*Colliculi superiores*) münden optische, in die etwas kleineren hinteren (*Colliculi inferiores*) akustische Impulse. Hinter den Colliculi inferiores tritt dorsal als einziger Hirnnerv der *N. trochlearis* (N. IV) aus, der um die Hirnschenkel herum ventralwärts zieht.

Seitliche Ansicht. Seitlich von den Vierhügeln erkennt man beiderseits als kleine Vorwölbungen das *Corpus geniculatum mediale* (Umschaltstation der Hörbahn) und das *Corpus geniculatum laterale* (Umschaltstation der Sehbahn), die Anteile des Thalamus sind und damit zum Zwischenhirn (Diencephalon) gehören.

Die inneren Strukturen des Hirnstamms werden aus didaktischen Gründen erst nach Abhandlung der Hirnnerven besprochen.

4.2 Hirnnerven

Ursprung – Bestandteile – Funktion

Die Abb. 4.**2** zeigt von dorsal gesehen rechts die motorischen und parasympathischen und links die sensiblen/sensorischen Hirnnervenkerne, während die Abb. 4.**3** in seitlicher Ansicht die motorischen und parasympathischen und die Abb. 4.**4** die sensiblen/sensorischen Kerngebiete in ihrer Beziehung zueinander darstellen.

Die Bestandteile der einzelnen Hirnnerven, deren Ursprung und Funktion zeigt die Tab. 4.**1**; die Abb. 4.**5** (S. 128) demonstriert übersichtlich den Austritt aller zwölf Hirnnerven aus dem Hirnstamm, die funktionellen Anteile sowie die peripheren Ursprungs- bzw. Versorgungsgebiete. Man erkennt auf der Abb. 4.**5** die Hirnnerven in der Reihenfolge von I. bis XII., wobei der I. Hirnnerv kein eigentlicher Nerv, sondern eine Leitungsbahn des zentralen Nervensystems ist.

Während man die Fasern der spinalen Nerven in somatisch-afferente, somatisch-efferente sowie in vegetativ-afferente und vegetativ-efferente einteilt,

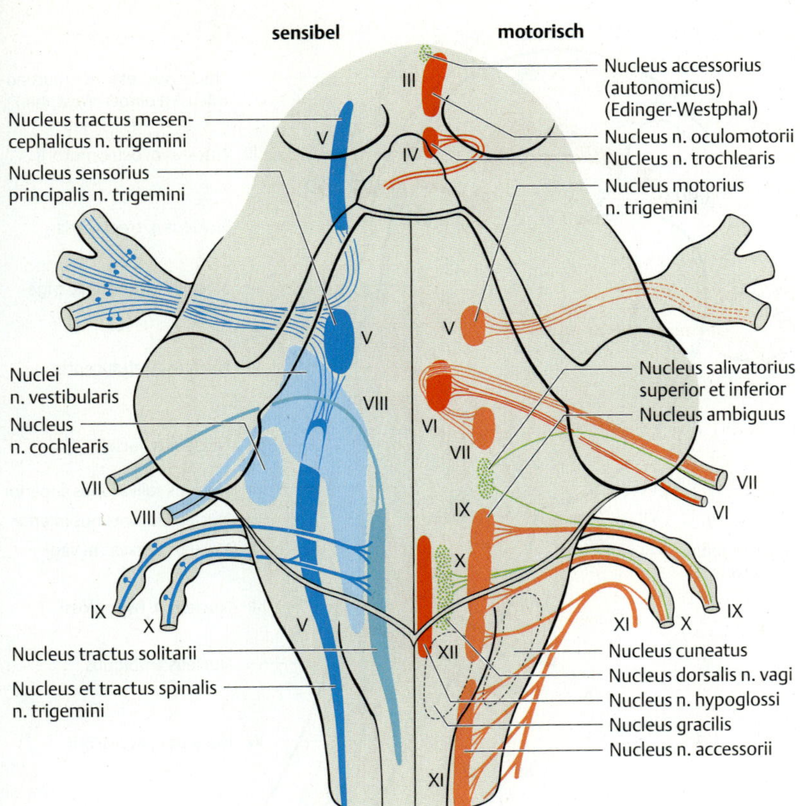

Abb. 4.2 **Hirnnervenkerne in der Ansicht von dorsal**, schematische Darstellung. Links die sensiblen bzw. sensorischen, rechts die motorischen und parasympathischen Kerne.

sind die Verhältnisse bei den Hirnnerven etwas komplizierter. Hier kommen spezialisierte Nerven von den Sinnesorganen (Sehen, Hören, Geschmack, Geruch) dazu. Ein Teil der efferenten Fasern entspringt in Kerngebieten der Kiemenbögen und innerviert die von den Kiemenbögen abstammenden Muskeln.

Man unterscheidet:

- *somatisch-afferente Fasern* (Schmerz, Temperatur, Berührung, Druck und propriozeptive Empfindungen von Rezeptoren in der Haut, in Gelenken, Sehnen usw.);

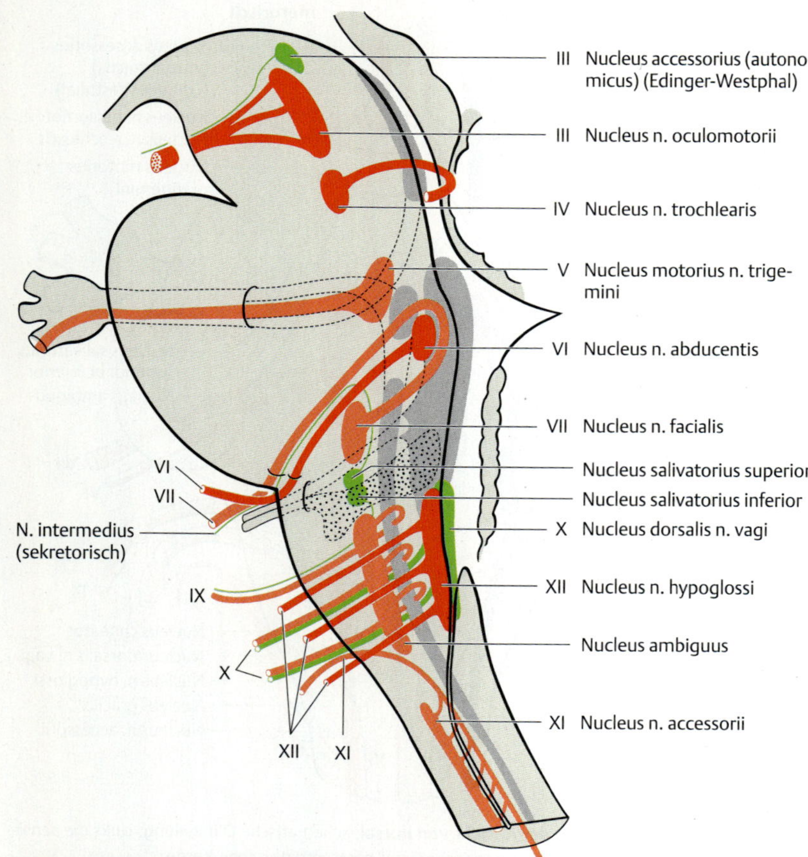

Abb. 4.3 **Motorische und parasympathische Hirnnervenkerne in der seitlichen Ansicht**, schematische Darstellung.

- *vegetativ- (oder viszeral-)afferente Fasern*, die Impulse (Schmerz) von den Eingeweiden übermitteln;
- *spezielle somatisch-afferente Fasern*, die Impulse von den speziellen Rezeptoren (Auge, Ohr) leiten;
- *spezielle afferent-viszerale Fasern*, die Geschmacks- und Geruchsimpulse vermitteln;
- *allgemeine somatisch-efferente Fasern*, die motorische Impulse zur Skelettmuskulatur leiten (N. hypoglossus, N. oculomotorius, N. trochlearis und N. abducens);

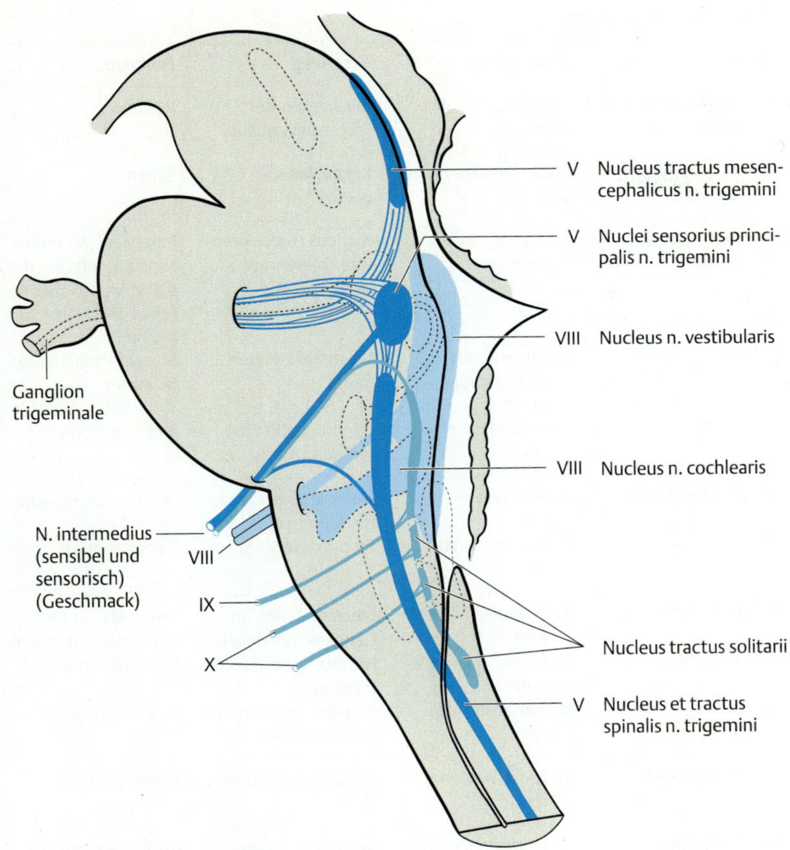

Abb. 4.**4** **Sensible und sensorische Hirnnervenkerne in seitlicher Ansicht**, schematische Darstellung.

- *viszeral-efferente Fasern*, die die glatten Muskeln, die Herzmuskulatur und die Drüsen innervieren, und zwar sowohl parasympathisch wie sympathisch;
- *spezielle branchiogen-efferente Fasern*, die die von den mesodermalen Kiemenbögen abstammende Muskulatur innervieren (motorischer Anteil des N. facialis [2. Kiemenbogen], des N. glossopharyngeus [3. Kiemenbogen] und des N. vagus [4. und weitere Kiemenbögen]).

Tabelle 4.1 Hirnnerven

Name	*Bestandteile*	*Ursprung*	*Funktion*
I. N. (Fasciculus) olfactorius	spez. viszeral-afferent	Riechzellen der Riechschleimhaut	Riechen
II. N. (Fasciculus) opticus	spez. somatisch-afferent	Retina, retinale Ganglienzellen	Sehen
III. N. oculomotorius	a) somatisch-efferent	Nucleus n. oculomotorii (Mesencephalon)	innerviert: M. rectus superior, inferior, medialis, M. obliquus inferior, M. levator palpebrae
	b) viszeral-efferent (parasympathisch)	Westphal-Edinger-Kerne	M. sphincter pupillae, M. ciliaris
	c) somatisch-afferent	Propriozeption der Augenmuskeln	Propriozeption
IV. N. trochlearis	a) somatisch-efferent	Nucleus n. trochlearis (Mesencephalon)	M. obliquus superior
	b) somatisch-afferent	Propriozeptoren	Propriozeption
V. N. trigeminus	a) somatisch-afferent	bipolare Zellen im Ganglion semilunare	Sensibilität in Gesicht, Nase- und Mundhöhle
1. Kiemenbogen	b) branchiogen-efferent	Nucleus motorius n. trigemini	Kaumuskulatur
	c) somatisch-afferent	Propriozeption in der Kaumuskulatur	Propriozeption
VI. N. abducens	a) somatisch-efferent	Nucleus n. abducentis	M. rectus lateralis
VII. N. facialis	a) branchiogen-efferent	Nucleus n. facialis	mimische Gesichtsmuskeln, Platysma, M. stylohyoideus, M. digastricus
N. intermedius 2. Kiemenbogen	b) viszeral-efferent	Nucleus salivatorius superior	Nasen- und Tränendrüsen und Speichelsekretion, Glandula sublingualis und submandibularis
	c) spez. viszeral-afferent	Ganglion geniculi	Geschmack, vordere 2/3 der Zunge
	d) somatisch-afferent	Ganglion geniculi	äußeres Ohr, Teile vom Gehörgang, äußere Fläche der Membrana tympani (sensibel)

Tabelle 4.1 Hirnnerven

Name	*Bestandteile*	*Ursprung*	*Funktion*
VIII. N. vestibulocochlearis	spez. somatisch-afferent	a) Ganglion vestibulare	Gleichgewicht, Cristae des Canalis semilunaris, Macula utriculi et sacculi
		b) Ganglion spirale	Gehör, Corti-Organ
IX. N. glosspharyngeus 3. Kiemenbogen	a) branchiogen-efferent	Nucleus ambiguus	M. stylopharyngeus, Pharynxmuskeln
	b) viszeral-efferent (parasympathisch)	Nucleus salivatorius inferior	Speichelsekretion Glandula parotis
	c) spez. viszeral-afferent	Ganglion inferius	Geschmack (hinteres Drittel der Zunge)
	d) viszeral-afferent	Ganglion superius	sensibel: hinteres Drittel der Zunge u. Pharynx (Würgreflex)
	e) somatisch-afferent	Ganglion superius	Mittelohr, Tuba Eustachii (sensibel)
X. N. vagus 4. Kiemenbogen	a) branchiogen-efferent	Nucleus ambiguus	Pharynx- u. Larynxmuskeln
	b) viszeral-efferent	Nucleus dorsalis n. vagi	Eingeweide von Brust- u. Bauchraum (parasympathisch)
	c) viszeral-afferent	Ganglion inferius (nodosum)	Bauchraum (sensibel)
	d) spez. viszeral-afferent		Geschmack: Epiglottis
	e) somatisch-afferent	Ganglion superius (jugulare)	Gehörgang, Dura (sensibel)
XI. N. accessorius	a) branchiogen-efferent	Nucleus ambiguus	Pharynx- u. Larynxmuskulatur
	b) somatisch-efferent	Vorderhornzellen	M. sternocleidomastoideus, M. trapezius
XII. N. hypoglossus	somatisch-efferent	Nucleus n. hypoglossi	Zungenmuskulatur

Die Hirnnerven verlassen den Schädel durch verschiedene Öffnungen (Foramina, Fissuren, Kanäle), die links in der Abb. 4.**6** dargestellt sind. Auf der rechten Seite sind die abgeschnittenen Nervenstümpfe in den entsprechenden Öffnungen abgebildet.

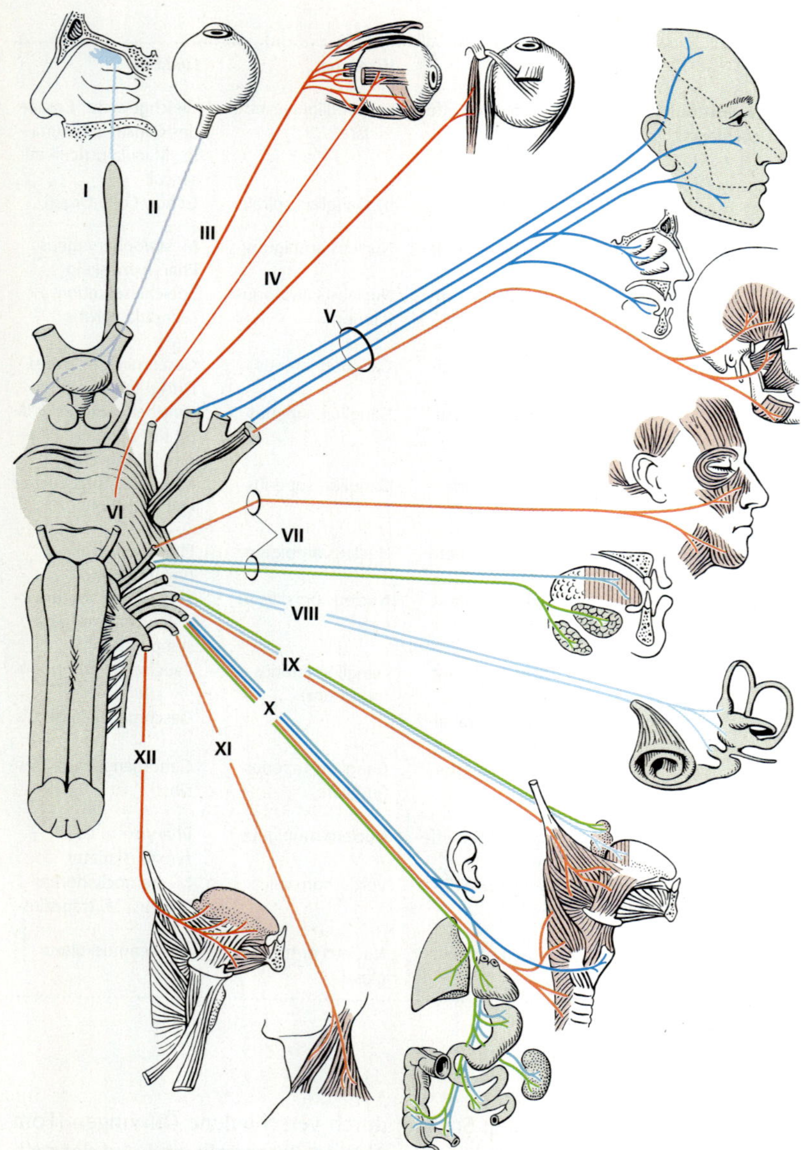

Abb. 4.5 **Hirnnerven: Austrittsstellen aus dem Hirnstamm, Bestandteile und Versorgungsgebiete**

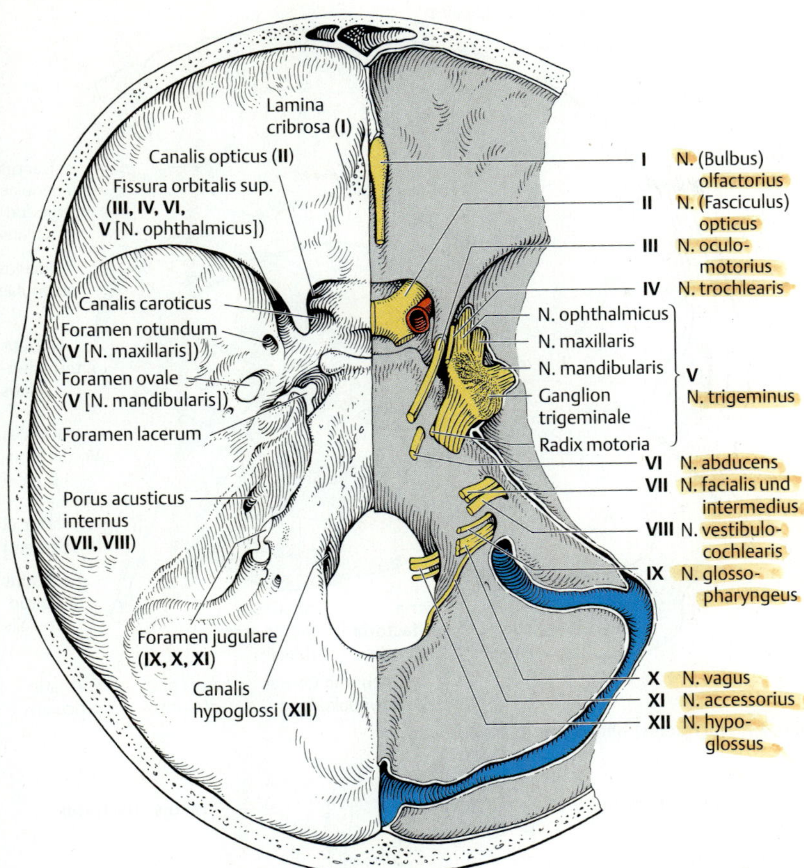

Abb. 4.**6** **Austrittsstellen der Hirnnerven aus dem Schädel**. Links die Foramina der austretenden Hirnnerven, rechts die abgeschnittenen Hirnnerven.

Olfaktorisches System (N. I)

Das olfaktorische System (Abb. 4.**7** und 4.**8**) setzt sich zusammen aus der Riechschleimhaut der Nase, den Fila olfactoria, dem Bulbus und Tractus olfactorius sowie einem Rindengebiet (Paläokortex), das sich vom Uncus des Schläfenlappens über die Substantia perforata anterior zur medialen Fläche des Stirnhirns unterhalb des Balkenknies erstreckt.

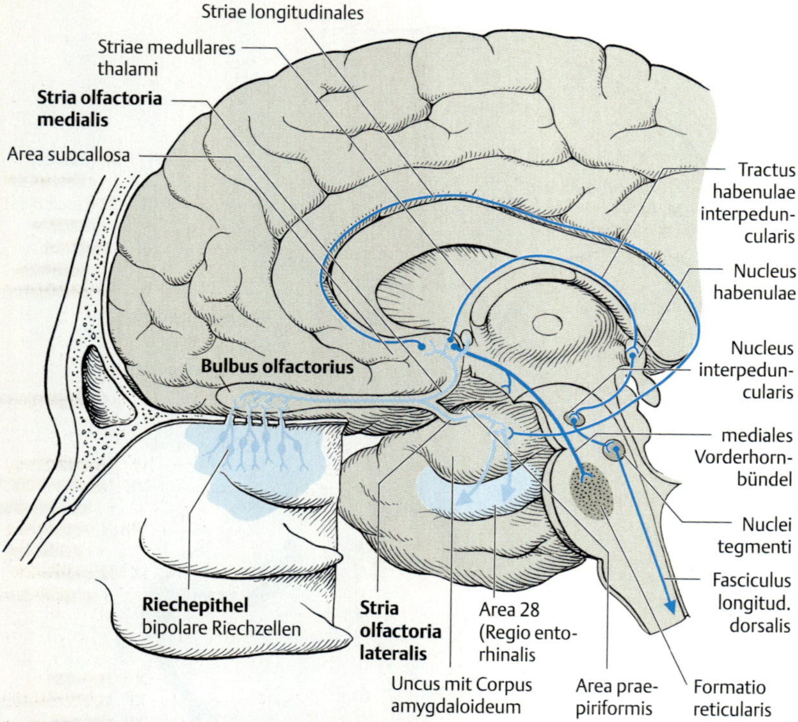

Striae longitudinales
Striae medullares thalami
Stria olfactoria medialis
Area subcallosa
Tractus habenulae interpedun-cularis
Nucleus habenulae
Nucleus interpedun-cularis
Bulbus olfactorius
mediales Vorderhorn-bündel
Nuclei tegmenti
Fasciculus longitud. dorsalis
Riechepithel
bipolare Riechzellen
Stria olfactoria lateralis
Area 28 (Regio ento-rhinalis
Uncus mit Corpus amygdaloideum
Area prae-piriformis
Formatio reticularis

Abb. 4.7 **N. (Tractus) olfactorius mit Riechbahn**

Bulbus olfactorius
Tractus olfactorius
Stria olfactoria medialis
Polus temporalis
Stria olfactoria lateralis
Limen insulae
Area praepiri-formis
Substantia perforata anterior
Corpus amyg-daloideum
Gyrus ambiens
Bandaletta diagonalis (Broca)
Gyrus semilunaris
Uncus

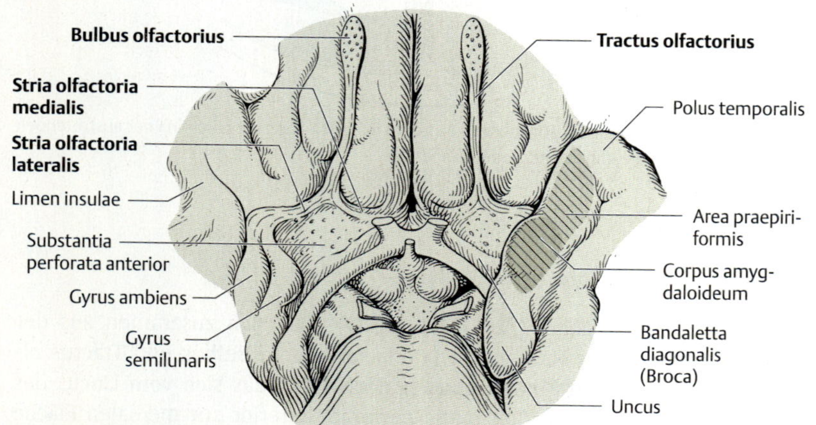

Abb. 4.8 **N. (Tractus) olfactorius in der Ansicht von unten**

Die **Riechschleimhaut** nimmt etwa ein 2 cm^2 großes Gebiet am Dach jeder Nasenhöhle ein und bedeckt teils die obere Nasenmuschel, teils das Nasenseptum. In diesem Bereich finden sich neben den Sinneszellen sowohl Stützzellen als auch Drüsen (Bowmann-Drüsen), die eine seröse Flüssigkeit sezernieren (sog. Riechschleim), in welchem sich wahrscheinlich die aromatischen Substanzen lösen. Die *Sinneszellen (Riechzellen)* sind bipolare Zellen, deren periphere Fortsätze in Riechhaaren im Riechepithel enden.

Fila olfactoria und Bulbus olfactorius. Die zentralen Fortsätze der Riechzellen (Neuriten) vereinigen sich zu Bündeln, die Hunderte markloser Fasern enthalten und zusammen von einer Schwann-Scheide umfasst werden. Diese Fila olfactoria, etwa 20 auf jeder Seite, sind die eigentlichen Riechnerven, sie leiten von allen Nervenfasern am langsamsten. Die Fila olfactoria ziehen durch die Lamina cribrosa, um im Bulbus olfactorius die ersten Synapsen einzugehen. Der Bulbus olfactorius stellt bereits einen vorgeschobenen Teil des Endhirns dar. In ihm finden sich komplizierte Synapsen mit Dendriten von Mitralzellen, Büschelzellen und Körnerzellen.

Riechbahn. Das erste Neuron der Riechbahn ist die *bipolare Riechzelle*; die Zellen des zweiten Neurons sind die *Mitral- und Büschelzellen* im Bulbus olfactorius. Die Neuriten dieser Zellen bilden den *Tractus olfactorius* (2. Neuron) an der Unterseite des basalen Stirnhirns (Orbitalhirn). Der Tractus olfactorius teilt sich vor der Substantia perforata anterior in zwei Stränge auf, und zwar in die *Stria olfactoria lateralis* und die *Stria olfactoria medialis.* Ein Teil endet auch im *Trigonum olfactorium* vor der Substantia perforata anterior. Die Fasern des lateralen Stranges ziehen über den Limen insulae zum *Corpus amygdaloideum*, *Gyrus semilunaris* und *Gyrus ambiens* (Area praepiriformis). Hier beginnt das 3. Neuron zum vorderen Anteil des *Gyrus parahippocampalis* (*Area 28*) (kortikale Projektionsfelder und Assoziationsgebiet des olfaktorischen Systems). Die Neuriten des medialen Stranges enden an Kernen in der *Area septalis* (subcallosa) unterhalb des Balkenknies sowie vor der *Commissura anterior.* Von hier aus bestehen Verbindungen zur kontralateralen Hemisphäre sowie zum limbischen System. Die Riechbahn ist die einzige sensorische Bahn, die ohne Zwischenschaltung im Thalamus die Hirnrinde erreicht. Die zentralen Verbindungen des olfaktorischen Systems sind komplex und z. T. noch nicht genau bekannt.

Verbindungen des olfaktorischen Systems mit anderen Hirnarealen. Ein Appetit anregender Geruch löst reflektorisch Speichelsekretion aus, ein übler Geruch dagegen Übelkeit und Brechreiz oder gar Erbrechen. Dabei werden Emotionen ausgelöst; es gibt angenehme und unangenehme Geruchsempfindungen. Diese emotionalen Erregungen entstehen wahrscheinlich über Verbindungen der Riechbahn mit dem Hypothalamus und Thalamus sowie dem limbischen System. Das septale Gebiet ist u. a. durch Assoziationsfasern mit dem Gyrus cinguli verbunden.

Die Hauptverbindungen zu den autonomen Gebieten stellen das *mediale Vorderhirnbündel* (Medial Forebrain Bundle) sowie die *Striae medullares thalami* dar (Abb. 6.**9**, S. 277). Das mediale Vorderhirnbündel zieht seitlich durch den Hypothalamus und gibt hier Äste an hypothalamische Kerne ab. Ein Teil der Fasern zieht weiter bis in den Hirnstamm zu vegetativen Zentren in der Formatio reticularis und zu den Nuclei salivatorii sowie dem Nucleus dorsalis n. vagi.

Die Striae medullares thalami enden im Nucleus habenulae. Diese Bahn verläuft weiter über den Nucleus interpeduncularis und die Formatio reticularis (Abb. 6.**9**, S. 277).

Störungen der Geruchsempfindung. Klinisch unterscheidet man quantitative und qualitative Geruchsstörungen. **Quantitative Veränderungen** der Geruchsempfindung sind *Hyp- oder Anosmien*, d. h. eine verminderte oder aufgehobene Geruchsempfindung. Sie sind stets zurückzuführen auf eine periphere Schädigung des N. olfactorius im Bereich der Fila olfactoria (z. B. Rhinitis; Traumata mit Abriss der Fila in der Lamina cribrosa; Medikamentennebenwirkungen) oder auf eine Schädigung des 2. Neurons (Tractus olfactorius; z. B. frontobasales Meningeom). **Qualitative Anosmien**, auch Parosmien genannt, können sich als unangenehm empfunde *Kakosmien* (Fäkalgeruch) oder *Hyperosmien* äußern, und sind eher durch eine zentrale Pathologie (z. B. Temporallappenanfälle) bedingt.

Optisches System (N. II)

Sehbahn

Die **Retina** (Abb. 4.**9a**) ist der Rezeptor für visuelle Eindrücke. Sie ist wie der Sehnerv ein vorgeschobener Anteil des Gehirns und besteht vorwiegend aus *Nervenzellen und Sinneszellen*, den *Photorezeptoren*. Die Photorezeptoren (Stäbchen und Zapfen) bilden die am tiefsten gelegene Schicht der Retina, es folgen nach oben hin zunächst die bipolaren Nervenzellen und dann die Ganglienzellen.

Stäbchen und Zapfen. Licht, das auf die Retina fällt, bewirkt in den Zapfen und Stäbchen eine photochemische Reaktion. Hierdurch werden Impulse ausgelöst, die zur Sehrinde weitergeleitet werden. Bislang nahm man an, dass die Stäbchen der Helligkeitsempfindung und dem Dämmerungssehen, die Zapfen der Farbempfindung und dem Tagessehen dienen; neuere Untersuchungen haben

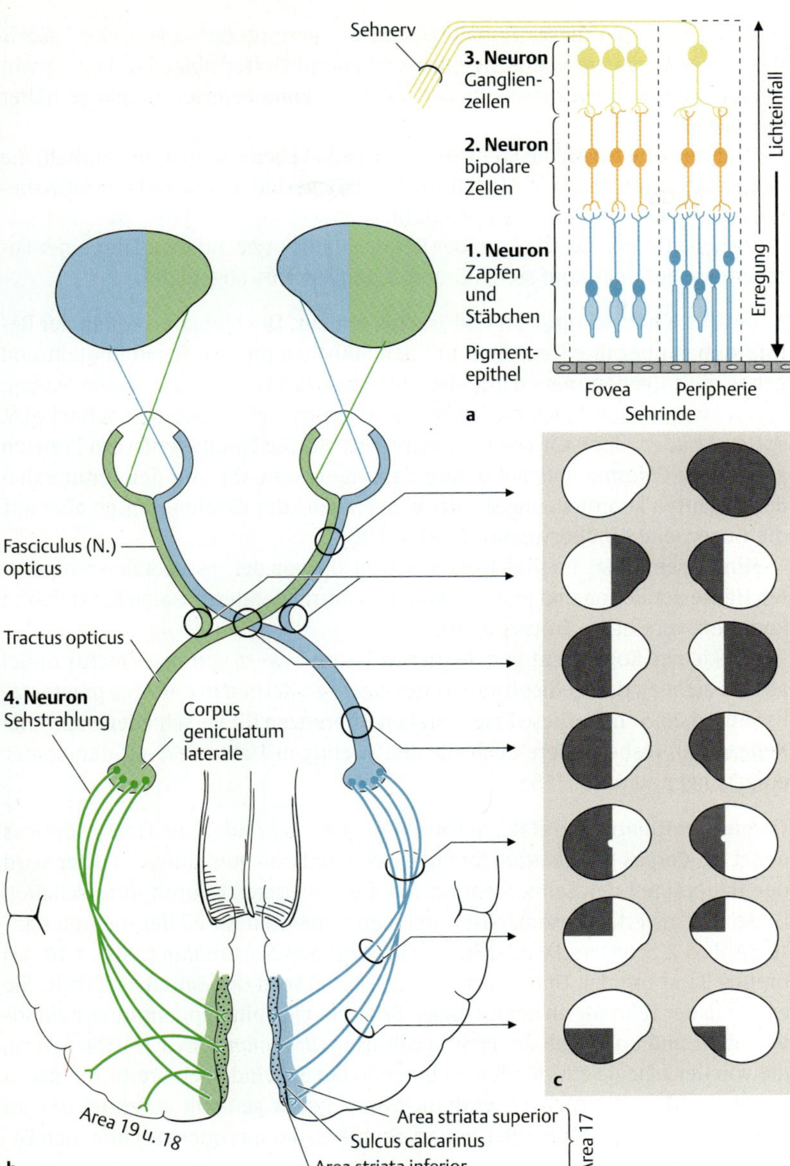

Abb. 4.**9** **N. (Fasciculus) opticus und Sehbahn**. **a** Aufbau der Retina, schematische Darstellung. **b** Sehbahn mit möglichen Läsionsherden. **c** Zugehörige Gesichtsfeldausfälle.

jedoch Zweifel an dieser Annahme und die Vermutung aufkommen lassen, dass diese Vorgänge wahrscheinlich viel komplizierter ablaufen. Es ist nicht möglich, im Rahmen dieses Buches auf diese komplizierten Vorgänge näher einzugehen.

Während die *Fovea*, die Stelle des schärfsten Sehens, nur Zapfen enthält, die zu den bipolaren Zellen im Verhältnis 1:1 stehen, sind in den übrigen Retinabereichen Zapfen und Stäbchen gemischt.

Visuelle Objekte werden auf der Retina, ähnlich wie auf dem Film einer Fotokamera, auf dem Kopf stehend und seitenverkehrt abgebildet.

N. opticus, Chiasma opticum und Tractus opticus. Die bipolaren Zellen der Retina stehen über ihre Dendriten mit den Stäbchen und Zapfen in Kontakt und geben die aufgenommenen Impulse zentralwärts an die Ganglienzellen weiter, deren lange Axone durch die Papilla nervi optici ziehen und den Sehnerv (*N. opticus*) bilden, der ca. 1 Million Fasern enthält. Die Sehnervenfasern kreuzen zu 50 % im *Chiasma opticum* derart, dass die Fasern, die von den temporalen Retinahälften kommen, ungekreuzt bleiben, jene der nasalen Hälften aber auf die Gegenseite hinüberwechseln (Abb. 4.**9b**).

Hinter dem Chiasma sind also die Fasern, die von der ipsilateralen temporalen Hälfte der Retina und jene, die von der kontralateralen nasalen Retinahälfte kommen, vereint im *Tractus opticus*.

Ein kleines Kontingent von Sehnervenfasern zweigt von den Tractus optici ab und zieht zu den Colliculi superiores sowie zu Kernen in der Area praetectalis (Abb. 4.**26**, S. 157). Diese Fasern stellen Afferenzen für verschiedene optische Reflexe dar, insbesondere auch für den wichtigen *Lichtreflex*, auf den später eingegangen wird (S. 155).

Corpus geniculatum laterale, Sehstrahlung und Sehrinde. Der Tractus opticus endet im *Corpus geniculatum laterale*, das 6 Zellschichten aufweist. Hier wird der Hauptanteil der Sehnervenfasern auf ein weiteres Neuron umgeschaltet. Diese Fasern verlaufen zunächst durch den hintersten Anteil der inneren Kapsel (Abb. 3.**2**, S. 58) und weiter in der sog. *Gratiolet-Sehstrahlung* (Abb. 4.**10**) als breites Band um das Unterhorn und das Hinterhorn des Seitenventrikels. Sie enden in der *Sehrinde* an der medialen Seite des Okzipitallappens innerhalb sowie ober- und unterhalb der Fissura calcarina (*Brodmann-Area 17*). Die Fasern, die von der Macula einmünden, nehmen in der Sehrinde den breitesten Raum ein (Abb. 4.**11**). Die Area 17 wird auch Area striata genannt aufgrund des im Schnittpräparat erkennbaren Gennari-Streifens, der aus quer verlaufenden Fasern besteht.

Somatotopische Organisation der Sehbahn. Trotz der partiellen Kreuzung der Sehnervenfasern im Chiasma opticum wird eine strenge somatotopische

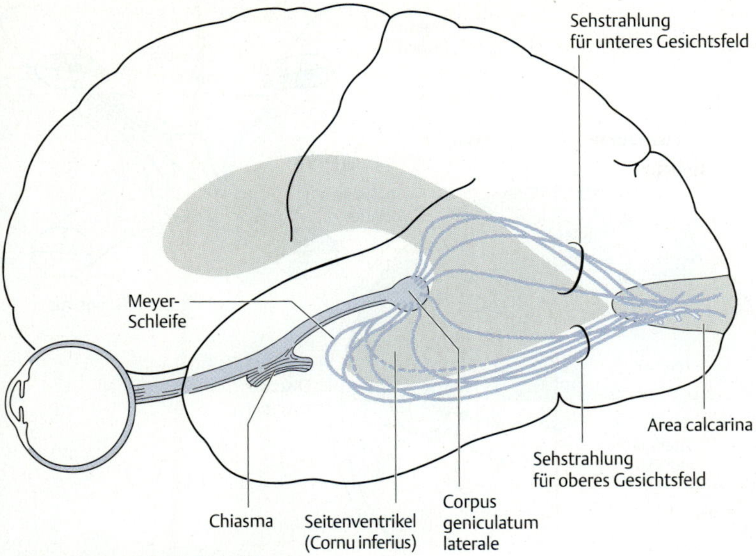

Abb. 4.**10** **Gratriolet-Sehstrahlung**

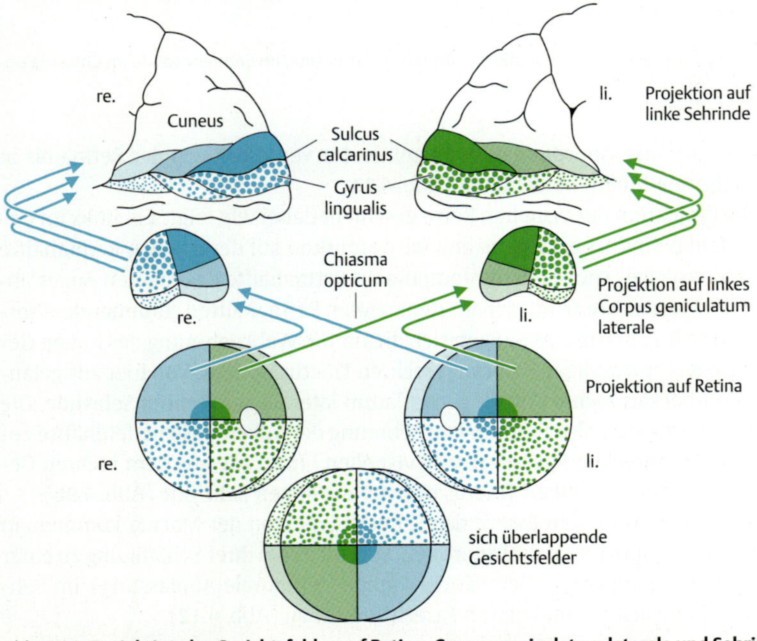

Abb. 4.**11** **Projektion der Gesichtsfelder auf Retina, Corpus geniculatum laterale und Sehrinde**

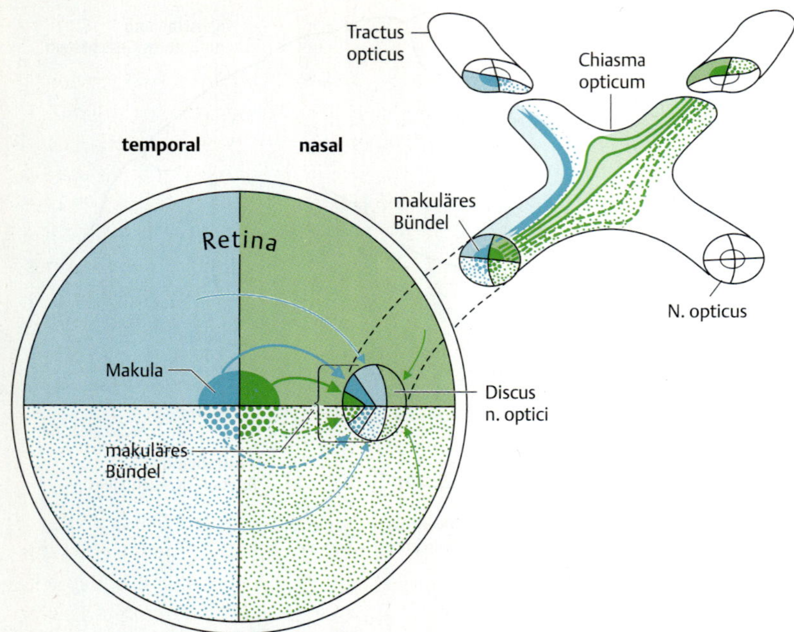

Abb. 4.**12** **Anordnung des makulären Bündels in der Retina, im Sehnerv sowie im Chiasma opticum**

Punkt-zu-Punkt-Anordnung der einzelnen Nervenfasern von der Retina bis in die Sehrinde hinein beibehalten (Abb. 4.**11**).

Die Projektion der visuellen Reize geschieht dabei wie folgt: Ein links im Gesichtsfeld befindlicher Gegenstand wird simultan auf der nasalen Retinahälfte des linken Auges sowie auf der temporalen Retinahälfte des rechten Auges abgebildet. Bei der Kreuzung der aus den nasalen Retinahälften stammenden Nervenfasern im Chiasma vereinigen sich die für die Wahrnehmung des linken Gesichtsfeldes zuständigen Fasern im rechten Tractus opticus. Von hier aus gelangen sie über das rechte Corpus geniculatum laterale zur rechten Sehrinde. Die rechte Sehrinde ist also für die Wahrnehmung der linken Gesichtsfeldhälfte zuständig. Entsprechend gelangen alle visuellen Eindrücke aus dem rechten Gesichtsfeld über den linken Tractus opticus zur linken Sehrinde (Abb. 4.**9b**).

Da sich die zentralen Fasern des Sehnervs, die von der Macula kommen, in der Papilla n. optici temporal anordnen, kommt es bei ihrer Schädigung zu einer Atrophie im temporalen Bereich der Papille (temporale Abblassung). Im Sehnerv ordnen sich die makulären Fasern zentral an (Abb. 4.**12**).

Läsionen im Verlauf der Sehbahn

Schädigungen des N. opticus. Der Sehnerv kann entweder im Bereich der Papille, im vorderen Opticus-Abschnitt oder retrobulbär geschädigt werden. Bei **Erkrankungen der Papille** (z. B. *Papillenödem* bei einer Reihe von Stoffwechselerkrankungen oder als so genannte *Stauungspapille* bei intrakranieller Drucksteigerung) kann der Befund durch ophthalmoskopische Inspektion dokumentiert werden. **Läsionen des vorderen Optikus-Abschnittes** finden sich häufig bei Vaskulitiden (z. B. bei der Arteriitis temporalis). **Retrobulbäre Läsionen** sind ein Kardinalsymptom der multiplen Sklerose (Retrobulbärneuritis). In allen Fällen kommt es klinisch zu einer längerfristigen Herabsetzung oder einem Verlust des Sehvermögens auf dem betroffenen Auge. Kurzfristige, nur Sekunden bis wenige Minuten dauernde Sehstörungen („flüchtige Erblindung") auf einem Auge werden als **Amaurosis fugax**-Attacken bezeichnet und lassen sich meist auf retinale Mikroembolien zurückführen. Hier sollte der vorgeschaltete Abschnitt der A. carotis interna auf Gefäßstenosen untersucht werden.

Schädigungen des Chiasma opticum. Bei einer Schädigung des Chiasmas, z. B. infolge eines Hypophysentumors, eines Kraniopharyngeoms oder eines Meningeoms des Tuberculum sellae, werden die kreuzenden Fasern in der Mitte des Chiasmas unterbrochen. Auf diese Weise können die temporalen Gesichtsfelder beider Seiten nicht mehr wahrgenommen werden, es resultiert eine **heteronyme bitemporale Hemianopsie** („Scheuklappenphänomen"). Da in der Regel zunächst die untersten Fasern im Chiasma geschädigt werden, die von den unteren Retinahälften stammen, wird zunächst eine obere bitemporale Quadrantenhemianopsie die Folge sein, und zwar zuerst für Farben.

In seltenen Fällen kann es auch zu einer **heteronymen binasalen Hemianopsie** kommen, und zwar dann, wenn das Chiasma von einem Tumor umwachsen wird, sodass die lateralen Anteile mit den ungekreuzten Fasern geschädigt werden (diese stammen aus den temporalen Retinahälften und sind für die Wahrnehmung der nasalen Gesichtsfeldhälften zuständig). Aneurysmen der A. carotis interna sowie basale Meningitiden können gelegentlich auch die Ursache sein. In derartigen Fällen ist die heteronyme Gesichtsfeldstörung selten ganz rein.

Schädigungen des Tractus opticus. Während die Hemianopsien bei Schädigung des Chiasmas heteronym sind, kommt es bei einer Schädigung des Tractus opticus zu einer **homonymen Hemianopsie**: Wenn beispielsweise die Fasern im rechten Tractus opticus unterbrochen werden, fallen alle Impulse aus, die von den rechten Retinahälften stammen. Die Folge ist eine Blindheit für die linke Gesichtsfeldhälfte (Abb. 4.**9b** und **c**). Ursachen sind zumeist ein Tumor oder eine basale Meningitis, seltener ein Trauma.

Da bei einer Unterbrechung des Tractus opticus auch jene Sehnervenfasern ausfallen, die zu den Colliculi superiores und zur prätektalen Region ziehen (vgl. S. 155), fehlt der Lichtreflex, wenn das Licht auf die Retinahälften der erkrankten Seite fällt. Da es nur unter großem Aufwand gelingt, einfallendes Licht auf nur eine Retinahälfte zu richten, hat dieser Test (*hemianopischer Lichtreflex*) allerdings keine große diagnostische Bedeutung.

Fallgeschichte 1: Läsion des Tractus opticus im Rahmen einer multiplen Sklerose

Eine 19-jährige Abiturientin bemerkte aus vollem Wohlbefinden heraus eine Sehstörung: Die junge Frau konnte in bestimmten Blickrichtungen nur noch verschwommen sehen, innerhalb von 24 Stunden dehnte sich dieses „Unschärfegefühl" auf das gesamte rechte Gesichtsfeld aus. Die junge Frau suchte daraufhin ihren Hausarzt auf, der sie ins Krankenhaus überwies.

Der aufnehmende Neurologe veranlasste eine Gesichtsfelduntersuchung, hierbei wurde eine Hemianospie nach rechts mit Ausnahme des oberen Anteils des rechten Gesichtsfeldes gefunden. Alle übrigen Untersuchungen, insbesondere der Neurostatus, waren komplett unauffällig.

An Zusatzdiagnostik wurden eine MRT-Untersuchung des Kopfes, eine Liquoruntersuchung sowie eine Messung der visuell evozierten Potenziale durchgeführt. Sämtliche Befunde bestätigten den Verdacht einer entzündlichen ZNS-Erkrankung (multiple Sklerose), die klinisch zu einer Läsion im Verlauf des Tractus opticus links geführt hatte. Die Patientin erhielt eine Kortisonstoßtherapie, die Symptome bildeten sich daraufhin innerhalb von drei Tagen zurück.

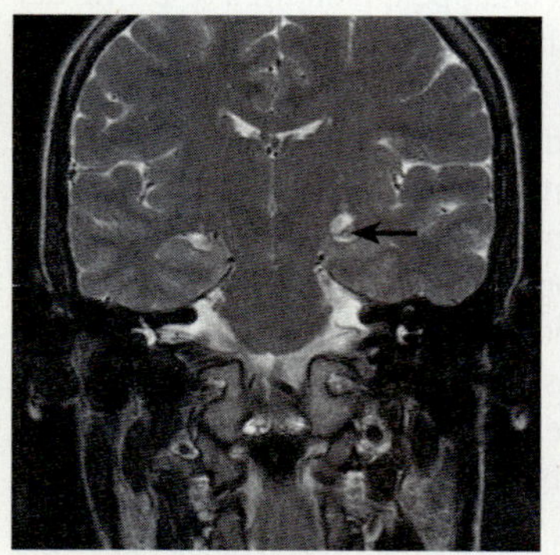

a

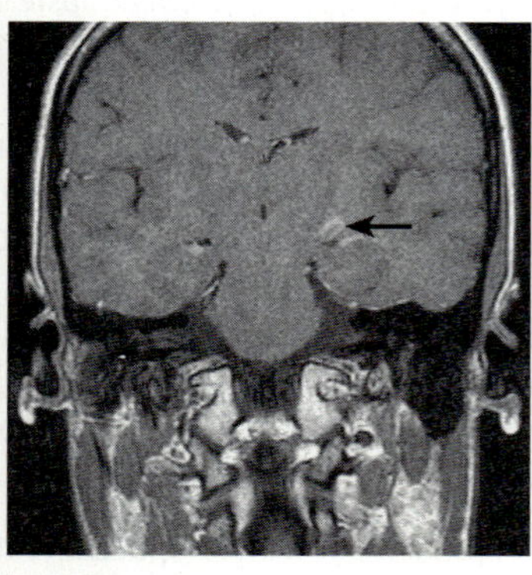

b

Abb. 4.**13 a Entzündliche Läsion des linken Tractus opticus im Rahmen einer MS. a** T2-gewichtete Aufnahme in koronarer Orientierung. Man erkennt eine hyperintense Läsion im Verlauf der Sehstrahlung links oberhalb der Fissura choroidea, die lediglich die basalen Anteile des Tractus opticus ausspart (Pfeil). **b** T1-gewichtete Sequenz in koronarer Orientierung nach Kontrastmittelgabe. Man erkennt an korrespondierender Stelle eine Kontrastmittel aufnehmende Läsion, bei der es sich um einen akuten Entzündungsherd handelt.

Schädigung der Sehstrahlung. Eine Unterbrechung im Anfangsteil der Gratiolet-Sehstrahlung hat ebenfalls eine **homonyme Hemianopsie** zur Folge, die aber, da die Fasern weit auseinander rücken, oft *nicht vollständig* ist (Abb. 4.**9**, S. 133). Eine obere Quadrantenhemianopsie weist auf einen Herd rostral im Schläfenlappen infolge einer Schädigung der sog. Meyer-Schleife (Meyer's Loop, Abb. 4.**10** S. 135) hin. Eine untere Quadrantenhemianopsie wird durch eine Schädigung der okzipitalen Anteile der Sehstrahlung hervorgerufen.

Augenbewegungen (Nn. III, IV und VI)

Drei Hirnnerven innervieren die Augenmuskeln: der N. oculomotorius (N. III), der N. trochlearis (N. IV) sowie der N. abducens (N. VI) (Abb. 4.**14** und 4.**15**).

Die Kerngebiete des N. oculomotorius sowie des N. trochlearis liegen im Tegmentum des Mittelhirns, dasjenige des N. abducens dagegen im Tegmentumanteil der Brücke unterhalb des Bodens des IV. Ventrikels.

Im Folgenden werden zunächst die von den einzelnen Augenmuskelnerven gesteuerten Bewegungen in Bezug auf das Einzelauge vorgestellt. Es darf darüber nicht vergessen werden, dass Augenbewegungen in der Regel konjugiert – also zeitgleich auf beiden Augen vornehmlich in horizontaler oder vertikaler Richtung – stattfinden. Hierfür müssen die beiden Augen – bzw. die Augenmuskelkerne im Hirnstamm – gegensinnig innerviert werden. Die komplexen zentralnervösen Verschaltungen, die solche konjugierten Augenbewegungen

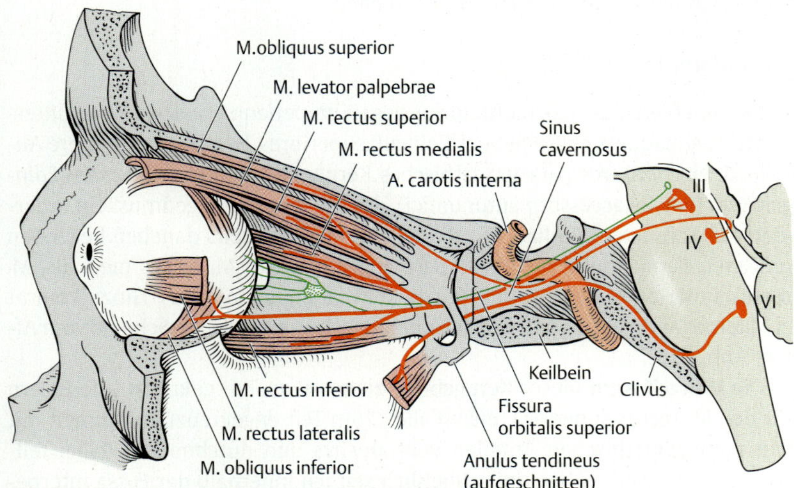

Abb. 4.**14** **Verlauf der Augenmuskelnerven, seitliche Ansicht**

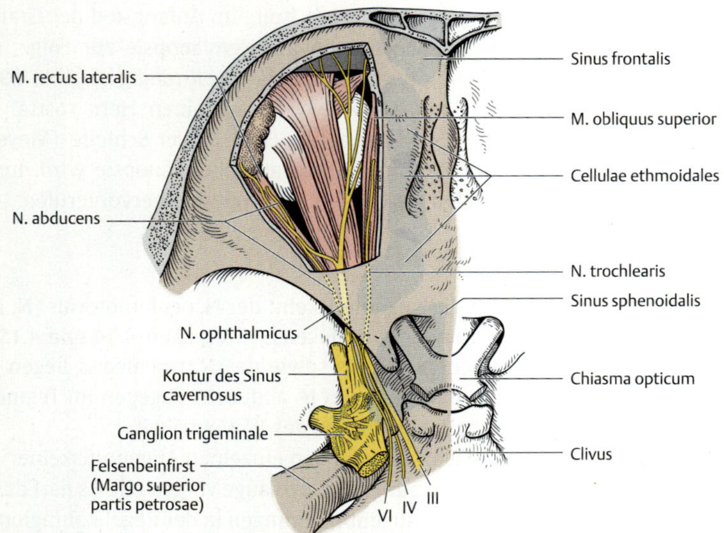

Abb. 4.**15** **Verlauf der Augenmuskelnerven, dorsale Ansicht**

ermöglichen, sind ebenfalls Gegenstand dieses Kapitels. Schließlich sind die Augenmuskelnerven noch in verschiedene Reflexbögen eingebunden: Akkommodation und Konvergenz, Pupillenreflex und optischer Schutzreflex. Auch sie werden in diesem Buchabschnitt besprochen.

N. oculomotorius (N. III)

Die **Kerngebiete** des N. oculomotorius liegen im periaquäduktalen Grau unterhalb des Aquädukts im Gebiet der Colliculi superiores. Es gibt zwei größere Anteile: 1. ein mittleres parasympathisches Kerngebiet, den sog. *Westphal-Edinger-Kern* (Nuclei accessorii autonomici), der die inneren Augenmuskeln innerviert (M. sphincter pupillae, M. ciliaris); 2. einen beidseits daneben liegenden größeren *Kernkomplex für vier äußere Augenmuskeln* (M. rectus medialis, M. rectus superior, M. rectus inferior sowie M. obliquus inferior). Hinzu kommt ein kleines *Kerngebiet für den M. levator palpebrae* (s. Warwick-Schema vom Affen, Abb. 4.**16**).

Die **Wurzelfasern** dieser Kerngebiete ziehen zum Teil gekreuzt (die Fasern für den M. rectus superior kreuzen alle), zum Teil ungekreuzt zusammen mit den parasympathischen Anteilen ventralwärts und durchqueren dabei teilweise den Nucleus ruber, um schließlich seitlich innerhalb der Fossa interpeduncularis den Hirnstamm als N. oculomotorius zu verlassen.

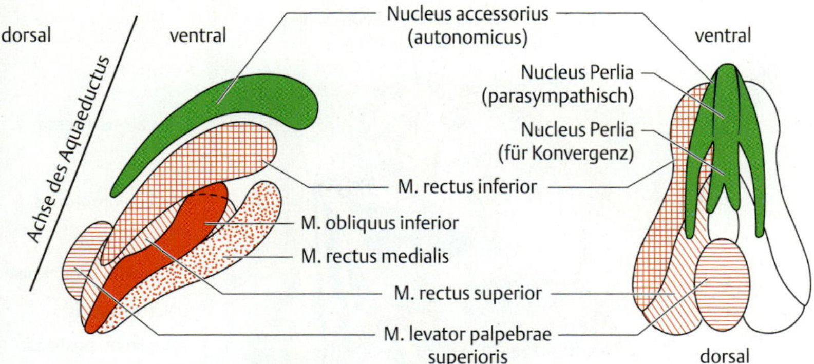

Abb. 4.**16** **Nucleus-oculomotorius-Komplex** (nach Warwick).

Der **N. oculomotorius** zieht zunächst zwischen der A. cerebelli superior und der A. cerebri posterior hindurch (Abb. 4.**17**), dicht am Rande des Tentorium cerebelli vorbei, perforiert die Dura, verläuft durch den Sinus cavernosus und erreicht schließlich durch die Fissura orbitalis superior die Augenhöhle (Abb. 4.**15** und 4.**17**). Hier zweigt der parasympathische Anteil des Nervs ab, um zum Ganglion ciliare zu gelangen, wo die präganglionären Fasern auf kurze postganglionäre für die inneren Augenmuskeln umgeschaltet werden.

Die somatischen Fasern des N. oculomotorius teilen sich in zwei Äste, wovon der obere zum M. levator palpebrae und M. rectus superior, der untere zum M. rectus medialis, rectus inferior und M. obliquus inferior zieht.

Nervus trochlearis (N. IV)

Das **Kerngebiet** des IV. Hirnnervs liegt ventral vom periaquäduktalen Grau unmittelbar unterhalb der Okulomotoriuskerne in Höhe der hinteren Vierhügel (Colliculi inferiores). Die **Wurzelfasern** verlaufen um das zentrale Grau herum und kreuzen im Velum medullare superius auf die andere Seite. Als einziger Hirnnerv tritt der N. trochlearis schließlich *dorsal* aus dem Hirnstamm durch das Tectum mesencephali aus. Im weiteren Verlauf zieht der **N. trochlearis** seitlich an den Hirnschenkeln entlang ventralwärts und erreicht gemeinsam mit dem N. oculomotorius die Augenhöhle. Hier gelangt er zum M. obliquus superior, den der N. trochlearis innerviert. Der M. obliquus superior senkt das Auge, rollt es nach innen (Zykloinversion) und abduziert es geringfügig.

Nervus abducens (N. VI)

Das **Kerngebiet** des VI. Hirnnervs liegt im Tegmentum, und zwar im kaudalen Anteil der Brücke, unmittelbar unter dem Boden des IV. Ventrikels. Um das

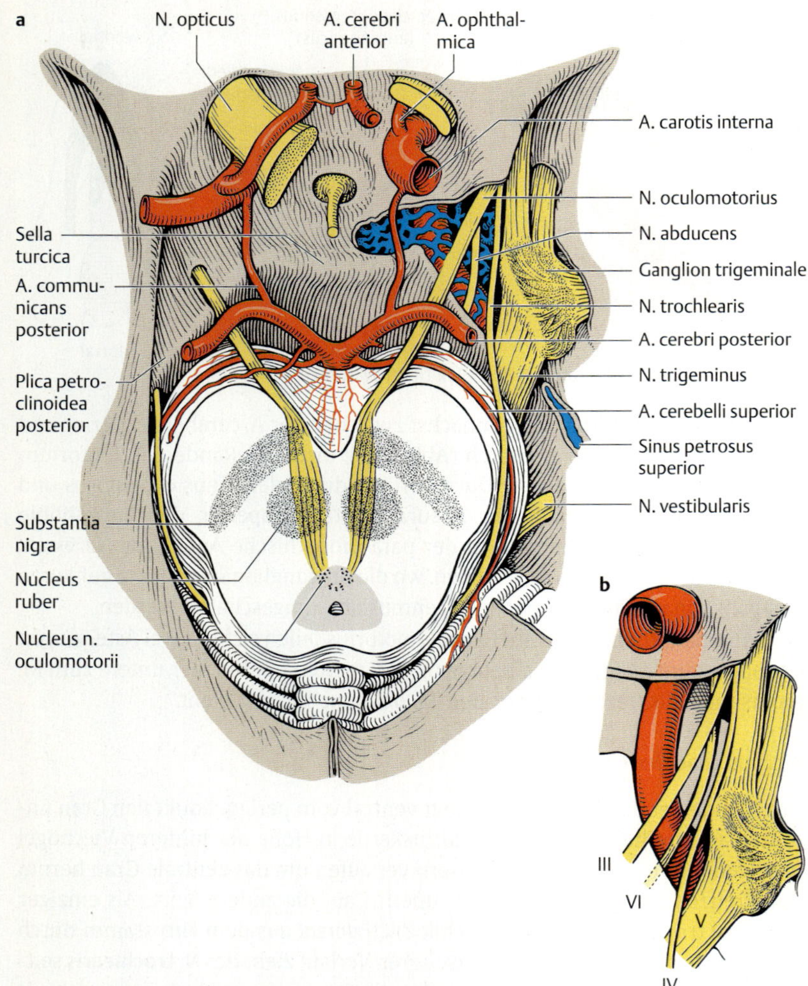

Abb. 4.**17 a Topographische Beziehungen der Augenmuskelnerven zur A. carotis interna und zum Ganglion trigeminale** mit Ästen des N. trigeminus im Sinus cavernosus, Ansicht von oben. **b** Sagittale Ansicht.

Kerngebiet des N. abducens winden sich die Wurzelfasern des VII. Hirnnervs, des N. facialis. Die **Wurzelfasern** des N. abducens ziehen durch die Brücke hindurch und treten ventral zwischen Medulla und Brücke als N. abducens aus. Der **N. abducens** verläuft anschließend über die Brücke neben der A. basilaris

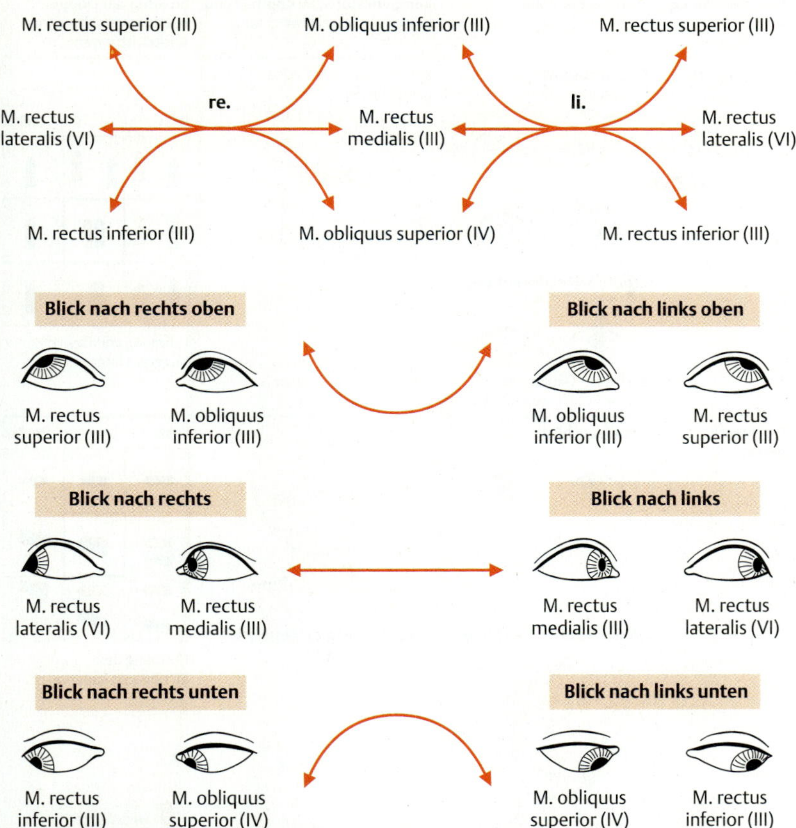

Abb. 4.**18** **Schematische Darstellung der Augenstellung in den 6 diagnostischen Blickrichtungen**, bei denen sich eine Lähmung der führenden Augenmuskeln am deutlichsten darstellt.

und gesellt sich nach Durchtritt durch die Dura zu den beiden anderen Augenmuskelnerven. Im Sinus cavernosus gelangen alle drei Augenmuskelnerven in enge Beziehung zum ersten und zweiten Ast des N. trigeminus sowie zur A. carotis interna (Abb. 4.**17**). Die Nerven liegen außerdem in enger Nachbarschaft zu den oberen und äußeren Anteilen des Sinus sphenoidalis und des Sinus ethmoidalis (Abb. 4.**15**, S. 140).

Die Abb. 4.**18** zeigt die Beteiligung der einzelnen Augenmuskeln, die beim Blick in die 6 diagnostischen Blickrichtungen führend sind; die Abb. 4.**19** lässt die Stellung der Augen und die dabei auftretenden Doppelbilder bei der Parese einzelner Augenmuskeln erkennen.

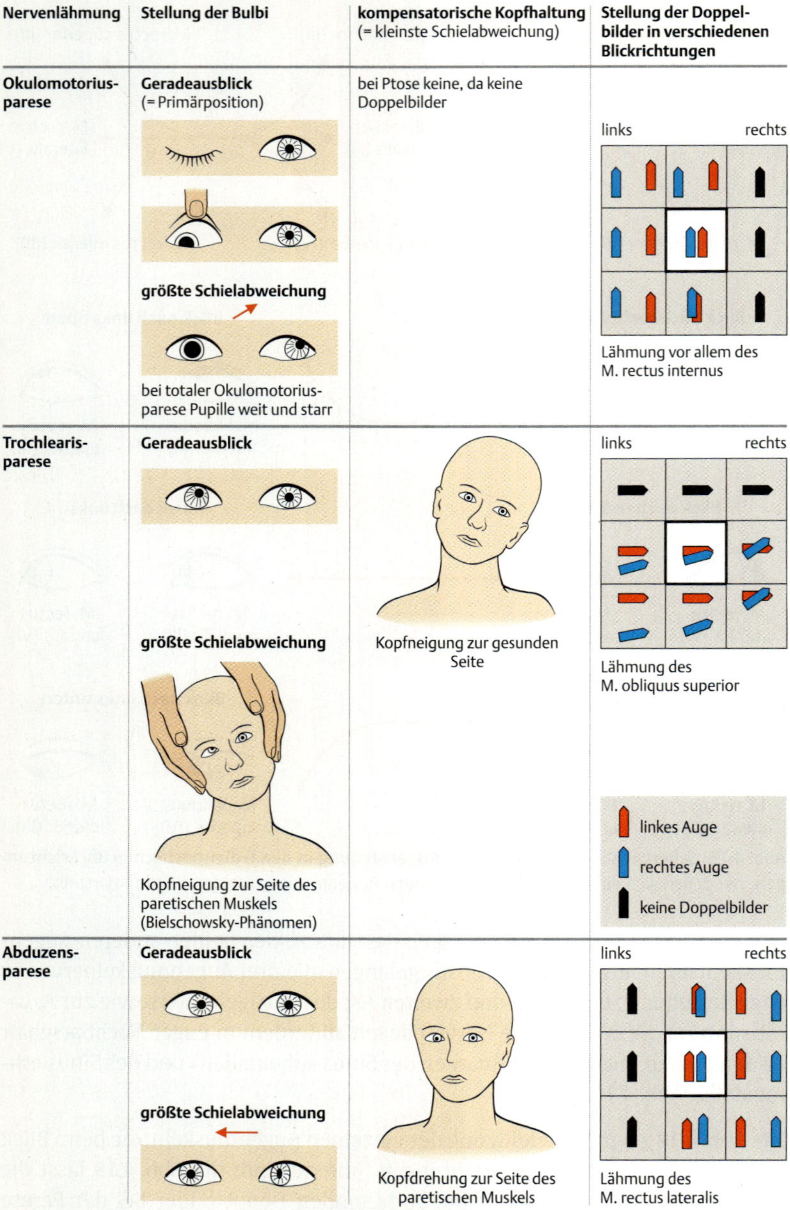

Nervenlähmung	Stellung der Bulbi	kompensatorische Kopfhaltung (= kleinste Schielabweichung)	Stellung der Doppelbilder in verschiedenen Blickrichtungen
Okulomotoriusparese	**Geradeausblick** (= Primärposition) **größte Schielabweichung** bei totaler Okulomotoriusparese Pupille weit und starr	bei Ptose keine, da keine Doppelbilder	links rechts Lähmung vor allem des M. rectus internus
Trochlearisparese	**Geradeausblick** **größte Schielabweichung** Kopfneigung zur Seite des paretischen Muskels (Bielschowsky-Phänomen)	Kopfneigung zur gesunden Seite	links rechts Lähmung des M. obliquus superior linkes Auge rechtes Auge keine Doppelbilder
Abduzensparese	**Geradeausblick** **größte Schielabweichung**	Kopfdrehung zur Seite des paretischen Muskels	links rechts Lähmung des M. rectus lateralis

Abb. 4.**19** **Bulbusstellungen und Doppelbilder bei verschiedenen Augenmuskelparesen.** Dargestellt sind Lähmungsbilder bei rechtsseitigen Läsionen. Nach: Mumenthaler, M., Mattle, H.: Neurologie, 11. Aufl., Thieme, Stuttgart 2002.

Augenmuskelparesen

Eine Augenmuskellähmung führt zu einer *Bewegungs- und Blickfeldeinschränkung des betroffenen Auges.* Oft lässt sich auch eine geringe *Achsenabweichung des Bulbus* anhand des asymmetrischen Lichtreflexes einer punktförmigen Lichtquelle auf der Kornea nachweisen (Hornhautreflextest). Bei der Doppelbildprüfung mit der Rot-Grün-Brille und dem Leuchtstab erscheint das Doppelbild des gelähmten Auges beim Blick in diejenige Richtung, für die der gelähmte Muskel normalerweise führend ist. Der Abstand der Doppelbilder ist in dieser Richtung am größten, wobei das am weitesten außen wahrgenommene Bild zum gelähmten Auge gehört (Abb. 4.**19**).

Horizontale Fehlstellungen werden als *Esotropie* (Konvergenz) oder *Exotropie* (Divergenz), vertikale Fehlstellungen als *Hyper-* bzw. *Hypotropie* bezeichnet.

Eine Störung im Kerngebiet eines Augennervs hat etwa die gleichen Folgen für die Augenmotorik wie eine Schädigung im peripheren Verlauf dieses Nervs. Eine Kernläsion ist aber im Allgemeinen mit einer Schädigung benachbarter Strukturen im Hirnstamm verbunden.

Okulomotoriusparese

Eine **komplette Okulomotoriusparese** führt zu folgender Symptomkonstellation (Abb. 4.**19**):

- *Ptosis*, durch Lähmung des M. levator palpebrae und Überwiegen des vom N. facialis innervierten M. orbicularis oculi (eine angedeutete Lidspaltenöffnung ist manchmal durch Kontraktion des M. frontalis bedingt);
- *fixierte Augenstellung mit Blickrichtung nach unten außen* infolge Überwiegens des M. rectus lateralis (N. VI) und des M. obliquus superior (N. IV);
- *Dilatation der Pupille* durch Ausfall des M. sphincter pupillae, der vom Parasympathikus innerviert wird (S. 157); Folge: fehlender Lichtreflex und aufgehobene Akkommodation (Ausfall des M. ciliaris).

Eine komplette Okulomotoriusparese (also eine Kombination aus innerer und äußerer Ophtalmoplegie, vgl. unten) ist eher selten.

Man spricht von **innerer Ophthalmoplegie**, wenn isoliert die inneren Augenmuskeln (also M. sphincter pupillae und M. ciliaris) gelähmt sind. Hier liegt bei freier Bulbusbeweglichkeit eine absolute (direkte und indirekte) Pupillenstarre vor. Durch die Akkommodationsstörung kann der Patient nicht scharf sehen. In diesem Fall sind die parasympathischen Fasern des N. oculomotorius beschädigt.

Eine **externe Ophthalmoplegie** liegt vor, wenn die Bulbusmotilität eingeschränkt, die autonome (parasympathische) Innervation aber erhalten ist.

Okulomotoriusparesen machen ca. 30 % der Augenmuskellähmungen aus und sind damit etwas seltener als Abduzensparesen mit ca. 40 – 50 % der Fälle. Die Ptose steht bei peripheren Läsionen im Vordergrund, während sie bei nukleären Läsionen seltener ist. Die pupillomotorischen Fasern verlaufen nach Austritt aus dem Hirnstamm direkt unter dem Epineurium, was die höhere Vulnerabilität dieser Fasern bei Kompression durch ein Trauma, Tumoren oder Aneurysmen erklärt. Aus dem gleichen Grund werden sie bei vaskulären (z. B. diabetisch bedingten) Läsionen seltener geschädigt. Häufigste Ursachen isolierter Okulomotoriusparesen sind Aneurysmen (ca. 30 %), Tumoren (ca. 15 %) und vaskuläre Läsionen (inkl. Diabetes ca. 15 – 20 %).

Trochlearisparese

Bei einer Trochlearisparese ist der M. obliquus superior gelähmt. Das erkrankte Auge weicht nach oben und etwas nach innen zur gesunden Seite hin ab (Abb. 4.**19**). Beim Blick des betroffenen Auges nach unten und innen, in Richtung der gesunden Seite, fällt die Blickeinschränkung besonders auf. Neigung des Kopfes zur kranken Seite und gleichzeitige Fixation mit dem gesunden Auge verstärkt die Abweichung des betroffenen Auges nach innen oben (*Bielschowsky-Zeichen*).

Häufigste Ursachen von Trochlearisparesen sind Traumen (30 – 60 %) gefolgt von vaskulären Läsionen und Tumoren.

Fallgeschichte 2: ***Nukleär bedingte Läsion des N. trochlearis infolge eines Hirnstamminfarktes***

Ein 46-jähriger Angestellter bemerkte nachmittags auf der Arbeit eine leichte Übelkeit und Brechreiz. Kollegen berichteten zudem, dass der Mann auf einmal eigenartig „abwesend“ gewirkt habe. Hieran konnte sich der Angestellte selbst nicht erinnern. Die Übelkeit habe nach kurzer Zeit nachgelassen, allerdings habe der Mann unmittelbar im Anschluss Doppelbilder wahrgenommen, insbesondere beim Blick nach unten. Dies sei ihm erstmals beim Abwärtsgehen auf einer Treppe aufgefallen. Der Mann suchte daraufhin das Krankenhaus auf.
Anhand der klinischen Untersuchung (Bulbusstellung, Augenfolgebewegungen) wurde eine Parese des M. obliquus superior links als Ursache der Doppelbilder vermutet. Zum Ausschluss einer intrakraniellen Raumforderung wurde eine MRT-Untersuchung angefertigt. In der T2-gewichteten Sequenz fand sich eine mesenzephale Läsion im Bereich des Kerngebiets des N. IV links (Abb. 4.**20**). Eine Diffusionsstörung oder Kontrastmittelaufnahme wurde in den entsprechenden Sequenzen nicht nachgewiesen. Die mesenzephale Läsion wurde anhand der Ergebnisse der bildgebenden Diagnostik sowie der Verlaufsdynamik der klinischen Symptome (akuter Beginn mit Übelkeit und plötzlich aufgetretenen Doppelbildern) auf eine Ischämie zurückgeführt (akuter lakunärer Mittelhirninfarkt). Hinweise auf eine entzündliche Erkrankung des ZNS fanden sich nicht.

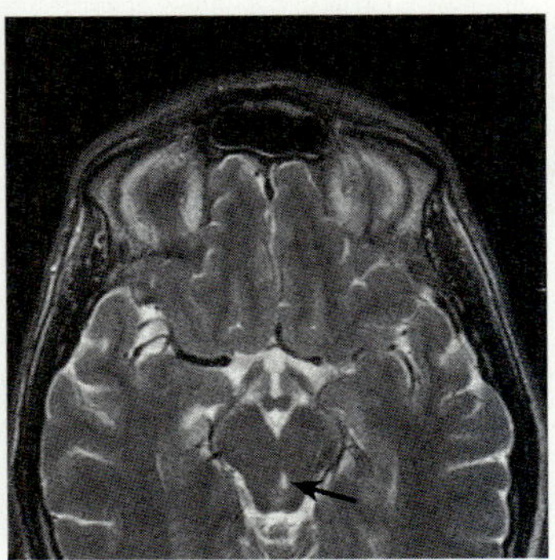

Abb. 4.20 **Nukleär bedingte Läsion des N. trochlearis links mit Parese des M. obliquus superior bei akutem Mittelhirninfarkt.** In der T2-gewichteten Sequenz findet sich eine hyperintense Läsion im Mittelhirnbereich (Pfeil).

Abduzensparese

Beim Blick geradeaus ist das erkrankte Auge nach innen gedreht und kann nicht abduziert werden, da der M. rectus lateralis gelähmt ist. Es resultiert daher ein Einwärtsschielen (*Strabismus convergens*). Beim Blick nach nasal dreht das paretische Auge infolge Überwiegens des M. obliquus inferior nach oben innen.

Die Abduzensparese tritt meist isoliert auf und wird durch Tumoren oder vaskuläre Läsionen ausgelöst. Da dieser Nerv den längsten intraduralen Verlauf hat, treten Paresen auch bei Meningitiden und subarachnoidalen Blutungen auf. Auch eine Lumbalpunktion kann durch die dabei manchmal auftretenden Änderungen des Liquordruckes eine passagere Abduzensparese auslösen.

Konjugierte Blickbewegungen

Erst durch das präzise Zusammenspiel aller Augenmuskeln kann ein Objekt zeitgleich auf beiden Seiten exakt in der Fovea abgebildet werden. Antagonisten und Agonisten der beiden Augen werden dabei jeweils synchron innerviert (*Hering-Gesetz*) und jeder Kontraktion eines Agonisten entspricht die Dekontraktion des jeweiligen Antagonisten (*Sherrington-Gesetz*). Gleichsinnige konjugierte Augenbewegungen werden als *Versionen*, gegensinnige diskonjugierte Bewegungen als *Vergenzen*, Bewegungen des Einzelauges als *Duktionen* oder *Torsionen* (Rollbewegungen) bezeichnet.

Horizontale und vertikale Blickbewegungen

Horizontale konjugierte Blickbewegungen. Die zentrale Schaltstelle für das okulomotorische System befindet sich in der **paramedianen pontinen Formatio reticularis** (**PPRF**; auch „pontines Blickzentrum“ genannt) im Bereich der Kern-

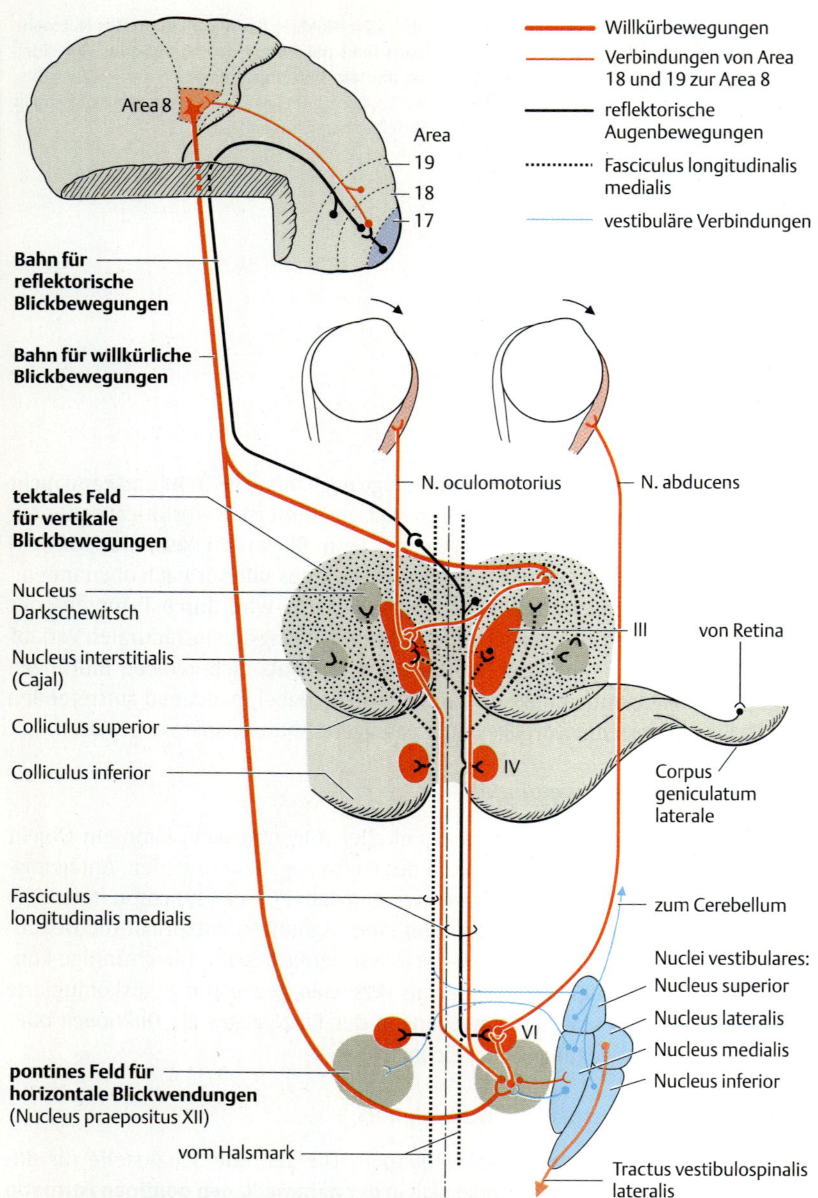

Abb. 4.**21** **Anatomisches Substrat für konjugierte Augenbewegungen.** Augenmuskelkerne, Fasciculus longitudinalis medialis und Vestibularkernkomplex mit den supra- und infranukleären Bahnen für willkürliche und reflektorische konjugierte Augenbewegungen (teilweise in Anlehnung an Hassler).

gebiete des IV. und VI. Hirnnervs. Von dort gehen alle für die konjugierten horizontalen Blickbewegungen notwendigen Verbindungen aus, insbesondere die Bahn vom ipsilateralen Abduzenskern zu dem Anteil des kontralateralen Okulomotoriuskerns, der den M. rectus medialis innerviert. Die genannte Bahn verläuft durch den **Fasciculus longitudinalis medialis**, der beidseits neben der Mittellinie des Hirnstamms entlangzieht. Er erstreckt sich vom Mittelhirn bis hinunter in das Halsmark und verbindet die einzelnen Augenmuskelkerne miteinander (Abb. 4.**21**).

In den Fasciculus longitudinalis medialis fließen darüber hinaus Impulse vom Halsmark (Hals- und Nackenmuskulatur), von den Vestibulariskernen sowie von der Hirnrinde und den Basalganglien ein.

Störungen der horizontalen Blickbewegungen. Wird der Fasciculus longitudinalis medialis unilateral, z. B. links, geschädigt, kann der Kranke den linken M. rectus medialis nicht mehr innervieren. Es liegt hierbei aber weder eine nu-

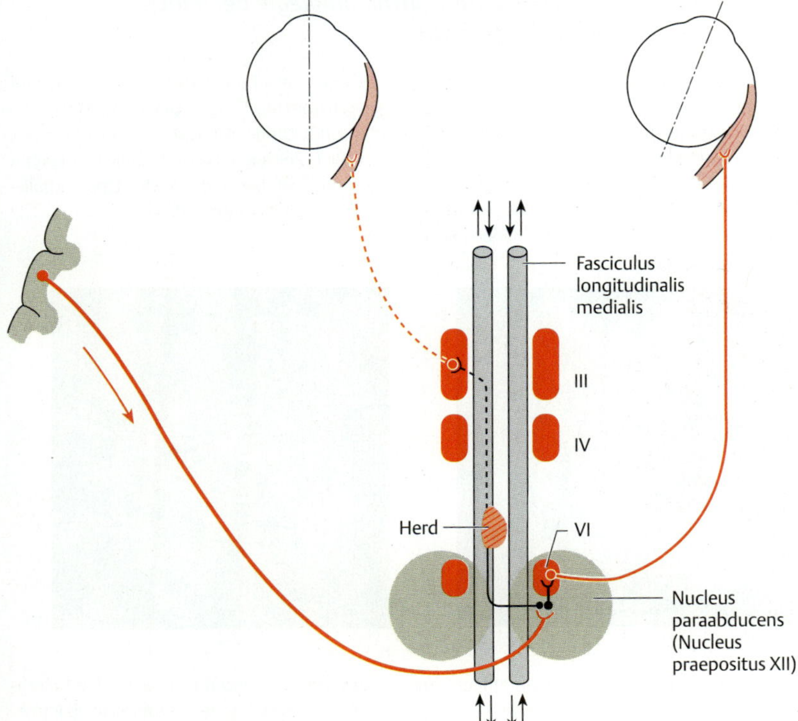

Abb. 4.**22** **Internukleäre Ophthalmoplegie** bei Läsion des Fasciculus longitudinalis medialis.

kleäre noch eine periphere Schädigung vor – reflektorisch, z. B. bei der Konvergenz, kontrahiert sich der M. rectus medialis regelrecht. Beim Versuch, nach rechts zu blicken, bleibt also das linke Auge zurück; am rechten Auge, das vom N. abducens innerviert wird, tritt ein monookulärer Nystagmus auf. Dieses Syndrom bezeichnet man als **internukleäre Ophthalmoplegie** (Abb. 4.**22**).

Da die beiden Fasciculi longitudinales mediales sehr dicht beieinander verlaufen, handelt es sich zumeist um eine doppelseitige Schädigung. In diesem Falle bleibt jeweils das adduzierende Auge beim Blick zur Seite zurück, und es tritt ein monookulärer Nystagmus am führenden Auge auf. Alle übrigen Augenbewegungen sind frei, die Pupillenreaktion ist ungestört.

Die häufigste Ursache einer internukleären Ophthalmoplegie ist die multiple Sklerose, in Frage kommt ferner eine Enzephalitis, bei älteren Menschen auch Gefäßprozesse.

Fallgeschichte 3: Internukleäre Ophthalmoplegie bei akutem Mittelhirninfarkt

Der zuvor stets gesunde, 48-jährige Mann bemerkte eine plötzliche Übelkeit mit Erbrechen und Doppelbildern. Bei der stationären Aufnahme bestanden die typischen Zeichen einer internukleären Ophthalmoplegie (vgl. oben) ohne weitere neurologische Ausfälle. Im weiteren Verlauf kam es zu einer weitgehenden Rückbildung der Symptome.

Klinischer Verlauf und MRT-Befund sprachen für ein ischämisches Ereignis (lakunärer Mittelhirninfarkt mit Läsion des Fasciculus longitudinalis medialis). Zeichen einer entzündlichen Erkrankung des ZNS bestanden nicht. Eine Emboliequelle wurde nicht gefunden.

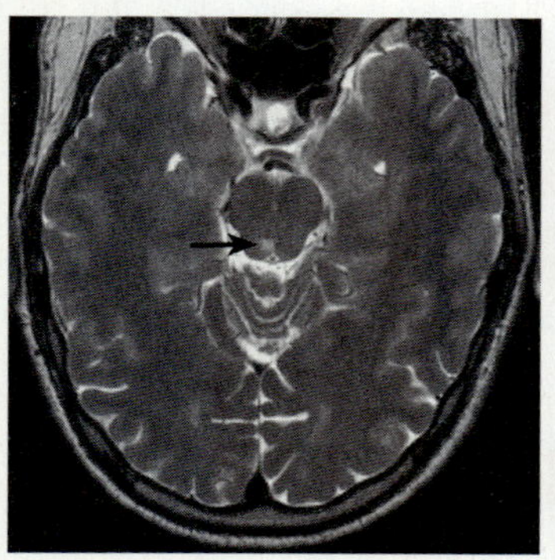

a

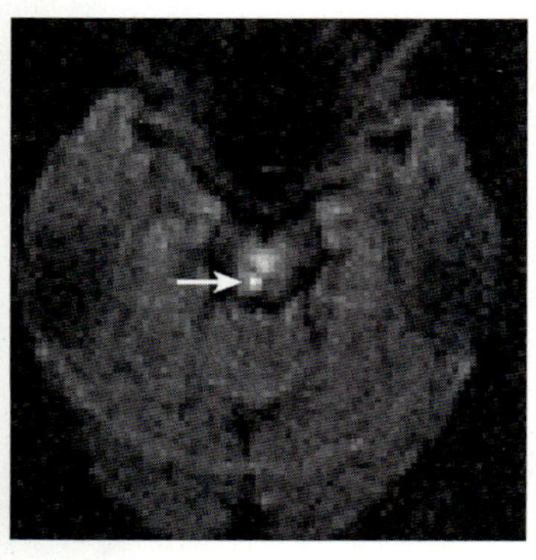

b

Abb. 4.**23** **Internukläre Ophthalmoplegie bei akutem Mittelhirninfarkt.** **a** Axiale dünnschichtige T2-gewichtete Aufnahme des Mittelhirns. Man sieht eine hyperintense Läsion rechts paramedian angrenzend an den Aquädukt. **b** Die axiale diffusionsgewichtete Aufnahme weist an derselben Stelle eine frische Läsion nach. Beide Befunde gemeinsam sprechen für eine ischämische Genese.

Vertikale konjugierte Blickbewegungen. Das Zentrum für vertikale Augenbewegungen liegt *rostrodorsal in der mesenzephalen Formatio reticularis* (Abb. 4.**21**). Dort finden sich spezielle Abschnitte der Formatio reticularis: der *Nucleus praestitialis* an der Hinterwand des III. Ventrikels für die Blickbewegung nach oben, der *Nucleus commissurae posterior* für die Blickbewegung nach unten, der *Nucleus interstitialis* (Cajal) sowie der *Nucleus Darkschewitsch* für rotatorische Blickbewegungen.

Weitere Zentren für konjugierte Blickbewegungen. Am **Vorderrand der Colliculi superiores** können gleichfalls vertikale Blickbewegungen generiert werden. Die Zerstörung dieses Gebietes hat eine Blicklähmung nach oben zur Folge (Parinaud-Syndrom).

Impulse von den **Okzipitallappen** gelangen gleichfalls zu den pontinen Blickzentren (Nucleus paraabducens) der kontralateralen Seite und bewirken konjugierte Seitwärtswendungen der Augen. Experimentell hat man durch Reizung im Bereich der Areae 18 und 19 vor allem seitliche Blickwendungen, aber auch Blickwendungen nach unten und oben auslösen können (die seitlichen Blickwendungen spielen beim Menschen zweifellos die größte Rolle, da sie am häufigsten erfolgen) (Abb. 4.**21**, S. 148).

Willkürliche Augenbewegungen werden vom **frontalen Augenfeld** in der Brodmann-Area 8 (vielleicht auch von Teilen der Areae 6 und 9) ausgelöst, die sich vor dem Gyrus praecentralis befindet (Abb. 4.**21**). Die häufigste Antwort bei Reizung in diesem Bereich ist eine konjugierte Augenwendung zur Gegenseite (*Déviation conjuguée*, s. u.) (Abb. 4.**24**). Diese Augenbewegung wird gelegentlich auch von einer Kopfdrehung zur Gegenseite begleitet.

Die **Verbindung vom frontalen Augenfeld zu den Augenmuskelkernen** ist noch nicht ganz gesichert. Die Fasern verlaufen zusammen mit dem Tractus corticonuclearis durch die innere Kapsel und die Hirnschenkel, enden aber nicht unmittelbar an den Hirnnervenkernen, sondern gelangen offenbar über verschiedene „Zwischenstationen" (Colliculi superiores, Interneurone in der Formatio reticularis, Fasciculus longitudinalis medialis) dorthin (Abb. 4.**21**).

Alle Willkürbewegungen werden von *Reflexbögen* beeinflusst, und zwar einmal von optischen, zum anderen aber auch von akustischen, vestibulären und propriozeptiven (von der Hals- und Nackenmuskulatur über den Tractus spinotectalis und den Fasciculus longitudinalis medialis).

Läsion der Blickzentren. Eine **Zerstörung der Area 8** auf einer Seite hat ein Überwiegen der anderen zur Folge, es resultiert eine konjugierte Augenwendung zur Läsionsseite (*Déviation conjuguée*, der Kranke schaut in Richtung des Herdes). Gelegentlich ist die Augenwendung von einer Kopfdrehung zur Seite

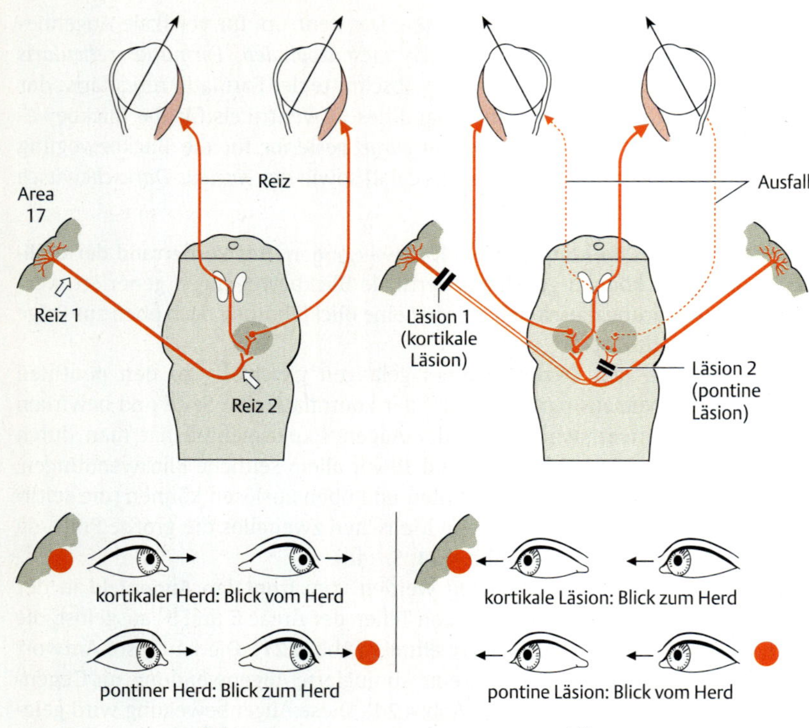

Abb. 4.**24** **Déviation conjuguée bei kortikalen und pontinen Herden** (bei Reiz oder Läsion).

der Läsion begleitet. Der Patient ist nicht in der Lage, die Augen *willkürlich* zur Gegenseite zu bewegen, wohl aber noch *reflektorisch* (umgekehrt verhält es sich bei okzipitalen Läsionen, vgl. unten): wenn ein Objekt sich langsam im Gesichtsfeld bewegt, kann der Kranke es mit den Augen verfolgen, und zwar auch in die Richtung, in die er den Blick willkürlich nicht richten kann. Die Blickwendung verschwindet im Allgemeinen nach einiger Zeit wieder. Bei einer **Reizung der Area 8** (z. B. im Rahmen eines epileptischen Anfalls) blickt der Patient hingegen vom Reizort weg.

Bei **pontinen Herden** liegen die Verhältnisse umgekehrt (Abb. 4.**24**), da die kortikopontinen Bahnen kreuzen. Bei Reizung des pontinen Blickzentrums wenden sich die Augen zum Reizort hin, bei einer Läsion wenden sie sich in die Gegenrichtung. Eine pontin ausgelöste Blicklähmung bildet sich selten vollkommen zurück.

Reflektorische konjugierte Blickbewegungen

„Fixationsreflex". Durch äußerst schnelle, ruckartige und präzise Augenbewegungen (Sakkaden) können wir den Blick willkürlich auf ein Objekt richten. Die meisten Augenbewegungen erfolgen jedoch reflektorisch: Wenn ein Objekt in unser Gesichtsfeld gerät, werden unsere Aufmerksamkeit und unser Blick automatisch darauf gerichtet. Bewegt sich das Objekt, folgen die Augen unwillkürlich und halten das Abbild des Objektes stets im Bereich des schärfsten Sehens, also in der Fovea. Dies geschieht unabhängig davon, ob sich der Betrachter oder der Gegenstand unseres Interesses oder ggf. auch beide bewegen. Bei allen willkürlichen Augenbewegungen kommen also unwillkürliche, reflektorische Komponenten hinzu. In der angelsächsischen Literatur wird das quasi reflektorische Festhalten von Blickzielen in der Fovea als Fixationsreflex bezeichnet.

Der **afferente Schenkel** des „Fixationsreflexes" verläuft von der Retina über die Sehbahn zur Sehrinde (Area 17). Von hier aus werden die Impulse zu den Areae 18 und 19 weitergeleitet. Hier nimmt der **efferente Schenkel** seinen Ausgang, der wahrscheinlich entlang der Gratiolet-Sehstrahlung (der genaue Verlauf ist noch nicht gesichert) zu den mesenzephalen und pontinen Blickzentren der kontralateralen Seite verläuft. Von dort gelangen sie zu den entsprechenden Augenmuskelkernen. Wahrscheinlich zieht ein Teil der efferenten Fasern unmittelbar zu den Blickzentren im Hirnstamm, ein anderes Kontingent verläuft indirekt über die Area 8.

Läsion des „Fixationsreflexes". Werden die okzipitalen Felder zerstört, fallen die reflektorischen Augenbewegungen aus. Der Patient kann die Augen willkürlich in jede Richtung bewegen, ein bewegtes Objekt aber nicht mehr mit gezieltem Blick verfolgen. Das Abbild des Gegenstandes gleitet sofort aus dem Bereich des schärfsten Sehens heraus und muss dann erst wieder durch willkürliche Augenbewegungen gefunden werden.

Optokinetischer Nystagmus. Ist die Aufmerksamkeit auf ein visuelles Objekt gerichtet, werden die Abbilder desselben in beiden Augen im Bereich des schärfsten Sehens in Übereinstimmung gebracht (Fusion). Bewegt sich das Objekt in der Frontalebene oder kommt es näher oder rückt es ferner: stets wird das Abbild beiderseits durch fein abgestimmte Folgebewegungen in der Fovea gehalten (Smooth Pursuit Movements, vgl. Ausführungen zum Fixationsreflex). Sobald sich das Abbild aus der Fovea herausbewegt, gelangen Impulse von der Retina über die Sehbahn zur Sehrinde und über die okzipitotektalen Fasern zu den Augenmuskelkernen, die die Augenmuskeln derart aktivieren, dass das Abbild wieder in die Fovea zurückge„holt" wird (*optokinetischer Pro-*

zess); die Augen bewegen sich dabei ruckartig (optokinetischer Nystagmus). Dieser Nystagmus tritt auf beim Blick aus einem fahrenden Zug, beim Lesen oder experimentell, wenn man einen sich langsam drehenden Zylinder anschaut, auf dem sich abwechselnd vertikal angeordnete schwarze und weiße Streifen befinden. Die ruckartigen „Rückstellsprünge" erfolgen im Wechsel mit den zuerst beschriebenen langsamen Folgebewegungen, die Richtung der Rückstellsprünge ist den langsamen Folgebewegungen entgegengesetzt. Wird der Reflexbogen für den optokinetischen Nystagmus an irgendeiner Stelle unterbrochen, verschwindet dieser Reflex. Ein Fehlen des optokinetischen Nystagmus ist stets pathologisch.

Konvergenz und Akkommodation

Beim Betrachten eines Objektes, das sich im Gesichtsfeld dem Betrachter nähert, werden andere reflektorische Vorgänge ausgelöst: Konvergenz und Akkommodation. Dabei kommt es gleichzeitig zu drei verschiedenen Vorgängen:

- **Konvergenz**: Die Mm. recti mediales beider Seiten werden zeitgleich innerviert, sodass beide Augenachsen auf das Objekt gerichtet sind. Dadurch werden die Abbilder exakt auf korrespondierende Teile der Netzhaut gebracht, also in den Bereich des schärfsten Sehens.
- **Akkommodation**: Bei einer Kontraktion des M. ciliaris wird der Aufhängeapparat der Linse entspannt. Die Linse kugelt sich – ihrer Eigenelastizität folgend – ab und erhält dadurch eine höhere Brechkraft. Ein nahe ins Gesichtsfeld gebrachtes Objekt kann auf diese Weise scharf auf der Netzhaut abgebildet werden. Auf analoge Weise lässt die Spannung des M. ciliaris beim Blick in die Ferne nach, der Aufhängeapparat übt dadurch wieder Zug auf die Linse aus. Die Linse flacht sich ab, die Brechkraft nimmt ab und die in der Ferne gelegenen Gegenstände werden scharf auf der Netzhaut abgebildet. (Abb. 4.**25**).
- **Pupillenverengung**: Die Pupille verengt sich, um ein möglichst scharfes Abbild auf der Netzhaut zu erhalten (vgl. Prinzip bei der Fotokamera: kleine Blende, um die Schärfe zu erhöhen).

Alle drei Reaktionen können willkürlich ausgelöst werden, indem man einen nahen Gegenstand fixiert. Dasselbe geschieht aber auch reflektorisch, wenn ein ferner Gegenstand sich plötzlich nähert.

Anatomisches Substrat von Konvergenz und Akkommodation (Abb. 4.**25**). Die Impulse verlaufen **afferent** von der Retina bis zur Sehrinde und **efferent** von der Sehrinde über die Area praetectalis zu einem parasympathischen Kerngebiet, das als *Nucleus Perlia* bezeichnet wird und sich in der Mitte und ventral von den Westphal-Edinger-Kernen (Nuclei accessorii [autonomici]) befindet.

Von dieser Kerngruppe gelangen die Impulse zu den *Kernen der beiden Mm. recti mediales* (für die Konvergenzbewegung der Augen) und zu den *Westphal-Edinger-Kernen*, von wo aus sie das Ganglion ciliare und anschließend den M. ciliaris (Akkommodation) sowie den M. sphincter pupillae erreichen (Pupillenverengung) (Abb. 4.**26**). Die Verbindungen zum M. ciliaris und zum M. sphincter pupillae benutzen wahrscheinlich unterschiedliche Bahnen, da der Akkommodations- und der Lichtreflex isoliert ausfallen können. Bei der Lues beispielsweise findet sich das Syndrom der Argyll-Robertson-Pupille: Die Lichtreaktion ist erloschen, Konvergenz und Akkommodation sind erhalten.

Regulation der Pupillenweite/Lichtreflex

Bei Lichteinfall auf die Retina verändert sich die Pupillenweite: Helligkeit bewirkt Pupillenverengung, Abdunkelung Pupillenerweiterung (Pupillenreflex). Der Pupillenreflex „dosiert" die Lichtmenge, die auf die Retina fällt, einmal, um die Photorezeptoren vor zu starkem Lichteinfall zu schützen, zum anderen, um die visuellen Objekte schärfer auf der Netzhaut abzubilden, wie man dies auch mit der Blende einer Fotokamera bewerkstelligt. Der Reflex läuft subkortikal ab, also unbewusst.

Afferenter Schenkel des Pupillenreflexes (Abb. 4.**26**). Die afferenten Fasern des Pupillenreflexes verlaufen gemeinsam mit den Fasern der Sehbahn im *N. und Tractus opticus* bis zum Corpus geniculatum laterale, treten aber nicht in dieses ein, sondern verlaufen weiter in Richtung der Colliculi superiores und enden an *Kernen in der Area praetectalis.* Zwischenneurone ziehen zu den parasympathischen *Westphal-Edinger-Kernen* (Nuclei accessorii [autonomici]) beider Seiten (Abb. 4.**26**). Da die Westphal-Edinger-Kerne Zuflüsse aus den Netzhäuten *beider* Augen erhalten, gibt es die konsensuelle Lichtreaktion: Belichtung eines Auges führt gleichzeitig zur Pupillenverengung des kontralateralen Auges).

Läsionen des afferenten Schenkels. Eine Schädigung der Gratiolet-Sehstrahlung oder der Sehrinde hat naturgemäß keinen Einfluss auf die Lichtreaktion, ebensowenig eine Zerstörung der Colliculi superiores. Der Pupillenreflex erlischt jedoch bei einer *Schädigung der Area praetectalis.* Aus diesem Grund nimmt man an, dass der afferente Schenkel des Pupillenreflexes in diesem Bereich verläuft, auch wenn die genaue anatomische Lokalisation dieser Bahn nicht ganz gesichert ist. Bei einer *Läsion der afferenten Fasern im N. opticus* fehlt bei Belichtung des herdseitigen Auges der Lichtreflex auf dem ipsilateralen *und* dem kontralateralen Auge. Bei einer Belichtung des kontralateralen Auges erfolgt der Lichtreflex auf beiden Seiten regelrecht.

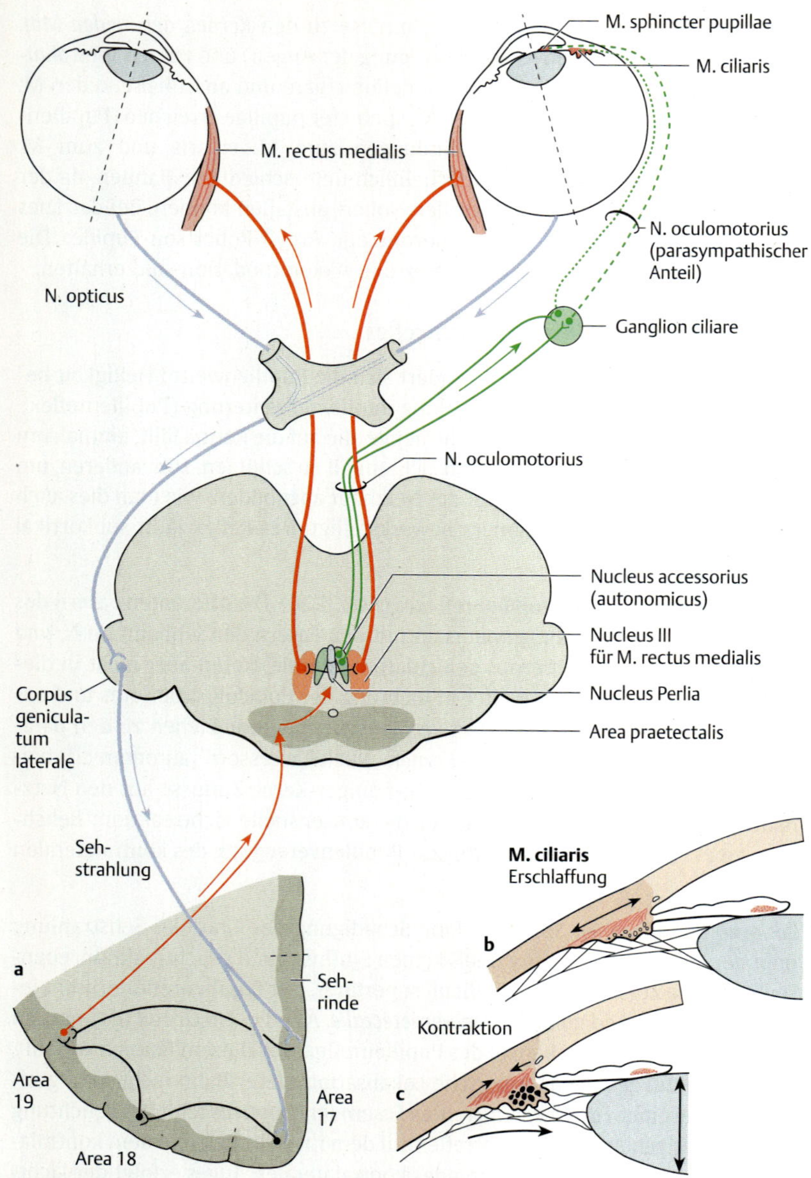

Abb. 4.**25 a Konvergenz und Akkommodation, anatomisches Substrat. b** M. ciliaris bei Erschlaffung (Fernsehen). **c** M. ciliaris bei Kontraktion (Nahsehen).

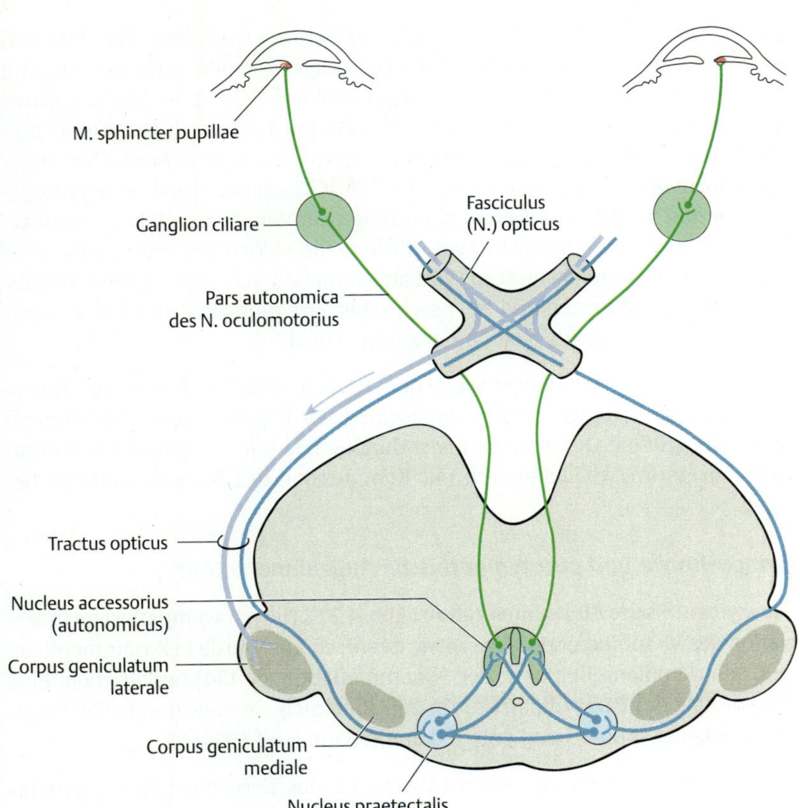

Abb. 4.**26** **Pupillenreflex**, schematische Darstellung.

Efferenter Schenkel des Pupillenreflexes (Abb. 4.**26**). Die efferenten Fasern nehmen ihren Ursprung in den *Westphal-Edinger-Kernen* und ziehen mit dem *N. oculomotorius* bis in die Augenhöhle. Hier zweigen die parasympathischen präganglionären Fasern ab, die im *Ganglion ciliare* auf kurze postganglionäre Fasern umgeschaltet werden. Diese treten in das Auge ein, wo sie den M. sphincter pupillae innervieren (Abb. 4.**26**).

Läsionen des efferenten Schenkels. Wird der N. oculomotorius oder das Ganglion ciliare geschädigt, können die Impulse von den Westphal-Edinger-Kernen den M. sphincter pupillae des ipsilateralen Auges nicht mehr erreichen. Mydriasis sowie fehlender Lichtreflex sind die Folge.

Weitere Faktoren, die Einfluss auf die Pupillenweite nehmen. Die Pupillenweite wird nicht nur vom Lichteinfall in das Auge gesteuert, auch extraokuläre Reize können zur Veränderung der Pupillenweite führen. So können *starke Schmerzreize*, besonders im Bereich der Nackenmuskulatur, als auch *starke psychische Erregungen* zur Pupillenerweiterung führen. Man nahm bisher allgemein an, dass diese Mydriasis auf dem Einfluss des sympathischen Nervensystems beruht, und zwar auf einer Kontraktion des vom Sympathikus innervierten M. dilatator pupillae (s.u), was mittlerweile jedoch bezweifelt wird. Aufgrund neuerer Untersuchungen wird angenommen, dass die Pupillenerweiterung bei Schmerzreizen und bei psychischer Erregung eher durch eine Hemmung der parasympathischen Innervation erfolgt.

Anisokorie. Bei verschiedener Weite der Pupillen spricht man von einer Anisokorie. Ein geringfügiger Größenunterschied der Pupillen kann physiologisch sein, eine größere Differenz ist meist durch einen (einseitigen) raumfordernden Prozess im Schädelinneren mit Kompression des N. oculomotorius bedingt.

Sympathische und parasympathische Augeninnervation

Parasympathische Augeninnervation (Abb. 4.**27**). Die parasympathische Innervation des M. sphincter pupillae sowie des M. ciliaris wurde in Zusammenhang mit dem Pupillenreflex bzw. der Akkommodation (S. 154) beschrieben. Eine Aktivierung des Parasympathikus manifestiert sich am Auge durch eine Pupillenverengung (Miosis) und eine Akkommodation auf Nähe.

Sympathische Augeninnervation (Abb. 4.**27**). Das Kerngebiet der sympathischen Fasern, das sog. *Centrum ciliospinale*, befindet sich im Seitenhorn des Rückenmarkgraus in Höhe von C8 bis Th2. Von hier aus ziehen präganglionäre Fasern hinauf zum *Ganglion cervicale superius*, wo eine Umschaltung auf postganglionäre Fasern erfolgt, die mit der A. carotis interna hinauf zur Augenhöhle gelangen, wo sie schließlich den *M. dilatator pupillae*, den *M. tarsalis superior und inferior* sowie den *M. orbitalis erreichen* (Abb. 4.**27** und 4.**28**). Darüber hinaus versorgen die sympathischen Fasern die Schweißdrüsen sowie die Gefäße der betreffenden Gesichtshälfte.

Afferenzen zum Centrum ciliospinale: Retinale Afferenzen ziehen zum Hypothalamus (Ncl. suprachiasmaticus). Von hier zieht dann die zentrale Sympathikusbahn nach Kreuzung im Mittelhirn durch Hirnstamm und Halsmark bis zum Centrum ciliospinale.

Horner-Syndrom (Abb. 4.**28**). Eine Läsion im Bereich der zentralen Sympathikusbahn, im Centrum ciliospinale, im Ganglion cervicale superius und/oder im

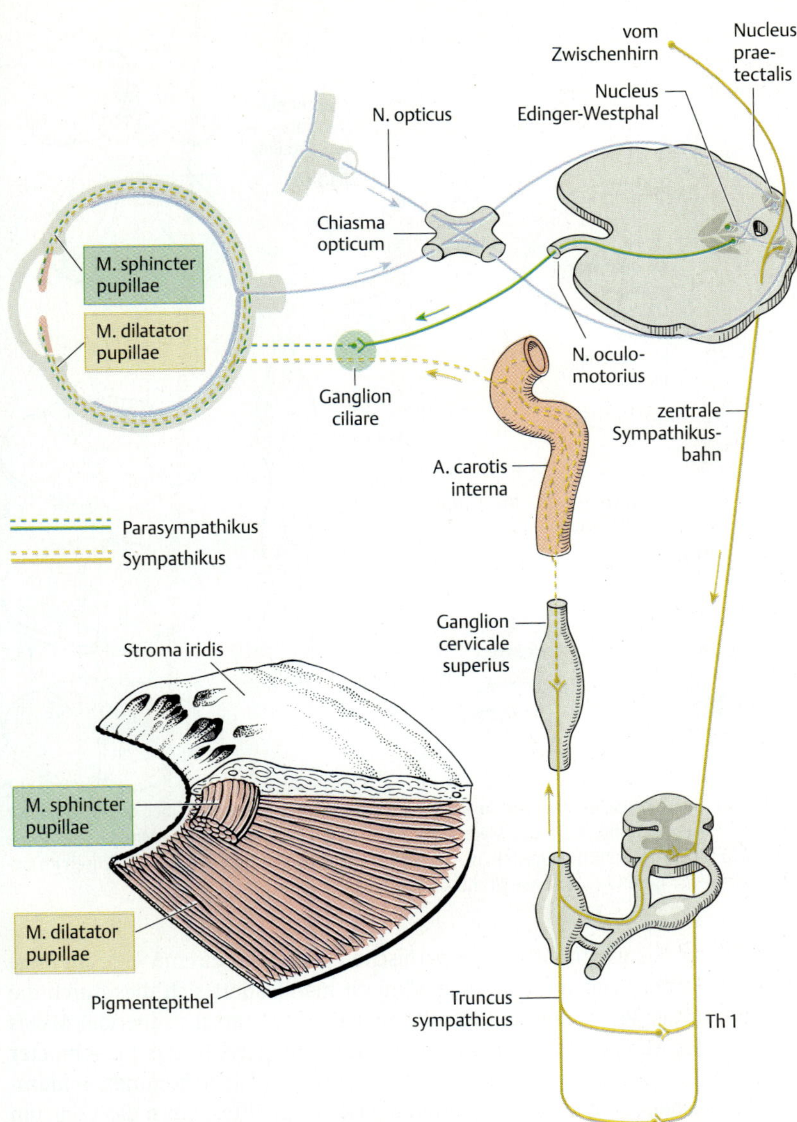

Abb. 4.**27** **Sympathische und parasympathische Innervation der inneren Augenmuskeln**

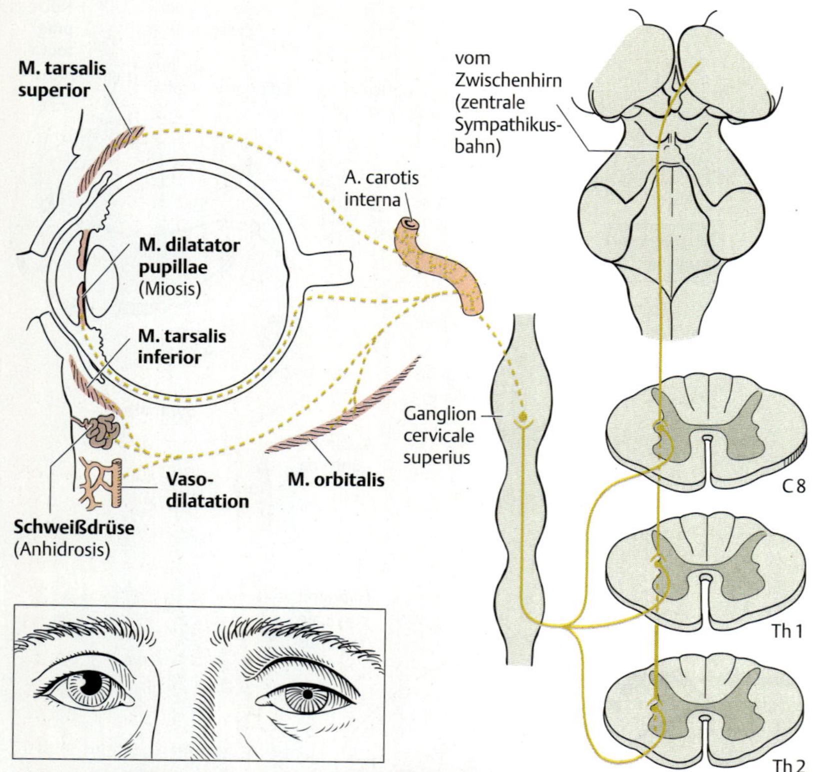

Abb. 4.**28** **Sympathische Innervation des Auges und Horner-Syndrom**. Über den M. dilatator pupillae hinaus (vgl. Abb. 4.27) innerviert der Sympathikus im Augenbereich die Mm. tarsales sowie den M. orbitalis. Zusätzlich dargestellt ist die sympathische Innervation der Schweißdrüsen im Gesicht sowie der Gefäße (vasokonstriktorische Fasern).

Bereich der postganglionären sympathischen Fasern auf ihrem Weg zum Auge hat ein Horner-Syndrom zur Folge. Klinisch manifestiert sich dies durch die Symptomtrias: *Verengung der Lidspalte* (Ausfall des M. tarsalis superior), *Miosis* (Ausfall des M. dilatator pupillae, sekundäres Übergewicht des M. sphincter pupillae) und *Enophthalmus* (Ausfall des M. orbitalis). Hinzu kommen *Anhidrosis* und *Vasodilatation* in der betreffenden Gesichtshälfte, sofern das Centrum ciliospinale und die daraus hervorgehenden efferenten Fasern geschädigt werden.

Optischer Schutzreflex

Taucht ein Objekt plötzlich unmittelbar vor den Augen auf, erfolgt reflektorisch Lidschluss (**Blinzelreflex**). Die *afferenten* Impulse dieses Reflexes gelangen von der Retina unmittelbar zum Tectum des Mittelhirns und verlaufen von hier aus weiter durch den Tractus tectonuclearis zu den Fazialiskernen, von denen aus der M. orbicularis oculi beidseits innerviert wird (*efferenter* Schenkel). Die Impulse können auch über tektospinale Fasern zu Vorderhornzellen des Halsmarks gelangen, die wiederum die Halsmuskulatur erreichen und ein Abwenden des Kopfes zur Folge haben.

Nervus trigeminus (N. V)

Der N. trigeminus ist ein gemischter Nerv. Er besteht aus einem größeren **sensiblen** Anteil (*Portio major*) für das Gesicht sowie aus einem kleineren **motorischen** (*Portio minor*) für die Kaumuskulatur.

Ganglion trigeminale und Kerngebiete im Hirnstamm. Das **Ganglion trigeminale (Gasseri)** entspricht den Spinalganglien. Hier wie dort finden sich pseudounipolare Ganglienzellen, deren periphere Fortsätze zu den Rezeptoren für Berührung, Diskrimination, Druck sowie für Schmerz und Temperatur ziehen, und deren zentrale Fortsätze im **Nucleus sensorius principalis n. trigemini** (Berührung, Diskrimination) sowie im **Nucleus spinalis n. trigemini** (Schmerz, Temperatur) enden. Eine Besonderheit stellt der **Nucleus tractus mesencephalicus n. trigemini** dar. Seine Zellen entsprechen Spinalganglienzellen. Er ist gewissermaßen ein in das Zentralnervensystem hineinverlagertes Ganglion. Von seinen Zellen ziehen Fasern zu den peripheren Rezeptoren in den Muskelspindeln der Kaumuskulatur sowie zu Rezeptoren, die auf Druck ansprechen.

Die obigen drei Kerngebiete erstrecken sich, wie die Abb. 4.**30** zeigt, vom Halsmark bis hinauf in das Mittelhirn. Das Ganglion trigeminale befindet sich, wie in Abb. 4.**6** (S. 129) dargestellt, an der Schädelbasis über der Spitze des Os petrosum außerhalb des posterolateralen Anteils des Sinus cavernosus. Die peripheren Fortsätze des Ganglions bilden den **N. ophthalmicus**, der den Schädel durch die Fissura orbitalis verlässt, den **N. maxillaris** (tritt durch das Foramen rotundum aus) sowie den **N. mandibularis** (tritt durch das Foramen ovale aus).

Somatosensible Trigeminusfasern. Der periphere Verlauf des N. trigeminus ist in der Abb. 4.**29** dargestellt. Der **somatosensible Anteil** des Nervs versorgt die Gesichtshaut bis zum Scheitel hinauf. Die Abb. 4.**30** zeigt die Grenzen der von den drei Nervenästen versorgten Hautgebiete. An die vom N. trigeminus versorgten Hautareale grenzen die Dermatome des 2. und 3. zervikalen Wurzelnervs. (Der 1. zervikale Wurzelnerv ist rein motorisch und innerviert

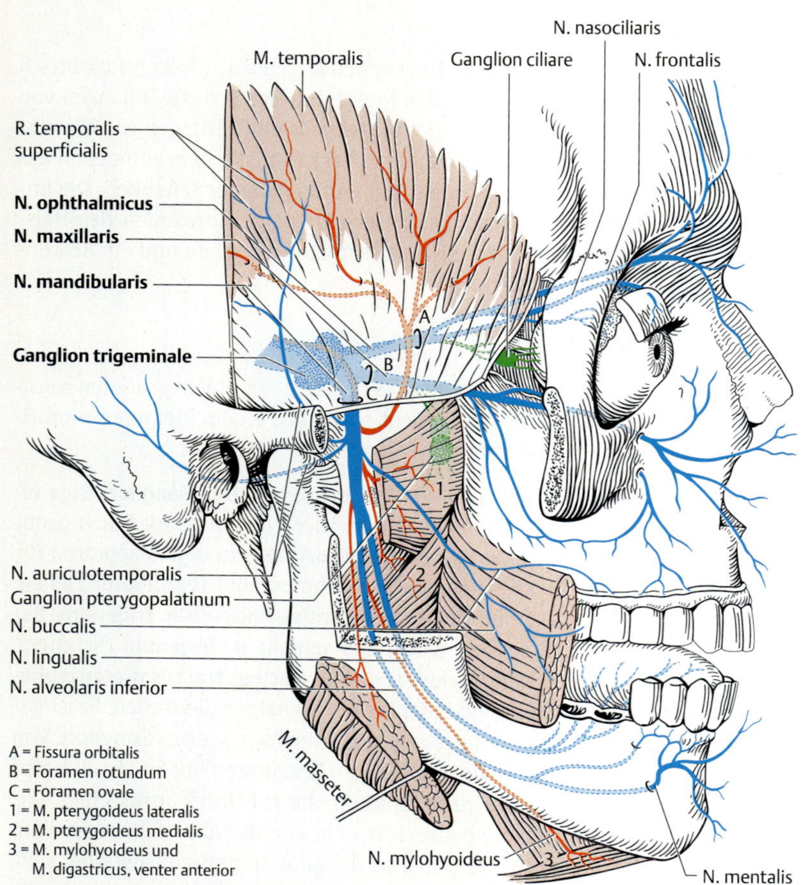

Abb. 4.**29** **Peripherer Verlauf der sensiblen und motorischen Fasern des N. trigeminus**

die einzelnen Nackenmuskeln zwischen Schädel und den oberen Halswirbeln.)

Darüber hinaus werden die Schleimhaut von Mund, Nase und Nebenhöhlen sowie die Zähne im Ober- und Unterkiefer und große Teile der Dura mater (vordere und mittlere Schädelgrube) vom N. trigeminus sensibel versorgt, vom Ohr dagegen nur die vorderen Anteile der Ohrmuschel und des Gehörgangs sowie Anteile der Membrana tympani. Der übrige Anteil des Gehörgangs wird

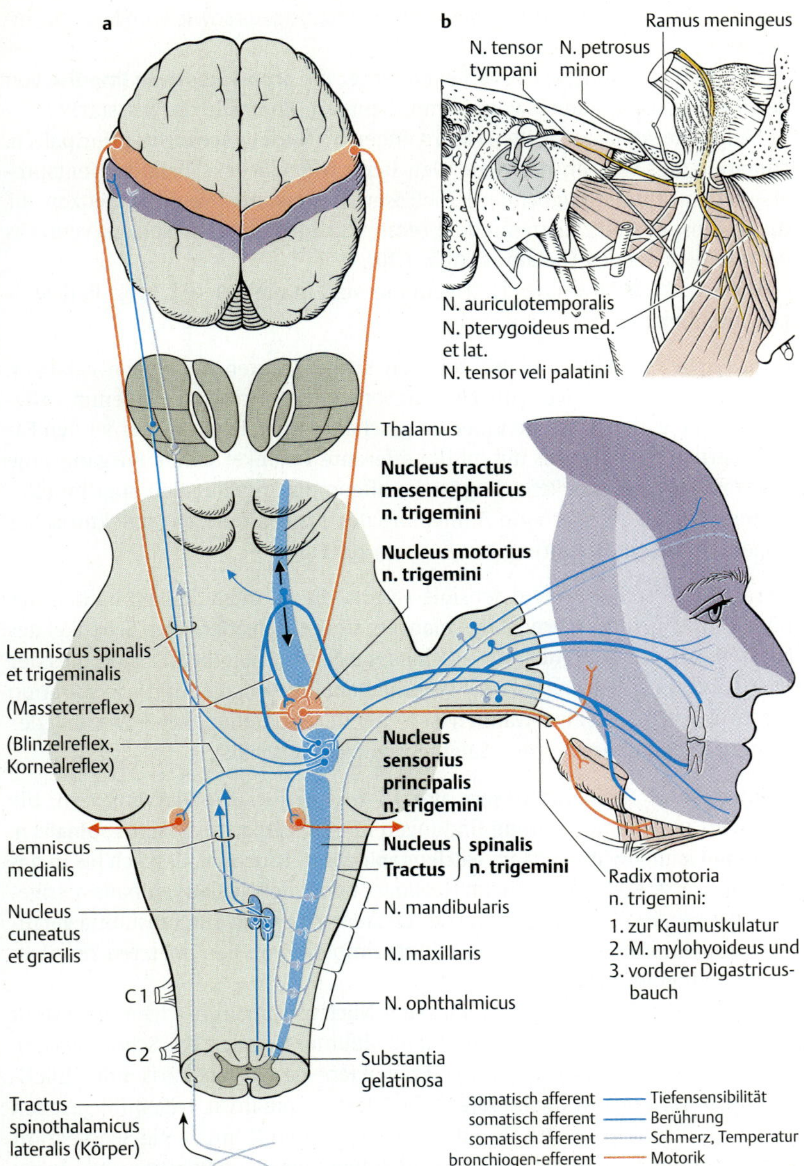

Abb. 4.**30 a** **Zentrale Verbindungen der verschiedenen Trigeminusfasern und der zugehörigen Kerngebiete,** schematische Darstellung. **b** Radix motoria des N. trigeminus.

sensibel vom N. intermedius, vom N. glossopharyngeus sowie vom N. vagus innerviert.

Mit dem N. mandibularis verlaufen ferner die **propriozeptiven Impulse** von der Kaumuskulatur sowie vom harten Gaumen (Kontrolle der Bissstärke).

Sämtliche somatosensiblen Fasern enden im **Nucleus sensorius principalis n. trigemini**, der sich im dorsolateralen Bereich der Brücke befindet (entsprechend den Hinterstrangbahnen). Die Fasern des zweiten Neurons kreuzen auf die Gegenseite und ziehen mit dem Lemniscus medialis zum Nucleus ventralis posteromedialis des Thalamus (Abb. 4.**30**).

Die sensiblen Fasern des N. trigeminus sind in mehrere wichtige Reflexbögen integriert.

Kornealreflex. Sensible Impulse von den Schleimhäuten der Augen gelangen über den N. ophthalmicus zum Nucleus sensorius principalis n. trigemini (**afferenter** Schenkel). Sie werden hier umgeschaltet und ziehen weiter zu den Fazialiskernen. Von hier aus nimmt der **efferente** Schenkel seinen Ausgang. Eine Unterbrechung dieses Reflexbogens im afferenten trigeminalen oder im efferenten fazialen Teil hat eine Aufhebung des Kornealreflexes (reflektorischer Augenschluss bei Berührung der Kornea) zur Folge.

Nies- und Saugreflex. Andere sensible Fasern, die von den Schleimhäuten der Nase zum Trigeminuskerngebiet gelangen, stellen den **afferenten** Schenkel des Niesreflexes dar. **Efferent** sind verschiedene Nerven beteiligt. Es sind dies der V., VII., IX. und X. Hirnnerv sowie verschiedene Nerven, die für die Exspiration verantwortlich sind. Zu erwähnen ist ferner der Saugreflex: Bei Berührung der Lippen des Säuglings werden Saugbewegungen ausgelöst.

Schmerz- und Temperaturfasern des N. trigeminus. Die Nervenfasern, die Schmerz- und Temperaturempfindungen führen, ziehen als **Tractus spinalis n. trigemini** kaudalwärts, um am **Nucleus spinalis n. trigemini**, der sich bis in das Halsmark erstreckt, zu enden. Im Halsmark bildet der Nucleus spinalis n. trigemini nach kranial die Fortsetzung der Lissauer-Zone und der Substantia gelatinosa des Hinterhorns, in der die Schmerzimpulse von den obersten Zervikalsegmenten einmünden.

Im *kaudalen Bereich* (*Pars caudalis*) des Nucleus spinalis n. trigemini besteht eine gewisse *somatotopische Anordnung*. Zuunterst enden die Schmerzfasern des N. ophthalmicus, es folgen nach kranial jene des N. maxillaris und schließlich diejenigen des N. mandibularis. Im Tractus spinalis n. trigemini gesellen sich auch Fasern des N. VII (N. intermedius), IX und X hinzu, die Schmerzimpulse vom Ohr, vom hinteren Drittel der Zunge sowie vom Pharynx und Larynx übermitteln (Abb. 4.**48**, S. 196, und Abb. 4.**49**, S. 199).

Im *mittleren* (*Pars interpolaris*) und *kranialen* (*Pars rostralis*) Anteil des Nucleus spinalis n. trigemini münden wahrscheinlich afferente Fasern, die Druck- und Berührungsimpulse leiten. Die Verhältnisse in diesem Kernbereich des N. trigeminus sind noch nicht ganz geklärt. In der Pars interpolaris sollen auch Fasern enden, die Schmerzreize von der Pulpa der Zähne leiten. Die 2. Neurone, die aus dem Nucleus spinalis n. trigemini hervorgehen, kreuzen breitgefächert auf die Gegenseite und verlaufen durch die Brücke zusammen mit dem Tractus spinothalamicus lateralis zum Thalamus, wo sie im Nucleus ventralis posteromedialis enden (Abb. 4.**30**).

Vom Thalamus ziehen die dritten Neurone der Trigeminusbahn durch den hinteren Schenkel der inneren Kapsel zum Fuß des Gyrus postcentralis (Abb. 2.**19**, S. 46).

Motorische Trigeminusfasern. Das Kerngebiet des motorischen Anteils (Portio minor) des N. trigeminus befindet sich lateral im Tegmentum der Brücke, medial vom Nucleus sensorius principalis n. trigemini. Der motorische Nerv verlässt zusammen mit dem N. mandibularis den Schädel und versorgt die Mm. masseter, temporalis, pterygoideus lateralis und medialis sowie den M. tensor veli palatini, den M. tensor tympani, den M. mylohyoideus und den vorderen Bauch des M. digastricus (Abb. 4.**29** und 4.**30**).

Die motorischen Kerne, und damit die Kaumuskulatur, erhalten zentrale Zuflüsse über den Tractus corticonuclearis, vorwiegend von der kontralateralen Seite, aber auch von der ipsilateralen. Eine Unterbrechung der supranukleären Trigeminusbahn durch eine einseitige Schädigung wird deshalb zu keiner nennenswerten Lähmung der Kaumuskulatur führen.

Die supranukleäre Bahn nimmt ihren Ursprung an Zellen im unteren Anteil des Gyrus praecentralis (Abb. 3.**2**, S. 58; Abb. 4.**30**, S. 163).

Läsion der motorischen Fasern. Eine nukleäre oder periphere Schädigung der motorischen Trigeminusfasern führt zu einer **schlaffen Lähmung der Kaumuskulatur** mit Atrophie. Handelt es sich um eine einseitige Lähmung, erkennt man diese durch Betasten der Kaumuskulatur beim Zusammenbeißen der Zähne: auf der Seite der Läsion fehlt die ansonsten tastbare Kontraktion des M. masseter. Beim Öffnen des Mundes und Vorschieben des Unterkiefers weicht dieser zur Seite der Lähmung ab, da der M. pterygoideus der Gegenseite überwiegt. In diesem Fall fehlt auch der Masseterreflex, der normalerweise beim Beklopfen des Kinns (Dehnung des M. masseter) mit dem Reflexhammer bei geöffnetem Mund ausgelöst wird.

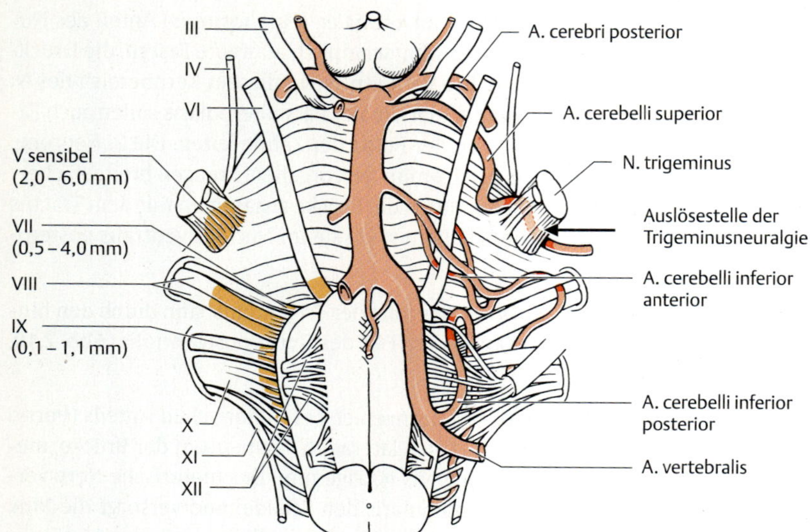

Abb. 4.**31** **Marklose Hirnnervenwurzelabschnitte** (orange, links) **und nah gelegene Gefäßschlingen** (dunkelrot, rechts), die zu Irritationen dieser Wurzelabschnitte führen können. Insbesondere Darstellung einer **Gefäßschlinge der A. cerebelli superior als mögliche Ursache einer Trigeminusneuralgie.**

Erkrankungen des N. trigeminus

Trigeminusneuralgie. Für die klassische Trigeminusneuralgie sind plötzlich einschießende schwere Schmerzparoxysmen im Ausbreitungsgebiet eines oder mehrerer Äste des N. trigeminus (**„Tic douloureux“**) typisch, die durch Berührung in einem bestimmten Gebiet (z. B. durch Waschen, Rasieren, Zähneputzen usw. → „Triggerzone“) ausgelöst werden. Der neurologische Befund ist unauffällig. Pathophysiologisch werden periphere und zentrale Mechanismen diskutiert. Eine mögliche Ursache der früher als **idiopathisch** bezeichneten Trigeminusneuralgie ist die von Gardener 1959 und Jannetta 1982 beschriebene Kompression der Trigeminuswurzel durch eine Gefäßschlinge, zumeist der A. cerebelli superior, die sich um den zentralen, marklosen Anteil der Trigeminuswurzel windet, unmittelbar nach deren Austritt aus der Brücke (Abb. 4.**31**). Durch Verlagerung dieser Gefäßschlinge und Einlage eines Kunststoffschwämmchens zwischen Arterie und Nerv kann man in bis zu 80 % der Fälle Schmerzfreiheit erzielen. Therapeutisch ist aber auch ohne invasiven Eingriff mit der Gabe von Carbamazepin und in jüngerer Zeit auch durch die Gabe von

Gabapentin in 80–90% der Fälle eine Schmerzfreiheit oder signifikante Schmerzreduktion erreichbar. Nur bei medikamentöser Therapieresistenz ist deshalb ein operatives Vorgehen nach Janetta oder alternativ eine perkutane Thermokoagulation indiziert.

Häufigste Ursache der *symptomatischen Trigeminusneuralgie* ist die multiple Sklerose, an der ca. 2,4% aller MS-Patienten leiden. Bei 14% dieser Patienten tritt die Trigeminusneuralgie bilateral auf.

Weitere, seltenere Ursachen symptomatischer Trigeminusschmerzen sind Zahnherde, Nasennebenhöhlenentzündungen, Frakturen oder Tumoren im Bereich des Kleinhirnbrückenwinkels, der Nase oder des Mundes. Bei Schmerzen im Augen- und Stirnbereich muss man auch an ein Glaukom oder eine Iritis denken. Ein Glaukomanfall kann einem Schmerzanfall bei einer idiopathischen Trigeminusneuralgie ähneln.

Unter **Gradenigo-Syndrom** versteht man Schmerzzustände im Bereich des Stirnastes des N. trigeminus, die mit einer Parese des N. abducens einhergehen und mit einer Entzündung im Bereich der pneumatischen Zellen in der Spitze des Felsenbeins in Verbindung gebracht werden.

Differenzialdiagnosen: Erkrankungen mit Gesichtsschmerzen ohne trigeminale Läsion

Als **Charlin-Neuralgie** wird ein Schmerzsyndrom bezeichnet, das mit Schmerzen im Bereich des inneren Augenwinkels sowie der Nasenwurzel und mit Tränensekretion einhergeht. Als Ursache wird eine Irritation des Ganglion ciliare vermutet.

Als **Clusterkopfschmerz** (Synonyma ‚Bing-Horton-Syndrom‘, ‚Erythroprosopalgie‘, ‚Histaminkopfschmerz‘) bezeichnet man anfallsartige Schmerzen, die im Gegensatz zur idiopathischen Trigeminusneuralgie während des Schlafes, also vorwiegend nachts, auftreten und von kurzer Dauer sind. Sie gehen ipsilateral mit Gesichtsröte, Tränenfluss sowie wässriger Nasensekretion und nicht selten mit einem Horner-Syndrom einher. Typische Auslöser sind Aufenthalt in großen Höhen, Alkoholgenuss oder Nitroglyzerineinnahme. Ein allgemein anerkanntes pathophysiologisches Konzept fehlt bislang, die pragmatische Therapie umfasst die Gabe von Sauerstoff oder Triptanen.

Nervus facialis (N. VII) und Nervus intermedius

Der N. facialis hat zwei Bestandteile. Der größere Anteil ist rein motorisch und innerviert die mimische Gesichtsmuskulatur (Abb. 4.**32**). Er ist der eigentliche

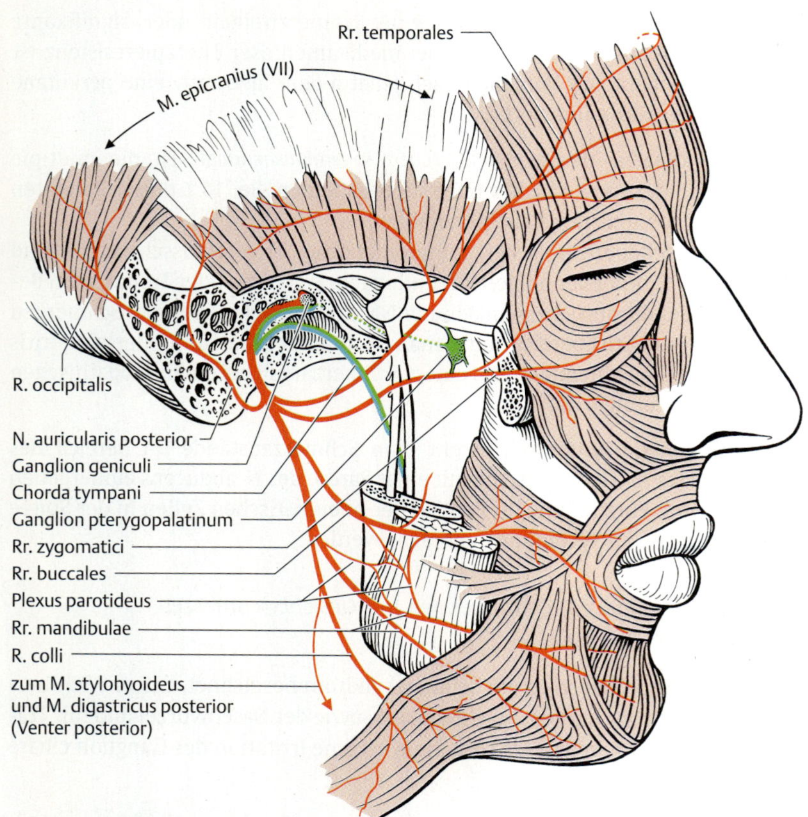

Abb. 4.**32** **Peripherer Verlauf des N. facialis**

Fazialisnerv. Er wird begleitet von einem dünneren Nerv, dem N. intermedius, der viszeral- und somatisch-afferente sowie viszeral-efferente Fasern enthält (Tab. 4.**1**, S. 126).

Motorischer Anteil des N. facialis

Das **Kerngebiet** des motorischen Anteils befindet sich im ventrolateralen Bereich des pontinen Tegmentums (Abb. 4.**2** und 4.**3**, S. 123 f., und Abb. 4.**33**). Die motorischen Kerne entsprechen den motorischen Vorderhornzellen, sind aber Abkömmlinge des zweiten Kiemenbogens. Die **Wurzelfasern** dieses Kerns haben einen komplizierten Verlauf: Sie winden sich um den Abduzenskern

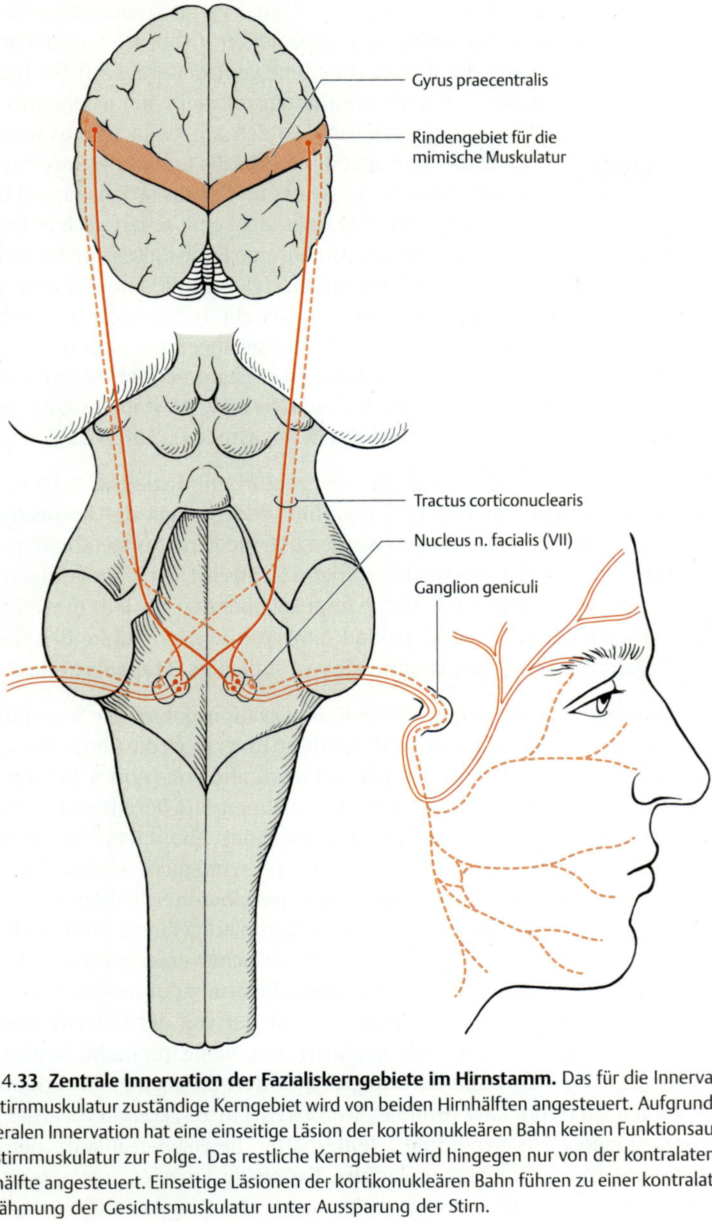

Abb. 4.**33** **Zentrale Innervation der Fazialiskerngebiete im Hirnstamm.** Das für die Innervation der Stirnmuskulatur zuständige Kerngebiet wird von beiden Hirnhälften angesteuert. Aufgrund der bilateralen Innervation hat eine einseitige Läsion der kortikonukleären Bahn keinen Funktionsausfall der Stirnmuskulatur zur Folge. Das restliche Kerngebiet wird hingegen nur von der kontralateralen Hirnhälfte angesteuert. Einseitige Läsionen der kortikonukleären Bahn führen zu einer kontralateralen Lähmung der Gesichtsmuskulatur unter Aussparung der Stirn.

herum (*inneres Fazialisknie*) (Abb. 4.**2**, S. 123) und verursachen am Boden der Rautengrube eine kleine Vorwölbung (*Fazialishöcker*) (Abb. 4.**1**, S. 120). Sie bilden ein geschlossenes Bündel, das anschließend ventrolateralwärts das hintere Ende der Brücke erreicht, um dann zusammen mit dem N. intermedius und dem VIII. Hirnnerv (N. vestibulocochlearis) in den Meatus acusticus internus hineinzuziehen. In diesem trennen sich der **N. facialis** und der **N. intermedius** vom VIII. Hirnnerv und ziehen weiter seitwärts im Canalis facialis bis auf Höhe des Ganglion geniculi. Hier besitzt der Fazialiskanal eine scharf nach unten gerichtete Biegung (*äußeres Fazialisknie*). Am unteren Ende dieses Kanals verlässt der N. facialis den Schädel durch das Foramen stylomastoideum. Die einzelnen motorischen Fasern verteilen sich über das Gesicht, indem sie z. T. durch die Glandula parotis hindurchziehen. Von dort aus gelangen sie zu den einzelnen mimischen Muskeln, die dem 2. Kiemenbogen entstammen (M. orbicularis oris und occuli, M. buccinator, M. occipitalis, frontalis usw., M. stapedius, Platysma, M. stylohyoideus und hinterer Bauch des M. digastricus) (Abb. 4.**32**).

Reflexe mit Beteiligung des N. facialis. Der motorische Fazialiskern ist in verschiedene Reflexbögen einbezogen. Erwähnt wurde schon der **Kornealreflex** (S. 164). Von den oberen Vierhügeln werden über den Tractus tectobulbaris optische Impulse vermittelt, sodass bei starkem Lichtreiz Lidschluss erfolgt (Blinzelreflex). Ebenso gelangen akustische Impulse über den Nucleus dorsalis corporis trapezoidei zum Fazialiskern und bewirken je nach Stärke des Geräusches Entspannung oder Anspannung des M. stapedius (**Stapediusreflex**).

Motorische Beeinträchtigungen im Fazialisinnervationsgebiet. Die Stirnmuskulatur wird supranukleär von beiden Hirnhälften innerviert, die übrige Gesichtsmuskulatur nur von der kontralateralen Präzentralregion (Abb. 4.**33**). Bei einseitiger Unterbrechung der deszendierenden Bahnen, z. B. bei einem zerebralen Insult, bleibt der Stirnast von der Lähmung verschont (Abb. 4.**34a**): Stirnrunzeln und Augenschluss sind auf der Seite der Läsion noch möglich (so genannte **zentrale** Fazialisparese). Bei einer **nukleären** oder **peripheren** Schädigung (s. u.) ist dagegen die ipsilaterale Gesichtsmuskulatur komplett gelähmt (Abb. 4.**34b**). Es ist also möglich, anhand des klinischen Bildes zwischen einer zentral und einer peripher bedingten Lähmung der Gesichtsmuskulatur zu unterscheiden.

Die motorischen Fazialiskerne werden nicht nur von der Präzentralregion innerviert, sondern auch vom Zwischenhirn (emotionale mimische Ausdrucksbewegungen). Weitere Zuflüsse erfolgen von den Basalganglien. Erkranken diese, kann es zu Hypo- bzw. Amimie (Morbus Parkinson) kommen. Ferner gibt es die dyskinetischen Syndrome („fehlerhafte" Bewegungsabläufe der Gesichtsmuskulatur: z. B. Spasmus facialis, Fazialisdyskinesien oder Blepharospasmus). In diesen Fällen ist nicht bekannt, wo der Ort der Schädigung liegt.

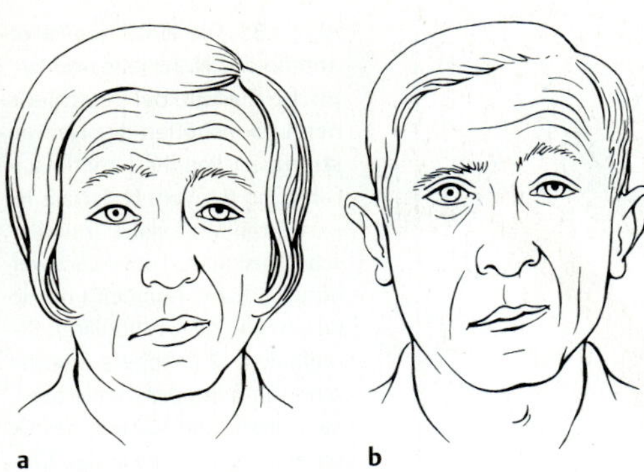

Abb. 4.**34** **Fazialisparese.**
a Zentral bedingte Lähmung der Gesichtsmuskulatur: Die Stirnmuskulatur ist nicht betroffen.
b Periphere Fazialisparese: Die Stirnmuskulatur ist mitbetroffen.

Idiopathische Fazialisparese. Die häufigste Schädigung des N. facialis ist mit einer Inzidenz vo 25 auf 100 000 Einwohner pro Jahr die idiopathische Fazialisparese. Ihre Ursache ist nach wie vor unklar. Die Erkrankung manifestiert sich durch eine *schlaffe Parese aller mimischen Muskeln* (einschließlich der Stirnmuskulatur). In Abhängigkeit von der Läsionshöhe treten weitere Symptome hinzu: Die Abb. 4.**35** zeigt die verschiedenen Syndrome, die bei Schädigung des Nervs innerhalb des Canalis facialis vorkommen, Abb. 4.**36** demonstriert einen typischen MRT-Befund. Differenzialdiagnostisch muss man bei einer akuten peripheren Fazialisparese in 10 % der Fälle mit einem Herpes zoster octicus, in 4 % mit einer Otitis media und in 2 % mit Tumoren (Parotistumor, Neurinom) rechnen.

Unbehandelt kommt es bei 60–80 % der Patienten zu einer kompletten oder partiellen Restitution. Die Gabe von Steroiden (1 mg/kg KG über 5 Tage) innerhalb von 10 Tagen nach Beginn der Symptome beschleunigt die Rückbildung und führte in manchen Studien bei über 90 % der Fälle zu einer kompletten Erholung.

Nach einer peripheren Fazialislähmung kommt es infolge einer partiellen oder fehlherhaften Reinnervation gelegentlich zu einer Fazialiskontraktur oder zu „fehlerhaften“ Mitbewegungen der mimischen Muskulatur (*Synkinesien*). Durch diese fehlerhafte Reinnervation erklärt sich auch das Syndrom der „Krokodilstränen“. Hier kommt es beim Essen unwillkürlich zur Tränensekretion. Man nimmt an, dass sekretorische Fasern für die Speicheldrüsen in die Schwann-Scheiden von degenerierten Fasern für die Tränendrüsen eingewachsen sind.

Nervus intermedius

Der N. intermedius enthält verschiedene afferente und efferente Komponenten (Tab. 4.**1**, S. 126).

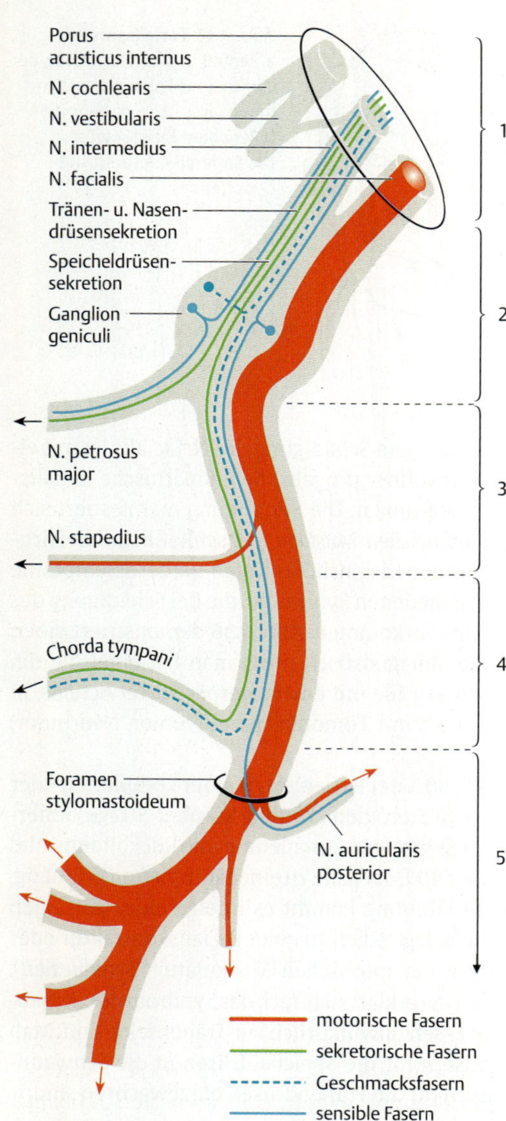

Abb. 4.**35 Die einzelnen Faseranteile des N. facialis und typische Ausfälle bei verschiedenen Läsionshöhen des Nervenstrangs. 1** Periphere motorische Lähmung der vom N. facialis innervierten Muskulatur (mimische Muskulatur) sowie Schwerhörigkeit bzw. Taubheit und Herabsetzung der vestibulären Erregbarkeit. **2** Periphere motorische Lähmung der mimischen Muskulatur und Störung des Geschmackssinnes sowie der Tränen- und Speichelsekretion. **3** Periphere motorische Lähmung der mimischen Muskulatur und Geschmacksstörung sowie Störung der Speichelsekretion und Hyperakusis. **4** Periphere motorische Lähmung der mimischen Muskulatur und Geschmacksstörung sowie Störung der Speichelsekretion. **5** Periphere motorische Lähmung der mimischen Muskulatur.

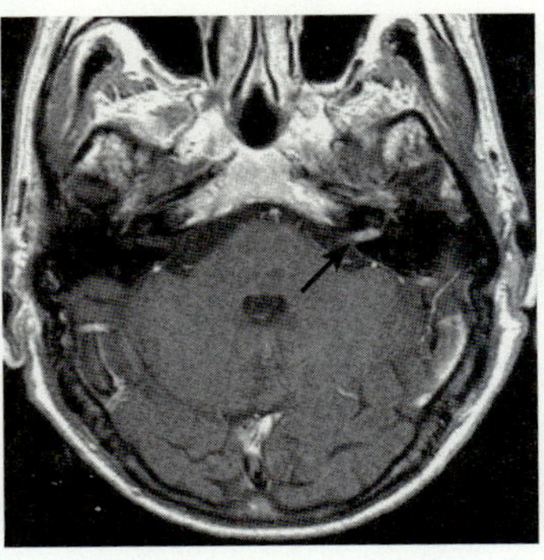

a

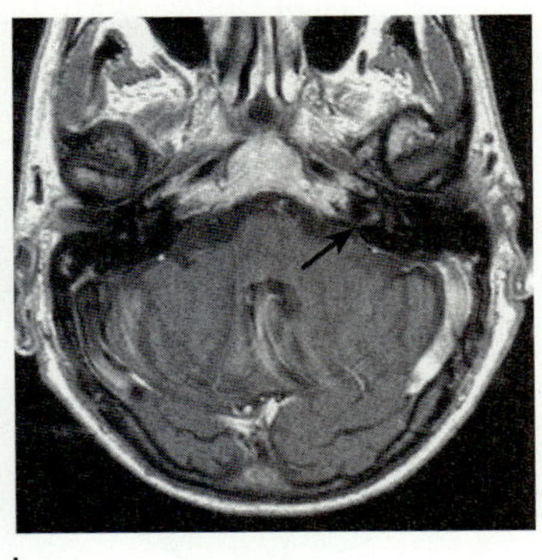

b

Abb. 4.**36** **MRT-Untersuchung einer 73-jährigen Patientin mit rasch aufgetretener, schmerzloser kompletter Parese des N. facialis** (idiopathische Fazialisparese). **a** Axiale, T1-gewichtete Sequenz nach Kontrastmittelgabe. Man erkennt links eine deutliche Kontrastmittelaufnahme im Verlauf des N. VII, der auf der rechten Seite normal dargestellt ist. **b** Auch im weiteren Verlauf durch das Felsenbein zeigt der N. VII eine pathologische Kontrastmittelaufnahme. Nach initialer Gabe von Kortison kam es im Verlauf von 3 Wochen zu einer vollständigen Rückbildung der Symptome.

Afferente Geschmacksfasern. Die Zellkörper der afferenten Fasern liegen im Ganglion geniculi, das die gleichen pseudounipolaren Zellen enthält wie die Spinalganglien. Ein Teil dieser afferenten Fasern nimmt seinen Ausgang von Geschmacksknospen im Bereich der vorderen Zweidrittel der Zunge (Abb. 4.**37**). Diese Fasern verlaufen zunächst mit dem *N. lingualis* (N. trigeminus) und gelangen dann über die *Chorda tympani* zum *Ganglion geniculi* und von hier aus weiter mit dem *N. intermedius* zum *Nucleus tractus solitarii*, wo auch die Geschmacksfasern des N. glossopharyngeus (hinteres Drittel der Zunge, Papillae vallatae) sowie diejenigen des N. vagus (Epiglottis) einmünden. Die Geschmacksempfindungen werden also beidseits über drei verschiedene Nerven (Nn. VII, IX, X) zentralwärts geleitet. Aus diesem Grund kommt eine komplette Ageusie kaum vor.

Zentrale Weiterleitung der Geschmacksimpulse. Der *Nucleus tractus solitarii* ist gemeinsame Umschaltstelle für sämtliche Geschmacksfasern. Von diesem Kerngebiet aus gelangen die Geschmacksimpulse zum kontralateralen *Thalamus* (der genaue Verlauf ist nicht bekannt) und enden im medialsten Anteil des *Nucleus ventralis posteromedialis* (S. 265).

Vom Thalamus verläuft die Geschmacksbahn weiter zum *unteren Anteil der hinteren Zentralregion* oberhalb der Insel (Abb. 4.**37**).

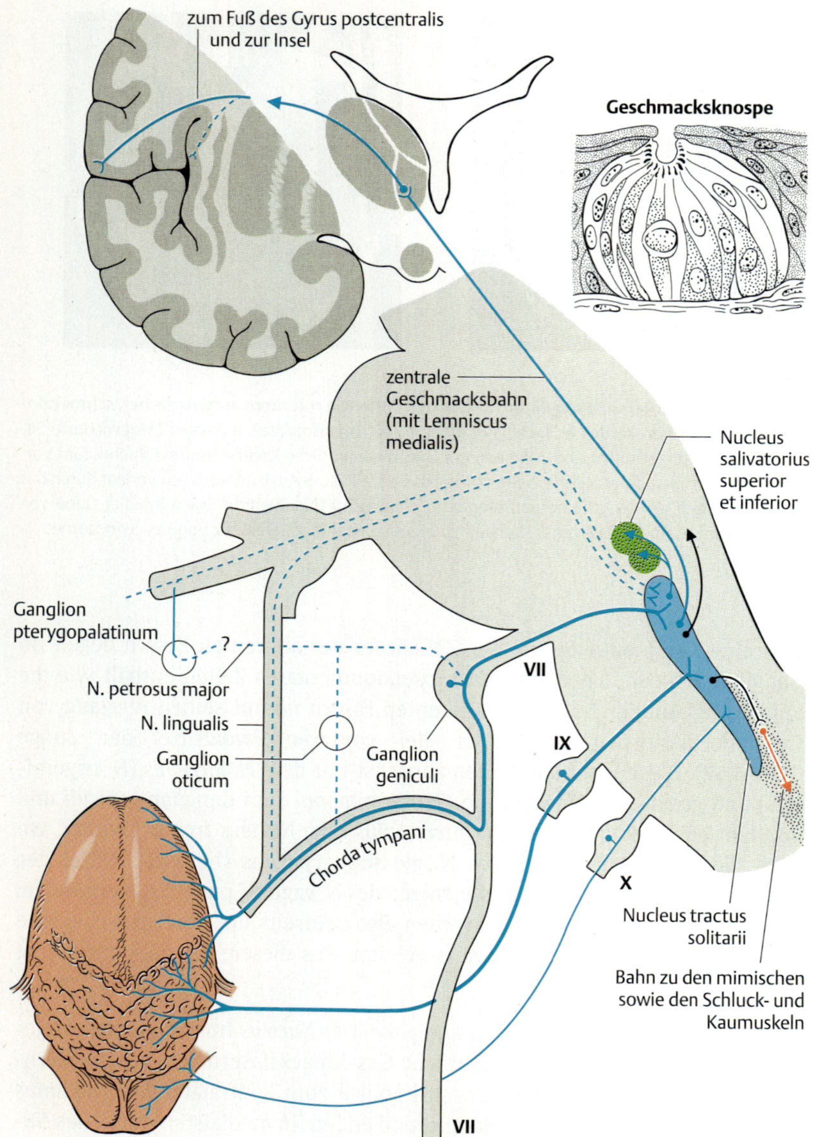

Abb. 4.**37 Afferente Geschmacksfasern und Geschmacksbahn.** Periphere Rezeptoren (Geschmacksknospe), peripherer Verlauf der Geschmacksfasern (über die Nn. intermedius, glossopharyngeus und vagus) und zentrale Verschaltung der zugehörigen Kerngebiete im Hirnstamm.

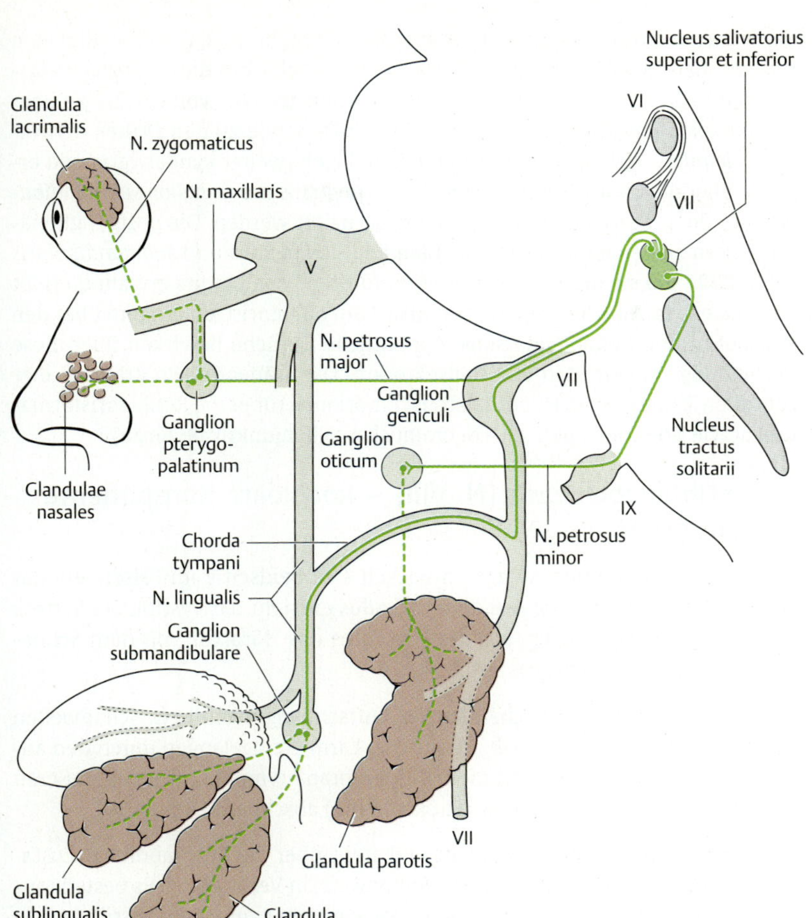

Abb. 4.**38** **Parasympathische Innervation der Drüsen im Kopfbereich.**

Afferente somatische Fasern. Einige somatisch-afferente Fasern eines kleinen Bereiches am äußeren Ohr, vom Gehörgang sowie von der äußeren Fläche der Membrana tympani begleiten den *N. facialis*, um über das *Ganglion geniculi* zu den *Kerngruppen des N. trigeminus* zu gelangen. Die Eruptionen beim Zoster oticus weisen auf dieses Kontingent hin.

Efferente sekretorische Fasern (Abb. 4.**38**). Mit dem N. intermedius verlaufen weiterhin efferente parasympathische Fasern. Das Kerngebiet dieser Fasern ist der *Nucleus salivatorius superior* (Abb. 4.**38**), der mehr kaudal und medial vom motorischen Fazialiskern lokalisiert ist. Die Wurzelfasern dieses Kerns verlassen den Fazialisstamm z. T. in Höhe des Ganglion geniculi, von wo aus sie über das *Ganglion pterygopalatinum* zur *Tränendrüse* sowie zu den *Drüsen der Nasenschleimhaut* gelangen. Ein weiterer Anteil zieht weiter kaudalwärts und erreicht über die Chorda tympani und den N. lingualis das *Ganglion submandibulare*, wo die präganglionären Fasern umgeschaltet werden. Die postganglionären Fasern ziehen dann weiter zur *Glandula sublingualis* und *submandibularis* (Abb. 4.**38**), wo sie die Speichelsekretion fördern. Wie bereits erwähnt, erhält der Nucleus salivatorius superior Impulse vom olfaktorischen System über den Fasciculus longitudinalis dorsalis. Appetitliche Gerüche bewirken über diese Verbindung reflektorisch Speichelsekretion. Die Tränendrüsen erhalten ihre zentralen Zuflüsse vom Hypothalamus (Emotionen) über die Retikularisformation sowie über den spinalen Trigeminuskern (konjunktivale Reize).

N. vestibulocochlearis (N. VIII) – kochleäre Komponente und Hörorgan

Aus einer gemeinsamen Anlage entwickelt sich beidseitig im Felsenbein das vestibulokochleäre Organ: Aus dem Utriculus entsteht das vestibuläre System mit den drei Bogengängen, aus dem Sacculus das Hörorgan mit dem Schneckengang (Ductus cochlearis) (Abb. 4.**39**).

Wahrnehmung von akustischen Reizen. Luftschwingungen bzw. Schallwellen (Töne, Sprache, Gesang, Musik, Geräusche, Lärm etc.) gelangen durch den äußeren Gehörgang an das Trommelfell (Membrana tympani), das den äußeren Gehörgang gegen das Mittelohr (Paukenhöhle) abschließt (Abb. 4.**39**).

Das *Mittelohr* (Abb. 4.**39**) enhält Luft und steht über die Tuba auditiva (Eustachii) mit dem Nasen-Rachen-Raum (Außenwelt) in Verbindung. Es besteht aus einem mit Schleimhaut ausgekleideten knöchernen Raum, dem *Vestibulum.* In der medialen Wand befinden sich zwei durch kollagenes Gewebe verschlossene Öffnungen: das ovale Fenster (*Fenestra vestibuli*) sowie das runde Fenster (*Fenestra cochleae*). Diese beiden Öffnungen schließen die Paukenhöhle gegen das mit Perilymphe gefüllte Innenohr ab. In der Paukenhöhle befinden sich ferner zwei kleine Muskeln: der *M. tensor tympani* (N. V) sowie der *M. stapedius* (N. VII), die durch Anspannung die Beweglichkeit der kleinen Knöchelchen beeinflussen können, sodass das Corti-Organ gegen übermäßige Erschütterungen infolge starker Schalleinwirkungen geschützt ist. Die Schallwellen werden vom *Trommelfell* mittels der *drei kleinen Gehörknöchelchen* (Malleus, Incus und Stapes) an das ovale Fenster weitergeleitet, das seinerseits in Schwingungen versetzt wird.

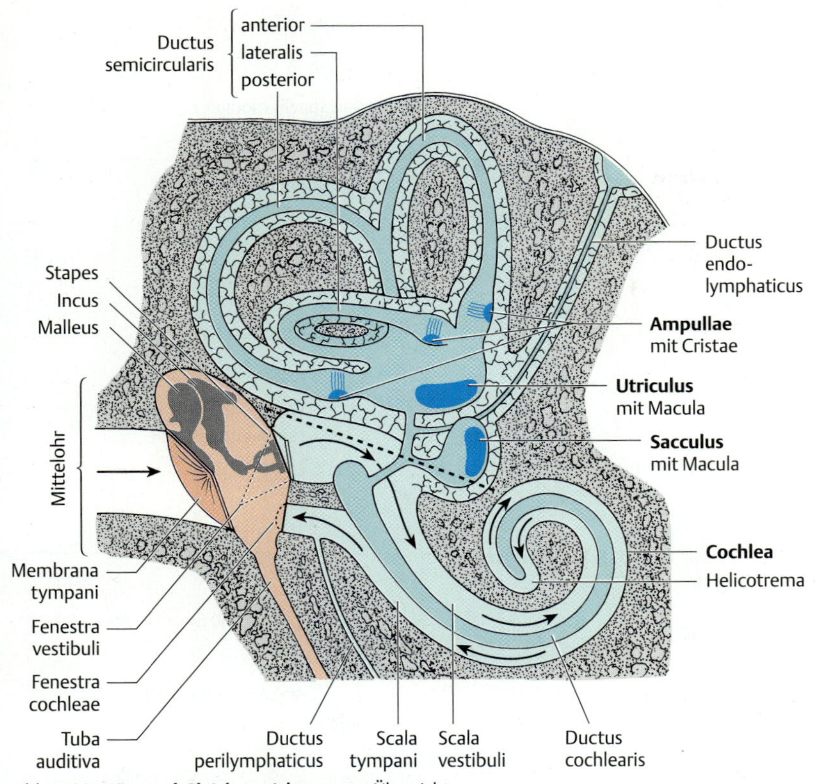

Abb. 4.**39** **Hör- und Gleichgewichtsorgan**, Übersicht.

Innenohr. Der auditive Anteil des Innenohrs setzt sich aus einem knöchernen und einem membranösen Anteil zusammen (Abb. 4.**39**, 4.**40**). Die **knöcherne Schnecke** erinnert mit ihrem in zweieinhalb Windungen spiralig gebogenen Rohr an eine Gartenschnecke. Aus didaktischen Gründen ist sie hier verkürzt dargestellt. Sie besteht aus dem Vorhof (*Vestibulum*) und dem mit Epithel ausgekleideten *knöchernen Rohr*, das sich um den Modiolus windet, eine kegelförmige knöcherne Achse, die das Ganglion spirale enthält. Ein Schnitt durch den Schneckengang lässt **drei membranöse Kompartimente** erkennen: die Scala vestibuli, die Scala tympani und den Ductus cochlearis bzw. die Scala media, die das Corti-Organ enthält (Abb. 4.**40**). Die **Scala vestibuli** sowie die **Scala tympani** sind mit *Perilymphe* gefüllt, während der **Ductus cochlearis** *Endolymphe* enthält, die von der Stria vascularis produziert wird. Er fängt blind am Caecum vestibulare an und endet blind am Caecum cupulare. Die obere Wan-

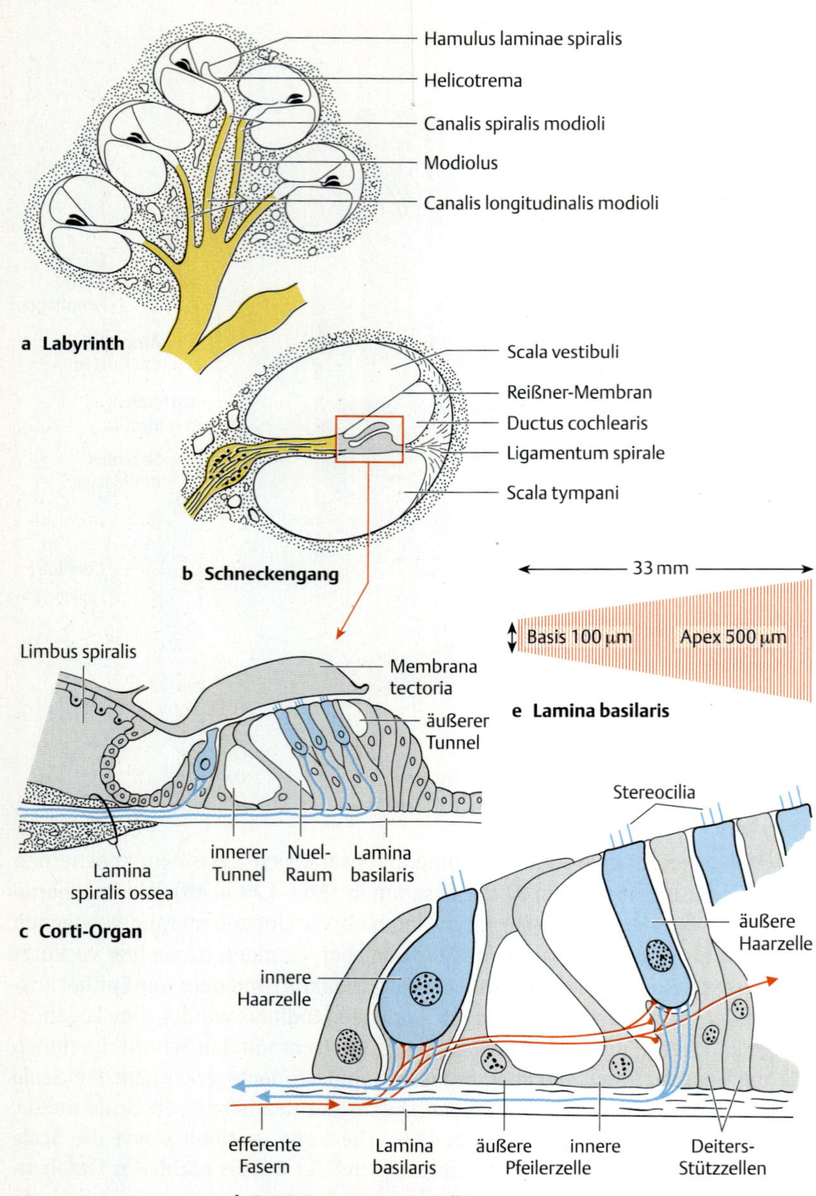

Abb. 4.**40** **Mikroskopische Architektur des Hörorgans**. **a** Labyrinth. **b** Schneckengang. **c** und **d** Corti-Organ. **e** Basilarmembran (Lamina basilaris).

dung des Ductus cochlearis bildet die sehr dünne *Reißner-Membran*, welche die Endolymphe von der Perilymphe in der Scala vestibuli trennt, jedoch die Druckwellen in der Scala vestibuli ungehindert übermittelt, sodass die *Basilarmembran* in Schwingungen versetzt werden kann. Die Druckwellen verlaufen in der Perilymphe von dem ovalen Fenster durch die Scala vestibuli bis zum Apex der Kochlea, wo sie durch eine schmale Öffnung, Helicotrema, mit der Scala tympani kommunizieren, und zurück zum runden Fenster, das durch eine Membran gegenüber dem Mittelohr verschlossen ist. Das **Corti-Organ** (Organum spirale) ruht in seiner ganzen Länge – vom Vestibulum bis zum Apex – auf der Basilarmembran (Abb. 4.**41**). Es ist aus Haarzellen und Stützzellen aufgebaut (Abb. 4.**40 c** und **d**). Die **Haarzellen** sind die *Rezeptoren des Hörorgans*, die in der Lage sind, mechanische Energie in elektrochemische Potenziale umzuwandeln. Es werden *innere* und *äußere Haarzellen* unterschieden. Die inneren Haarzellen (3 500) sind in einer Reihe, die äußeren (12 000 – 19 000) dagegen in drei oder mehr Reihen angeordnet. Sie tragen jeweils etwa 100 Stereozilien, die z. T. in die Membrana tectoria hineinreichen. Bei Oszillationen der Basilarmembran werden die Stereozilien durch die nichtoszillierende Membrana tectoria abgebogen, was wahrscheinlich den adäquaten Stimulus für die auditiven Rezeptorzellen darstellt. Neben den Sinneszellen finden sich im Corti-Organ verschiedene *Stützzellen*, z. B. Deiter-Zellen und Hohlräume (Tunnel), auf die im Rahmen dieses Buches nicht näher eingegangen werden kann (s. jedoch Abb. 4.**40d**). Einwärtsbewegungen der Fußplatte des Stapes im Foramen ovale bewirken eine „wandernde Welle" entlang den Strängen der Basilarmembran, die quer zur Verlaufsrichtung der Wellen gespannt sind. Ein gegebener Ton hat seinen speziellen Sitz mit maximaler Auslenkung (Amplitudenmaximum) in der Basilarmembran (Tonotopie oder Platzorganisation). Hohe Frequenzen werden basal, tiefere Frequenzen zunehmend apikal registriert. Die Basilarmembran ist im Bereich des Apex breiter als im basalen Anteil (Abb. 4.**40e**).

Das **Spiralganglion** (Ganglion spirale) (Abb. 4.**42**) enthält etwa 25 000 bipolare und ca. 5 000 unipolare Nervenzellen. Sie besitzen zentrale und periphere Fortsätze. Die peripheren nehmen Kontakt auf mit den inneren Haarzellen, während die zentralen Fortsätze den N. cochlearis bilden.

N. cochlearis und Hörbahn. Die zentralen Fortsätze der Spiralganglienzellen bilden den **N. cochlearis**, der zusammen mit dem N. vestibularis durch den Meatus acusticus internus zieht, um im Kleinhirnbrückenwinkel, hinter dem Pedunculus cerebellaris inferior, in den Hirnstamm einzutreten. Im Nucleus cochlearis ventralis teilen sich die Fasern des N. cochlearis T-förmig – sie werden teils im Nucleus cochlearis ventralis, teils im Nucleus cochlearis dorsalis

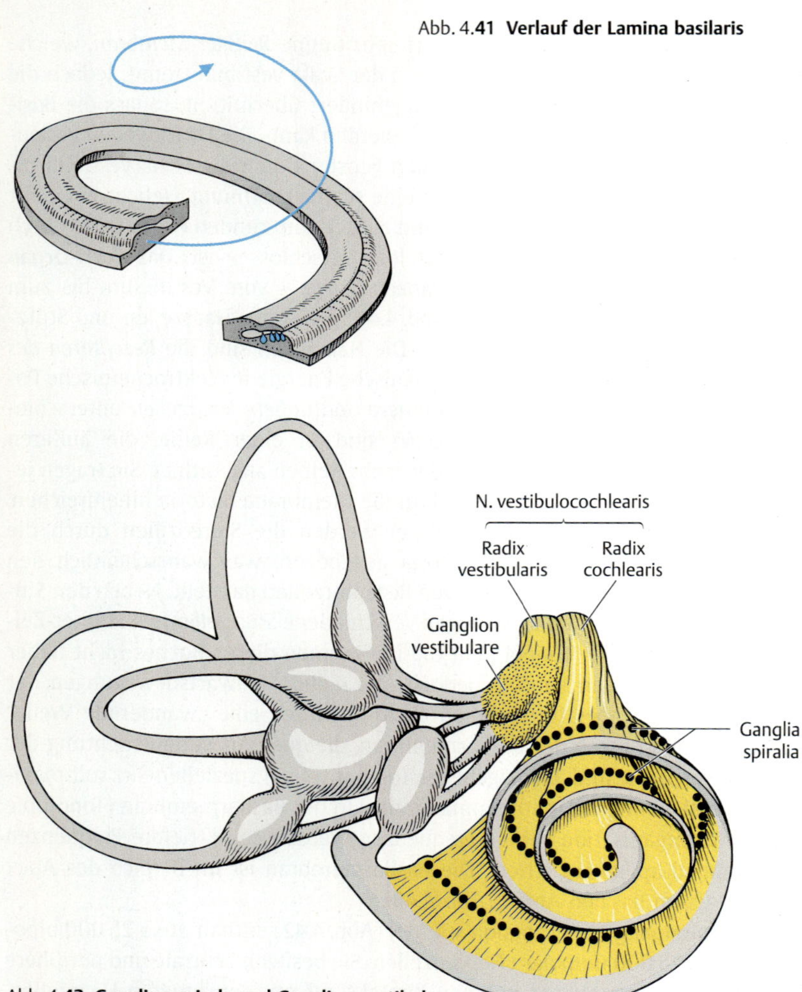

Abb. 4.**41** **Verlauf der Lamina basilaris**

Abb. 4.**42** **Ganglion spirale und Ganglion vestibulare**

auf ein 2. Neuron umgeschaltet. Das 2. Neuron übermittelt die Impulse auf verschiedenen Wegen zentralwärts, zum Teil mit weiteren Umschaltungen (Abb. 4.**43**).

Die Neuriten vom **Nucleus cochlearis ventralis** kreuzen als Trapezkörperfasern (**Corpus trapezoideum**) auf die kontralaterale Seite. Ein Teil der Neuriten schaltet in Kernen des Corpus trapezoideum auf ein weiteres Neuron um, andere im Nucleus olivaris superior oder im Nucleus lemnisci lateralis sowie in

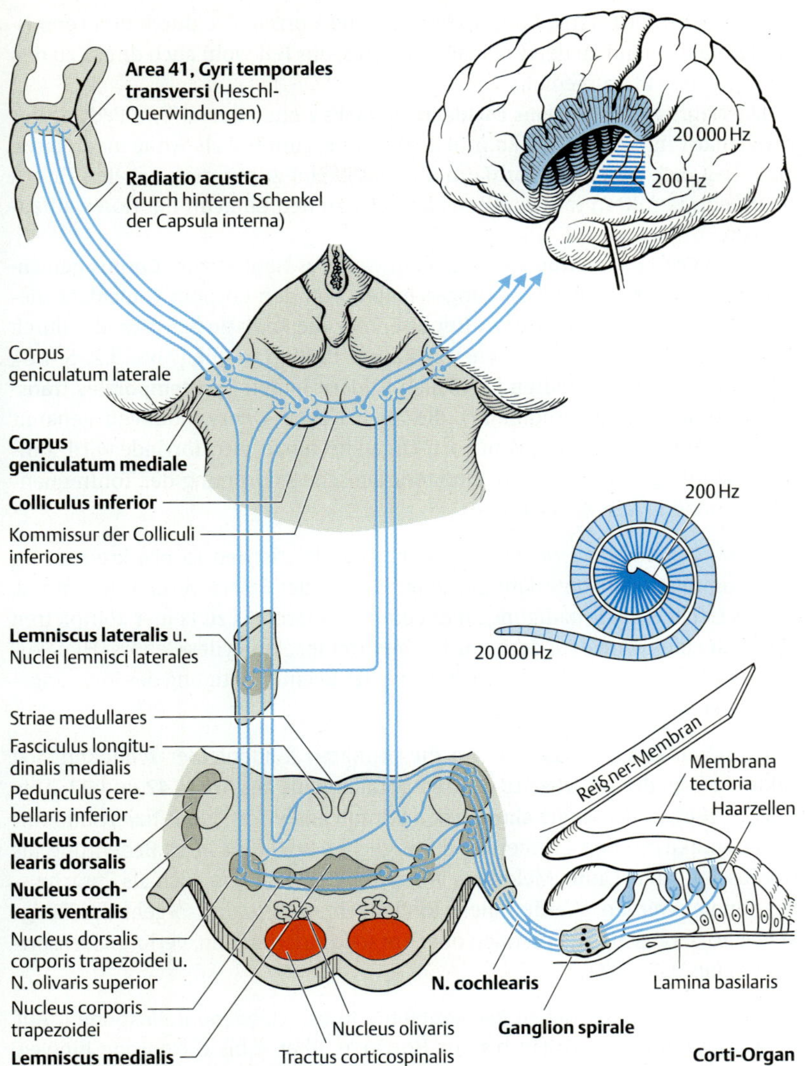

Abb. 4.**43** **Hörbahn**. Schema der zentralen Verbindungen des N. cochlearis.

der Formatio reticularis. Danach gelangen die Hörimpulse durch den **Lemniscus lateralis** hinauf zu den Colliculi inferiores, ein Teil wohl auch direkt zu den Corpora geniculata medialia.

Die Neuriten des **Nucleus cochlearis dorsalis** ziehen dorsal vom Pedunculus cerebellaris inferior auf die kontralaterale Seite, zum Teil als Striae medullares, zum Teil auch durch die Formatio reticularis, um zusammen mit den Fasern vom ventralen Kern im Lemniscus lateralis zu den Colliculi inferiores aufzusteigen.

In den **Colliculi inferiores** wird auf ein weiteres Neuron zum **Corpus geniculatum mediale** des Thalamus umgeschaltet. Von den Corpora geniculata medialia gelangen die akustischen Impulse über die **Radiatio acustica**, die durch den hinteren Schenkel der inneren Kapsel hindurchzieht (Abb. 3.**2**, S. 58), schließlich zu den primären kortikalen Feldern in den **Gyri temporales transversi** (**Area 41** nach Brodmann), die auch Heschl-Querwindungen genannt werden (Abb. 9.**10**, S. 358). Vom Corti-Organ bis hinauf zur Hörrinde wird, ähnlich wie im optischen System, eine tonotopische Anordnung der Tonfrequenzen gefunden (Abb. 4.**43 a** und **c**).

Bilaterale Projektion der Hörimpulse. Nicht alle akustischen Fasern kreuzen im Hirnstamm auf die kontralaterale Seite: Ein Teil der Fasern verläuft ipsilateral, sodass es bei einer Schädigung eines Lemniscus lateralis zu keiner kompletten Taubheit eines Ohres, sondern nur zu einer Herabsetzung des Gehörs (Hypakusis) auf der kontralateralen Seite und zu einer Beeinträchtigung des Richtungshörens kommt.

Akustische Assoziationsareale. An die primären Rindenfelder schließen sich sekundäre an der Außenseite des Temporallappens an (**Areae 42** und **22**, Abb. 9.**26**, S. 386), in denen die akustischen Stimuli analysiert, identifiziert und mit früheren akustischen Erinnerungen verglichen sowie in ihrer Bedeutung als Geräusche, Töne, Laute, Melodien, Worte und Sätze – also auch als Sprache – verstanden werden. Werden diese Rindengebiete zerstört, so geht die Fähigkeit, z. B. Geräusche zu erkennen oder Sprache zu verstehen, verloren (*sensorische Aphasie*, S. 392).

Einbindung der akustischen Reizaufnahme in verschiedene Reflexbögen. Auf dem Weg vom Corti-Organ bis zur Hörrinde, über 4 bis 6 Neurone hinweg, zweigen an den verschiedenen Umschaltstellen (Nucleus olivaris superior, Formatio reticularis, Nucleus lemnisci lateralis sowie im Bereich der Colliculi inferiores) Kollateralen ab, die Bestandteile von Reflexbögen sind:

- Einige Impulse verlaufen zum *Kleinhirn*, andere ziehen über den Fasciculus longitudinalis medialis zu den *Augenmuskelkernen* und bewirken konjugierte Augenbewegungen in die Richtung eines Geräusches.

- Wieder andere Impulse verlaufen über die Colliculi inferiores und superiores zur Area praetectalis und weiter über den Tractus tectobulbaris zu verschiedenen Hirnnervenkernen, u. a. zum *Nucleus n. facialis* (M. stapedius), sowie über den Tractus tectospinalis zu *motorischen Vorderhornzellen im Zervikalmark*. Sie bewirken Zu- oder Abwendung des Kopfes zur Quelle eines Geräuschs.
- Zur *Formatio reticularis* verlaufen Impulse in das aszendierende aktivierende System (Weckreaktion) (S. 270).
- Andere Impulse deszendieren durch den Lemniscus lateralis und nehmen über *Schaltneurone* regulierenden Einfluss auf die *Anspannung der Lamina basilaris*. Sie sollen z. T. einen hemmenden (inhibitorischen) Einfluss ausüben. Man nimmt an, dass sie dazu dienen, das Gehör für bestimmte Tonfrequenzen zu schärfen, indem sie gleichzeitig benachbarte Tonfrequenzen hemmen.

Hörstörungen

Schallleitungs- und Schallempfindungsschwerhörigkeit

Klinisch unterscheidet man zwei Typen von Schwerhörigkeit: 1. die Mittelohr- oder Leitungsschwerhörigkeit und 2. die Innenohr- oder Schallempfindungsschwerhörigkeit.

Die **Leitungsschwerhörigkeit** wird durch *Prozesse im Bereich des äußeren Gehörganges* oder häufiger des *Mittelohrs* bedingt. Die Luftschwingungen können dann nur teilweise oder gar nicht zum Innenohr und damit zum Corti-Organ gelangen. Es werden aber noch Töne über die Knochenleitung vom Corti-Organ registriert.

Ursachen der Schallleitungsschwerhörigkeit sind Trommelfelldefekte, ein Sero-, Muko- oder Hämatotympanon, Unterbrechungen der Gehörknöchelchenkette (Traumen, Entzündungen), Verkalkungen der Gehörknöchelchen (Otosklerose), destruktive Prozesse (z. B. ein Cholesteatom) oder Tumoren (Glomustumor, seltener Gehörgangskarzinome).

Die **Innenohr- oder Schallempfindungsschwerhörigkeit** wird durch Schädigung des Corti-Organs, des N. cochlearis und seiner zentralen Verbindungen hervorgerufen.

Innenohrschäden können durch Missbildungen, Medikamente (Antibiotika), gewerbliche Gifte (z. B. Benzol, Anilin, organische Lösungsmittel), Infektionen (Mumps, Masern, Zoster), Stoffwechselerkrankungen oder Traumen (Frakturen, Schalltrauma) hervorgerufen werden.

Diagnostik von Hörstörungen. Beim **Rinne-Versuch** wird geprüft, ob die akustischen Reize besser über die Luft- oder über die Knochenleitung wahrgenommen werden. Man setzt eine tönende Stimmgabel auf den Processus mastoideus. Wenn der Ton dort nicht mehr gehört wird, prüft man, ob der Proband die Schwingungen der vor das Ohr gehaltenen Stimmgabel noch hören kann. Dies ist normalerweise der Fall (Rinne positiv = normal). Bei einer Mittelohrschwerhörigkeit hingegen hört der Patient über die Knochenleitung länger als über die Luftleitung (Rinne-Prüfung negativ = pathologisch).

Beim **Weber-Versuch** wird die tönende Stimmgabel auf den Scheitel des Kranken gesetzt. Bei einer Leitungsschwerhörigkeit hört er sie auf der geschädigten Seite besser, bei der Innenohrschwerhörigkeit dagegen besser auf der gesunden.

Weiterführende Diagnostik. Während die Mittelohraffektionen zur Domäne des HNO-Arztes gehören, sind für den Neurologen die Krankheitsbilder infolge einer Schädigung des N. cochlearis und seiner zentralen Verbindungen von Bedeutung.

Zur genauen Diagnostik sind die klinischen Prüfungen auf Schallleitungs- oder Schallempfindungsstörungen unzureichend. Für eine differenziertere Beurteilung ist vielmehr eine quantitative, reproduzierbare Methode, die **Audiometrie**, erforderlich. Man bestimmt zunächst die Hörschwelle über Luft- und Knochenleitung. Bei einer Schallleitungsschwerhörigkeit ist die mit Luftleitung gemessene Schwelle schlechter als diejenige bei Knochenleitung. Bei der Schallempfindungsschwerhörigkeit findet sich im Fall der Altersschwerhörigkeit (Presbyakusis) ein Hochtonabfall, bei akutem oder chronischem Hörschaden eine Hochtonsenke und bei der Menière-Erkrankung eine muldenförmige Tieftonsenke.

Neurologisch relevante Erkrankungen mit Hörstörungen. Eine mit neurologischen Symptomen einhergehende Erkrankung des Innenohres ist die schon erwähnte **Menière-Erkrankung.** Sie ist gekennzeichnet durch die Symptomtrias Drehschwindel mit Übelkeit und Erbrechen, fluktuierende einseitige Hörminderung oder Hörverlust und ein Ohrgeräusch (Tinnitus). Ursache ist eine Störung im osmotischen Gleichgewicht der Endolymphe mit Hydrops des Endolymphraumes und Ruptur der Trennwand zwischen Endo- und Perilymphe. Therapeutisch werden symptomatisch Antivertiginosa und verschiedene Infusionsschemata angewendet. Als prophylaktisches Medikament wird Betahistidin verabreicht.

Als Ursachen für den **akuten Höausfall** (**Hörsturz**), meist begleitet von einem Tinnitus, werden Virusinfekte und Durchblutungsstörungen in der A. labyrinthi, einer Endarterie, vermutet.

Die zentralen Verbindungen im Hirnstamm können durch vaskuläre Prozesse, Entzündungen sowie Tumoren geschädigt werden. Die Folge ist eine Hypakusis. Nur bei doppelseitiger Unterbrechung der Hörbahnen resultiert eine beidseitige Taubheit.

Das **Akustikusneurinom** geht nicht wie sein Name vermuten lässt vom Hör-, sondern vom Gleichgewichtsnerv aus. Es wird aus diesem Grund erst im Zusammenhang mit dem N. vestibulocochlearis beschrieben (S. 194).

N. vestibulocochlearis (N. VIII) – vestibuläre Komponente und Vestibularsystem

Für die Gleichgewichtsregulation stehen drei Systeme zur Verfügung: 1. das vestibuläre System, 2. das propriozeptive (von Muskeln und Gelenken) und 3. das optische.

Das **vestibuläre System** umfasst das *Labyrinth*, den vestibulären Anteil des 8. Hirnnervs (*N. vestibulocochlearis*) sowie die im Hirnstamm gelegenen *Vestibulariskerne* mit ihren zentralen Verbindungen.

Das **Labyrinth** liegt im Felsenbein und besteht aus dem **Utriculus**, dem **Sacculus** sowie den **drei Bogengängen** (Abb. 4.**39**, S. 177). Das häutige Labyrinth wird durch einen schmalen Zwischenraum, der mit Perilymphe ausgefüllt ist, vom knöchernen getrennt. Das häutige Organ selbst ist mit Endolymphe gefüllt.

Im Utriculus, im Sacculus sowie in den Erweiterungen (Ampullen) der Bogengänge finden sich Rezeptororgane, die der Gleichgewichtserhaltung dienen.

Die *drei Bogengänge* liegen in verschiedenen Ebenen. Der vordere steht senkrecht, der hintere parallel und der laterale horizontal zur Achse des Felsenbeins. Da das Felsenbein selbst um 45 Grad nach vorn geneigt ist, liegt der vordere Bogengang der einen Seite in der gleichen Ebene wie der hintere Bogengang der anderen Seite und umgekehrt. Die horizontalen Bogengänge beider Seiten befinden sich in der gleichen Ebene.

Die drei Bogengänge stehen mit dem Utriculus in Verbindung. Jeder Bogengang besitzt an einem Ende eine Erweiterung, die **Ampulle**, in welcher sich als Rezeptor die sog. *Crista ampullaris* befindet (Abb. 4.**44**). Die Sinneshaare der Crista sind in einer gelatinösen Masse eingebettet, die höher hinaufragt, keine Otolithen (s. u.) enthält und als *Cupula* bezeichnet wird. Durch die Bewegung der Endolymphe in den Bogengängen werden die Sinneshaare der Cristae stimuliert. Es sind kinetische Rezeptoren.

Im *Utriculus und Sacculus* liegen weitere Rezeptororgane, die *Macula utriculi* und *sacculi* (Abb. 4.**45**). Die Macula utriculi ist am Boden des Utriculus parallel zur

Abb. 4.**44** **Crista ampullaris**

Cupula
Sinneszelle
Stütz-zellen
Crista ampullaris

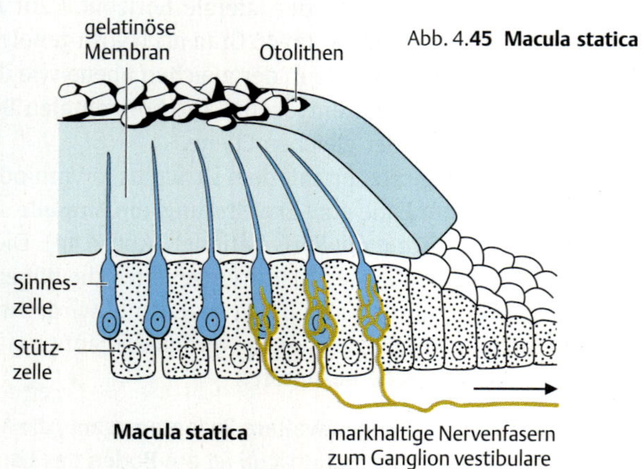

Abb. 4.**45** **Macula statica**

Schädelbasis, die Macula sacculi vertikal an der medialen Wand des Sacculus gelegen. Die Haarzellen der Macula sind in einer gelatinösen Membran eingebettet, die Statolithen (Kristalle aus Calciumcarbonat) enthält, und werden von Stützzellen flankiert.

Durch diese Rezeptoren werden statische Impulse, die die Lage des Kopfes im Raum anzeigen, zentralwärts vermittelt. Sie haben Einfluss auf den Muskeltonus.

Die Impulse, die von den Rezeptoren des Labyrinths ausgehen, bilden den afferenten Schenkel von Reflexbögen, die die Augen sowie die Nacken- und Körpermuskulatur so koordinieren, dass das Gleichgewicht bei jeder Haltung und Bewegung des Kopfes gewährleistet ist.

N. vestibulocochlearis. Die nächste Station der Reizweiterleitung im vestibulären System ist der N. vestibulocochlearis. Im Meatus acusticus internus befindet sich das **Ganglion vestibulare**, das bipolare Zellen enthält. Die peripheren Fortsätze stehen in Verbindung mit den Rezeptoren im Vestibularapparat, die zentralen Fortsätze bilden den **N. vestibularis**, der zusammen mit dem N. cochlearis durch den Meatus acusticus internus und den Kleinhirnbrückenwinkel zum Hirnstamm zieht. Er gelangt am Übergang zwischen Medulla und Pons zu den Vestibularkernen am Boden des IV. Ventrikels.

Der **vestibuläre Kernkomplex** (Abb. 4.**46a**) setzt sich zusammen aus:

- dem Nucleus vestibularis superior (Bechterew),
- dem Nucleus vestibularis lateralis (Deiters),
- dem Nucleus vestibularis medialis (Schwalbe) und
- dem Nucleus vestibularis inferior (Roller).

Die Fasern des N. vestibularis verzweigen sich, bevor sie in die einzelnen Zellgruppen des Nucleus vestibularis eintreten, wo sie auf ein 2. Neuron umgeschaltet werden (Abb. 4.**46b**).

Afferenzen und Efferenzen der Ncl. vestibulares. Die genauen anatomischen Verhältnisse bezüglich der Afferenzen und Efferenzen der einzelnen Kerne sind noch nicht sicher geklärt. Bekannt ist Folgendes (Abb. 4.**47**):

- Einige Fasern des N. vestibularis leiten Impulse direkt über den *Tractus juxtarestiformis*, der neben dem Pedunculus cerebellaris inferior verläuft, zum **Lobus flocculonodularis des Kleinhirns** (**Archicerebellum**). Von hier gelangen die Impulse über den Nucleus fastigii und über den Fasciculus uncinatus (Russell) zurück zu den vestibulären Kernen und über den N. vestibularis weiter zu den Haarzellen des Labryrinths, wo sie einen regulierenden, vorwiegend hemmenden Einfluss ausüben. Das Archicerebellum erhält ferner Fasern zweiter Ordnung vom Nucleus vestibularis superior, medialis

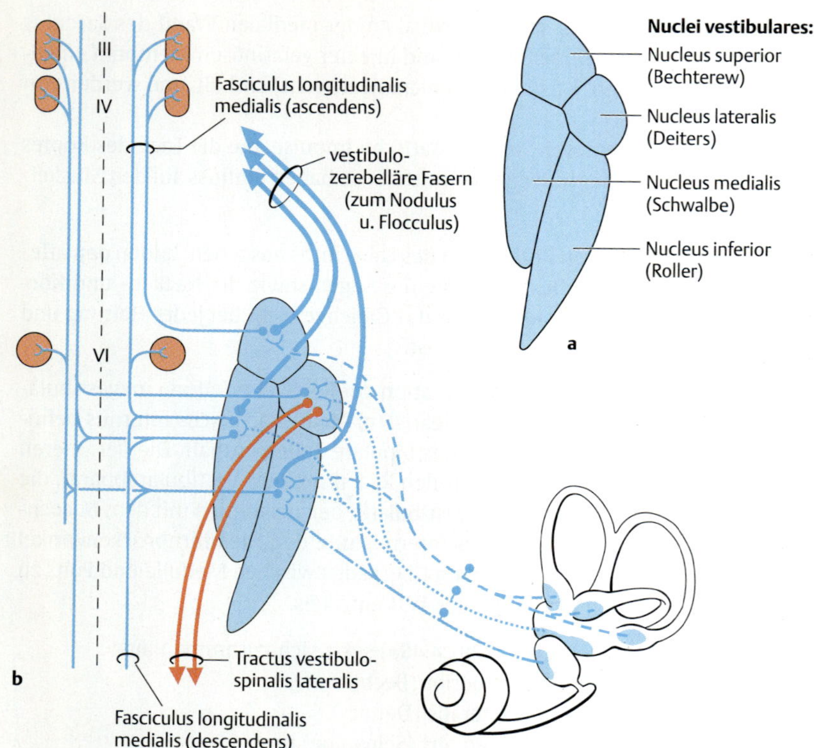

Abb. 4.**46** **Vestibularkernkomplex mit seinen zentralen Verbindungen.** **a** Bestandteile der Ncl. vestibulares. **b** Zentrale Verbindungen der einzelnen Bestandteile der Ncl. vestibulares.

und inferior (Abb. 4.**47** und 4.**46b**) und sendet Efferenzen direkt zurück zum vestibulären Kernkomplex sowie zu spinalen Motoneuronen über zerebelloretikuläre und retikulospinale Verbindungen.

- Vom Nucleus vestibularis lateralis (Deiters) nimmt der wichtige *Tractus vestibulospinalis lateralis* seinen Ursprung und deszendiert ipsilateral im Vorderstrang zu **Gamma- und Alpha-Motoneuronen des Spinalmarks** bis hinunter zum Sakralmark. Durch diesen Trakt wird ein bahnender Einfluss auf Streckreflexe ausgeübt und ferner ein der Gleichgewichtserhaltung dienender adäquater Muskeltonus im ganzen Körper gewährleistet.
- Fasern vom Nucleus vestibularis medialis ziehen zum Fasciculus longitudinalis medialis beider Seiten, um zu den **Vorderhornzellen im Halsmark** sowie als *Tractus vestibulospinalis medialis* zu den **oberen Anteilen des Thorakal-**

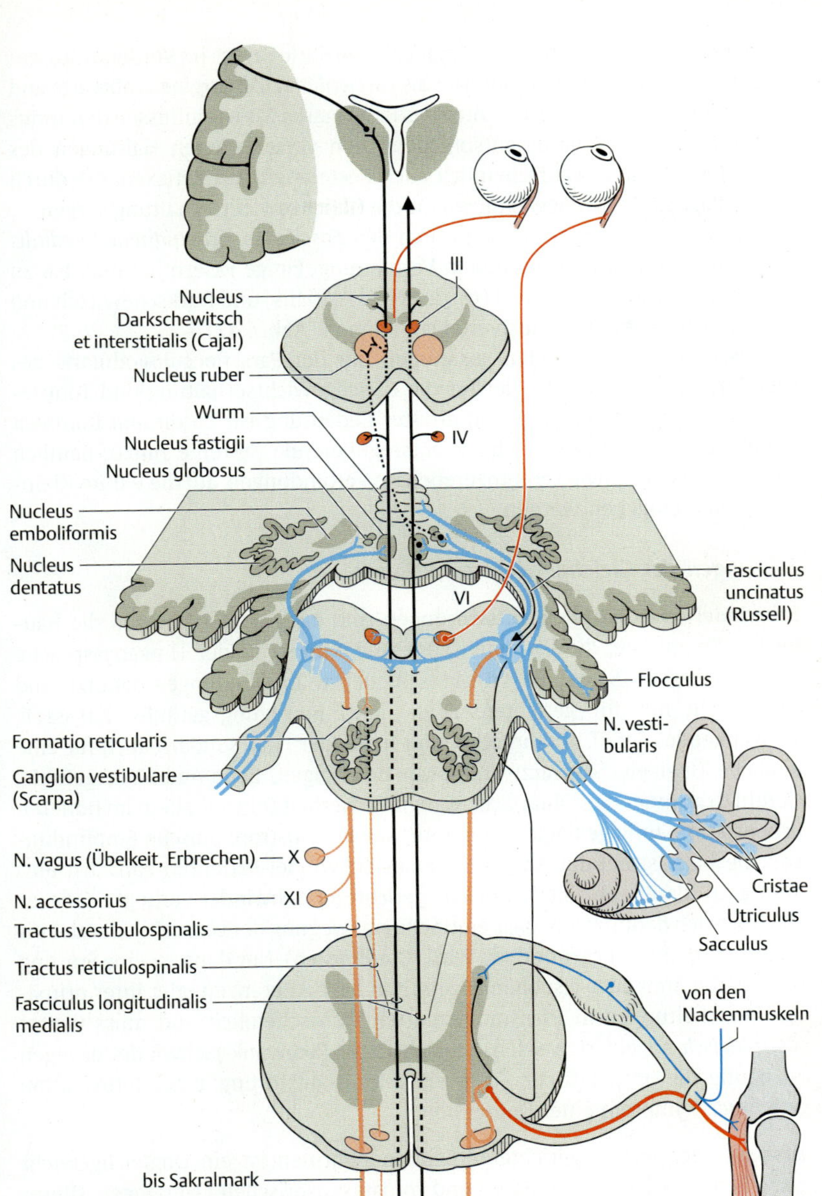

Abb. 4.**47** **Zentrale Verbindungen des N. vestibularis**, Schema.

marks zu gelangen. Im Zervikalmark ziehen diese Fasern im Vorderstrang neben der Fissura mediana anterior als *Fasciculus sulcomarginalis* abwärts und erschöpfen sich im oberen Anteil des Brustmarks. Sie beeinflussen den Tonus der Nackenmuskulatur entsprechend den verschiedenen Haltungen des Kopfes und sind wahrscheinlich auch Bestandteil von Reflexen, die durch ausgleichende Armbewegungen für die Gleichgewichtserhaltung sorgen.

- Alle Vestibulariskerne stehen durch den *Fasciculus longitudinalis medialis* mit den **Augenmuskelkernen** in Verbindung. Einige Fasern hat man bis zu den Kerngruppen von Cajal (Nucleus interstitialis) und Darkschewitsch und weiter bis zum Thalamus verfolgen können (Abb. 4.**47**).

Die Vestibulariskerne bilden zusammen mit der Pars flocculonodularis des Kleinhirns einen Komplex, der für die Gleichgewichtserhaltung und Tonisierung der Körpermuskulatur von größter Bedeutung ist. Zu diesem Komplex kommen noch weitere gleichgewichtsregulierende Systeme hinzu, nämlich spinozerebelläre sowie zerebrozerebelläre Verbindungen, auf die wir im Kleinhirnkapitel eingehen werden.

Störungen der Gleichgewichtsfunktionen

Schwindel und Gleichgewichtsstörungen sind nach Kopfschmerzen die häufigsten Symptome, die Patienten zum Arzt führen. In der Umgangssprache wird der Begriff „Schwindel" für verschiedenste Empfindungen benutzt, und zwar nicht nur für gerichtete Dreh- bzw. Bewegungsgefühle (Karussell, schwankendes Schiff, anfahrender oder haltender Lift), sondern auch für eine einfache Übelkeit, Schwarzwerden vor den Augen, Benommenheitsgefühle, Gefühl der drohenden Ohnmacht, Gangunsicherheit (ein vor allem im höheren Lebensalter häufig geklagtes Symptom) sowie klaustrophobische Empfindungen. Deshalb ist bei der Anamnese eines Schwindel-Patienten zunächst eindeutig zu klären, ob überhaupt ein **gerichteter Schwindel** vorliegt – dieser zeichnet sich dadurch aus, dass eine Scheinbewegung der Umwelt (oder des eigenen Körpers) wahrgenommen wird (**Oszillopsien**). Nur dann ist eine Störung der vestibulären oder visuellen Rezeptoren bzw. Afferenzen oder ihrer primären Verschaltungen in Hirnstammzentren wahrscheinlich und muss weiter *neurologisch* abgeklärt werden. **Ungerichteter (Schwank-)Schwindel** dagegen ist häufig die unspezifische Folge einer Kreislaufstörung, einer Intoxikation oder auch Symptom einer Depression.

Ursache der meisten gerichteten Schwindelformen ist ein Ungleichgewicht zwischen visuellen, vestibulären und somatosensorischen Erregungen. Dieses Phänomen wird auch als **sensorischer Konflikt** (oder: *polysensorisches Mismatch*) bezeichnet.

Bei Gesunden können allein „ungewohnte" Bewegungen Schwindel hervorrufen. Diese **„Bewegungskrankheit"** äußert sich in Form einer vegetativen Reizantwort mit Nausea (Übelkeit, Blässe, Hypotonie, Müdigkeit mit Gähnen, kaltem Schweiß und schließlich Erbrechen), während das eigentliche Schwindelgefühl im Hintergrund steht. Diese Symptomatik kann sich massiv verstärken, wenn es zusätzlich zu einer sensorischen Konfliktsituation kommt, etwa bei Aufenthalt unter Deck eines größeren Schiffes. Dann widerspricht die visuelle Information „stabile Umwelt" der kontinuierlichen Bewegungsmeldung aus dem Gleichgewichtsorgan. Die Beschwerden klingen verzögert innerhalb von 24 Stunden ab.

Vestibulärer Schwindel ist, wie schon erwähnt, **immer gerichtet.** Er ist Folge einer **Läsion im vestibulären System** (= Einheit aus Vestibularorgan, N. vestibulocochlearis und Vestibulariskernen). Der Schwindel wird drehend (in den Bogengangsebenen) oder linear bewegt (durch die Otolithen) empfunden und geht mit einem **Nystagmus** einher. Liegt ursächlich eine Läsion des Vestibularorgans oder des N. vestibulocochlearis einer Seite vor, resultiert eine Aktivitätsdifferenz zwischen den vestibulären Kerngebieten beider Seiten, was vom zentralvestibulären System als Drehung zur Seite der höheren Aktivität (gesunde Seite) interpretiert wird und zur Auslösung des vestibulo-okulären Reflexes (VOR) mit langsamer Nystagmuskomponente zur kranken Seite führt (die schnelle und damit gut sichtbare Nystagmus-Komponente schlägt zum gesunden Ohr, vgl. auch Neuronitis vestibularis, S. 193). Der vestibuläre Nystagmus hat häufig eine rotatorische (torsionelle) Komponente, die bei Ausschaltung der Blickfixation (Untersuchung mit der „Frenzel-Brille") am besten sichtbar ist und bei Blickwendung in Richtung der schnellen Nystagmusphase noch zunimmt (*Alexanders Gesetz*). Vestibulärer Schwindel führt zumindest initial zu **Übelkeit und Erbrechen** sowie **Fallneigung zur kranken Seite.** Der Nystagmus bedingt Scheinbewegungen (Oszillopsien) der Umwelt. Der Patient bevorzugt es daher, die Augen zu schließen und vermeidet zusätzliche vestibuläre Reize durch Ruhighalten des Kopfes mit dem kranken Ohr nach oben. Krankheiten in der Region der Vestibulariskerne am Boden des IV. Ventrikels können ähnliche Symptome verursachen.

Man kann sich über den Zustand eines Kranken, der an einer vestibulären Läsion leidet, durch den nachfolgend beschriebenen Eigenversuch ein Bild machen.

Provokation eines vestibulären Schwindels im Eigenversuch

Man legt einen Gegenstand auf den Boden, z. B. eine Münze, stellt sich darüber, beugt sich (etwa 30°) vor, sodass man die Münze anschauen kann, und dreht sich, während man die Münze anschaut, rasch 5- bis 6-mal nach rechts um die eigene Achse, bleibt dann plötzlich stehen, richtet sich auf und streckt die Arme nach vorn aus. Was passiert? Man hat das Gefühl, dass man sich jetzt nach links dreht, wobei eine Fallneigung nach rechts auftritt und die Arme beim Zeigeversuch nach rechts abweichen. Da bei diesem Versuch die Gefahr des Umfallens besteht, sollte vorsichtshalber eine Hilfsperson anwesend sein. Möglicherweise wird man bei diesem Versuch auch Übelkeit verspüren oder gar erbrechen müssen. Dabei tritt auch ein Nystagmus nach der entgegengesetzten Richtung der Rotation auf.

Dadurch, dass man den Kopf während des Versuchs nach vorne neigt, bringt man die horizontalen Bogengänge in die Ebene der Rotation. Durch die raschen Drehungen gerät auch die Endolymphe in den Bogengängen in Bewegung. Diese Bewegung hält infolge der Trägheit der Endolymphe auch noch eine Weile in der gleichen Richtung an, nachdem man plötzlich stehen geblieben ist, und stimuliert die Cristae, wodurch man die Illusion hat, sich immer noch zu drehen.

Während dieses Versuchs verlaufen also Erregungen von den Bogengängen hinauf zu den Augenmuskelkernen (Nystagmus), zum Spinalmark (Fallneigung und Unsicherheit beim Gehen und Stehen) und zu den autonomen Zentren in der Formatio reticularis.

Propriozeptiver Schwindel. Störungen der propriozeptiven Eingänge aus der Halswirbelsäule können bewegungsabhängig zu meist ungerichtetem Schwindel führen. Propriozeptiver „Schwindel“ kann auch bei Neuropathien oder Hinterstrangsläsionen auftreten, da die Positionsmeldungen aus den Füßen und Beinen ausfallen. In diesem Fall steht die Gangunsicherheit im Vordergrund, während Nystagmussymptome fehlen. Die Gangunsicherheit verstärkt sich charakteristischerweise bei Augenschluss oder Dunkelheit, da hier zusätzlich die optische Kontrolle entfällt.

Peripher-vestibuläre Läsionen

Lagerungsschwindel

Der benigne paroxysmale Lagerungsschwindel (BPL) ist mit einem Anteil von 20 % die häufigste Ursache für einen gerichteten Schwindel. Er entsteht meist spontan, seltener traumatisch (17 %) oder nach Neuropathia vestibularis (15 %). Bei Frauen ist er häufiger als bei Männern, die Inzidenz nimmt im Alter zu. Spontanremission innerhalb von Wochen oder Monaten ist die Regel. Nur 10 % haben länger als ein halbes Jahr Beschwerden. 10 % der spontanen Fälle und 20 % der traumatischen Fälle zeigen einen beidseitigen, meist asymmetrisch betonten Lagerungsschwindel. Rezidive sind relativ häufig (ca. 30 %).

Typischerweise berichten Patienten mit BPL über **kurze, heftige Drehschwindelattacken**, die mit kurzer Latenz **nach raschen Kopfbewegungen** auftreten, vornehmlich nach Kopfreklination oder Kopfseitenlagerung zum betroffenen Ohr (Umdrehen im Bett). Die Schwindelattacken klingen innerhalb von 10 bis längstens 60 Sekunden ab. Ursache dieser Schwindelform sind Ablösungen von Statolithen von der Statolithenmembran. Die Statolithen wandern der Schwerkraft folgend in den untersten Teil des Labyrinthes. Dort befindet sich der Eingang zum posterioren Bogengang, in den die Statolithen bei Rückenlage des Patienten leicht eingeschwemmt werden können. Selten können die abgerissenen Statolithen auch in den lateralen Bogengang gelangen.

Bei Bewegungen in der Ebene des betroffenen Bogengangs kommt es aufgrund der Bewegung der Kristalle im betroffenen Bogengang zu einer Relativbewegung der Endolymphe (**Canalolithiasis**; Spritzenstempeleffekt), die sich auf die Cupula überträgt. Die Signale, die vom betroffenen Bogengang gemeldet werden, führen zu einer Drehempfindung und zu einem Nystagmus in der Ebene des stimulierten Bogenganges, der mit kurzer Latenz einsetzt und nach längstens 60 s abgeklungen ist. Wiederholung der auslösenden Kopfbewegung führt zu vorübergehender Erschöpfung der Symptomatik durch Habituation der Rezeptoren.

Die Behandlung erfolgt durch rasche Umlagerungsmanöver in der Ebene des betroffenen Bogenganges, um die Statolithen wieder aus dem Bogengang zu entfernen.

Differenzialdiagnostisch müssen **zentrale Lageschwindelformen** bei vestibulariskernnahen Läsionen im Bereich um den 4. Ventrikel erwogen werden. So tritt beispielsweie bei einer Noduluslläsion ein in Kopfhängelage nach unten schlagender Lagenystagmus auf. Zentraler Lageschwindel kann mit heftigem Erbrechen einhergehen, meist ist die Übelkeit jedoch eher gering. Im Gegensatz zum BPL sind Nystagmus und Schwindel häufig dissoziiert; der Nystagmus ist weitgehend unabhängig von der Lagerungsgeschwindigkeit, er ist ferner wenig erschöpflich, kann in Abhängigkeit von der Kopfposition seine Schlagrichtung ändern und ist in der Regel mit anderen Störungen der Blickfolge- und Blickhaltefunktion assoziiert.

Neuropathia vestibularis

Der akute einseitige Vestibularisausfall (Neuropathia oder Neuronitis vestibularis = akuter Funktionsverlust zumeist eines Vestibularorgans/eines N. vestibulocochlearis) ist die zweithäufigste Ursache für Drehschwindel. Obwohl in den meisten Fällen keine eindeutige Ursache gefunden wird, gibt es doch zahlreiche Hinweise für eine *virale Genese* ähnlich der idiopathischen Fazialisparese oder dem akuten Hörsturz.

Hauptsymptom ist ein **akut einsetzender** und dann **über mehrere Tage anhaltender heftiger Drehschwindel**, der bei Kopfbewegungen zunimmt. Gleichzeitig tritt ein horizontal-torsionaler *Nystagmus* auf, der zum gesunden Ohr schlägt, ferner eine *Fallneigung* zur kranken Seite, *Übelkeit, Erbrechen* und ein *schweres Krankheitsgefühl*. Gelegentlich finden sich wenige Tage vor der akuten Symptomatik leichte Prodromi in Form kurz anhaltender Schwindelsensationen. Das Hörvermögen ist in aller Regel nicht beeinträchtigt. Sollte dies dennoch der Fall sein, müssen differenzialdiagnostisch infektiöse Erkrankungen wie Mumps, Masern, Mononukleose, Borreliose, Neurosyphilis und Zoster oticus, ein Akustikusneurinom, eine Durchblutungsstörung im Bereich der A. labyrinthi oder ein Morbus Menière in Erwägung gezogen werden. Das Haupterkrankungsalter liegt zwischen dem 30. und 60. Lebensjahr ohne eindeutige Zunahme im höheren Lebensalter, was gegen eine primär vaskuläre Genese spricht. Beweisend für die Diagnose ist die Un(ter)-Erregbarkeit des kranken Labyrinthes bei der kalorischen Prüfung und das Fehlen sonstiger neurologischer Symptome (z. B. zusätzliche Hirnnervenausfälle, zerebelläre oder Hirnstamm-Symptome). Schwindel und Fallneigung klingen langsam über 1–2 Wochen ab, nach 3 Wochen sind die Patienten in der Regel beschwerdefrei. Die Behandlung erfolgt nur innerhalb der ersten 2–3 Tage mit Bettruhe und Antivertiginosa. So früh wie möglich sollte dann eine gezielte krankengymnastische Therapie einsetzen mit Gleichgewichtsübungen, die rasch erlernt und selbstständig weitergeführt werden können.

Akustikusneurinom

Wie bereits erwähnt geht das Akustikusneurinom nicht vom N. cochlearis, sondern vom N. vestibularis aus. Diese Fasern werden auch als erste zerstört. Auf der Seite des Tumors kommt es zu einer meist langsam progredienten Seitendifferenz der Erregbarkeit des Vestibularorgans, die jedoch zentral kompensiert wird, sodass die Patienten in der Regel keinen Schwindel verspüren. Die Seitendifferenz kann aber durch eine kalorische Prüfung nachgewiesen werden. Je nach Geschwindigkeit des Tumorwachstums kommt es durch Irritation der Fasern des N. cochlearis mehr oder minder rasch zu einer zusätzlichen **Hörstörung im Hochtonbereich**. Schon zu diesem Zeitpunkt kann man anhand einer Verlängerung der Leitungszeit bei den akustisch evozierten Hirnstammpotenzialen (AEHP) und dem audiometrischen Nachweis der Hochtonschwerhörigkeit den Verdacht auf ein Akustikusneurinom erhärten und die Diagnose mit der MRT sichern. Zwischen Tumorgröße und Ausmaß des Hörverlustes besteht allerdings keine direkte Beziehung.

Bei weiterem Tumorwachstum kommt es durch Druck auf benachbarte Strukturen (Kleinhirn, N. facialis, N. trigeminus) zu einer **Beeinträchtigung weiterer Hirnnerven** (z. B. Abnahme der Tränensekretion und des Geschmacksinns aufgrund einer Läsion der Chorda tympani) und schließlich zu **Kompressionserscheinungen zentralnervöser Strukturen** im Bereich der hinteren Schädelgrube.

Bei **bilateralen Neurinomen** muss an eine Neurofibromatose II gedacht werden.

Die Therapie erfolgt durch chirurgische Exzision. Bei älteren Patienten und kleineren Tumoren kann alternativ eine stereotaktische Radiotherapie erwogen werden.

Vagales System (Nn. IX, X und kranial XI)

Nervus glossopharyngeus (N. IX)

Der N. glossopharyngeus hat mit dem N. intermedius, dem N. vagus und dem kranialen Anteil des N. accessorius so viele Gemeinsamkeiten, dass man sie besser als „vagales System" zusammenfasst, um unnötige Wiederholungen zu vermeiden. Bei den genannten Hirnnerven handelt es sich um gemischte Nerven, die z. B. gemeinsame Ursprungsgebiete haben (Nucleus ambiguus sowie Nucleus solitarius) (vgl. Tab. 4.**1**, S. 127; Abb. 4.**2** und 4.**3**, S. 123 f.).

Anatomischer Verlauf und Versorgungsgebiete (Abb. 4.**48**). Der N. glossopharyngeus verlässt zusammen mit dem N. vagus und dem N. accessorius den Schädel durch das Foramen jugulare. Hier finden sich auch seine beiden Ganglien, das *Ganglion superius* (*intracraniale*) und *inferius* (*extracraniale*). Nach dem Durchtritt zieht der Nerv zwischen der A. carotis und der V. jugularis zum M. stylopharyngeus. Er tritt zwischen M. stylopharyngeus und M. styloglossus hindurch und gelangt zur Zungenwurzel, zur Schleimhaut des Schlundes, zu den Tonsillen sowie zum hinteren Drittel der Zunge. Auf seinem Weg gibt er folgende Äste ab (Abb. 4.**48**):

- *N. tympanicus.* Dieser zieht vom Ganglion inferius zur Paukenhöhle und zum Plexus tympanicus (Jacobson) und weiter im N. petrosus minor über das Ganglion oticum zur Glandula parotis (Abb. 4.**38**, S. 175). Sensibel versorgt er die Schleimhaut der Paukenhöhle und der Tuba Eustachii.
- *Rr. stylopharyngei* zum M. stylopharyngeus.
- *Rr. pharyngei*, die zusammen mit Ästen des N. vagus den Plexus pharyngeus bilden. Dieser versorgt die quergestreifte Muskulatur des Pharynx.
- *Rr. sinus carotici*, die mit der A. carotis zum Sinus caroticus und Glomus caroticum verlaufen.
- *Rr. linguales*, die Geschmacksimpulse vom hinteren Drittel der Zunge vermitteln.

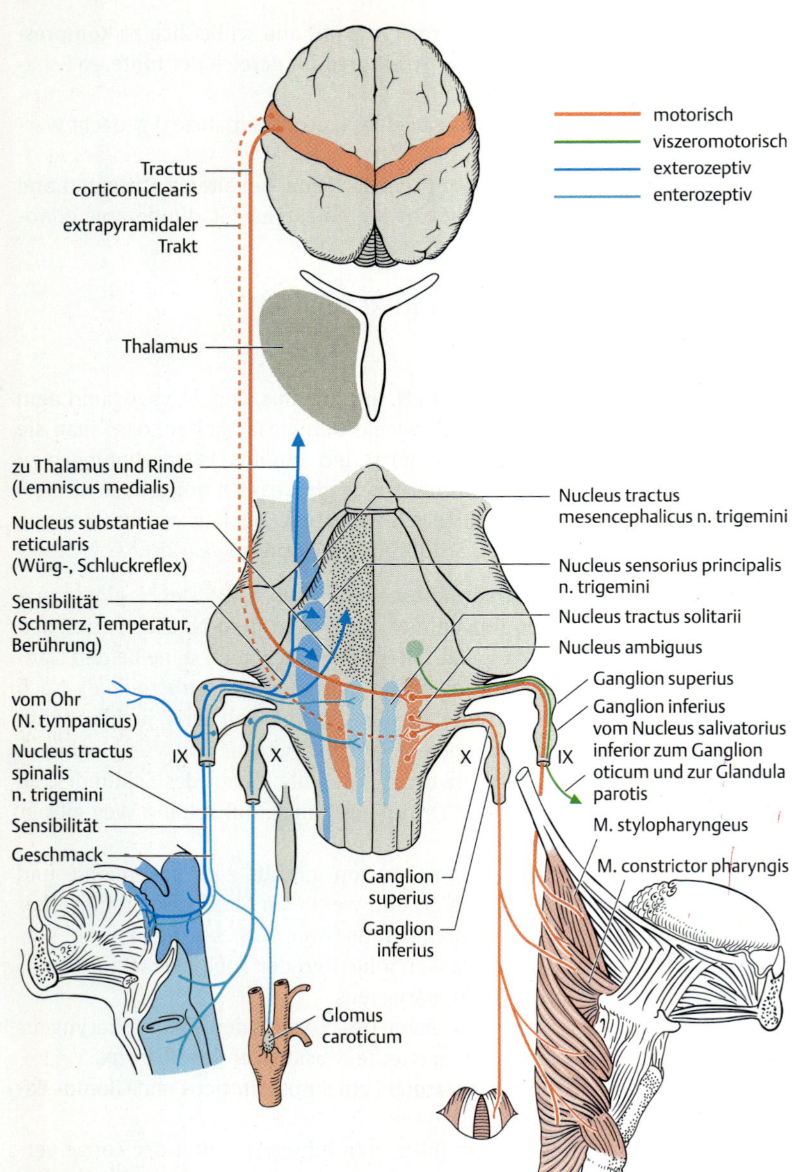

Abb. 4.**48** **Innervationsgebiete und zentrale Verbindungen von N. glossopharyngeus und N. vagus**

Schädigung des Nervus glossopharyngeus

Eine isolierte Läsion des N. glossopharyngeus ist selten, zumeist sind N. vagus und der N. accessorius mitgeschädigt.

Ursachen sind u. a.: eine Fraktur im Bereich der Schädelbasis, eine Thrombose des Sinus sigmoideus, Tumoren basal in der hinteren Schädelgrube, Aneurysmen der A. vertebralis oder basilaris, iatrogene Läsionen (z. B. HNO-ärztliche Eingriffe), Meningitiden und Neuritiden.

Syndrom einer Schädigung des N. glossopharyngeus:
- Verminderung oder Verlust der Geschmacksempfindung (Ageusie) im hinteren Drittel der Zunge,
- Minderung oder Fehlen des Würg- und des Gaumenreflexes,
- Anästhesie und Analgesie im oberen Anteil des Pharynx sowie im Bereich der Tonsillen und des Zungengrundes,
- leichte Schluckstörungen (Dysphagie),
- Störungen der Speichelsekretion aus der Parotis.

Glossopharyngeusneuralgie. Die Neuralgie des N. glossopharyngeus ist etwa 100mal seltener als die Trigeminusneuralgie. Sie äußert sich ähnlich wie die Trigeminusneuralgie durch **heftige, paroxysmal auftretende Schmerzen**, die häufig im **Rachen, Hals, Tonsillen- oder Zungenbereich** beginnen, plötzlich einsetzen und zumeist von kurzer Dauer (Sekunden bis Minuten) sind. Die Schmerzparoxysmen werden z. B. durch Schlucken, Kauen, Husten oder Sprechen ausgelöst. Die Patienten essen aus Angst vor den Schmerzen nicht mehr und magern schnell ab. Eine Spontanremission nach weniger als 6 Monaten ist die Regel. Bei anhaltenden Schmerzen muss eine symptomatische Ursache, z. B. ein maligner Tumor im Pharynxbereich, ausgeschlossen werden. Therapeutisch wird wie bei der Trigeminusneuralgie zunächst Carbamazepin oder Gabapentin verabreicht, bei persistierenden Beschwerden trotz suffizienter Dosis sollte man eine operative Behandlung mit Verlagerung von Gefäßschlingen der A. vertebralis oder der A.cerebelli inferior posterior diskutieren (Jannetta 1977).

Nervus vagus (N. X)

Wie der N. glossopharyngeus besitzt auch der N. vagus zwei Ganglien, das *Ganglion superius* (*jugulare*) und das *Ganglion inferius* (*nodosum*), die sich im Bereich des Foramen jugulare befinden.

Anatomischer Verlauf. Der N. vagus geht aus dem 4. und den folgenden Kiemenbögen hervor; er verläuft unterhalb des Ganglion inferius (nodosum) mit der A. carotis interna und der A. carotis communis abwärts und gelangt durch die Apertura thoracis superior in das Mediastinum. Hier zieht der rechte Nervenstamm über die A. subclavia hinweg, der linke verläuft hinter den Lungenwurzeln über den Aortenbogen. Beide schmiegen sich anschließend dem Ösophagus an, wobei die Fasern des rechten Astes an der Rückseite des Ösophagus verlaufen, die des linken an der Vorderseite. Gemeinsam bilden sie den Plexus oesophageus. Die Endäste gelangen schließlich mit dem Ösophagus durch den Hiatus oesophageus des Zwerchfells in die Bauchhöhle.

Vagusäste. Auf seinem Weg bis in die Bauchhöhle gibt der N. vagus folgende Äste ab (Abb. 4.**48**, 4.**49**, 6.**14** [S. 290]):

- *R. duralis*: vom Ganglion superius rückläufig durch das Foramen jugulare zur Dura im Bereich der hinteren Schädelgrube.
- *R. auricularis*: vom Ganglion superius n. vagi zur Haut der Ohrmuschel-Hinterfläche und zur hinteren unteren Wand des äußeren Gehörganges. Es ist der einzige Hautast des N. vagus.
- *Rr. pharyngei*: Sie strahlen zusammen mit den Fasern des N. glossopharyngeus und denen des sympathischen Halsgrenzstranges in den Plexus pharyngeus ein und versorgen die Muskulatur des Pharynx und des weichen Gaumens.
- *N. laryngeus superior*: vom Ganglion inferius zum Kehlkopf. Sein R. externus gibt Äste an den M. constrictor pharyngis ab und zieht weiter, um den M. cricothyreoideus zu innervieren. Sein R. internus ist sensibel und versorgt die Schleimhaut vom Larynx bis zur Stimmritze, ferner die Schleimhaut der Epiglottis (er enthält auch Geschmacksfasern von der Epiglottis sowie parasympathische Fasern für die Drüsen).
- *N. laryngeus recurrens*: Dieser Ast zieht rechts um die A. subclavia und links um den Arcus aortae herum (Abb. 4.**49b**) und verläuft dann aufwärts in der Rinne zwischen Trachea und dem Ösophagus hinauf zum Kehlkopf. Er versorgt motorisch die inneren Kehlkopfmuskeln mit Ausnahme des M. cricothyreoideus; sensibel innerviert er die Schleimhaut des Kehlkopfes unterhalb der Stimmbänder.
- *Rr. cardiaci cervicales superiores und Rr. cardiaci thoracici* ziehen zusammen mit sympathischen Fasern zum Herzen über den Plexus cardiacus.
- *Rr. bronchiales* bilden den Plexus pulmonalis in der Wand der Bronchien.
- *Rr. gastrici anteriores et posteriores, Rr. hepatici, Rr. coeliaci und Rr. renales* ziehen über den Plexus coeliacus und den Plexus mesentericus superior zusammen mit sympathischen Fasern zu den Eingeweiden im Bauchraum (Magen, Leber, Pankreas, Milz, Nieren, Nebennieren sowie Dünndarm und Anfangsteil des Dickdarms). Die Fasern des rechten und linken N. vagus vermischen sich im Bauchraum mit den Fasern des sympathischen Nervensystems, sodass sie nicht scharf voneinander zu trennen sind.

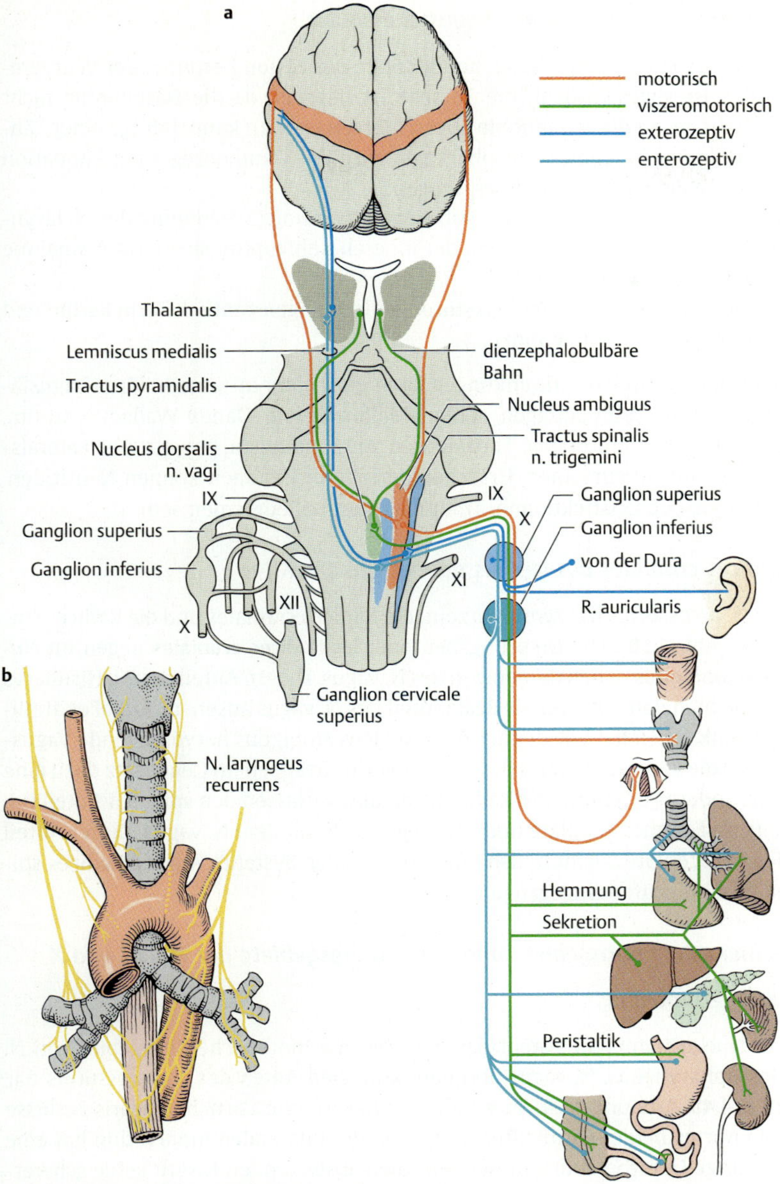

Abb. 4.**49** **Innervationsgebiete und zentrale Verbindungen des N. vagus.** **a** Übersicht. **b** Topographische Beziehungen des N. laryngeus recurrens.

Syndrom einer unilateralen Vagusschädigung

- Der weiche Gaumen hängt auf der Seite der Läsion herunter, der Würgereflex ist abgeschwächt, die Sprache ist näselnd, da die Nasenhöhle nicht mehr gegen die Mundhöhle abgeschlossen werden kann. Infolge einer Lähmung des M. constrictor pharyngis wird das Gaumensegel bei Phonation zur gesunden Seite hinübergezogen;
- Heiserkeit ist die Folge der Stimmbandlähmung (Schädigung des N. laryngeus recurrens mit Lähmung der inneren Kehlkopfmuskeln mit Ausnahme des M. cricothyreoideus).
- Weiterhin kommen Schluckstörungen sowie gelegentlich Tachykardie und kardiale Arrhythmie hinzu.

Ursachen. Zahlreiche Erkrankungen können zu einer intramedullären Vagusläsion führen: Fehlbildungen (Chiari-Malformation, Dandy-Walker-Syndrom, etc.), Tumoren, Blutungen, Thrombosen, Entzündungen, amyotrophe Lateralsklerose oder Aneurysmen. Ursachen peripherer Läsionen können Neuritiden, Tumoren, Drüsenaffektionen, Traumen, Aortenaneurysmen sein.

Radices craniales des Nervus accessorius (N. XI)

Der N. accessorius hat zwei Wurzeln: die Radices craniales und die Radices spinales (Abb. 4.**50**). Die Ursprungsneurone der **Radices craniales** liegen im **Nucleus ambiguus** neben denjenigen des N. vagus. Diesen Anteil des XI. Hirnnervs würde man daher besser als Bestandteil des N. vagus ansehen, zumal er ähnliche Funktionen hat wie der aus dem Nucleus ambiguus hervorgehende Vagusanteil (die Radices spinales des N. accessorius besitzen im Gegensatz dazu eine ganz andere Funktion). Die Radices craniales verlassen den spinalen Anteil bereits im Foramen jugulare und vereinigen sich mit dem N. vagus. Dieser Anteil des N. accessorius gehört also mit zum „vagalen System". Auf die Radices spinales wird später eingegangen.

Gemeinsame Kerngebiete und Versorgungsgebiete der Nn. IX und X

Nucleus ambiguus

Der Nucleus ambiguus stellt das gemeinsame motorische Kerngebiet von N. glossopharyngeus, N. vagus und dem kranialen Anteil des N. accessorius dar (Abb. 4.**48**, 4.**49** und 4.**50**). Er erhält über den Tractus corticonuclearis Zuflüsse vom Kortex beider Hirnhälften. Aufgrund der bilateralen Innervation hat eine einseitige Unterbrechung dieser zentralen absteigenden Fasern keine schwerwiegenden Ausfälle im Innervationsgebiet des Nucleus ambiguus zur Folge.

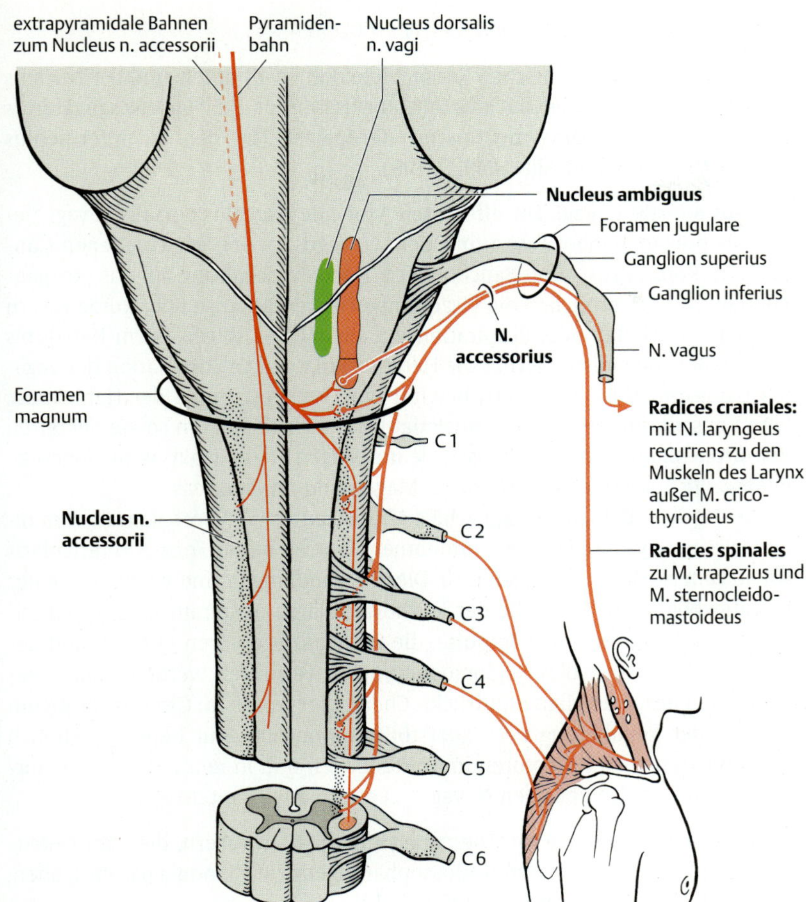

Abb. 4.**50** **Innervationsgebiet und zentrale Verbindungen des N. accessorius**

Die Axone des Nucleus ambiguus ziehen mit dem N. glossopharyngeus, dem N. vagus sowie dem N. accessorius (kranialer Anteil) zur Muskulatur des weichen Gaumens, des Pharynx und Larynx sowie zur quergestreiften Muskulatur im oberen Anteil des Ösophagus. Der Nucleus ambiguus erhält ferner Afferenzen vom Nucleus spinalis n. trigemini sowie vom Nucleus tractus solitarii. Diese sind Bestandteile von Reflexbögen, die – ausgehend von den Schleimhäuten des Respirations- und Verdauungstraktes – Husten, Würgen sowie Erbrechen auslösen.

Parasympathische Kerngebiete der Nn. IX und X

Die beiden parasympathischen Kerngebiete der Nn. IX und X sind der Nucleus dorsalis n. vagi sowie der Nucleus salivatorius inferior. Der Nucleus salivatorius superior ist das parasympathische Kerngebiet für den N. intermedius (Abb. 4.**48**, S. 196, und Abb. 4.**49**, S. 199).

Nucleus dorsalis n. vagi. Die **efferenten** Axone des Nucelus dorsalis n. vagi ziehen als präganglionäre Fasern mit dem N. vagus zu den verschiedenen Ganglien im Kopf-, Brust- und Bauchbereich. Nach Umschaltung auf das postganglionäre Neuron erreichen die viszeromotorischen Impulse über kurze Fasern die glatte Muskulatur der Respirationsorgane und des Magen-Darm-Kanals bis zur Flexura coli sinistra, ferner die Herzmuskulatur. Die Stimulation der vagalen parasympathischen Fasern bewirkt eine Verlangsamung der Herzaktion, eine Konstriktion der glatten Muskulatur im Bronchialbaum sowie Sekretion der Bronchialdrüsen. Die Peristaltik im Magen-Darm-Trakt wird angeregt, ebenso die Sekretion der Drüsen im Magen und im Pankreas.

Der Nucleus dorsalis n. vagi erhält **Afferenzen** vom Hypothalamus, vom olfaktorischen System, von den autonomen Zentren in der Formatio reticularis sowie vom Nucleus tractus solitarii. Diese Verbindungen sind wichtige Glieder in Reflexbögen zur Kontrolle der kardiovaskulären, respiratorischen und alimentären Funktionen. Die Impulse, die von Barorezeptoren in der Wand des Sinus caroticus über den N. glossopharyngeus vermittelt werden, dienen der Regulation des arteriellen Blutdrucks. Chemorezeptoren im Glomus caroticum sind an der Regulierung der Sauerstoffspannung im Blut beteiligt. Ähnlich funktionieren auch Rezeptoren im Aortenbogen und in den Corpora paraaortica, deren Impulse über den N. vagus zentralwärts geleitet werden.

Nucleus salivatorius inferior. Die parasympathischen Fasern, die vom Nuleus salivatorius inferior über den N. glossopharyngeus zur Glandula parotis ziehen, wurden bereits besprochen (S. 175 und 195).

Viszeral-afferente Fasern der Nn. IX und X

Spezielle viszeral-afferente Fasern. Die Perikaryen der afferenten Geschmacksfasern (pseudounipolare Nervenzellen) des N. glossopharyngeus liegen im *Ganglion inferius* (*extracraniale*), diejenigen des N. vagus im *Ganglion inferius* (*nodosum*). Beide führen Impulse von Geschmacksrezeptoren im hinteren Drittel der Zunge sowie im Bereich der Epiglottis. Der N. glossopharyngeus ist der Hauptgeschmacksnerv. Die zentralen Fortsätze ziehen im Tractus solitarius zum Nucleus tractus solitarii, wohin auch die Geschmacksimpulse der vorderen 2/3 der Zunge über den N. intermedius gelangen (Abb. 4.**37**, S. 174) Vom Nucleus tractus solitarii verlaufen die Geschmacksimpulse zentralwärts über den Thalamus medial im Nucleus VPM (Nucleus ventralis posteromedialis) zur kortikalen Geschmacksregion am Fuß der hinteren Zentralwindung (Abb. 4.**37**, S. 174).

Viszeral-afferente Fasern des N. glossopharyngeus verlaufen über pseudounipolare Zellen im Ganglion superius, jene des N. vagus über solche im Ganglion inferius. Sie führen sensible Impulse von der Schleimhaut im Bereich des hinteren Zungendrittels, von der Schleimhaut im Bereich des Pharynx (N. IX) sowie von den Eingeweiden im Brust- und Bauchraum (N. X) (Abb. 4.**48**, S. 196 und Abb. 4.**49**, S. 199).

Somatisch-afferente Fasern der Nn. IX und X

Schmerz- und Temperaturfasern. Schmerz- und wahrscheinlich auch Temperaturempfindungen vom hinteren Zungendrittel sowie vom oberen Anteil des Pharynx, der Tuba Eustachii und dem Mittelohr gelangen über den N. glossopharyngeus und das Ganglion superius zum Nucleus tractus spinalis n. trigemini, jene vom unteren Anteil des Pharynx, vom Larynx, von einem Bereich hinter dem Ohr sowie von Teilen des Gehörgangs, des Trommelfells sowie von der Dura der hinteren Schädelgrube erreichen dieses Kerngebiet über den N. vagus und das Ganglion superius (jugulare).

Die **Fasern für Berührungsempfindungen** aus den genannten Körperregionen enden wahrscheinlich im Nucleus sensorius principalis n. trigemini. Die Impulse verlaufen von dort im Lemniscus medialis zum Thalamus und weiter zur hinteren Zentralwindung.

Radices spinales des Nervus accessorius (N. XI)

Der spinale Anteil des N. accessorius ist *rein motorisch* und geht von einer Zellsäule im ventrolateralen Anteil des Vorderhorns im Bereich von C2 bis C5 oder auch C6 aus (Abb. 4.**50**). Die Wurzelfasern treten seitlich, dorsal vom Lig. denticulatum, zwischen den Vorder- und Hinterwurzeln im Subarachnoidalraum aus, nachdem sie ein bis zwei Segmente im Seitenstrang aufgestiegen sind. Sie bilden, indem sich die Wurzeln sukzessive mit Wurzeln höherer Segmente vereinen, einen gemeinsamen Stamm, der rostral hinaufzieht. Er gelangt durch das Foramen magnum in das Schädelinnere, wo er sich für eine kurze Strecke mit den Radices craniales des N. accessorius vereinigt. Bereits beim Durchtritt durch das Foramen jugulare verlässt der spinale Anteil des N. accessorius als **R. externus** den kranialen Anteil, der anschließend im N. vagus aufgeht. Der R. externus zieht im Nacken hinab und innerviert den **M. sternocleidomastoideus** sowie den **M. trapezius.** Von den Segmenten C2 bis C4 gesellen sich spinale somatisch-efferente Fasern hinzu.

Über das Ausmaß der Beteiligung von N. accessorius und der Spinalnerven C2–C4 an der Innervation des M. trapezius bestehen widersprüchliche Ansichten. Während ein Teil der Autoren der Auffassung ist, dass der N. accessorius vorwiegend den unteren Anteil des Muskels versorgt, postulieren andere, dass er vor allem den rostralen Anteil innerviert. Bei einer Läsion des N. accessorius atrophieren vor allem die rostralen Anteile des M. trapezius.

Der R. externus führt auch einige afferente Fasern, die propriozeptive Impulse zentralwärts leiten.

Erkrankungen der Radices spinales des N. accessorius

Ursachen. Häufigste Ursache einer *peripheren* extrakraniellen Akzessoriusparese sind iatrogene Läsionen nach Operationen im seitlichen Halsdreieck (z. B. Lymphknotenexstirpationen) sowie Druck- oder radiogene Läsionen. Außerdem können Traumen mit oder ohne Schädelbasisfraktur, Tumoren an der Schädelbasis (insbesondere im Bereich des Foramen magnum) sowie Anomalien am kraniozervikalen Übergang zu einer Akzessoriusläsion führen.

Selten erreichen *intramedulläre Schädigungen* ein solches Ausmaß, dass sie das Vorderhorngrau unilateral im Bereich von C1 bis C4 zerstören (Syringomyelie, ALS, Poliomyelitis u. a.).

Typische Ausfälle. Eine einseitige *Unterbrechung des R. externus nach Austritt aus dem Foramen jugulare* wirkt sich unterschiedlich auf M. sternocleidomastoideus und M. trapezius aus: Der M. sternocleidomastoideus ist vollständig schlaff gelähmt, der M. trapezius hingegen nur in seiner oberen Hälfte, da er von den Spinalnerven aus den Segmenten C3 und C4 mitinnerviert wird. Eine *Schädigung des N. accessorius distal vom M. sternocleidomastoideus* zieht ausschließlich den M. trapezius in Mitleidenschaft. Eine solche Verletzung tritt gelegentlich bei Lymphknotenbiopsien am Hinterrand des M. sternocleidomastoideus auf. Sensible Ausfälle fehlen, da der spinale Anteil des N. accessorius rein motorisch ist.

Bei einer einseitigen Lähmung des M. sternocleidomastoideus kann der Kranke den Kopf nur mühsam zur Gegenseite drehen. Bei einer doppelseitigen Schädigung ist das Aufrechthalten des Kopfes erschwert, der Kranke kann auch im Liegen den Kopf nicht von der Unterlage abheben. Bei einer Parese des M. trapezius hängt die betreffende Schulter etwas und die Skapula ist nach außen und unten verlagert. Das seitliche Hochheben des Armes über 90 ° ist erschwert, da der M. trapezius bei dieser Bewegung normalerweise den M. serratus anterior unterstützt. Bei der Inspektion eines Kranken mit einer Lähmung des N. accessorius fallen die geringe Ausbildung des M. sternocleidomastoideus sowie das Hängen der Schulter auf.

Zentral bedingte Parese. Der spinale Anteil des N. accessorius erhält seine zentralen Zuflüsse über den Tractus corticonuclearis und -spinalis, und zwar überwiegend von der kontralateralen Seite, zu einem geringeren Anteil jedoch auch von ipsilateral. Bei einer zentralen Läsion der deszendierenden Bahnen kann es deshalb manchmal zu einer kontralateralen Parese des M. sternocleidomastoideus und des M. trapezius kommen, die aber wegen der ipsilateralen Zuflüsse nicht sehr ausgeprägt ist und daher leicht übersehen werden kann.

N. hypoglossus (N. XII)

Das **Kerngebiet** des N. hypoglossus (Abb. 4.**2** und 4.**3**, S. 123 f., sowie Abb. 4.**51**) befindet sich im unteren Drittel der Medulla oblongata, dicht neben der Mittellinie und dicht unter dem Boden der Rautengrube (Trigonum hypoglossi). Es besteht aus mehreren Zellgruppen, von denen jede bestimmte Zungenmuskeln innerviert. Die Zellen selbst entsprechen den motorischen Vorderhornzellen.

Supranukleäre Innervation des Hypoglossuskerns. Die Willkürinnervation der Zunge erfolgt über den *Tractus corticonuclearis*, der gemeinsam mit dem Tractus corticospinalis von der Präzentralregion durch die innere Kapsel zum Hypoglossuskern verläuft.

Der Hypoglossuskern erhält vorwiegend Zuflüsse von der *kontralateralen Hemisphäre*, hinzu kommen aber auch einige ipsilaterale Impulse. Außerdem erhalten die Hypoglossuskerne Afferenzen von der Formatio reticularis, vom Nucleus tractus solitarii (Geschmack), vom Mittelhirn (Tractus tectospinalis) sowie von den Trigeminuskernen. Die genannten Verbindungen sind Bestandteile von Reflexen, die dem Schlucken, Kauen, Lutschen und Lecken dienen.

Da die Zungenmuskeln beider Seiten eng miteinander verflochten sind und von beiden Hirnhälften innerviert werden (wenn auch überwiegend von der kontralateralen), hat eine unilaterale supranukleäre Schädigung keine größeren Folgen für die Zungenbeweglichkeit.

Verlauf und Versorgungsgebiet des N. hypoglossus. Der N. hypoglossus ist ein *somatisch-efferenter* (motorischer) Nerv. Die Axone ziehen nach unten durch die Medulla oblongata und treten als Wurzelfasern im Sulcus lateralis anterior zwischen Oliva inferior und Pyramide (Abb. 4.**1**, S. 120) aus dem Hirnstamm aus. Der N. hypoglossus verlässt die Schädelhöhle durch den Canalis hypoglossi (Abb. 4.**6**, S. 129, und 4.**51**) und verläuft im unteren Halsbereich zwischen V. jugularis und A. carotis interna zusammen mit Fasern der ersten drei Zervikalsegmente (Ansa hypoglossi). Diese Fasern verlassen den N. hypoglossus, mit dem sie keinerlei Verbindung eingehen, bald wieder und versorgen die Unterzungenbeinmuskulatur, nämlich den M. thyreohyoideus, den M. sternohyoideus und den M. omohyoideus.

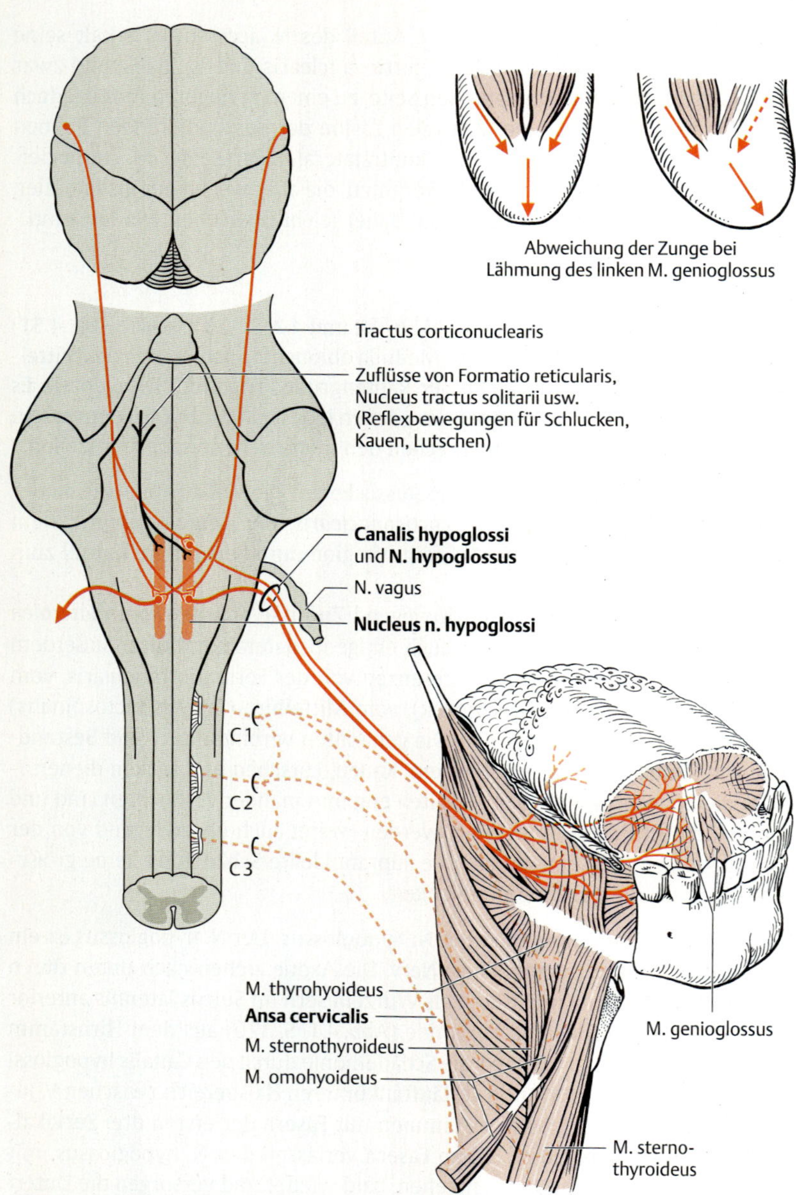

Abb. 4.**51** **Innervationsgebiet und zentrale Verbindungen des N. hypoglossus**

Der N. hypoglossus selbst innerviert die *Zungenmuskulatur*, den *M. styloglossus*, *M. hyoglossus* sowie den *M. genioglossus*.

Hypoglossusparese. Bei einer *einseitigen* Parese weicht die Zunge beim Herausstrecken zumeist etwas nach der paretischen Seite ab. Der M. genioglossus schiebt die Zunge nach vorne (Abb. 4.**51**). Ist der M. genioglossus einer Seite geschwächt, überwiegt die „Schubkraft" des gesunden Muskels, der die Zunge zur paretischen Seite drückt. Bei einer Hemiplegie ist das Sprechen anfangs dysarthrisch, das Schlucken jedoch kaum gestört. Bei einer doppelseitigen supranukleären Lähmung sind sowohl das Sprechen wie das Schlucken erheblich gestört (Pseudobulbärparalyse).

Eine **Schädigung im Kerngebiet** des N. hypoglossus hat zumeist eine bilaterale schlaffe Parese mit Atrophie und Faszikulieren zur Folge, da die Kerngebiete dicht nebeneinander liegen. In fortgeschrittenen Fällen liegt die Zunge schlaff im Mundboden und faszikuliert stark. Schlucken und Sprechen sind schwer gestört. Ursachen können eine progressive Bulbärparalyse, eine amyotrophe Lateralsklerose, eine Syringobulbie, eine Poliomyelitis und vaskuläre Prozesse sein.

Eine **periphere Schädigung** des N. hypoglossus hat die gleichen Folgen wie eine nukleäre, die Lähmung ist allerdings zumeist unilateral. Ursachen sind Tumoren, Entzündungen und vaskuläre Erkrankungen.

4.3 Topographische Anatomie des Hirnstamms

Bis zu dieser Stelle wurden die auf- und absteigenden Bahnen innerhalb des Spinalmarks und die genaue Lage der Hirnnervenkerne mit ihren austretenden Wurzelfasern und ihren zentralen Verbindungen dargestellt. Im Folgenden seien die Topographie der durch den Hirnstamm hindurchziehenden *Bahnen* sowie *Lage und Funktion weiterer Kerngebiete* im Hirnstamm ergänzt. Diese topographischen Kenntnisse sind für das Verständnis der klinischen Syndrome bei pathologischen Prozessen im Bereich der Medulla oblongata, des Pons sowie des Mittelhirns erforderlich.

Innere Struktur des Hirnstamms

Auch innerhalb des Hirnstamms gibt es wichtige Kerngruppen, wie z. B. die *Formatio reticularis*, die *Oliven*, den *Nucleus ruber* sowie die *Substantia nigra* und andere, auf die bei der Beschreibung der einzelnen Abschnitte des Hirnstamms eingegangen werden muss. Es kommen noch die *Verbindungen dieser*

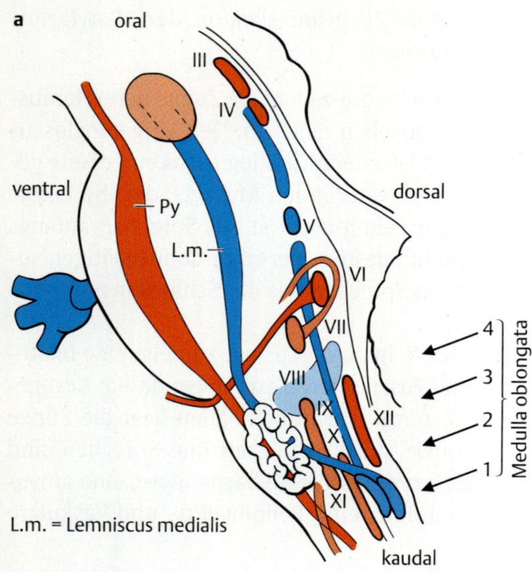

Abb. 4.**52** **Querschnitte durch die Medulla oblongata. a** Lage der Schnittebenen.

Kerngruppen untereinander sowie mit dem Großhirn, dem Kleinhirn und dem Spinalmark hinzu.

Die Abb. 4.**52** und 4.**53** zeigen auf Querschnitten durch den Hirnstamm die einzelnen Kerngruppen als auch die auf- und absteigenden Bahnen in ihrem räumlichen Verhältnis zueinander.

Die Abb. 4.**54** und 4.**55** verdeutlichen die räumlichen Beziehungen einzelner Bahnsysteme in der Ansicht des Hirnstamms von lateral sowie von dorsal.

Medulla oblongata

Bereits in Höhe der Pyramidenkreuzung (Abb. 4.**52**) ist gegenüber dem Spinalmark eine Veränderung eingetreten, was die räumliche Anordnung von grauer und weißer Substanz betrifft. Die Vorderhörner lassen sich noch erkennen: Sie enthalten die motorischen Kerne für den 1. Zervikalnerv sowie für die Wurzeln des N. accessorius. Die von den Pyramiden absteigenden Fasern des Tractus corticospinalis kreuzen hier größtenteils und ziehen anschließend im Spinalmark als Pyramidenseitenstrangbahnen abwärts. Im Bereich der Hinterstränge finden sich jetzt allerdings auch Kerngruppen, und zwar der **Nucleus cuneatus** sowie der **Nucleus gracilis.** Hier werden die Hinterstrangfasern auf das zweite Neuron umgeschaltet und die Impulse über die mediale Schleife (Lemniscus

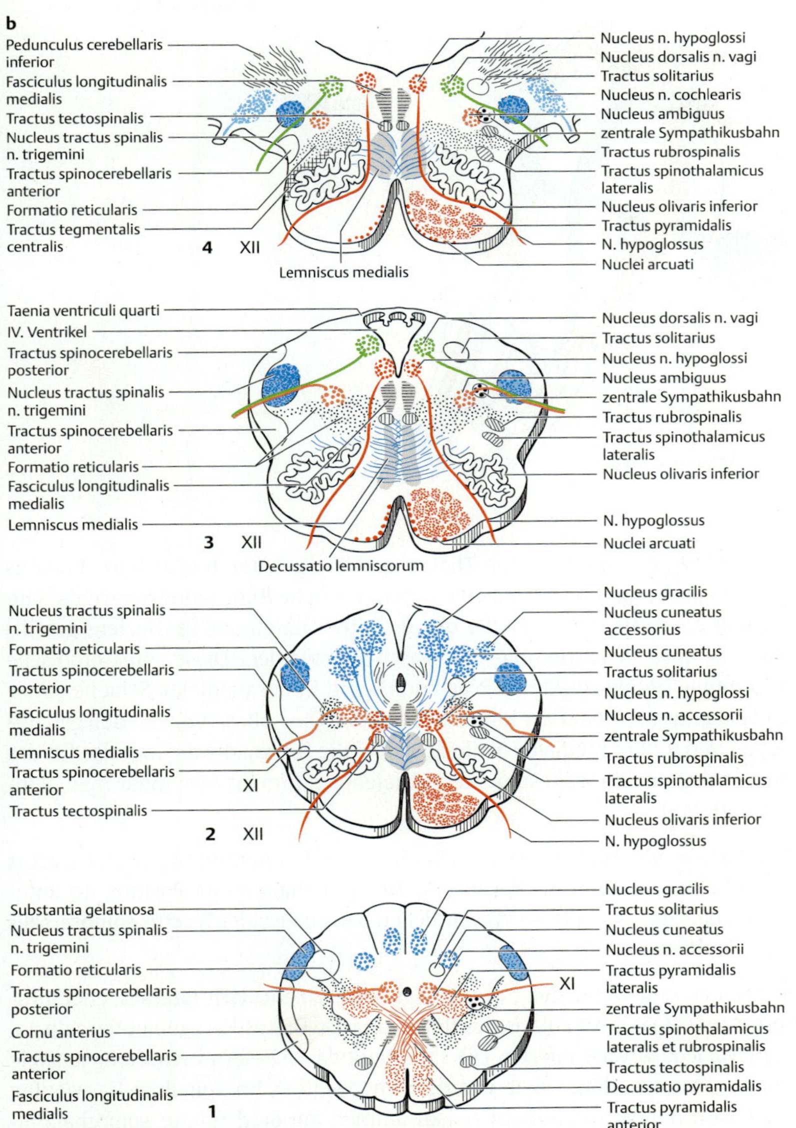

Abb. 4.**52** **Querschnitte durch die Medulla oblongata**. **b** Den in **a** skizzierten Ebenen entsprechende Querschnitte mit Darstellung wichtiger Kerngebiete und Bahnverbindungen.

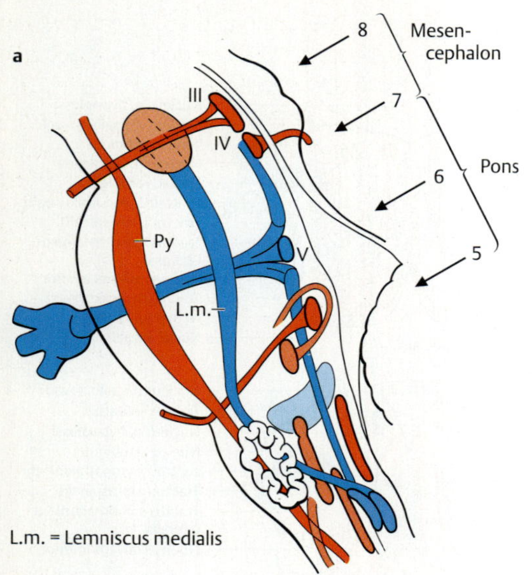

Abb. 4.**53** **Querschnitte durch Pons und Mesencephalon.**
a Lage der Schnittebenen.

medialis) zum kontralateralen Thalamus weitergeleitet. Im Nucleus cuneatus und gracilis besteht weiterhin eine somatotopische Anordnung derart, dass im Nucleus cuneatus die Fasern der oberen Extremitäten und im Nucleus gracilis jene der unteren Extremitäten umgeschaltet werden. Diese somatotopische Anordnung (Punkt-zu-Punkt-Projektion) wird in der medialen Schleife sowie im Thalamus bis hinauf zur Rinde beibehalten. Die Abb. 4.**55c** zeigt den gewundenen Verlauf der medialen Schleife, wobei die Fasern, die die Impulse für das Bein enthalten, am weitesten lateral, diejenigen für den Arm mehr medial lokalisiert sind.

Der **Tractus spinothalamicus lateralis** (Schmerz, Temperatur) sowie der **Tractus spinothalamicus anterior** (Berührung, Druck) behalten ihre Position im unteren Bereich der Medulla im Wesentlichen bei, ebenso der **Tractus spinotectalis** (zur Vierhügelregion).

In einer ausgedehnten Zellgruppe, dem **Nucleus reticularis lateralis**, enden Fasern der Formatio reticularis des Rückenmarks. Dieses Kerngebiet liegt dorsal vom Nucleus olivaris inferior. Die spinoretikulären Fasern vermitteln sensible Impulse von der Haut sowie von den Eingeweiden. Im Spinalmark verlaufen diese Fasern mehr diffus, zum Teil zusammen mit dem Tractus spinothalamicus.

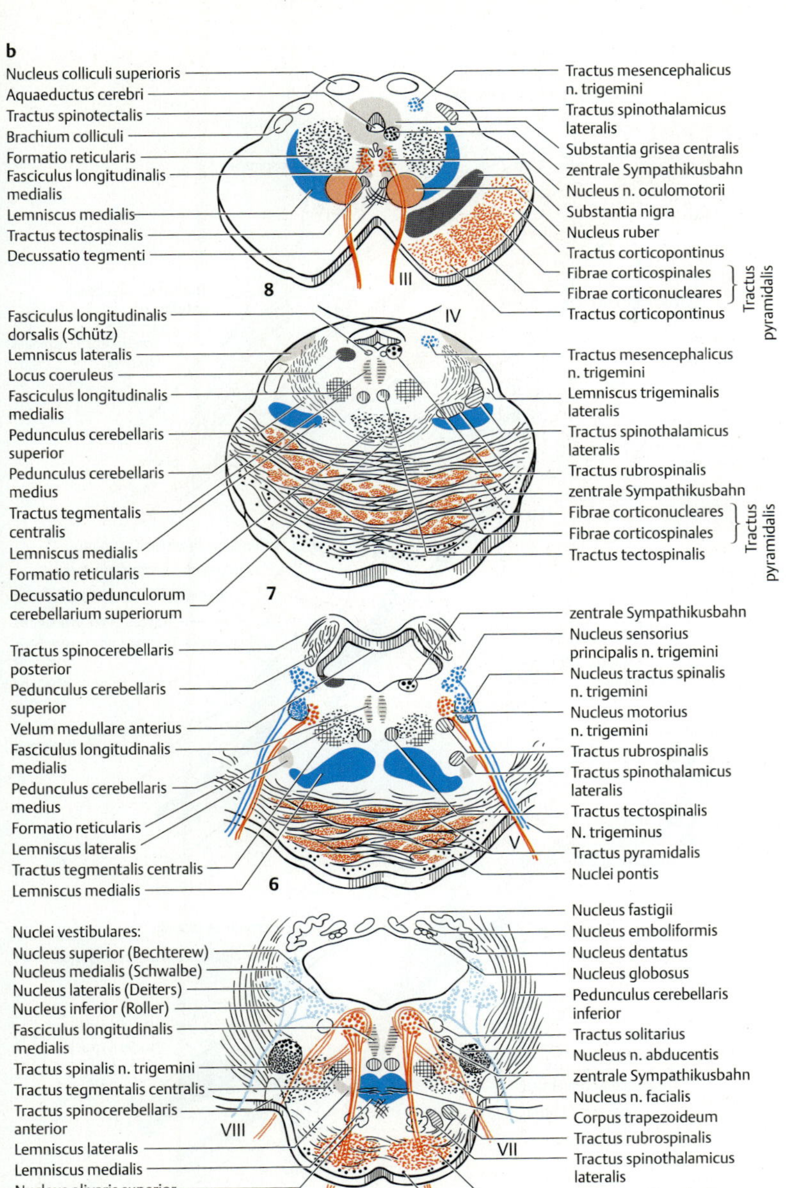

Abb. 4.**53** **Querschnitte durch Pons und Mesencephalon.** **b** Den in **a** skizzierten Ebenen entsprechende Querschnitte mit Darstellung wichtiger Kerngebiete und Bahnverbindungen.

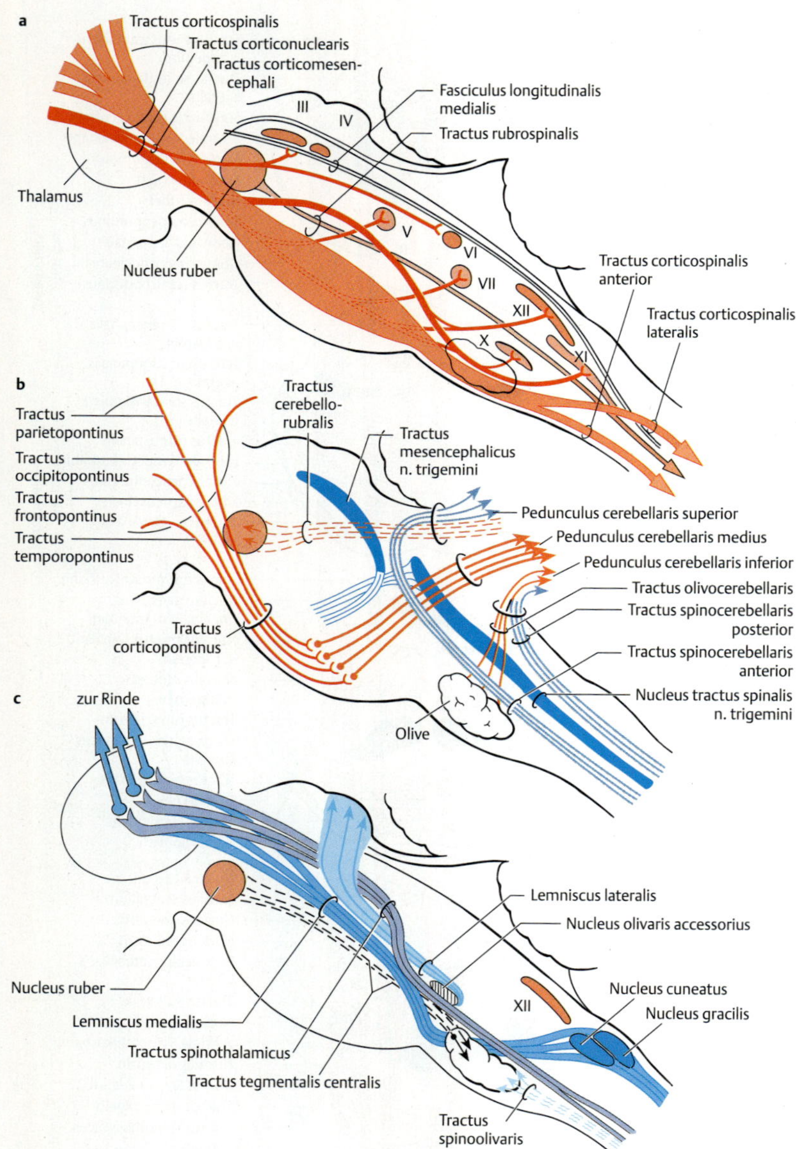

Abb. 4.**54** **Bahnverbindungen im Hirnstamm, seitliche Ansicht**. **a** Efferente Bahnen. **b** Kleinhirnbahnen **c** Afferente Bahnen.

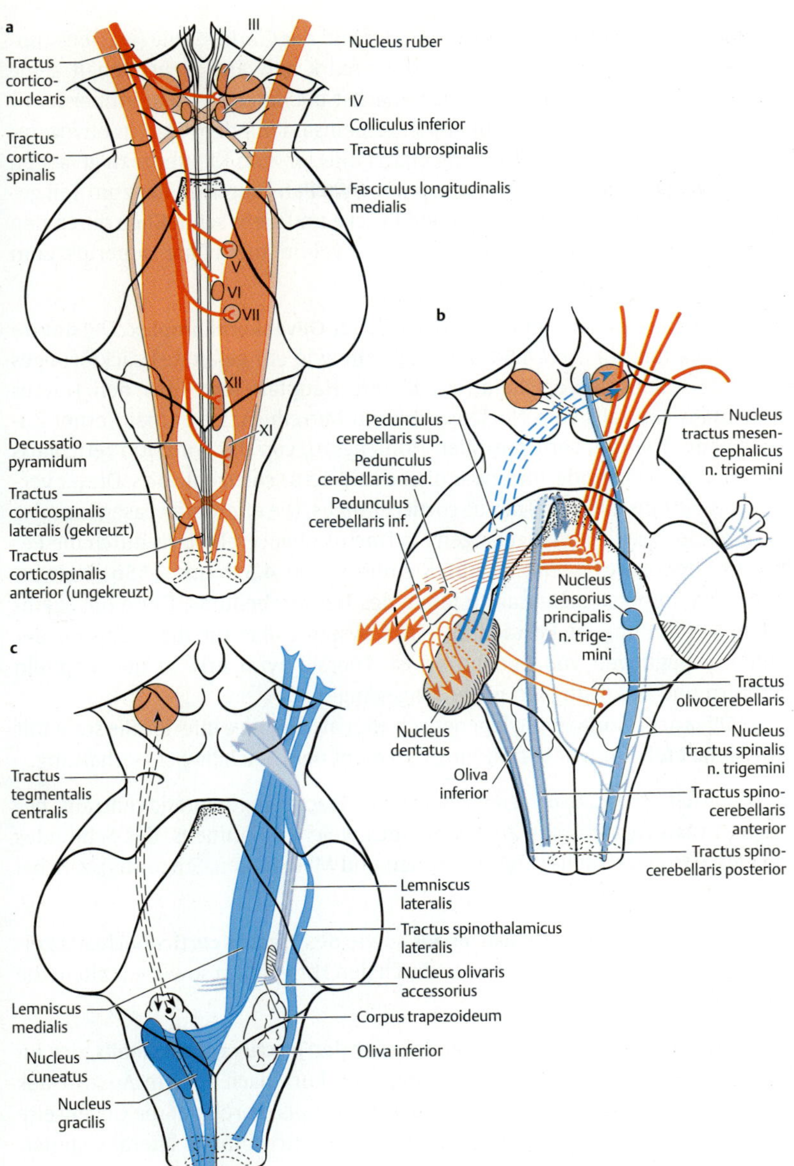

Abb. 4.**55** **Bahnverbindungen im Hirnstamm, dorsale Ansicht**. **a** Efferente Bahnen. **b** Kleinhirnbahnen. **c** Afferente Bahnen.

Der **Tractus spinocerebellaris posterior**, der von der Clarke-Säule (Nucleus thoracicus) ausgeht und ipsilateral im Spinalmark aufwärts zieht, behält seine Lage im unteren Anteil der Medulla zunächst bei, um sich dann immer mehr nach dorsal zu begeben und schließlich gemeinsam mit dem Tractus olivocerebellaris durch den Pedunculus cerebellaris inferior zum Kleinhirn zu gelangen (Abb. 4.**54b** und 4.**55b**). Der **Tractus spinocerebellaris anterior**, der zum Teil gekreuzt hat, verläuft durch Medulla und Brücke und zieht schließlich durch den Pedunculus cerebellaris superior und das Velum medullare superius zum Kleinhirn (Abb. 4.**54b** und 4.**55b**).

Im rostralen Anteil der Medulla findet sich der **Olivenkernkomplex.** Die **untere Olive** (Oliva inferior, Abb. 4.**54** und 4.**55**), die wie ein gefaltetes sackförmiges Blatt grauer Substanz erscheint, erhält ihre Hauptafferenz über den Tractus tegmentalis centralis vom Nucleus ruber im Mittelhirn. Sie enthält ferner Zuflüsse vom Striatum, vom zentralen Höhlengrau, von der Formatio reticularis sowie von der Hirnrinde, und zwar über den Tractus corticoolivaris. Dieser verläuft gemeinsam mit dem Tractus corticospinalis. Die efferenten Fasern aus der Oliva inferior kreuzen und gelangen als Tractus olivocerebellaris durch die Pedunculi cerebellares inferiores zum Kleinhirn (Abb. **4.54b** und 4.**55b**). Hier erreichen die Impulse die gesamte Rinde des Neozerebellums. Diese olivozerebelläre Verbindung ist Bestandteil eines Systems, das für die Präzision der Willkürbewegungen von Bedeutung ist. Hierauf wird erst in den Kapiteln Kleinhirn und Basalganglien näher eingegangen.

Die **Oliva accessoria** ist phylogenetisch älter als die Oliva inferior. Sie steht mit dem Archizerebellum in Verbindung und dient der Gleichgewichtserhaltung.

Bei *Erkrankungen der Oliva inferior*, ebenso des Tractus tegmentalis centralis, beobachtet man rhythmische Zuckungen des weichen Gaumens, des Schlundes und evtl. des Zwerchfells (Myorhythmien und Myoklonien, Singultus), z. B. bei Ischämien.

Den Verlauf des **Tractus corticospinalis** sowie des **Tractus corticonuclearis** zeigen die verschiedenen Querschnitte durch den Hirnstamm sowie vor allem die Abb. 4.**54a** und 4.**55a.**

Durch die Medulla oblongata verläuft ferner der **Tractus rubrospinalis**, der im Nucleus ruber des Mittelhirns entspringt und kurz nach seinem Austritt aus dem roten Kern in der Decussatio tegmenti ventralis (Forel) auf die Gegenseite kreuzt. Er zieht zusammen mit dem Tractus corticospinalis lateralis spinalwärts (Abb. 4.**55**).

Der **Tractus tectospinalis** kreuzt unmittelbar nach Verlassen seiner Kerngruppe (Tectum mesencephali) um das periaquäduktale Grau herum in der Decussatio tegmenti dorsalis (Meynert) auf die Gegenseite, wo er nahe der Mittellinie kaudalwärts zieht. Er wendet sich dann allmählich nach ventral und lateral und kommt in der Medulla im ventrolateralen Abschnitt zu liegen, ebenso wie der Tractus rubrospinalis. Auf dem Weg in die Medulla gibt der Tractus tectospinalis Kollateralen zu den Augenmuskelkernen, zum Fazialiskern und zum Kleinhirn ab. Er erschöpft sich schließlich im Zervikalmark. **Funktion**: Die Colliculi superiores erhalten Zuflüsse von der Retina und akustische Impulse von den unteren Vierhügeln. Starke visuelle und akustische Reize bewirken über die tektonukleäre und -spinale Bahn reflektorisch Zusammenkneifen der Augen, eine Abwendung des Kopfes und evtl. auch ein Hochheben der Arme (*Schutzhaltung*). Wie bereits früher dargestellt, bestehen enge Verbindungen zwischen Okzipitallappen und den oberen Vierhügeln. Über diese Verbindungen werden in Zusammen„arbeit“ mit den tektospinalen Bahnen die *automatischen Folgebewegungen von Augen und Kopf beim Betrachten eines bewegten Objektes* ermöglicht.

Auf den verschiedenen Schnitten durch die Medulla, die Brücke und das Mittelhirn erkennt man zwischen den größeren Kerngebieten und den auf- und absteigenden Bahnen diffus verstreute Kerne unterschiedlicher Größe mit einem ausgedehnten Faserwerk, die sich in einzelnen Abschnitten zu Kerngruppen verdichten. Diese netzartig miteinander verbundenen Neuronenansammlungen/Kerngebiete stellen in ihrer Gesamtheit die so genannte **Formatio reticularis** dar, deren große Bedeutung zuerst von Moruzzi u. Magoun (1949) erkannt wurde. Die Formatio reticularis erstreckt sich vom Spinalmark (im Winkel zwischen Hinter- und Seitensäule, Abb. 2.**20**, S. 49) durch Medulla und Pons bis hinauf zum oralen Anteil des Mesencephalons (Abb. 4.**52** und 4.**55**). Wir werden später auf ihre Bedeutung eingehen (S. 220).

In der Medulla oblongata findet sich als bemerkenswertes Kerngebiet der **Nucleus dorsalis n. vagi** unter dem Boden des IV. Ventrikels (Abb. 4.**1b**, S. 120). Er beherbergt vegetativ-motorische Neurone analog den Neuronen in den Seitenhörnern des Spinalmarks im Bereich von Th1 bis L2 . Der weiter lateral gelegene **Nucleus tractus solitarii** ist ein sensorisch-sensibles Kerngebiet. Im rostralen Anteil dieses Kerngebietes münden Fasern des VII., IX. und X. Hirnnervs, die Geschmacksimpulse übermitteln. Der kaudale Anteil erhält Afferenzen aus den Eingeweiden in Brust- und Bauchraum und steht in Verbindung mit dem Nucleus dorsalis n. vagi, ferner mit viszeralen Zentren innerhalb der Formatio reticularis und denjenigen Neuronen, die efferente Verbindungen zu den vegetativen Kernen in den Seitenhörnern des Spinalmarks haben. Auf diese Weise sind die genannten Kerngebiete in Reflexbögen eingebunden, die kardiovaskuläre, respiratorische, alimentäre und andere vegetative Funktionen regeln und kontrollieren (Abb. 4.**56**).

Der **Nucleus n. hypoglossi** und der **Nucleus ambiguus** sind im Abschnitt Hirnnerven besprochen worden, ebenso das **vestibuläre Kerngebiet** und der **Nucleus tractus spinalis n. trigemini.** Neben der Mittellinie findet sich dorsal der Fasciculus longitudinalis medialis, darunter der Tractus tectospinalis und noch weiter ventral der Lemniscus medialis (Abb. 4.**52**).

Pons

Die **Brücke** (**Pons**) weist zwei Anteile auf: einen *dorsalen* (Tegmentum) und einen *basilären*, die Pars ventralis pontis.

Pars ventralis pontis. Zahlreiche Faserbündel durchqueren die Brücke von einer Seite zur anderen, splittern dabei die kortikospinalen Bahnen in zahlreiche kleine Faszikel auf (Abb. 4.**53**) und gelangen seitlich durch die Pedunculi cerebellares mediales zum Kleinhirn. Diese querverlaufenden Fasern sind für die Bezeichnung Brücke ausschlaggebend.

In Wirklichkeit bilden diese Fasern aber keine Brücke. Sie entspringen aus Kernen in der Basis der Brücke, die die zweiten Neurone der **kortikopontozerebellären Bahnen** enthalten. An diesen Kernen enden ipsilateral die in den frontalen, parietalen und temporalen Rindengebieten entspringenden *kortikopontinen Fasern*, die sich in den Hirnschenkeln seitlich beiderseits dem Tractus corticospinalis und corticonuclearis anlagern. Nach Umschaltung in der Brücke (2. Neuron) kreuzen die Fasern anschließend auf die Gegenseite und gelangen im mittleren Kleinhirnstiel (Pedunculus cerebellaris medius) zur Kleinhirnrinde (*pontozerebelläre Fasern*). Die Ponskerne erhalten außerdem Zuflüsse über Kollateralen der Pyramidenbahnen.

Alle Erregungen, die von der Hirnrinde ausgehend Willkürbewegungen auslösen, werden über die Brückenkerne in Kopie an die Kleinhirnrinde weitergegeben. Die dadurch ausgelösten Aktivitäten in der Kleinhirnrinde werden sofort über Nucleus dentatus, oberen Kleinhirnstiel und Thalamus zurück zur Hirnrinde geleitet (Feedback-Mechanismus, vgl. Abb. 5.**6**, S. 250). Über diesen Regelkreis werden die Willkürbewegungen feiner abgestuft und präzisiert.

Das **Tegmentum** der Brücke hat eine ähnliche Struktur wie dasjenige der Medulla oblongata. Der **Lemniscus medialis** liegt jetzt als queres Band im ventralsten Anteil des Tegmentums (Abb. 4.**53b** und 4.**55c**). Dieses Band hat sich zwischenzeitlich in der Art gedreht, dass die Fasern des Nucleus cuneatus jetzt mehr medial, jene des Nucleus gracilis lateral gelegen sind. Von lateral nach medial sind die Körperteile demnach in der Reihenfolge: Bein, Rumpf, Arm und Hals repräsentiert. Der **Tractus spinothalamicus** schließt sich lateral an den Lemniscus medialis an (Abb. 4.**55c**), ebenso der **Lemniscus lateralis** (Hörbahn). Er ist die Forsetzung eines Faserbands, das im kaudalen Teil der Brücke zur Gegenseite kreuzt, das so genannte **Corpus trapezoideum** (Abb. 4.**53b** und 4.**55**). Das Corpus trapezoideum geht aus den Nuclei cochleares hervor und führt Hörimpulse zu den Colliculi inferiores, z. T. direkt, z. T. indirekt. Ganz lateral am Boden des IV. Ventrikels findet sich der **Vestibulariskernkomplex** (Abb. 4.**53b**). Der Nucleus vestibularis lateralis entlässt den Tractus vestibulospinalis zu Neuronen des Spinalmarks. Die Vestibulariskerne stehen des Weiteren in Verbindung mit den somatomotorischen und viszeromotorischen Kerngebieten des Hirnstamms, und zwar über den Fasciculus longitudinalis medialis (Abb. 4.**46**).

In der Mitte der Brücke endet der spinale Anteil des N. trigeminus. Rostral schließt sich der Hauptkern des N. trigeminus an, der **Nucleus sensorius principalis n. trigemini.** Ventrolateral davon findet sich der **motorische Trigeminuskern** für die Kaumuskulatur. Die zweiten Neurone des Nucleus spinalis n. trigemini (Schmerz und Temperatur) sowie des Nucleus sensorius principalis n. trigemini (epikritische Sensibilität) ziehen als **Tractus trigeminothalamicus ventralis** gekreuzt und vom Hauptkern aus zum Teil auch ungekreuzt durch den **Tractus trigeminothalamicus dorsalis** zum Thalamus. Der **Nucleus tractus mesencephali n. trigemini** setzt sich nach rostral ins Mittelhirn fort (Abb. 4.**55b**). Dieser Trigeminuskern unterscheidet sich – wie bereits erwähnt – von den anderen dadurch, dass er erste sensible Neurone enthält (der Nucleus tractus mesencephali kann in diesem Sinne als ein in den Hirnstamm verlagertes sensibles Ganglion betrachtet werden). Die übrigen ersten sensiblen Neurone sind im **Ganglion trigeminale** (Gasseri) gelegen. Die afferenten Fasern des Nucleus tractus mesencephali stehen vorwiegend in Verbindung mit sensiblen Rezeptoren der Kaumuskulatur sowie der Kiefergelenke und vermitteln propriozeptive Impulse.

Mesencephalon

An die Brücke schließt sich rostral das Mittelhirn an. Die innere Struktur ist in der Abb. 4.**53b** (Schnitt 8) dargestellt. Man unterscheidet vier Anteile: 1. das **Tectum** mit den Vierhügeln (Corpora quadrigemina) oberhalb einer gedachten Linie durch den Aquaeductus cerebri, 2. das **Tegmentum** zwischen Substantia nigra und Tectum, 3. die **Substantia nigra** und 4. die **Crura cerebri**.

Tectum. Die **Vierhügelplatte** besteht aus den *Colliculi superiores* und den *Colliculi inferiores.* Die Colliculi, insbesondere die Colliculi superiores, sind sehr differenzierte Organe mit einem siebenschichtigen Zellaufbau und zahlreichen afferenten sowie effernten Verbindungen, auf die hier nur kursorisch eingegangen werden kann.

Im Kerngebiet der *Colliculi inferiores* enden zahlreiche Fasern der Hörbahn (Lemniscus lateralis). Der weitere Verlauf der Hörbahn führt über die Brachia colliculi inferiores zum Corpus geniculatum mediale und weiter zur Hörrinde im Temporallappen (Heschl-Querwindungen).

Im Kerngebiet der *Colliculi superiores* enden Neurone der Sehbahn, ferner Fasern von der Großhirnrinde (Okzipitallappen), vom Spinalmark (Tractus spinotectalis) und von den Colliculi inferiores. Efferenzen der Colliculi superiores ziehen zum Spinalmark (Tractus tectospinalis) und zu den Hirnnervenkernen (Tractus tectonuclearis), ferner zum Nucleus ruber und zur Formatio reticularis.

Einbindung der Colliculi in Reflexbögen. Von den Colliculi inferiores ziehen Fasern zu den Colliculi superiores. Sie sind Teil eines Reflexbogens, der dafür sorgt, dass Augen und Kopf in die Richtung eines Geräusches gerichtet werden. Fasern, die von der Retina über das Corpus geniculatum laterale in die Colliculi superiores einmünden, sind Teil eines weiteren Reflexbogens: dieser bewirkt, dass die Augen bei einem plötzlichen visuellen Reiz geschlossen werden und der Kopf ggf. abgewandt wird. Diese Reaktionen werden über den Tractus tectonuclearis und den Tractus tectospinalis vermittelt.

Unmittelbar vor und lateral von den Colliculi superiores im Tectum findet sich beiderseits eine kleine Kerngruppe, die **Nuclei praetectales.** Hier werden Fasern von der Retina umgeschaltet und verlaufen um das periaquäduktale Grau herum zu den parasympathischen Westphal-Edinger-Kernen (Nuclei accessorii [autonomici]). Sie sind Teil eines Reflexbogens, der die Pupillenweite entsprechend der einfallenden Lichtintensität steuert (S. 155).

Im **Tegmentum** erkennt man beiderseits zwischen Substantia nigra und dem zentralen Höhlengrau ein größeres rundlich-ovales Kerngebiet, das auf frischen Schnitten rötlich erscheint, zum Teil infolge stärkerer Vaskularisation, zum Teil weil es eisenhaltig ist. Bei diesem Kern handelt es sich um den Nucleus ruber.

Der *Nucleus ruber* besteht aus zwei Teilen, einer kaudalen *Pars magnocellularis* und einer rostralen *Pars parvicellularis.* Er erhält seine **Afferenzen** vom *Nucleus emboliformis* und vom *Nucleus dentatus* des Cerebellums, und zwar über die Bindearme (Pedunculi cerebellares superiores). Die von dem phylogenetisch älteren Nucleus emboliformis stammenden Fasern sind in Reflexbögen eingebunden, die an der Regulation der Körperhaltung und verschiedener Bewegungsabläufe beteiligt sind. Die beim Menschen besonders gut ausgebildeten Fasern vom Nucleus dentatus sind Bestandteile weiterer Reflexbögen: ein Reflexbogen führt direkt vom Kortex zum Kleinhirn und von dort aus über den Thalamus zurück zum Kortex (vgl. S. 249); dieser Regelkreis sorgt für eine glatte und präzise Ausführung von Willkürbewegungen. Ein anderer Teil der aus dem Nucleus dentatus stammenden Fasern endet vorwiegend im parvizellulären Anteil des Nucleus ruber. Alle zerebellorubralen Fasern kreuzen im Mittelhirn in der Decussatio pedunculorum cerebellarium superiorum. Weitere Afferenzen erhält der Nucleus ruber von der *Hirnrinde* (*Tractus corticorubralis*) sowie vom *Tectum*. Die verschiedenen im Nucleus ruber zusammentreffenden Impulse nehmen über **Efferenzen** (*Tractus rubrospinalis* und *Tractus rubroreticularis*) Einfluss auf die spinalen Motoneurone. Sowohl der Tractus rubrospinalis als auch der Tractus rubroreticularis kreuzen sofort in der Decussatio tegmenti ventralis (Forel). Weitere Efferenzen gelangen über den *Tractus tegmentalis centralis* zur Olive (rubroolivare Verbindungen), von hier aus erreichen sie wiederum rückläufig das Kleinhirn.

Weitere Kerngebiete und Bahnen des Tegmentums. Im lateralen Anteil des Tegmentums finden sich der *Tractus mesencephalicus n. trigemini*, der *Lemniscus trigeminalis*, der *Lemniscus medialis* sowie der *Tractus spinothalamicus*; alle genannten Bahnen ziehen zum Thalamus. Unmittelbar hinter den Colliculi inferiores kreuzen die *Wurzelfasern des N. trochlearis*, der dorsal aus dem Hirnstamm austritt, um die Hirnschenkel herum zur Gehirnbasis und von dort aus unterhalb des Tentoriumrands zum Sinus cavernosus zieht. In Höhe der Colliculi superiores, unter dem Aquädukt vor dem zentralen Höhlengrau und medial vom Fasciculus longitudinalis medialis, liegen die *Kerngebiete vom N. oculomotorius* sowie parasympathische Kerngebiete, der *Ncl. Westphal-Edinger* (Nuclei accessorii [autonomici]) und der *Ncl. Perlia*. Die Wurzelfasern des III. Hirnnervs ziehen vor ihrem Austritt aus der Fossa interpeduncularis teilweise durch die roten Kerne. Die Impulse der Vestibulariskerne verlaufen im *Fasciculus longitudinalis medialis* – einem Sammelbündel verschiedener Fasersysteme – spinalwärts. Nach kranial gelangen sie durch Brücke und Mittelhirn, die entsprechenden Fasern verlaufen in der Nähe der Mittellinie, unterhalb des Bodens des IV. Ventrikels sowie des Aquädukts und des zentralen Höhlengraus. Die Fasern enden zum Teil an den Augenmuskelkernen (Ncl. n. abducentis, trochlearis und oculomotorii) und verbinden diese miteinander. Sie stehen ferner in Verbindung mit Kernen innerhalb der Formatio reticularis (Nucleus interstitialis [Cajal] und Nucleus Darkschewitsch).

Die *zentrale Sympathikusbahn* entspringt wahrscheinlich aus Kernen des Hypothalamus und der Retikularisformation. Sie zieht dicht unter dem Aquädukt und unterhalb des Bodens des IV. Ventrikels durch Mittelhirn und Brücke. In der Medulla oblongata ist die Sympathikusbahn im lateralen Anteil lokalisiert und gelangt so schließlich in die Seitenhörner des Spinalmarks. Eine Unterbrechung der zentralen Sympathikusbahn bewirkt ein Horner-Syndrom (S. 158).

Die **Substantia nigra** ist ein großes motorisches Kerngebiet, das zwischen Tegmentum und den Crura cerebri liegt. Die dunkle Färbung der Substantia nigra wird durch ein in den Nervenzellen enthaltenes Melaninpigment hervorgerufen. Die Substantia nigra steht in enger funktioneller Verbindung mit den Basalganglien und wird aus diesem Grund erst in dem gleichnamigen Kapitel 9 besprochen.

Die **Hirnschenkel** (Crura cerebri) werden von kortikospinalen, kortikonukleären sowie kortikopontinen Fasern gebildet (Abb. 3.**7**, S. 65, und Abb. 4.**53b**). Im Bereich der Hirnschenkel konvergieren die genannten Bahnen von der inneren Kapsel kommend zur Mitte hin. Die kortikospinalen und kortikonukleären Fasern werden medial und lateral von kortikopontinen Fasern flankiert (Abb. 4.**53b**).

Formatio reticularis

Das Netzwerk der Formatio reticularis durchzieht mit seinen Kernen und Axonen den Hirnstamm in seiner gesamten Länge und füllt die Bereiche zwischen Hirnnervenkernen, Olive sowie auf- und absteigenden Bahnen aus (Abb. 4.**52b**, 4.**53b** und 4.**56a**). Die Formatio reticularis erhält Afferenzen vom Spinalmark, von den Hirnnervenkernen, vom Kleinhirn sowie von den Großhirnhemisphären und sendet gleichzeitig efferente Impulse zu den genannten Strukturen. Ein Teil der Kerne der Formatio reticularis beeinflusst über deszendierende Bahnen die spinale Motorik als auch autonome Funktionen.

Aszendierendes retikuläres aktivierendes System. Andere Kerngebiete der Formatio reticularis, besonders im Bereich des Mesencephalons, projizieren zu höheren Zentren, und zwar vorwiegend über die intralaminären Kerne des Thalamus als auch über den Subthalamus. Diese Kerne erhalten kollaterale Zuflüsse von den verschiedensten aszendierenden Faserkontingenten (Tractus spinothalamicus, Tractus spinalis n. trigemini, Nucleus tractus solitarii, Vestibular- und Kochlearkerne sowie vom optischen und olfaktorischen System) und übermitteln diese Impulse polysynaptisch weiter an ausgedehnte Bereiche der Hirnrinde, wo sie eine aktivierende Wirkung entfalten. Bei Tieren bewirkt eine Reizung dieser Kerngebiete eine „*Weckreaktion*", das schlafende Tier wacht auf. Aufgrund der Untersuchungen von Moruzzi u. Magoun (1949) und zahlreichen anderen Autoren nimmt man an, dass dieses System beim Menschen eine bedeutende Rolle spielt für den **Zustand der Bewusstseinslage** sowie für den **Wach-Schlaf-Rhythmus.** Man nennt dieses System das „aszendiernde retikuläre aktivierende System" (Ascending Reticular Activating System, ARAS oder AARS, vgl. S. 270). Eine Schädigung dieses Systems hat Bewusstseinsstörungen bis hin zum Bewusstseinsverlust zur Folge. Über die Neuronengruppen, die auf das aszendierende aktivierende System Einfluss ausüben, wusste man bisher recht wenig. Man nimmt heute an, dass die Aufrechterhaltung eines wachen Bewusstseins zumindest zum Teil eine Funktion

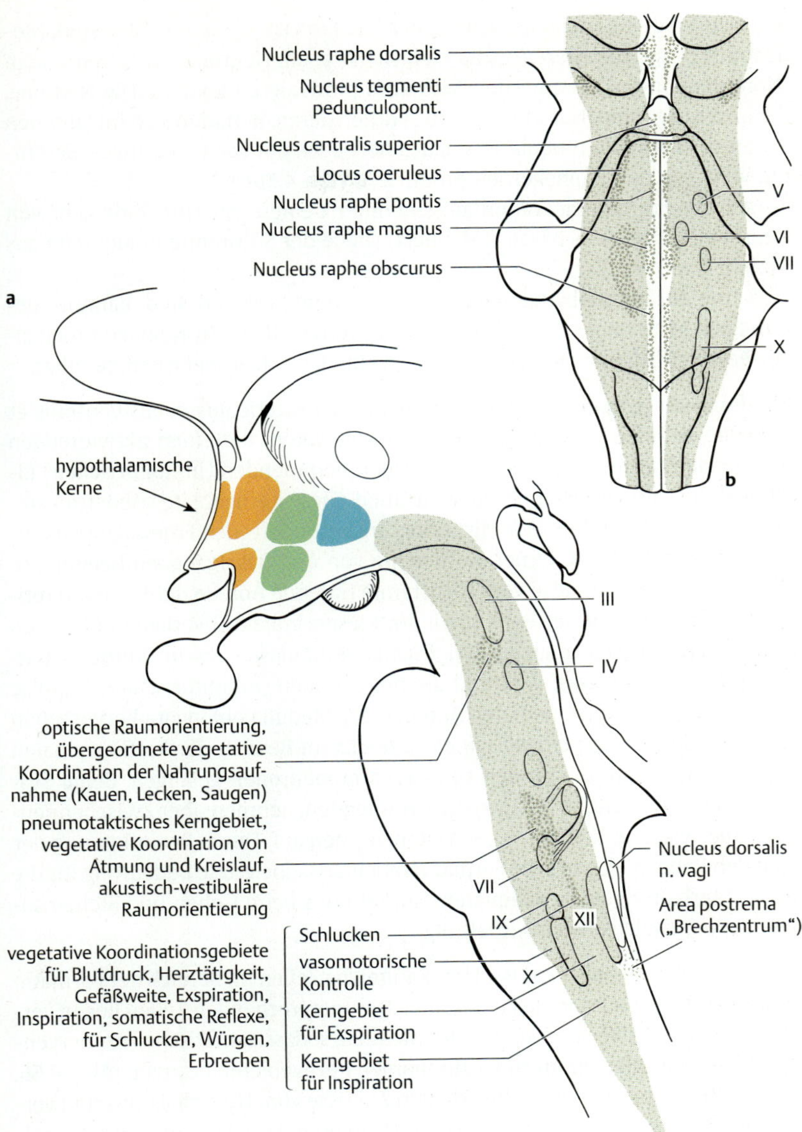

Abb. 4.**56** **Formatio reticularis in dorsaler (a) und seitlicher Ansicht (b).** **a** Schematische Darstellung der wichtigsten Regulationszentren im Bereich von Medulla oblongata, Brücke und Mittelhirn. **b** Zusätzliche Darstellung der Raphe nuclei.

von Neuronen innerhalb der Formatio reticularis ist, die in der Lage sind, Monoamine zu synthetisieren. Es handelt sich u. a. um Neurone, die Noradrenalin (Norepinephrin), Dopamin und Serotonin produzieren können. Die Neurone, die in der Lage sind, Noradrenalin zu synthetisieren, befinden sich im lateralen Anteil der Formatio reticularis; dazu gehört auch der Locus coeruleus. Serotonin wird von den Raphekernen produziert (Abb. 4.**56b**).

Eine cholinerge Innervation ausgedehnter Gebiete der Hirnrinde geht von Neuronen im Nucleus basalis (Meynert) sowie der Substantia innominata aus (Abb. 6.**7**, S. 274).

Da die Zusammenhänge noch nicht genügend gesichert sind, kann in diesem Buch nicht näher darauf eingegangen werden. Beim Zustandekommen einer Bewusstlosigkeit sind zweifellos verschiedene Hirnstrukturen beteiligt.

Die **deszendierenden retikulären Bahnen** (Tractus reticulospinalis ventralis et lateralis) nehmen ihren Ursprung in Kerngebieten, die einen aktivierenden (bahnenden) als auch in solchen, die einen hemmenden (inhibitorischen) Effekt auf die spinalen Motoneurone ausüben. Diese Kerngebiete wiederum stehen unter dem Einfluss der Hirnrinde, insbesondere des Frontallappens als auch des Cerebellums, ferner werden sie von den Basalganglien beeinflusst. Die aktivierenden Impulse vom Hirnstamm (laterale Anteile der Formatio reticularis, besonders in der Pons sowie im Mesencephalon) verlaufen über den *Tractus reticulospinalis* sowie den *Tractus vestibulospinalis* im Vorderseitenstrang des Spinalmarks, während die hemmenden (inhibitorischen) Impulse vorwiegend aus ventromedialen Anteilen der Medulla oblongata hervorgehen und über den *Tractus reticulospinalis lateralis* im Bereich der kortikospinalen Bahnen polysynaptisch zu den spinalen Motoneuronen gelangen. Beide Systeme, die aktivierenden als auch die hemmenden, nehmen über Zwischenneurone überwiegend Kontakt mit γ-Motoneuronen auf. Durch Beeinflussung der spinalen Reflexbögen hat die Formatio reticularis eine große Bedeutung für die Aufrechterhaltung eines adäquaten Muskeltonus beim Gehen und Stehen sowie bei der Gleichgewichtserhaltung.

Autonome Kerngebiete und Bahnen. Zahlreiche Zellen im Bereich der Formatio reticularis haben autonome Funktionen. Die entsprechenden Zellen liegen verstreut im Bereich der Brücke und der Medulla, sodass somatische Hirnnervenkerne hier enge Beziehungen zu autonomen Kerngebieten besitzen (Abb. 4.**56**, S. 221). Diese autonomen Kerne erhalten Zuflüsse vom Hypothalamus und vermitteln diese weiter zu verschiedenen Hirnnervenkernen sowie zum Spinalmark.

Regulation der Speicheldrüsensekretion. Die Speicheldrüsensekretion wird über den *Nucleus salivatorius superior et inferior* kontrolliert. Reflektorisch kann

Speichelfluss durch Schmecken oder Riechen ausgelöst werden. Psychische Einflüsse können die Speichelsekretion hemmen, was zu Trockenheit im Mund führt.

Regulation des Blutdrucks. Durch andere Kerngebiete wird der Blutdruck kontrolliert. Afferente Impulse gelangen vom Sinus caroticus über die Nn. glossopharyngeus et vagus zu den entsprechenden retikulären Kerngebieten in der Medulla oblongata (autonome Zentren für Blutdruck, Herztätigkeit, Gefäßweite), die in der Nachbarschaft des IX. und X. Hirnnervenkerns liegen. Efferente Impulse über den N. vagus hemmen die Herztätigkeit; eine Pulsverlangsamung ist die Folge.

Regulation weiterer autonomer Körperfunktionen. Andere Impulse bewirken über das Spinalmark eine Hemmung von sympathischen Kerngebieten, die die *Gefäßweite* kontrollieren, sodass es zu einer Gefäßerweiterung kommt. Retikuläre Kerngebiete dorsal der Oliva inferior kontrollieren die *Atmung.* Man unterscheidet ein Exspirations- sowie ein Inspirationszentrum. Wieder andere retikuläre Kerngebiete kontrollieren bzw. koordinieren die *Bewegungen des Darmtrakts.* Das *Schlucken*, das reflektorisch erfolgt, ist ein komplizierter Vorgang. Die verschiedenen Muskeln, die beim Schluckakt in Funktion treten, müssen in einer wohl abgewogenen Stärke und Reihenfolge innerviert werden, damit der Bissen vom Mund in den Magen befördert werden kann. Die Koordination der verschiedenen Nerven, die für die Innervation der am Schluckakt beteiligten Muskeln notwendig sind, wird vom so genannten Schluckzentrum im Bereich der Medulla in der Nähe der verschiedenen motorischen Hirnnervenkerne übernommen. In diesem Bereich findet sich auch ein Kerngebiet, das das Würgen (*Würgreflex*) ermöglicht. Die Area postrema enthält ein wichtiges Koordinationsgebiet für *Erbrechen.* In der Gegend des Locus coeruleus nimmt man ein übergeordnetes Koordinationsgebiet für *Atmung und Kreislauf* (pneumotaktisches Kerngebiet) an, im Mittelhirnbereich ein übergeordnetes Zentrum für die *Nahrungsaufnahme* (Kauen, Lecken, Saugen) (Abb. 4.**56a**).

4.4 Erkrankungen des Hirnstamms

Hirnstammsyndrome bei Durchblutungsstörungen

Die Anatomie der Hirnstamm-versorgenden Arterien ist in der Abb. 4.**57** dargestellt, die Versorgungsgebiete einzelner Arterien auf Höhe von Medulla, Pons und Mesencephalon sind in der Abb 4.**58** skizziert. Eine differenziertere Beschreibung der arteriellen Gefäßversorgung des Hirnstamms einschließlich

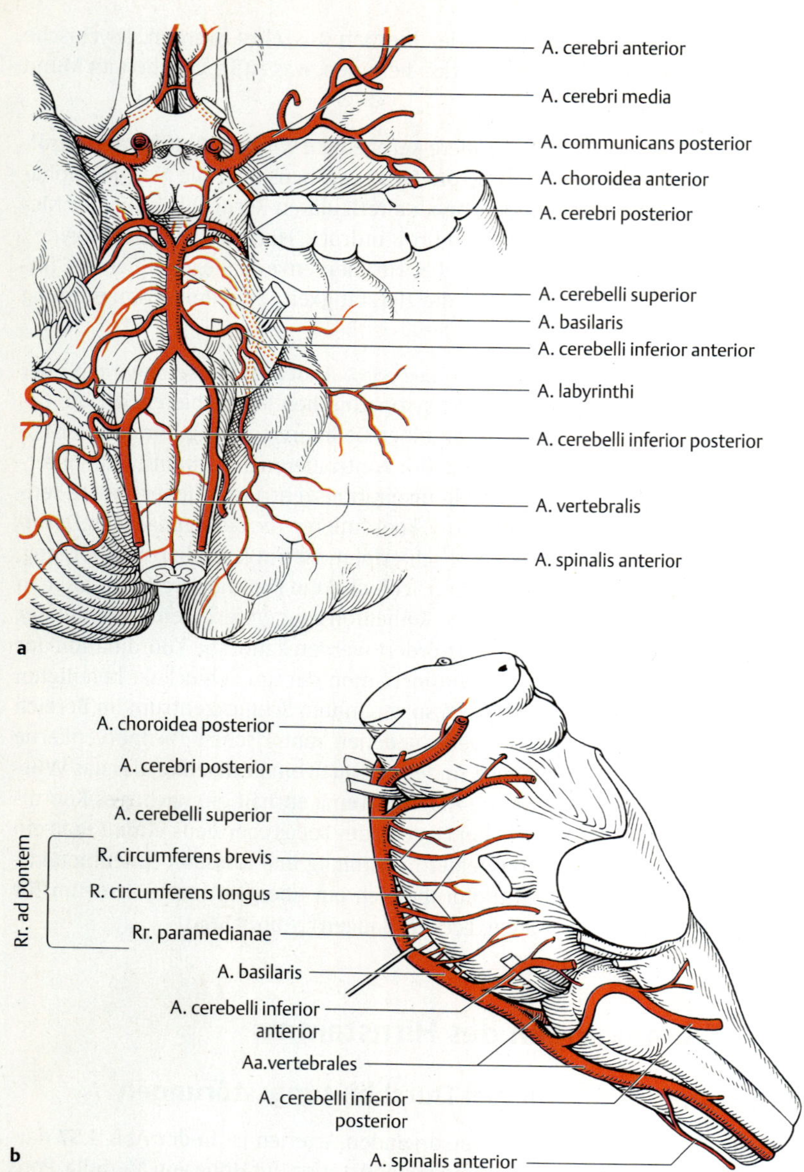

Abb. 4.**57** **Gefäßversorgung des Hirnstamms. a** Basale Ansicht. **b** Seitliche Ansicht.

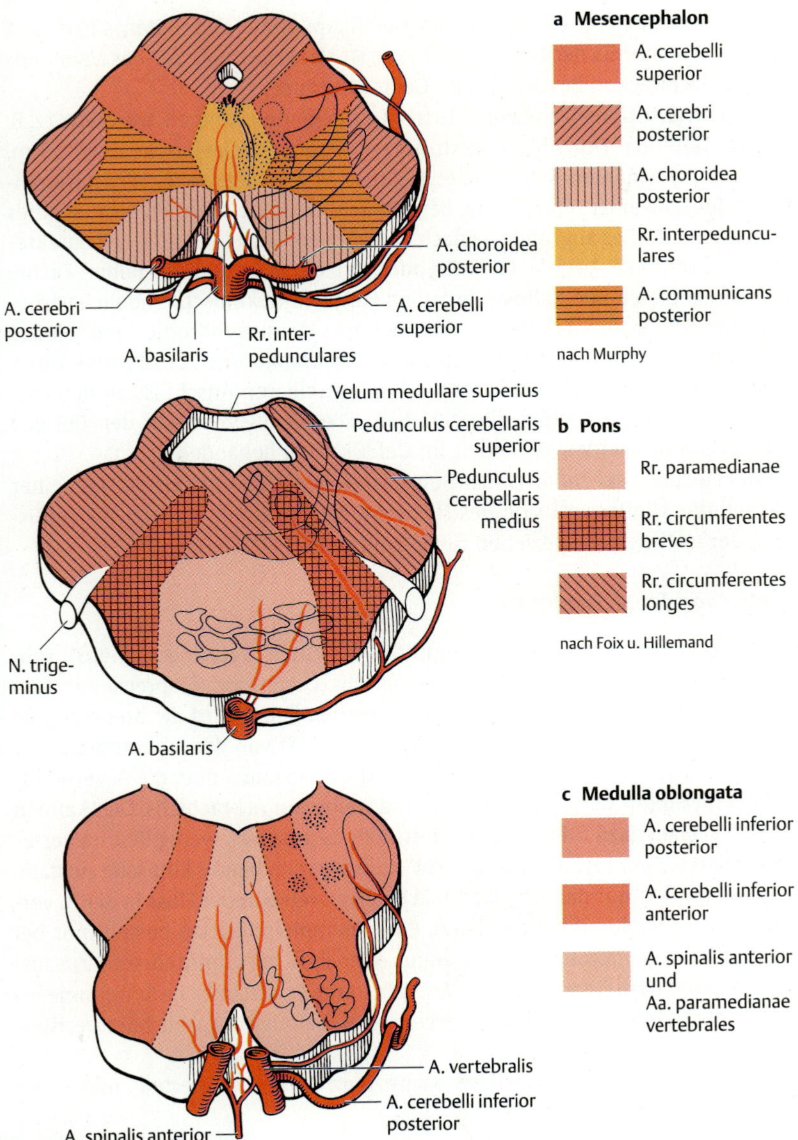

Abb. 4.**58** **Versorgungsgebiete einzelner Hirnstammarterien. a** Mesencephalon. **b** Pons. **c** Medulla oblongata.

des venösen Abfluses findet sich im Gefäßkapitel auf den Seiten 429 ff. und 437 ff. Die Kenntnis der Gefäßversorgung ist Voraussetzung für das Verständnis der nachfolgend beschriebenen Gefäßsyndrome.

Minderperfusionen einzelner Hirnstammregionen können **transient** (z. B. intermittierende Durchblutungsstörungen beim Subclavian-Steal-Syndrom, s. u.) oder **permanent** sein (Folge: Nekrose von Hirngewebe, **Hirnstamminfarkt**). Im Falle einer Infarzierung liegt ursächlich zumeist ein Verschluss eines arteriellen Gefäßes zugrunde. Je nach betroffenem Gefäß resultieren charakteristische klinische Ausfälle (**Gefäßsyndrome**), die aufgrund der hohen Dichte von Kerngebieten und Bahnsystemen im Hirnstamm klinisch erheblich variieren können. Da für das Verständnis der Hirnstammsyndrome eine genaue Kenntnis der komplexen topographischen Anatomie des Hirnstamms unerlässlich ist, sind die Gefäßsyndrome im unmittelbaren Anschluss an den entsprechenden Buchabschnitt beschrieben. Die Gefäßsyndrome der übrigen Hirnabschnitte werden gebündelt im Gefäßkapitel behandelt.

Im Folgenden sei zunächst das Subclavian-Steal-Syndrom als Beispiel einer transienten Minderperfusion des Hirnstamms vorgestellt. Es folgt die Auflistung der wichtigsten speziellen Gefäßsyndrome.

Subclavian-Steal-Syndrom

Zum Subclavian-Steal-Syndrom kommt es bei einem **Verschluss einer A. subclavia** proximal des Abgangs der A. vertebralis. Damit der entsprechende Arm trotz des Gefäßverschlusses durchblutet werden kann, wird die homolaterale A. vertebralis retrograd „angezapft“: Das Blut fließt von der A. vertebralis der gesunden Seite hinauf zur A. basilaris, von dort rückläufig über die A. vertebralis der erkrankten Seite zur A. axillaris und weiter zur A. brachialis. Dies kann in seltenen Fällen dazu führen, dass bei Armbewegungen zu wenig Blut im vertebrobasilären Stromgebiet „übrigbleibt“ und entsprechende klinische Ausfälle resultieren, aber nur dann, wenn tatsächlich ein **retrograder Fluss in der A. vertebralis** nachgewiesen werden kann. Eine Therapieindikation besteht nur bei ischämischen Symptomen in der Hand oder falls im unmittelbaren Zusammenhang mit dem Gebrauch der oberen Extremität ischämische Symptome im vertebrobasilären Stromgebiet auftreten (z. B. Bewusstlosigkeit oder vestibuläre Symptome).

Der Ausdruck vertebrobasiläre Insuffizienz ist heute überholt und sollte nicht mehr verwendet werden.

Spezielle Gefäßsyndrome des Hirnstamms

Die Infarkte des vertebrobasilären Stromgebietes entstehen wie diejenigen des Karotisstromgebietes in aller Regel **embolisch** (Näheres s. S. 468). Die Emboli können aus dem Herzen oder aus atheromatösen Wandveränderungen der Vertebralarterien stammen, ferner aus einer Dissektionsstelle mit aufgelagerten Thromben. Die Vorstellung, eine Abklemmung der Vertebralarterien im Schlaf könnte zu einer Ischämie führen, ist heute nicht mehr haltbar.

Klinisch und radiologisch konnten verschiedene Hirnstammsyndrome identifiziert werden: In jüngster Zeit hat die hoch auflösende Magnetresonanztomographie mit T2- und diffusionsgewichteten Sequenzen die direkte Darstellung von Hirnstamminfarkten im Akutstadium ermöglicht. Obwohl es interindividuell einige Unterschiede gibt, ist die Gefäßarchitektur des Hirnstamms doch relativ konstant, sodass die nachfolgend beschriebenen Syndrome gut definiert sind.

Häufig manifestieren sich Hirnstamminfarkte – unabhängig von ihrer genauen Lokalisation – klinisch unter dem Bild einer **Hemiplegia alternans** (gekreuzte Lähmung). Hierunter versteht man die Kombination aus ipsilateral zum Läsionsort gelegenen Hirnnervenausfällen mit einer kontralateralen Halbseitensymptomatik. In Abb. 4.**59** sind drei verschiedene Hemiplegia-alternans-Syndrome für drei unterschiedliche Hirnstammebenen mit den zugehörigen klinischen Symptomen aufgeführt.

Es folgt die Auflistung der speziellen Gefäßsyndrome, die vereinfacht betrachtet „Variationen" des Hemiplegia-alternans-Syndroms sind (jedoch mit außerordentlich vielgestaltiger Symptomatik). Damit man sich ein Bild von der Lokalisation des jeweiligen Herdes im Hirnstamm machen kann, ist jedem besprochenen Syndrom eine Zeichnung mit einer Markierung der lädierten Strukturen und der zugehörigen klinischen Symptomatik zugeordnet.

Dorsolaterales Medulla-oblongata-Syndrom (Wallenberg, Abb. 4.**60** und 4.**61**). Ursache: Verschluss oder Embolie im Bereich der A. cerebelli inferior posterior oder der A. vertebralis. Klinik: Plötzlicher Beginn mit Schwindel, Nystagmus (Nucleus vestibularis inferior und Pedunculus cerebellaris inferior), Übelkeit und Erbrechen (Area postrema). Dysarthrie und Dysphonie (Nucleus ambiguus), Singultus (Respirationszentrum in der Substantia reticularis). Näheres s. Abb. 4.**60**.

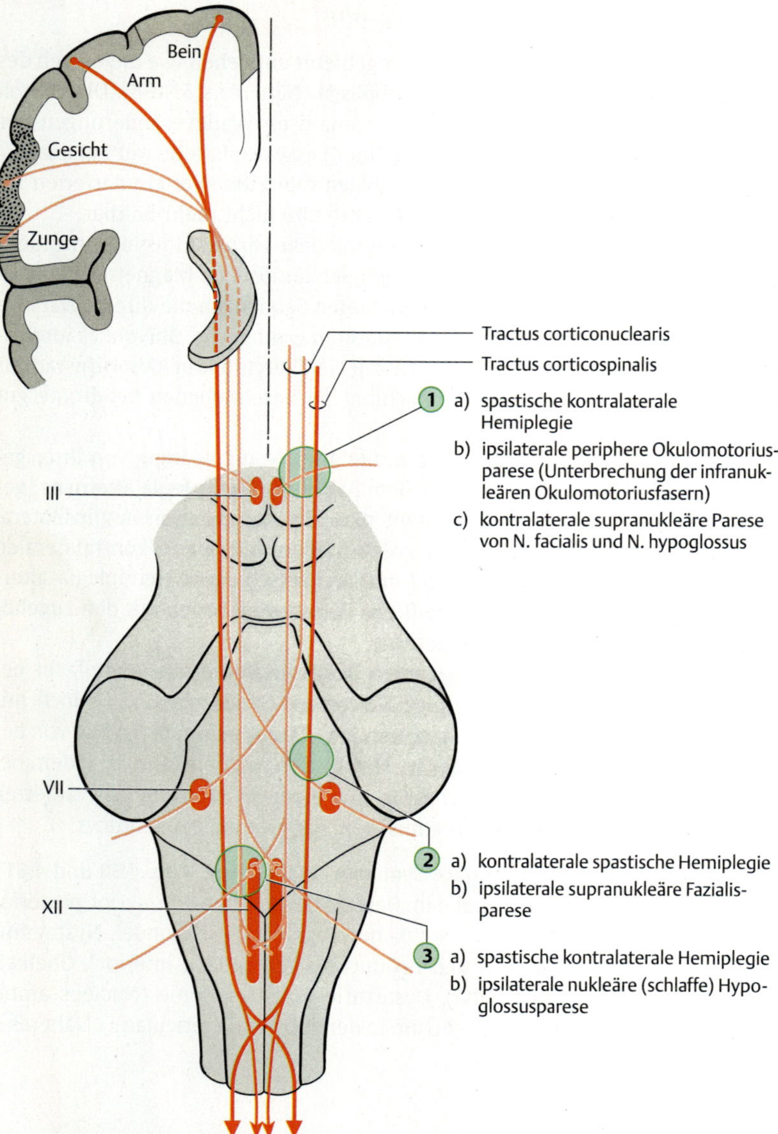

Abb. 4.**59** **Beispiele von gekreuzten Lähmungen (Hemiplegia-alternans-Syndrome)**

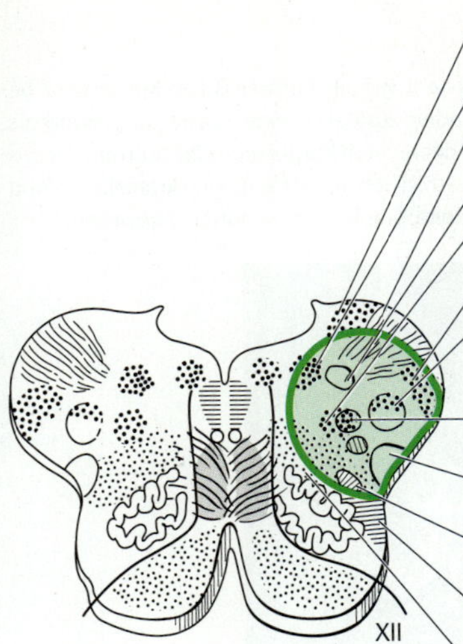

Nucleus vestibularis inferior: Nystagmus und Fallneigung ipsilateral

Nucleus dorsalis n. vagi: Tachykardie und Dyspnoe

Pedunculus cerebellaris inferior: Ataxie und Asynergie ipsilateral

Nucleus tractus solitarii: Ageusie

Nucleus ambiguus: ipsilaterale Parese von Gaumen, Larynx und Pharynx, Heiserkeit

Nucleus n. cochlearis: Hypakusis

Nucleus tractus spinalis n. trigemini: ipsilaterale Analgesie und Thermanästhesie im Gesicht; Kornealreflex ausgefallen

zentrale Sympathikusbahn: Horner-Syndrom, Hypohidrosis, Vasodilatation ipsilateral im Gesicht

Tractus spinocerebellaris anterior: Ataxie, Hypotonie ipsilateral

Tractus spinothalamicus lateralis: Analgesie und Thermanästhesie kontralateral am Körper

Tractus tegmentalis centralis: Myorhythmien im Bereich von Velum und Pharynx

Substantia reticularis (Respirationszentrum)**:** Singultus

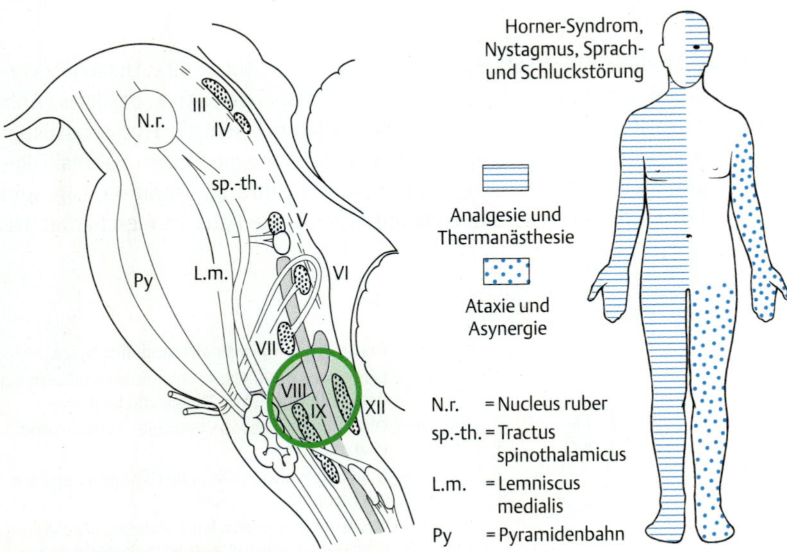

Abb. 4.60 **Dorsolaterales Medulla-oblongata-Syndrom** (Wallenberg-Syndrom).

Fallbeispiel 4: Wallenberg-Syndrom

Dieses Fallbeispiel demonstriert den typischen kernspintomographischen Befund bei einem Wallenberg-Syndrom: Der 56-jährige Patient hatte etwa 20 Stunden vor der MRT-Aufnahme plötzlich Schwindel sowie eine Fallneigung nach links entwickelt. Auf der linken Körperseite bestanden zusätzlich eine Ataxie und Asynergie, auf der rechten Körperseite eine Störung der protopathischen Sensibilität. Eine kranielle Computertomographie war unauffällig gewesen.

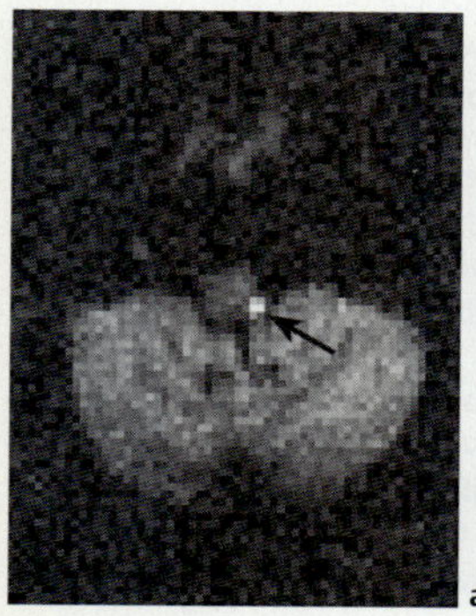

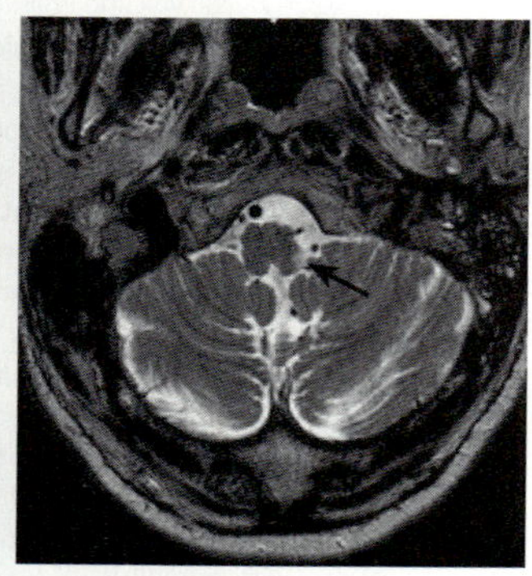

Abb. 4.**61** **Wallenberg-Syndrom. a** Diffusionsgewichtete Sequenz. Man erkennt eine Läsion der dorsolateralen Medulla oblongata links. **b** In der T2-gewichteten Aufnahme ist an der entsprechenden Stelle eine Hyperintensität nachweisbar. Als Ursache des PICA-Infarktes wurde ein Verschluss der linken A. vertebralis festgestellt.

Mediales Medulla-oblongata-Syndrom (Déjérine) (Abb. 4.**62**). Ursache: Verschluss von paramedianen Ästen der A. vertebralis oder der A. basilaris (Abb. 4.**58**, S. 225), öfter auch beidseitig. Klinik: Ipsilaterale schlaffe Hypoglossusparese, kontralaterale Hemiplegie (nicht spastisch) mit positivem Babinski-Reflex. Kontralaterale Hinterstranghypästhesie (Berührung, Vibration, Lagesinn vermindert). Falls der Fasciculus longitudinalis medialis mitgeschädigt ist: Nystagmus.

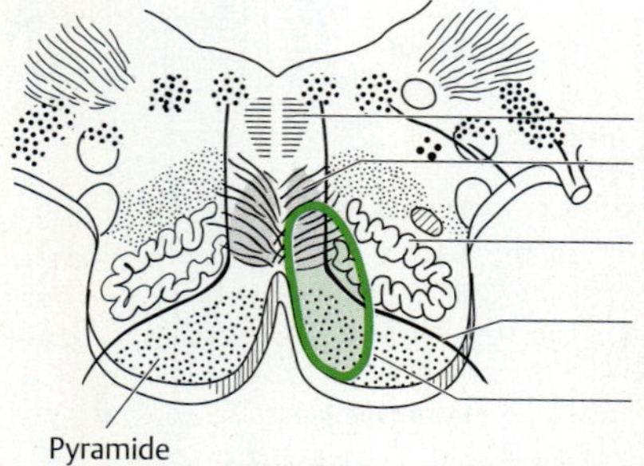

Abb. 4.**62** **Mediales Oblongatasyndrom** (Déjérine-Syndrom).

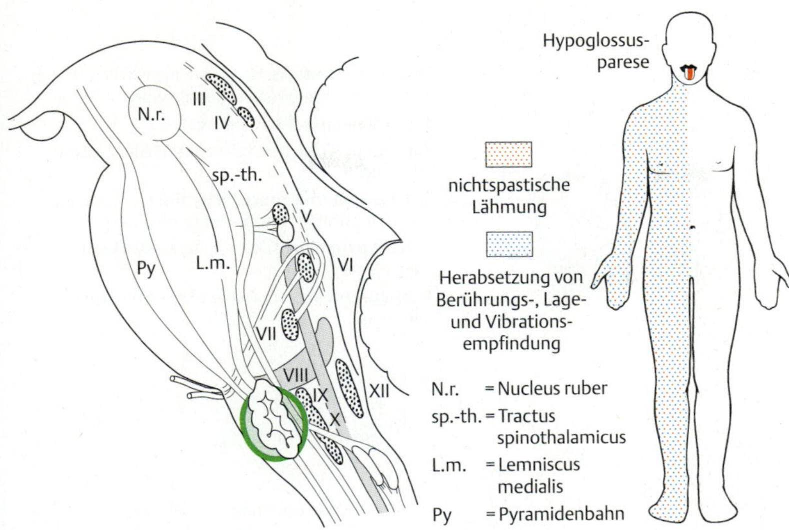

Abb. 4.**62** (Fortsetzung) **Mediales Oblongatasyndrom** (Déjérine-Syndrom).

Fallbeispiel 5: ***Mediales Oblongatasyndrom (Déjérine)***

Dieses Fallbeispiel demonstriert den typischen kernspintomographischen Befund bei einem medialen Medulla-oblongata-Infarkt. Die 58-jährige Patientin entwickelte eine schlaffe Parese der rechten Körperhälfte, eine Störung der epikritischen Sensibilität und eine linksseitige Hypoglossusparese. Eine kraniale Computertomographie erbrachte keinen Infarktnachweis. Die MRT wurde 19 Stunden später durchgeführt.

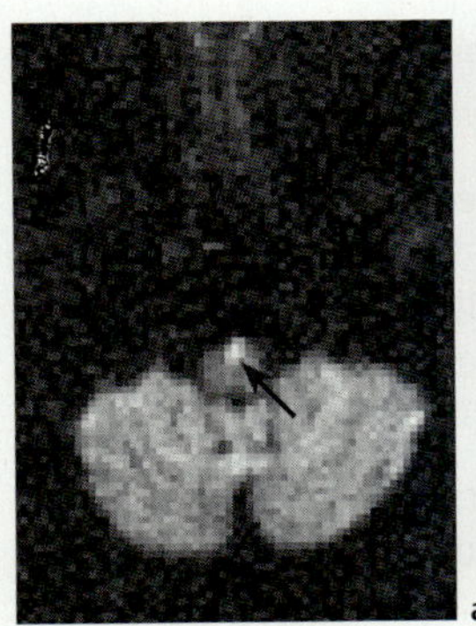
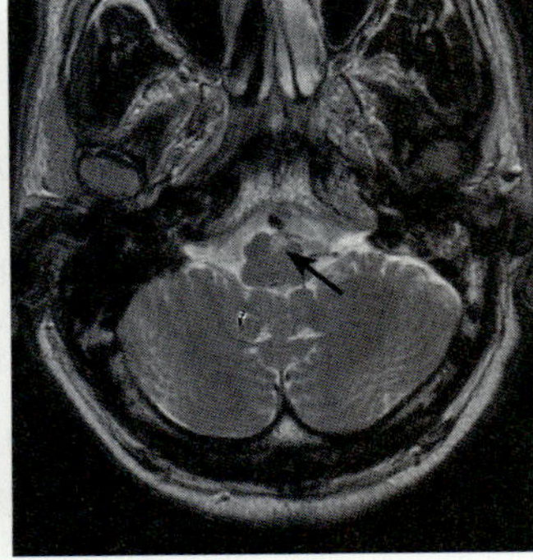

Abb. 4.**63** **Mediales Oblongatasyndrom.** **a** Diffusionsgewichtete Sequenz. Nachweis einer Diffusionsstörung in der oralen, paramedianen Medulla oblongata. **b** Die T2-gewichtete Aufnahme zeigt an derselben Stelle eine hyperintense Läsion.

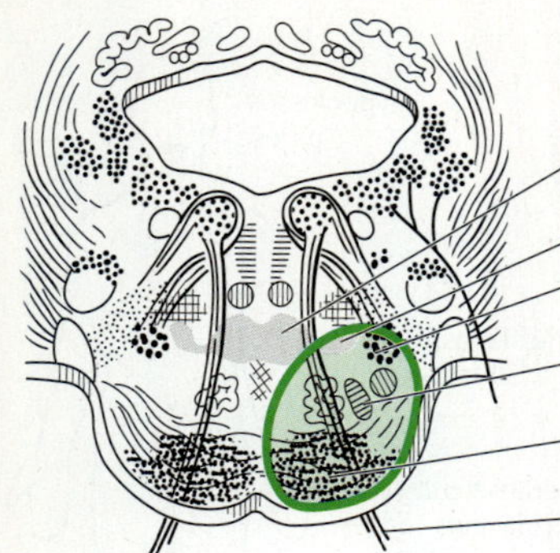

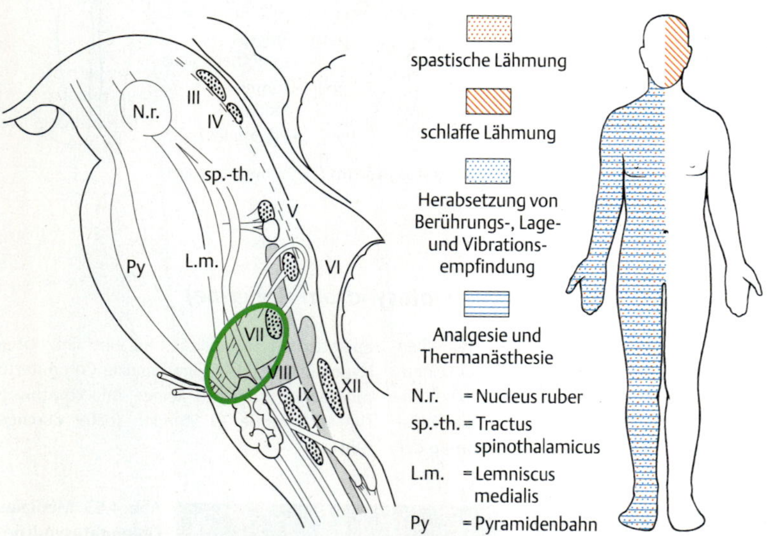

Abb. 4.**64** **Syndrom des kaudalen Brückenfußes** (Millard-Gubler-Syndrom).

Syndrom des kaudalen Brückenfußes (Millard-Gubler- bzw. Foville-Syndrom). Ursache: Verschluss der Rr. circumferentes der A. basilaris, Tumor, Abszess usw. Klinik: Ipsilaterale Abduzenslähmung (peripher) und Fazialislähmung (nukleär). Kontralaterale Hemiplegie und Analgesie sowie Thermanästhesie. Ferner Herabsetzung von Berührungs-, Lage- und Vibrationssinn (Abb. 4.**64**).

Syndrom der kaudalen Brückenhaube (Abb. 4.**65**). Ursache: Verschluss von Ästen der A. basilaris (Rr. circumferentes brevis et longus). Klinik: Ipsilaterale nukleäre Abduzens- und Fazialisparese. Nystagmus (Fasciculus longitudinalis

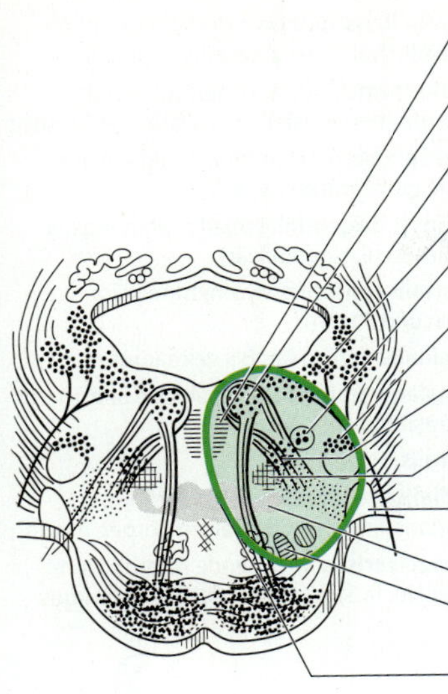

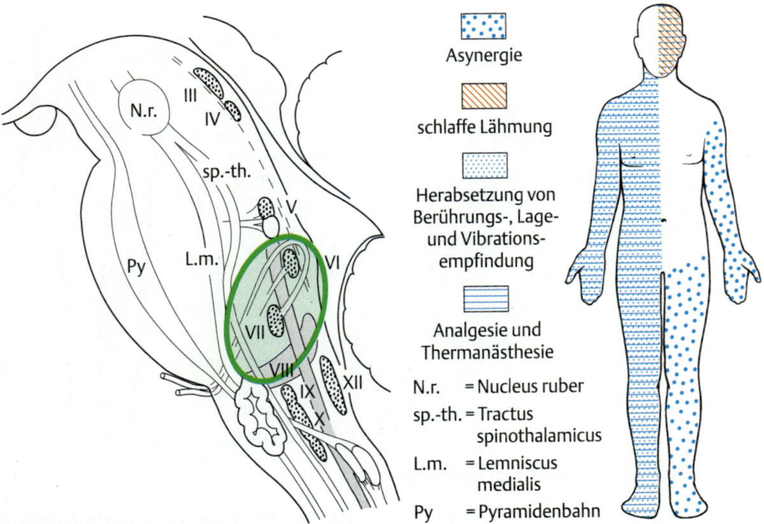

Abb. 4.**65** **Syndrom der kaudalen Brückenhaube**

medialis), Blickparese zum Herd, ipsilaterale Hemiataxie und Asynergie (Pedunculus cerebellaris medialis). Kontralaterale Analgesie und Thermanästhesie (Tractus spinothalamicus lateralis). Störung der Lage- und Vibrationsemp-

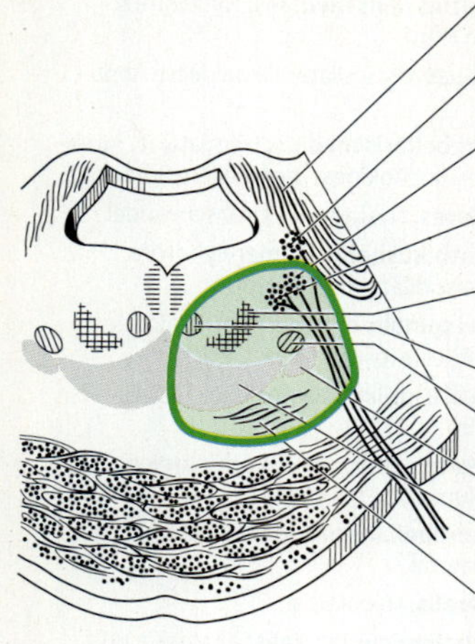

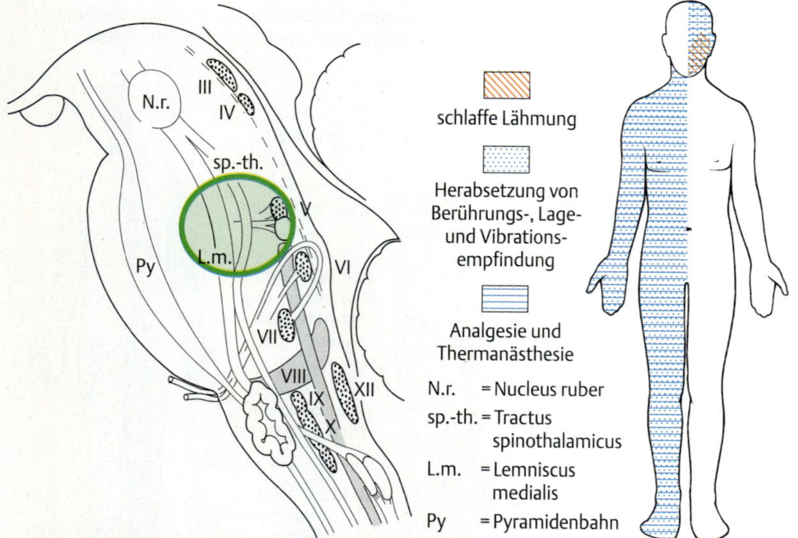

Abb. 4.**66** **Syndrom der oralen Brückenhaube**

findung sowie Hypästhesie (Lemniscus medialis). Ipsilaterale Myorhythmien von Velum und Pharynx (Tractus tegmentalis centralis).

Syndrom der oralen Brückenhaube (Abb. 4.**66**). Ursache: Verschluss der Rr. circumferentes longi der A. basilaris sowie der A. cerebelli superior. Klinik: Ipsilaterale Sensibilitätsstörung im Gesicht (Unterbrechung aller Trigeminusfasern)

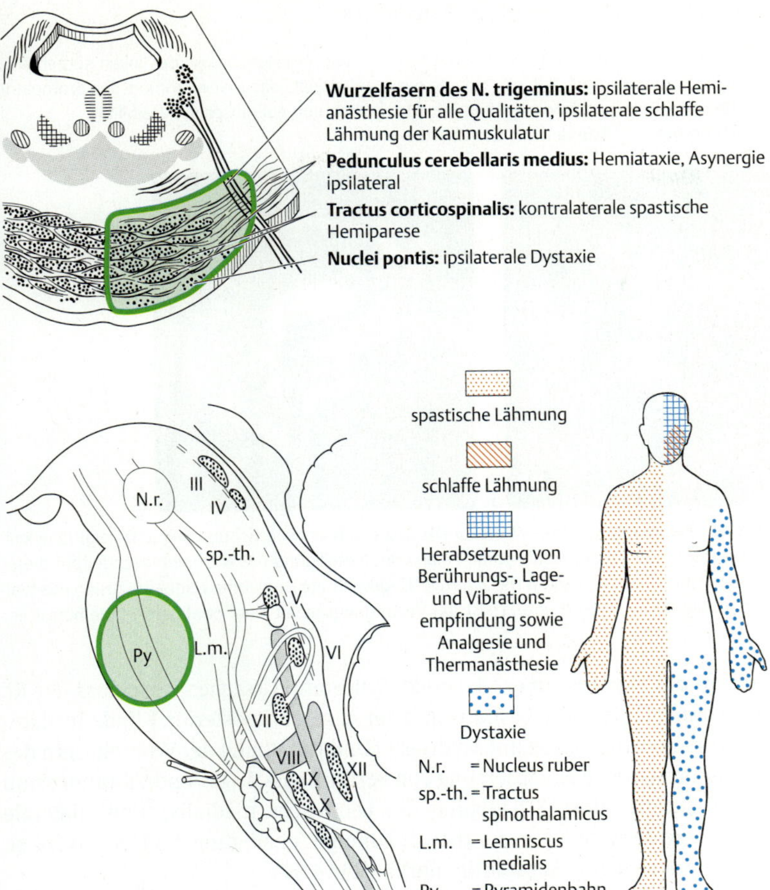

Abb. 4.**67** **Syndrom des mittleren Brückenfußanteils**

sowie Lähmung der Kaumuskulatur (motorischer Trigeminuskern), Hemiataxie, Intentionstremor, Adiadochokinese (Pedunculus cerebellaris superior), kontralaterale Sensibilitätsstörung für alle Qualitäten.

Syndrom des mittleren Brückenfußanteils. Ursache: Verschluss der Rr. paramedianae und circumferentes breves der A. basilaris. Klinik: Ipsilaterale schlaffe Kaumuskelparese und Hypästhesie im Gesicht sowie Analgesie und Thermanästhesie. Ipsilaterale Hemiataxie und Asynergie. Kontralaterale spastische Hemiparese (Abb. 4.**67**).

Fallbeispiel 6: Paramedianer Ponsinfarkt

Dieses Fallbeispiel demonstriert den typischen kernspintomographischen Befund bei einem Patienten mit einem paramedianen Ponsinfarkt: Der Patient hatte 12 Stunden vor der Untersuchung eine Hemiparese der linken Körperhälfte entwickelt, dazu eine Störung der protopathischen und epikritischen Sensibilität.

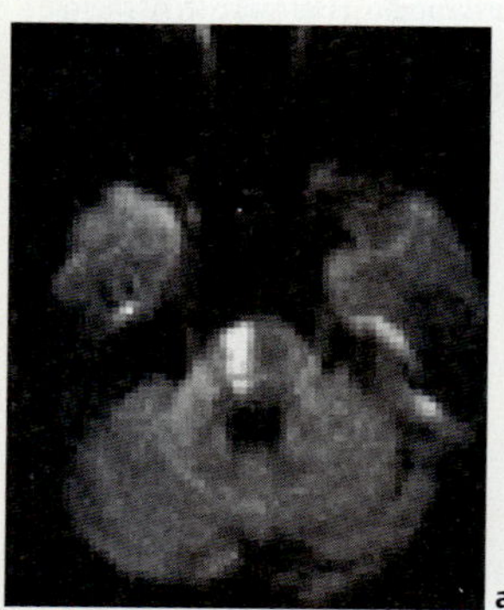
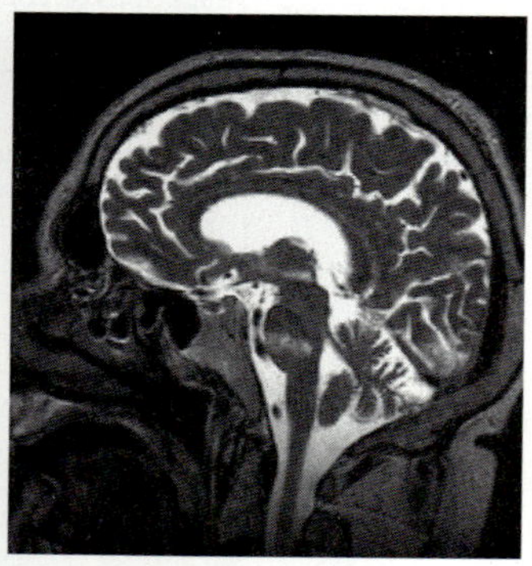

Abb. 4.**68** **Paramedianer Ponsinfarkt. a** Die axiale diffusionsgewichtete Sequenz zeigt eine keilförmige Läsion der Brücke rechts paramedian ohne Beteiligung des N. trigeminus, der auf dieser Höhe den Hirnstamm verlässt. **b** Die sagittale T2-gewichtete Aufnahme zeigt eine Läsion mit typischer Konfiguration in der Brücke. Es ist das Versorgungsgebiet einer pontinen Arterie betroffen.

Syndrom des Nucleus ruber (Benedikt-Syndrom). Ursache: Verschluss der Rr. interpedunculares der A. basilaris und der A. cerebri posterior. Klinik: Ipsilaterale Okulomotoriusparese mit Mydriasis (Unterbrechung der Wurzelfasern des N. III). Kontralaterale Herabsetzung von Berührungs-, Lage- und Vibrationssinn sowie Diskrimination (Schädigung des Lemniscus medialis). Kontralaterale Hyperkinese (Tremor, Chorea, Athetose) infolge Schädigung des Nucleus ruber. Kontralateraler Rigor (Substantia nigra) (Abb. 4.**69**).

Syndrom des Mittelhirnfußes (Weber-Syndrom). Ursache: Verschluss der Rr. interpedunculares der A. cerebri posterior und der A. choroidea posterior. Selten auch Tumor (Gliom). Klinik: Ipsilaterale Okulomotoriusparese; kontralaterale spastische Hemiparese; Rigor (Parkinsonismus) kontralateral (Substantia nigra); kontralaterale Dystaxie (Tractus corticopontinus). Evtl. Hirnnervenbeteiligung durch Unterbrechung der supranukleären Bahnen zum VII., IX., X. und XII. Hirnnerv (Abb. 4.**70**).

Kleine **orale Brückeninfarkte** nach Verschluss perforierender Arterien können vielfältige umschriebene, oft passagere Ausfälle hervorrufen. Bei einer Arteriosklerose der A. basilaris kann es schubweise zu zahlreichen kleinen Erwei-

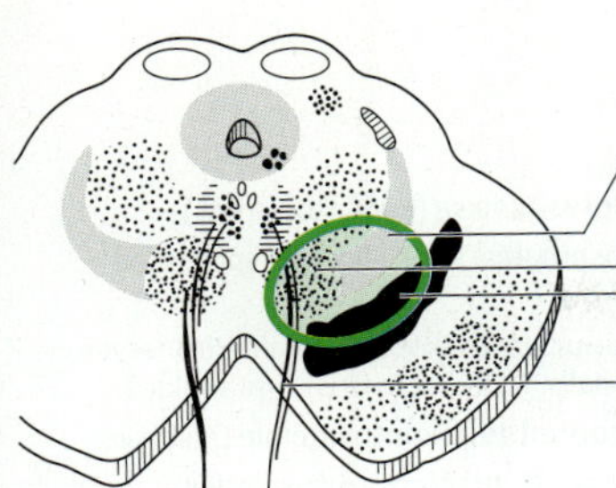

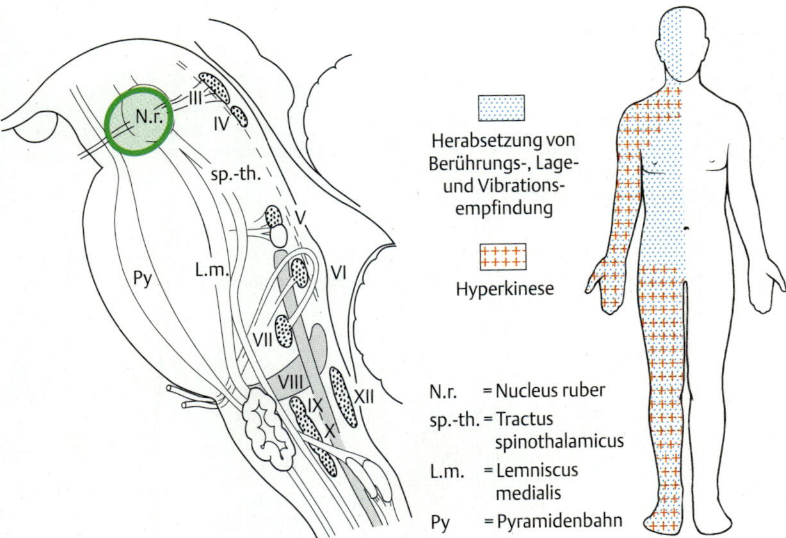

Abb. 4.**69** **Unteres Syndrom des Nucleus ruber** (Benedikt-Syndrom).

chungen im Hirnstamm ein- oder doppelseitig kommen, die schließlich das Bild einer mikroangiopathischen Pseudobulbärparalyse zur Folge haben. Es kommt zu Sprach- und Schluckstörungen infolge Unterbrechung der supranukleären Fasern der motorischen Hirnnervenkerne. Da es sich bei der mikroangiopathischen Gefäßerkrankung um eine meist hypertensivbedingte Allgemeinerkrankung handelt, finden sich in der Regel auch supratentorielle Veränderungen.

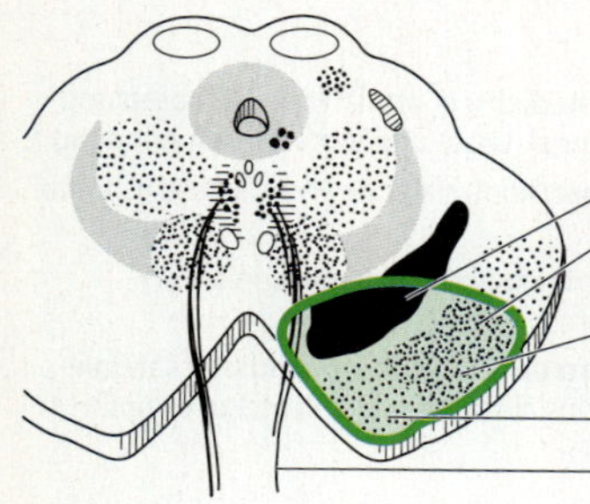

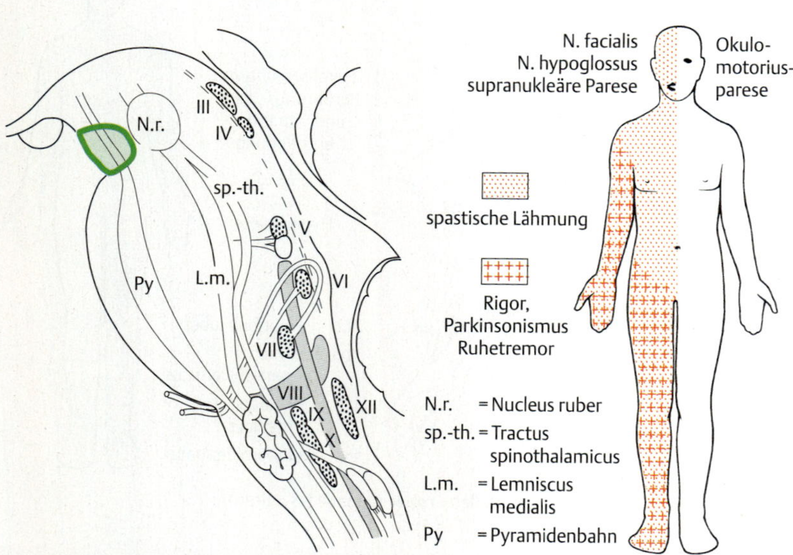

Abb. 4.**70** **Syndrom des Mittelhirnfußes** (Weber-Syndrom).

5 Kleinhirn

5 Kleinhirn

Das Kleinhirn ist ein zentrales Organ für die **Feinabstimmung der Motorik**: Es verarbeitet Informationen verschiedener Sinneskanäle (insb. vestibuläre und propriozeptive) mit motorischen Impulsen und moduliert dann wiederum die Aktivität motorischer Kerngebiete in Gehirn und Rückenmark.

Anatomisch setzt sich das Kleinhirn aus **zwei Hemisphären** und dem medial gelegenen **Kleinhirnwurm** zusammen. Über die **drei Kleinhirnstiele** ist es mit dem Hirnstamm verbunden. Im Schnittpräparat unterscheidet man die außen gelegene Rinde vom darunter gelegenen Mark, das verschiedene Kerngebiete beherbergt. Die **Kleinhirnrinde** ist vornehmlich für die Integration und Verarbeitung afferenter Impulse zuständig und projiziert zu den **Kleinhirnkernen**. Diese wiederum entsenden den Hauptteil der zerebellären Efferenzen.

Nach **funktionellen** (und phylogenetischen) Gesichtspunkten gliedert man das Kleinhirn in Vestibulo-, Spino- und Cerebrocerebellum. Der älteste Abschnitt, das **Vestibulocerebellum**, erhält seine Afferenzen v.a. aus dem Vestibularorgan und dient der Gleichgewichtsregulation. Das **Spinocerebellum** verarbeitet v. a. propriozeptive Impulse der spinozerebellären Bahnen und sorgt für einen reibungslosen Ablauf von Stand und Gang. Der entwicklungsgeschichtlich jüngste Kleinhirnabschnitt, das **Cerebrocerebellum**, steht in enger funktioneller Verbindung mit den motorischen Kortexarealen des Telencephalons und ist für den zielsicheren Ablauf aller hoch differenzierten Bewegungen zuständig. **Läsionen des Kleinhirns** äußern sich entsprechend in gestörten Bewegungsabläufen und Gleichgewichtsstörungen.

5.1 Äußere Struktur

Das Kleinhirn liegt in der *hinteren Schädelgrube* und wird vom *Tentorium cerebelli* überdacht, einer zeltförmigen Duraduplikatur, die es vom Großhirn trennt.

Die **Oberfläche** des Kleinhirns (Abb. 5.1) weist im Gegensatz zum Großhirn zahlreiche schmale, regelmäßig quer verlaufende Windungen (*Foliae*) auf, die durch Furchen (*Fissurae cerebelli*) voneinander getrennt sind. Den mittleren schmalen Kleinhirnanteil, der die beiden seitlich liegenden Kleinhirnhemisphären miteinander verbindet, hat man wegen seiner wurmähnlichen Gestalt *Vermis* genannt.

An der **Vorder- und Unterseite** des Kleinhirns (Abb. 5.**2**) erkennt man zwischen den Kleinhirnstielen den oberen Anteil des IV. Ventrikels. Dieser kommuniziert seitlich durch jeweils eine *Apertura lateralis ventriculi quarti* (*Foramen Luschkae*) und median über eine *Apertura mediana ventriculi quarti* (*Foramen Magendii*) mit dem äußeren Liquorraum (Subarachnoidalraum). Kaudal von den unteren und mittleren Kleinhirnstielen findet sich ein paariges Gebilde, das als *Flocculus* bezeichnet wird und mit einem Wurmanteil, dem sog. *Nodulus*, in Verbindung steht. Beide werden zum *Lobus flocculonodularis* zusammengefasst.

Die verschiedenen Wurm- und Hemisphärenanteile haben durch die alten Anatomen zahlreiche Namen erhalten (wie z. B. *Culmen*, *Declive* etc.), die zwar in Abb. 5.**1** und 5.**2** enthalten, aber funktionell und klinisch ohne größere Bedeutung sind. Heute unterscheidet man anhand phylogenetischer und funktioneller Kriterien **drei verschiedene Kleinhirnanteile**:

Das **Archicerebellum** (Urkleinhirn) ist eng mit dem Vestibularapparat verbunden und besteht in erster Linie aus Nodulus und Flocculus. Dieser als *Lobus flocculonodularis* bezeichnete Kleinhirnanteil ist phylogenetisch am ältesten. Da er seine Afferenzen vornehmlich aus den Vestibulariskernen erhält, wird er auch als **Vestibulocerebellum** bezeichnet. In diesem Kapitel wird nachfolgend nur dieser Begriff weiter verwendet.

Das **Paleocerebellum** (Altkleinhirn) erhält seine Afferenzen vorwiegend aus dem Spinalmark und wird deshalb auch **Spinocerebellum** (im Folgenden verwendeter Begriff) genannt. Es besteht aus den Wurmanteilen *Culmen* und *Lobus centralis*, die zum Vorderlappen, *Lobus anterior*, gehören (Abb. 5.**1**), sowie aus Uvula und Pyramis des unteren Wurmanteils (*Vermis inferior*). Dazu kommt noch der sog. *Paraflocculus.* Etwas vereinfachend kann man festhalten, dass sich das Spinocerebellum aus dem Hauptteil des Kleinhirnwurmes und der paravermalen Zone (Pars intermedialis) zusammensetzt.

Das **Neocerebellum** (Neukleinhirn) ist der größte Teil des Kleinhirns und hat sich phylogenetisch zuletzt mit der Entfaltung des Großhirns und der Fähigkeit des aufrechten Ganges entwickelt. Es wird von den beiden *Kleinhirnhemisphären* (Pars lateralis cerebelli) gebildet und steht in enger Verbindung mit der Großhirnrinde, die über die pontinen Kerne in das Neocerebellum projiziert. Aus diesem Grund wird das Neocerebellum auch Pontocerebellum oder **Cerebrocerebellum** (im Folgenden verwendeter Begriff) genannt.

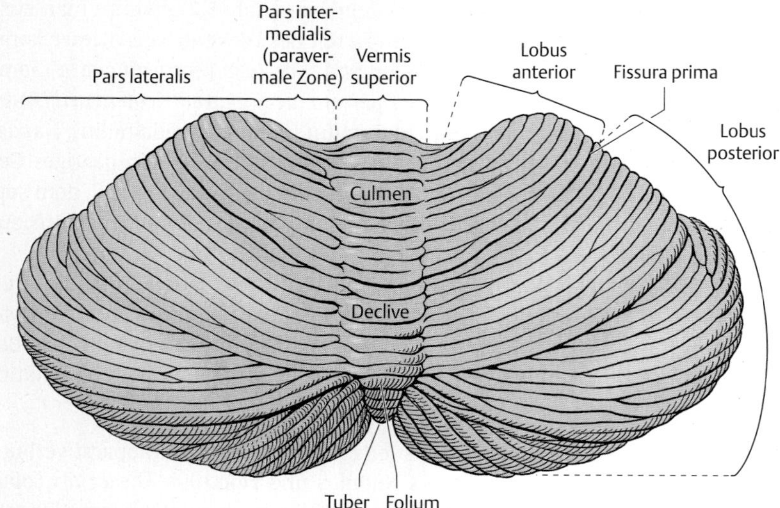

Abb. 5.**1** **Kleinhirn, Ansicht von oben.** Linke Seite: Gliederung in Vermis, Pars intermedialis und Pars lateralis. Rechte Seite: Gliederung in Vermis, Lobus anterior und Lobus posterior. Lobus anterior und Lobus posterior werden durch die Fissura prima voneinander getrennt.

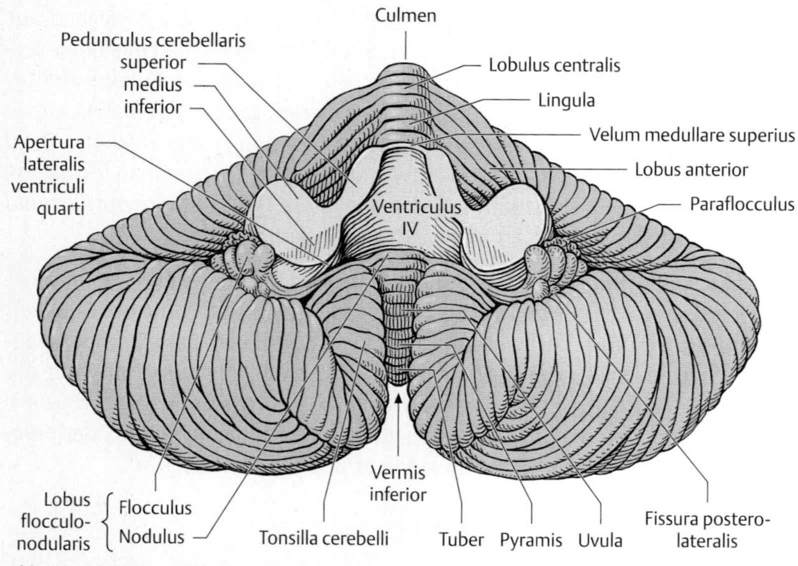

Abb. 5.**2** **Kleinhirn, Ansicht von unten**

5.2 Innerer Aufbau

Obwohl das Kleinhirn gewichtsmäßig nur 10 % des Gesamthirns ausmacht, enthält es mehr als 50 % aller Gehirnneurone. Diese Neurone verteilen sich auf die graue Substanz der stark gefalteten Kleinhirnrinde und der vier verschiedenen Kleinhirnkerne bzw. Kerngruppen (s. u.).

Kleinhirnrinde

Die Kleinhirnrinde setzt sich aus **drei Schichten** zusammen (Abb. 5.**3**). Von außen nach innen unterscheidet man:

Molekularschicht (Stratum moleculare). Diese Schicht besteht überwiegend aus Fasern (vor allem aus den Axonen der Körnerzellen, den *Parallelfasern*, s. u., und den *Dendritenbäumen der Purkinjezellen*). Dazwischen finden sich einzelne wenige Neurone (*Sternzellen*, *Korbzellen*, *Golgizellen*), die als inhibitorische Interneurone fungieren.

Purkinjezellschicht (Stratum ganglionare). Diese Schicht besteht lediglich aus den Seite an Seite in einer Reihe angeordneten großen Zellkörpern der *Purkinjezellen*. Die mächtigen, weit verzweigten Dendritenbäume dieser Zellen sind nach außen in die Molekularschicht gerichtet, wo sie sich in einer Ebene senkrecht zum Verlauf der Foliae ausbreiten. Die Axone der Purkinjezellen bilden die einzigen Efferenzen der Kleinhirnrinde. Sie projizieren überwiegend auf die Kleinhirnkerne, deren Zellen sie mit ihrem Transmitter GABA (Gamma-Aminobuttersäure) hemmend beeinflussen. Daneben gehen vom Vestibulocerebellum auch Efferenzen aus, die unter Umgehung der Kleinhirnkerne *direkt* nach extrazerebellär projizieren.

Körnerzellschicht (Stratum granulosum). Diese Schicht besteht fast ausschließlich aus den dicht gepackten Perikaryen der kleinen *Körnerzellen*, die mehr als 95 % aller zerebellären Neurone ausmachen. Die Axone dieser Zellen sind vornehmlich in die Molekularschicht gerichtet, wo sie als Parallelfasern dem Verlauf einzelner Foliae folgen und mit den senkrecht dazu stehenden Dendritenbäumen der Purkinjezellen Synapsen bilden (ca. 200 000 Parallelfasern enden an einer Purkinjezelle). Die zerebellären Körnerzellen sind glutamaterg und wirken als einzige Zellen der Kleinhirnrinde erregend auf ihre Zielzellen.

Afferenzen zur Kleinhirnrinde

Die afferenten Faserverbindungen zur Kleinhirnrinde stammen vorwiegend aus den *ipsilateralen Vestibulariskernen* (z. T. sogar direkt aus dem *Vestibularor-*

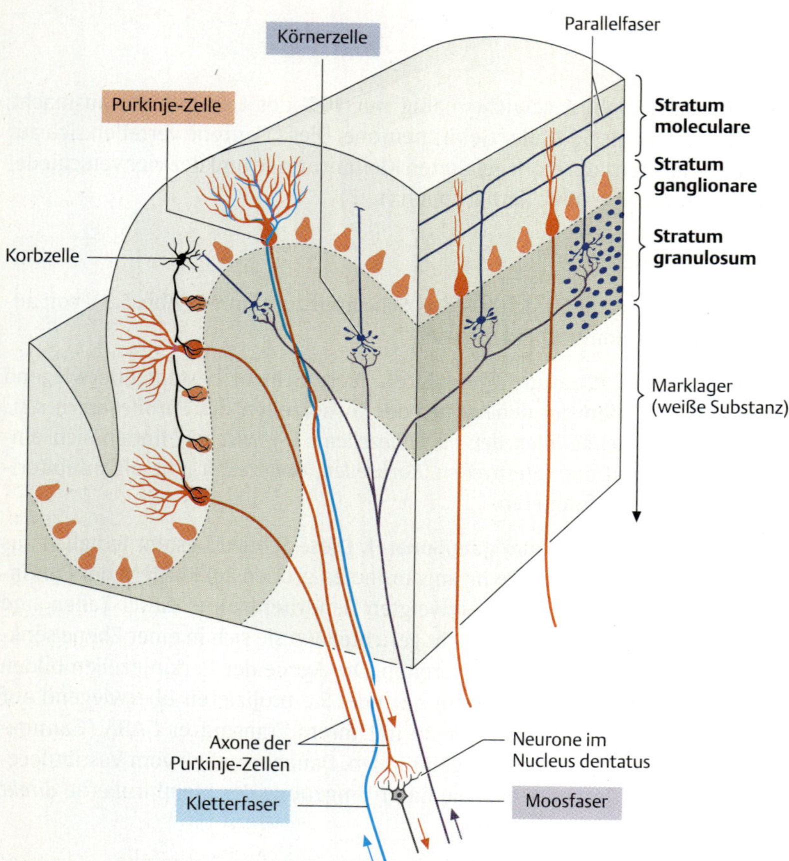

Abb. 5.3 **Aufbau der Kleinhirnrinde** mit den afferenten und efferenten Verbindungen, schematische Darstellung.

gan ohne synpatische Umschaltung in den Vestibulariskernen), dem *ipsilateralen Rückenmark*, den *kontralateralen pontinen Kernen* (und damit indirekt aus der kontralateralen Großhirnrinde) und dem *kontralateralen Olivenkernkomplex* (kurz: Olive) in der Medulla oblongata. Die Fasern aus der Olive enden als sog. **Kletterfasern** an den Purkinjezellen der Kleinhirnrinde, an deren Dendritenbäumen sie sich schlingpflanzenartig emporranken. Alle übrigen Afferenzen enden als **Moosfasern** an den Körnerzellen der Kleinhirnrinde, die die entsprechenden Impulse in modulierter Form über ihre Axone (Parallelfasern in der Molekularschicht) an die Dendriten der Purkinjezellen weitergeben. Sowohl Moos- als auch Kletterfasern geben auf ihrem Weg zur Rinde wichtige Kollateralen an die Kleinhirnkerne ab.

Es gibt noch eine dritte Sorte vornehmlich in die Rinde projizierender Afferenzen, die aus monoaminergen Hirnstammkernen der Formatio reticularis stammen (v.a. aus den serotoninergen *Raphe-Kernen* und dem noradrenergen *Locus coeruleus*). Die entsprechenden Impulse haben eine weitreichende erregungsmodulierende Wirkung auf die Kleinhirnneurone, sind aber wahrscheinlich nicht direkt in die unten beschriebenen intrazerebellären Neuronenschaltkreise eingebunden.

Da nicht nur die Moosfasern, sondern auch die Körnerzellen (und damit mehr als 90% aller Kleinhirnneurone) glutamaterg sind, ist es verständlich, dass man bei Kleinhirnkranken eine deutliche Verschlechterung der Kleinhirnfunktion bei der **Gabe von Glutamatantagonisten** beobachten kann.

Kleinhirnkerne

Im Horizontalschnitt erkennt man in jeder Kleinhirnhälfte vier Kerngebiete (s. Abb. 5.**5**). Ganz medial im Dach des IV. Ventrikels liegt der **Nucleus fastigii** („Dachkern"). *Afferente* Fasern erhält er vor allem von Purkinjezellen des Lobus flocculonodularis (Vestibulocerebellum). Seine *efferenten* Fasern ziehen direkt zu den Vestibulariskernen (*Tractus fastigiobulbaris*) (Abb. 5.**5**) oder kreuzen auf die Gegenseite des Kleinhirns, um von dort zur Formatio reticularis und zu den Vestibulariskernen zu gelangen (*Fasciculus uncinatus*).

Etwas lateral vom Nucleus fastigii liegen zwei kleinere Kerngebiete, der **Nucleus globosus** (meist geteilt in 2–3 Nuclei globosi) sowie der **Nucleus emboliformis**. Beide Kerngebiete erhalten *Zuflüsse* aus der Rinde der paravermalen Zone und z. T. des Vermis (Spinocerebellum) und projizieren *efferent* zum Nucleus ruber der Gegenseite (Abb. 5.**5**).

Im Mark der Kleinhirnhemisphären liegt schließlich lateral der größte der Kleinhirnkerne, der **Nucleus dentatus**. Dieser erhält seine *Zuflüsse* vornehmlich von der Rinde der Kleinhirnhemisphären (Cerebrocerebellum), im geringeren Maße auch von der Rinde der paravermalen Zone. Er projiziert *efferent* über den Pedunculus cerebellaris superior zum Nucleus ruber der Gegenseite sowie zum Thalamus (Nucleus ventralis lateralis thalami) (Abb. 5.**5**). Hier erfolgt eine Umschaltung zur motorischen Großhirnrinde (Area 4 und 6) (Abb. 6.**4**, S. 266).

Verschaltung von Kleinhirnrinde und Kleinhirnkernen

Die neuronale Verschaltung *innerhalb* des Kleinhirns erfolgt nach einem einheitlichen Muster (Abb. 5.**4**): Die Kleinhirnafferenzen projizieren zur Kleinhirnrinde und mit Kollateralen zu den Kleinhirnkernen. In der Rinde werden

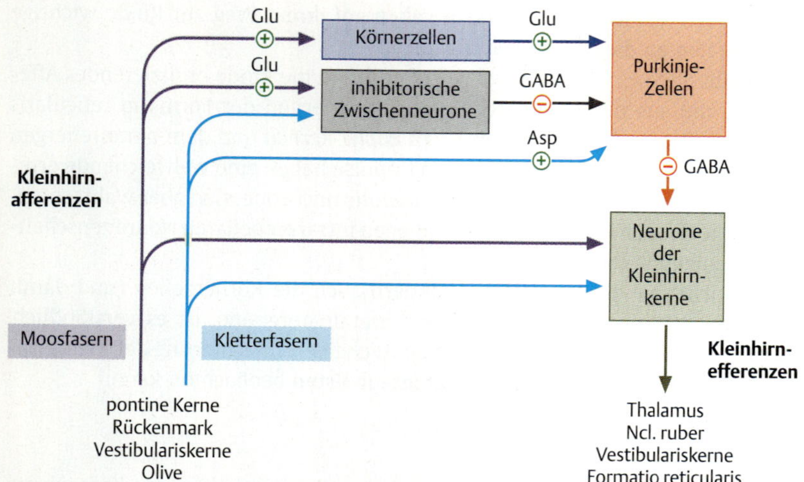

Abb. 5.**4** **Prinzip der neuronalen Verschaltung innerhalb des Kleinhirns**

die afferenten Informationen über mehrere komplex verschaltete Neurone verarbeitet, deren Efferenzen schließlich auf die Purkinjezellen konvergieren. Diese wiederum leiten das Ergebnis dieses Verarbeitungsprozesses in Form inhibitorischer (GABAerger) Impulse zu den Kleinhirnkernen weiter. Dort werden ursprüngliche (aus den Kollateralen der Kleinhirnafferenzen) und modulierte Informationen (von den Purkinjezellen/aus der Rinde) integrierend verarbeitet und in Form der Kleinhirnefferenzen zu den Zielen zerebellärer Projektionen weitergeleitet.

5.3 Verbindungen des Kleinhirns mit anderen Abschnitten des Nervensystems

Alle für die Orientierung wichtigen Sinne (v.a. vestibuläre, taktile und propriozeptive, selbst visuelle und auditorische) projizieren zum Kleinhirn. Es erhält also über die drei Kleinhirnstiele Meldungen aus sehr weiten Bereichen des Nervensystems und ist durch die Kleinhirnkerne im Nebenschluss mit allen motorischen Systemen verbunden.

Im Folgenden sei die Vielzahl der afferenten und efferenten zerebellären Verbindungen sowie deren Verteilung auf die drei Kleinhirnstiele dargestellt. Eine schematische Darstellung der wichtigsten Bahnen zeigt Abb. 5.**5**.

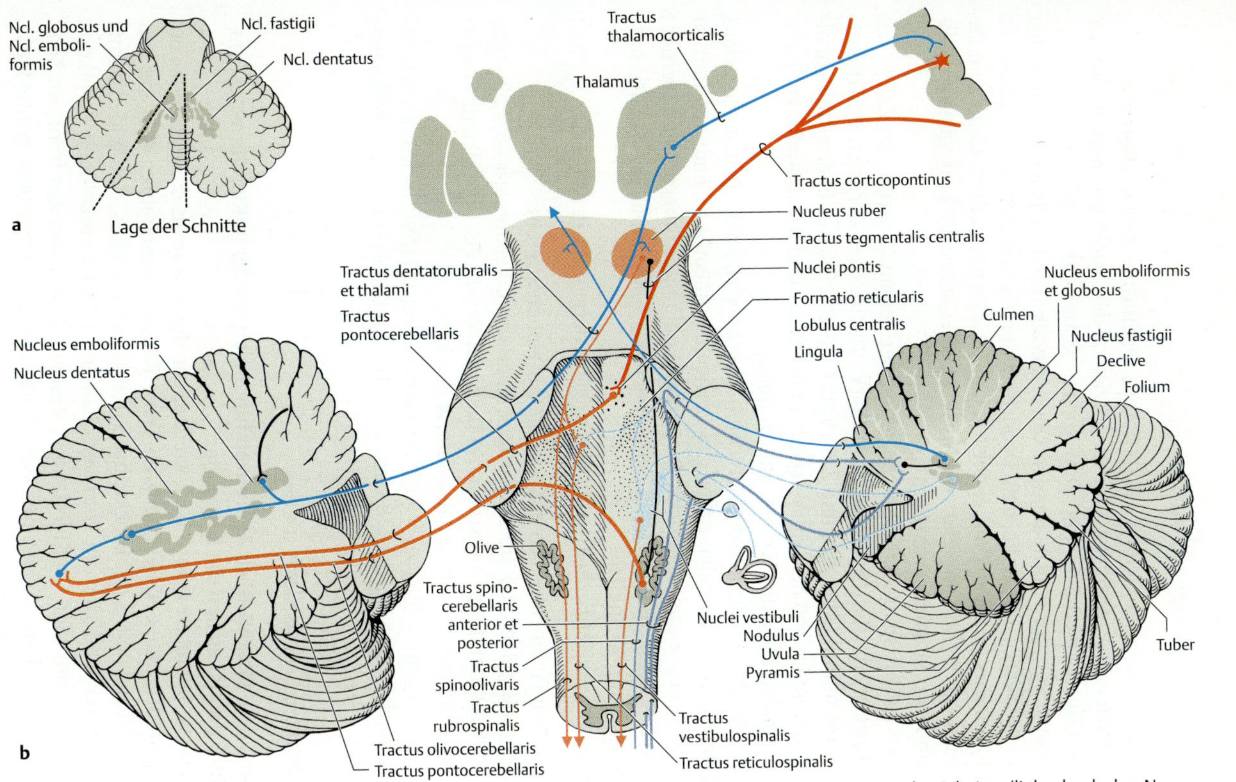

Abb. 5.5 **Afferente und efferente Verbindungen des Kleinhirns,** schematische Darstellung. Links oben: Lage der Schnitte (links durch den Nucleus dentatus, rechts durch den Vermis).

Pedunculus cerebellaris inferior

Durch den unteren Kleinhirnstiel (Corpus restiforme) ziehen **afferent**:

- *Fasern vom N. vestibulocochlearis* sowie von den *Nuclei vestibulares* zum Lobus flocculonodularis und zum Nucleus fastigii (Abb. 5.**5**);
- Axone von der kontralateralen Olive, die als *Tractus olivocerebellaris* über Kletterfasern direkt zu den Dendriten der Purkinjezellen des gesamten Kleinhirns gelangen (wobei der Nucleus olivaris inferior vor allem zum Cerebrocerebellum projiziert, die Nuclei olivares accessorii hingegen zum Vestibulo- und Spinocerebellum);
- der *Tractus spinocerebellaris posterior*, der seinen Ursprung an Zellen des Nucleus dorsalis (Ncl. thoracicus, Clarke-Nucleus) an der Basis des Hinterhorns nimmt (Abb. 2.**16** und 2.**17**, S. 42 f.); dieser Tractus übermittelt vor allem Impulse von den Muskelspindeln der Beine und des Rumpfes zur paravermalen Zone des Vorder- und Hinterlappens;
- Axone, die von Kernen des Zervikalmarkes oberhalb des Nucleus thoracicus ausgehen, im lateralen Anteil des Fasciculus cuneatus aszendieren und im *Nucleus cuneatus accessorius* der Medulla oblongata umgeschaltet werden; sie verlaufen zusammen mit den Axonen des Tractus spinocerebellaris posterior zum Kleinhirn;
- Fasern von der Formatio reticularis (nicht dargestellt in Abb. 5.**5**).

Durch den Pedunculus cerebellaris inferior ziehen **efferent**:

- als größte Bahn der *Tractus fastigiobulbaris* zum Vestibulariskerngebiet; er schließt damit einen vestibulozerebellären Regelkreis, über den das Kleinhirn Einfluss auf die spinale Motorik gewinnt);
- Fasern aus dem Nucleus fastigii zur Formatio reticularis (*Tractus cerebelloreticularis*) sowie aus dem Nucleus dentatus zur Olive (*Tractus cerebelloolivaris*).

Pedunculus cerebellaris medius

Durch den **ausschließlich Afferenzen** führenden mittleren Kleinhirnstiel (Brachium pontis) ziehen die Fasern des

- *Tractus pontocerebellaris* nach Kreuzung in der Brücke als dickes Bündel zur Kleinhirnrinde der Hemisphären. Diese Fasern nehmen ihren Ausgang von den Nuclei pontis der Brückenbasis (= des Brückenfußes) und bilden damit die Fortsetzung der im Pons verschalteten kortikozerebellären Projektionen, die von allen Großhirnlappen, besonders aber von den frontalen Zentren ihren Ursprung nehmen. Nach Verschaltung in den Nuclei pontis kreuzen die Fasern direkt zur Gegenseite.

- Weitere afferente Fasern gelangen von den monoaminergen Raphe-Kernen durch den mittleren Kleinhirnstiel zum Cerebellum.

Pedunculus cerebellaris superior

Efferente Bahnen. Durch den oberen Kleinhirnstiel (Brachium conjunctivum) verläuft der **Hauptteil der zerebellären Efferenzen.** Sie nehmen ihren Ursprung in den Kleinhirnkernen und sind vorwiegend in folgende Zentren gerichtet:

- den kontralateralen Thalamus (Nucleus ventralis lateralis thalami und Nucleus centromedianus, Abb. 6.**4** und 6.**6**, S. 266 ff.);
- den kontralateralen Nucleus ruber;
- die Formatio reticularis.

Efferenzen zum Thalamus. Die zum Thalamus gerichteten Fasern des oberen Kleinhirnstiels stammen v.a. aus dem Nucleus dentatus (Cerebrocerebellum). Vom Thalamus gelangen die Impulse weiter zur motorischen und prämotorischen Großhirnrinde, von der wiederum ein Teil des Tractus corticopontinus ausgeht. Es wird dadurch ein großer Regelkreis geschlossen, der von der Großhirnrinde über die Brückenkerne zur Kleinhirnrinde und von dort aus über den Nucleus dentatus und den Thalamus zurück zum Kortex verläuft (Abb. 5.**5** und 5.**6**).

Efferenzen zu Nucleus ruber und Formatio reticularis. Ein weiterer Regelkreis schließt das *Guillain-Mollaret-Dreieck* ein und verläuft über: Nucleus ruber – zentrale Haubenbahn (Tractus tegmentalis centralis) – Olive – Kleinhirn zurück zum Nucleus ruber (Abb. 5.**7**). Über die spinalwärts ziehenden Fasern aus Nucleus ruber und Formatio reticularis gewinnt das Kleinhirn Einfluss auf die spinale Motorik (vgl. Abb. 3.**5**, S. 62).

Afferente Bahnen. Als eine der ganz wenigen afferenten Bahnen zieht der *Tractus spinocerebellaris anterior* durch den oberen Kleinhirnstiel, um im gleichen Gebiet (Spinocerebellum) wie der Tractus spinocerebellaris posterior zu enden. Beide vermitteln propriozeptive Impulse von der Peripherie, also von Muskelspindeln, Golgi-Sehnenorganen und Gelenkrezeptoren.

Ganz medial im oberen Kleinhirnstiel, bereits im Bereich des Velum medullare superius, ziehen Fasern vom Tectum als *Tractus tectocerebellaris* mit auditorischen (von den Colliculi inferiores) und wahrscheinlich auch visuellen (von den Colliculi superiores) Impulsen zum Kleinhirnwurm.

Topik der Kleinhirnefferenzen

Jede Kleinhirnhälfte beeinflusst die Motorik der ipsilateralen Körperhälfte, da die efferenten Fasersysteme z. T. doppelt kreuzen: So kreuzen sowohl der

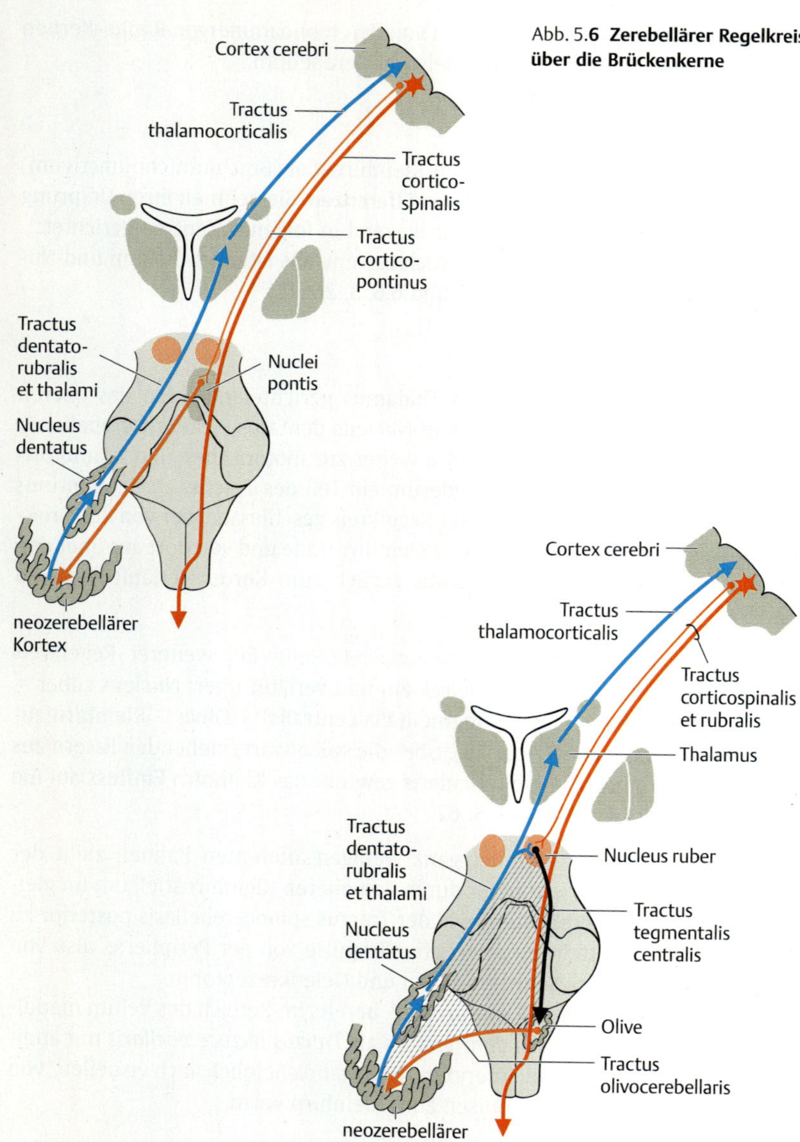

Abb. 5.**6 Zerebellärer Regelkreis über die Brückenkerne**

Abb. 5.**7 Zerebellärer Regelkreis über die Olive** mit Guillain-Mollaret-Dreieck, das vom Nucleus ruber über den Tractus tegmentalis centralis, die Olive und das Cerebellum zum Nucleus ruber zurückführt.

Tractus cerebellorubralis nach Eintritt in den Hirnstamm von dorsal als auch der Tractus rubrospinalis unmittelbar nach Austritt aus dem Nucleus ruber (*Forel-Kreuzung*). Ebenso kreuzen die cerebellothalamischen Fasern, deren Impulse nach Umschaltung im Thalamus ungekreuzt zum Kortex gelangen, von dort aus über die Pyramidenbahn aber wiederum zur Gegenseite – und damit auf die ursprüngliche Seite – wechseln.

5.4 Funktionen des Kleinhirns und Kleinhirnsyndrome

Drei wichtige Punkte müssen für das Verständnis der Funktion des Kleinhirns hervorgehoben werden:

- Das Kleinhirn erhält ausgesprochen viele sensible und sensorische Zuflüsse, spielt aber bei der bewussten Reizwahrnehmung und -diskrimination keine bedeutende Rolle.
- Das Kleinhirn beeinflusst die Motorik; Kleinhirnläsionen gehen aber nicht mit Lähmungen einher.
- Das Kleinhirn ist zwar für die Mehrzahl kognitiver Vorgänge unwesentlich, besitzt aber dennoch für motorisches Lernen und motorisches Gedächtnis eine herausragende Bedeutung.

Im Wesentlichen ist das Kleinhirn ein Koordinationszentrum, das durch Regelkreise und komplizierte Rückkopplungsmechanismen der **Gleichgewichtserhaltung** und der **Kontrolle des Muskeltonus** dient sowie für eine **präzise und zeitgerechte Ausführung aller zielmotorischen Aktivitäten** sorgt. Die erforderlichen Koordinationsvorgänge laufen dabei vollkommen unbewusst ab.

Den einzelnen Abschnitten des Kleinhirns (Vestibulo-, Spino-, Cerebrocerebellum) kommen bei der Koordination der Motorik jeweils unterschiedliche Aufgaben zu. Mithilfe experimenteller Untersuchungen ist es gelungen, diese Funktionen zu präzisieren, auch aus der Beobachtung heraus, dass bei Läsionen definierter Kleinhirnabschnitte unterschiedliche neurologische Ausfälle resultieren. In Reinform kommen die nachfolgend beschriebenen Symptomkomplexe im üblichen Verlauf einer Kleinhirnerkrankung jedoch relativ selten vor, da Krankheitsprozesse nur in Ausnahmefällen auf einen der drei Kleinhirnabschnitte begrenzt bleiben und langsam progrediente Prozesse, wie z. B. das Wachstum eines gutartigen Tumors, lange Zeit kompensiert werden können. Andere Anteile des Gehirns sind offensichtlich in der Lage, bestimmte Kleinhirnfunktionen zu übernehmen. Sind allerdings die Kleinhirnkerne mit geschädigt, ist die Rückbildung der Funktionsstörung nur im geringen Maße möglich.

Aus Gründen der Übersichtlichkeit ist es dennoch hilfreich, die Funktionen von Vestibulo-, Spino- und Cerebrocerebellum sowie typische klinische Symptome bei deren Läsion separat für jeden der genannten Kleinhirnabschnitte zu beschreiben.

Vestibulocerebellum

Funktion. Vom Vestibularapparat erhält das Vestibulocerebellum Impulse, die über die Stellung des Kopfes im Raum und über die Bewegungen des Kopfes orientieren. Durch seine Efferenzen vermag das Vestibulocerebellum die okuläre und spinale Motorik synergistisch so zu beeinflussen, dass bei jeder Haltung und Bewegung das Gleichgewicht erhalten bleibt.

Verschaltung. Für die Aufrechterhaltung des Gleichgewichts sorgt v.a. folgender Reflexbogen: Vom Gleichgewichts- (Vestibular-)organ verlaufen die Impulse sowohl direkt als auch indirekt über die Vestibulariskerne zur vestibulozerebellären Rinde und weiter zum Nucleus fastigii. Von der vestibulozerebellären Rinde gelangen die Kleinhirnimpulse zurück zu den Vestibulariskernen sowie zur Formatio reticularis und nehmen über den *Tractus vestibulospinalis*, den *Tractus reticulospinalis* und den *Fasciculus longitudinalis medialis* Einfluss auf die spinale Motorik und die Okulomotorik (Abb. 5.**5**, S. 247). Auf diese Weise werden Stand und Gang sowie die Augenstellung stabilisiert und die Blickfixation gewährleistet.

Läsion des Vestibulocerebellums

Bei Erkrankungen des Lobus flocculonodularis oder des Nucleus fastigii hat der Betroffene Schwierigkeiten, sich im Schwerefeld der Erde zu orientieren und bei Eigenbewegungen seinen Blick auf fest stehende Objekte zu fixieren.

Gleichgewichtsstörungen. Der Patient ist unsicher beim Stehen (**Astasie**) und Gehen (**Abasie**). Sein Gang wird schwankend und breitbeinig wie bei einem Betrunkenen (**Rumpfataxie**), der Seiltänzergang ist nicht mehr möglich. Die Unsicherheit beruht nicht auf einer Minderung der zum Bewusstsein gelangenden propriozeptiven Impulse, sondern auf einer mangelhaften Koordination der Muskulatur bei der Auseinandersetzung mit der Schwerkraft.

Störungen der Okulomotorik, Nystagmus. Zerebellär bedingte Störungen der Okulomotorik äußern sich in einer Störung der Blickstabilisation auf bewegten oder ruhenden Blickzielen (Läsion des Flocculus/Paraflocculus). Die Folgen sind eine **Sakkadierung der Blickfolge** sowie ein **Blickrichtungsnystagmus**: Fixiert der Patient ein bewegtes Objekt, lässt sich ein vermehrtes Gegenrucken seiner Bulbi beobachten (*Square Wave Jerks*), d. h. die Amplitude der auch beim

Gesunden vorhandenen, aber normalerweise nicht sichtbaren Mikrosakkaden ist vergrößert. Der Blickrichtungsnystagmus tritt insbesondere bei Bulbusbewegungen zur Seite der Kleinhirnläsion auf und kann sich bei anhaltendem Blick zur Seite leichtgradig abschwächen; kehren die Augen zur Mittellinie zurück, kommt es u. U. zu einer Umkehrung der Schlagrichtung, was als *Rebound-Nystagmus* bezeichnet wird.

Ferner kann bei Läsion des Vestibulocerebellums der vestibulo-okuläre Reflex (VOR) (S. 191) nicht unterdrückt werden: Bei Drehbewegungen des Kopfes kommt es zu einem sakkadischen Gegenrucken der Augen. Bei Fixation auf ein Blickziel kann der Gesunde dieses Gegenrucken unterdrücken, ein Patient mit einer Läsion des Vestibulocerebellums kann es nicht (**gestörte Fixationssuppression des VOR**). Läsionen von Nodulus und Uvula vermindern ferner die Fähigkeit zur Habituation des VOR (also des rotatorischen Nystagmus) und können zum Auftreten eines *periodisch alternierenden Nystagmus* führen, der ca. alle 2–4 Minuten die Schlagrichtung wechselt.

Daneben können bei Kleinhirnläsionen sehr **komplexe Nystagmen** wie z. B. ein *Opsoklonus* (rasche konjugierte Hin- und Herbewegungen der Bulbi in verschiedenen Ebenen) oder ein *Ocular Flutter* (Opsoklonus nur in der horizontalen Ebene) auftreten, deren lokalisatorische Zuordnung nicht eindeutig geklärt ist.

Spinocerebellum

Funktion. Das Spinocerebellum kontrolliert den Muskeltonus und gewährleistet ein reibungsloses Zusammenspiel antagonistischer Muskelgruppen beim Gehen und Stehen. Es nimmt über seine Efferenzen Einfluss auf die Aktivität von Muskeln, die der Schwerkraft entgegenwirken, und kontrolliert bewegungsinduzierte Kräfte (z. B. Trägheit oder Fliehkraft).

Verschaltung. Die Rinde des Spinocerebellums erhält ihre Zuflüsse vom Rückenmark über den *Tractus spinocerebellaris posterior*, den *Tractus spinocerebellaris anterior* und den *Tractus cuneocerebellaris* (vom Nucleus cuneatus accessorius). Die Rinde der paravermalen Zone projiziert dann vor allem zum *Nucleus emboliformis* und *globosus*, die Rinde des Vermis vor allem zum *Nucleus fastigii*. Die Efferenzen dieser Kerne gelangen über den *Pedunculus cerebellaris superior* zum *Nucleus ruber* sowie zur *Formatio reticularis* und nehmen über den *Tractus rubrospinalis*, *rubroreticularis* und *reticulospinalis* Einfluss auf die spinalen Motoneurone (Abb. 5.**5**). Jede Körperhälfte wird dabei von der *ipsilateralen* Kleinhirnrinde angesteuert, es besteht jedoch keine strenge somatotopische Anordnung. Neuere Befunde legen eher das Vorliegen einer fleckförmigen Organisation nahe.

Ein Teil der Efferenzen des Nucleus emboliformis erreicht über den Thalamus den motorischen Kortex, v.a. Neurone, die die proximale Extremitäten- (Becken- und Schultergürtel-) und Rumpfmuskulatur ansteuern. Über diesen Weg nimmt das Spinocerebellum auch Einfluss auf die willkürliche *Zielmotorik* dieser Muskelgruppen.

Läsionen des Spinocerebellums

Die herausragenden Symptome bei einer Schädigung des Kleinhirnwurms und der paravermalen Zone sind:

Bei einer **Läsion mittelliniennaher Anteile des Lobus anterior und des Oberwurmes** sind Gang und Stand beeinträchtigt, wobei die Gangataxie stärker ausgeprägt ist als die Standataxie. Der Betroffene weist ein **breitbasig-ataktisches Gangbild** auf und hat eine **Fallneigung zur Seite der Läsion** bzw. weicht beim Gehen in diese Richtung ab. Im Romberg-Versuch wird auch eine Standunruhe deutlich: Bei einem leichten Stoß gegen die Brust beginnt der Patient mit einer Tremorfrequenz von 2–3 Hz vorwärts und rückwärts zu schwanken. Der Finger-Nase- und auch der Knie-Hacke-Versuch können bei streng auf den Oberwurm begrenzter Läsion sicher sein.

Bei einer **Läsion im Unterwurm** überwiegt die **Standataxie** gegenüber der Rumpfataxie: Der Patient sitzt und steht unsicher, im Romberg-Versuch schwankt er ohne Richtungspräferenz langsam hin und her.

Cerebrocerebellum

Verschaltung. Das Cerebrocerebellum erhält den Großteil seiner Zuflüsse indirekt von ausgedehnten Gebieten der Großhirnrinde, v.a. von den *Brodmann-Areae 4* und *6* (motorischer und prämotorischer Kortex) über den *Tractus corticopontinus* (Abb. 5.**6**, S. 250), in geringerem Ausmaß von den *Oliven* über den *Tractus olivocerebellaris* (Abb. 5.**7**, S. 250). Von jeder in der Großhirnrinde geplanten Willkürbewegung erhält das Kleinhirn im voraus Meldung und kann sofort über die **dentato-thalamo-kortikale Bahn** (Abb. 5.**5**, S. 247, und Abb. 5.**6**), die im motorischen Kortex endet, modifizierend und korrigierend auf alle motorischen Bewegungsimpulse einwirken. Der Nucleus dentatus projiziert auch zum parvozellulären Anteil des Nucleus ruber. Dieser Teil des Kernes leitet seine Impulse nicht über den Tractus rubrospinalis ins Rückenmark weiter, sondern ist über den Tractus tegmentalis centralis mit der Oliva inferior verbunden. Die Oliva inferior projiziert wiederum zurück zum Cerebrocerebellum. Diese **dentato-rubro-olivo-zerebelläre Neuronenschleife** dient der rückkoppelnden Weiterverarbeitung der neozerebellären Impulse.

Funktion. Durch seine komplexe Verschaltung gewährleistet das Cerebrocerebellum einen glatten und präzisen Ablauf aller Zielbewegungen. Zeitgleich erhält es über die sehr rasch leitenden spinozerebellären Bahnen fortlaufend Meldungen über die motorischen Aktivitäten in der Peripherie. Auf diese Weise kann es aus Fehlern im Ablauf der Willkürbewegungen lernen und Korrekturen vornehmen, bis alle Bewegungen reibungslos und zielsicher ablaufen. Wahrscheinlich werden im Laufe des Lebens die Ablaufschemata verschiedener Bewegungsmuster im Kleinhirn wie in einem Computer gespeichert. Dort können sie jederzeit abgerufen werden. So ist es möglich, dass wir unter der präzisen Kontrolle des Kleinhirns ab einem bestimmten Entwicklungsstadium alle eingeübten diffizilen Bewegungsmuster rasch und ohne größere Überlegung bzw. Anstrengung ausführen können.

Über diese koordinativen Funktionen hinaus hat das Kleinhirn offenbar eine wichtige Bedeutung bei der Verarbeitung sensorischer Stimuli sowie für die Verarbeitung gedächtnisrelevanter Informationen. Auf diese Aspekte kann aber im Rahmen dieses Buches nicht näher eingegangen werden.

Läsion des Cerebrocerebellums

Aus den letzten Abschnitten geht hervor, dass ein Ausfall des Cerebrocerebellums keine Lähmungen zur Folge hat, es resultiert aber eine schwere Störung bei der Durchführung von Willkürbewegungen. Die Symptome manifestieren sich immer ipsilateral zur Seite der Läsion:

Dekomposition von Willkürbewegungen. Die Bewegungen der Extremitäten sind ataktisch und unkoordiniert – im Einzelnen sind eine Dysmetrie, Dyssynergie, Dysdiadochokinese und ein Intentionstremor zu beobachten. Die Arme sind stärker als die Beine und komplexe mehr als einfache Bewegungen betroffen. Die **Dysmetrie**, d. h. die Unfähigkeit, eine Zielbewegung rechtzeitig zu stoppen, führt dazu, dass z. B. der Finger bei einer Zielbewegung über das Ziel hinausschießt (*Hypermetrie*). Die **Dyssynergie** macht das exakte Zusammenspiel verschiedener Muskelgruppen zur Durchführung einer bestimmten Bewegung unmöglich. Die an einer Bewegung beteiligten Muskelgruppen werden jede für sich, aber nicht gemeinsam innerviert. Aufgrund der **Dysdiadochokinese** gelingt das rasche Zusammenspiel antagonistischer Muskelgruppen nicht. Die Bewegungen, z. B. bei rascher Pro- und Supination der Hände, sind langsam, stockend und arrhythmisch. Der **Intentions-** – besser **Aktionstremor** – tritt vor allem bei Zielbewegungen auf und wird um so stärker, je mehr sich der Finger dem Ziel nähert. Außerdem kann ein Haltetremor mit einer Frequenz von 2–3 Hz beobachtet werden, insbesondere bei dem Versuch, die pronierten Hände gestreckt geradeaus zu halten.

Rebound-Phänomen. Wenn der Kranke mit voller Kraft gegen die Hand des Untersuchers drückt und dieser dann plötzlich seine Hand wegzieht, fehlt die sofortige Bremsung. Der Arm des Kranken schlägt weit aus.

Muskelhypotonie und Hyporeflexie. Nach akuter Hemisphärenläsion ist der muskuläre Widerstand bei passiver Dehnung gemindert, und es kann zu abnormen Haltungen, z. B. der Hand, kommen. Die Eigenreflexe der hypotonen Muskeln sind ebenfalls gemindert.

Skandierende Sprache und Dysarthrophonie. Diese tritt vorwiegend bei paravermalen Läsionen aufgrund der fehlenden Synergie der Sprechmuskulatur auf. Das Sprechen erfolgt langsam, stockend, schlecht artikuliert und mit ungleicher Betonung der einzelnen Silben.

5.5 Erkrankungen des Kleinhirns

Zerebelläre Ischämien und Blutungen

Die Versorgung des Kleinhirns erfolgt über die drei Kleinhirnarterien (A. cerebelli inferior posterior, A. cerebelli inferior anterior sowie A. cerebelli superior). Ursprung, anatomischer Verlauf sowie typische klinische Symptome bei einem Verschluss einzelner Kleinhirnarterien sind im Gefäßkapitel auf S. 429 ff. beschrieben. Das typische klinische Bild einer Kleinhirnblutung ist auf S. 481 f. dargestellt.

Kleinhirntumoren

Kleinhirntumoren sind selten auf einen Kleinhirnabschnitt beschränkt.

Gutartige Kleinhirntumoren (wie z. B. pilozystische Astrozytome) können insofern problematisch werden, als sie infolge der Plastizität des Kleinhirns erst dann zerebelläre Symptome auslösen, wenn der Tumor bereits eine beachtliche Größe erreicht hat. Eine Stauungspapille als indirekter Hinweis auf eine intrakranielle Raumforderung kann bei Erwachsenen lange Zeit fehlen, findet sich bei Kindern aber in ca. 75 % der Fälle. In der Mehrzahl der Fälle (90 %) manifestieren sich Kleinhirntumoren initial durch okzipito-zervikal betonte Kopfschmerzen und Nüchternerbrechen. Eine Kopfzwangshaltung ist klinisches Zeichen einer drohenden Einklemmung der Kleinhirntonsillen im Hinterhauptsloch.

Das **Medulloblastom** ist ein maligner Tumor, der bevorzugt im Kindes- und Jugendalter auftritt und in dieser Alterklasse 1/3 aller Hirntumoren ausmacht

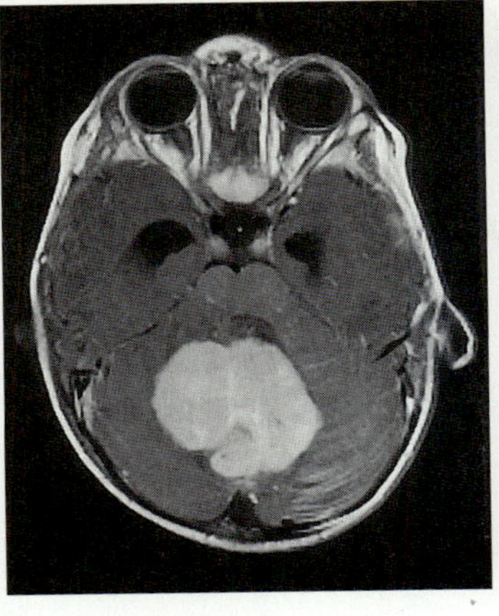
a

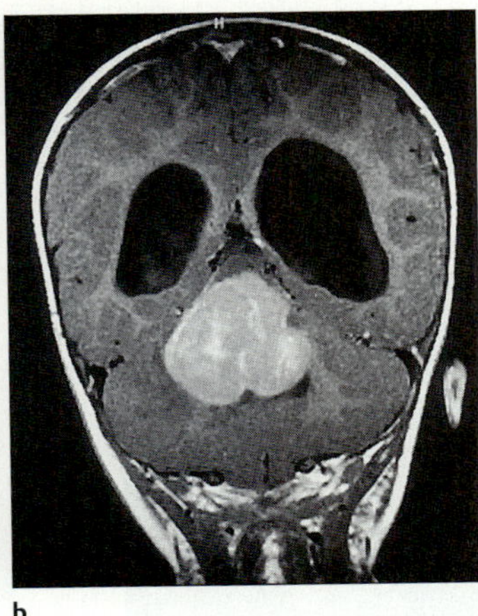
b

Abb. 5.**8** **Medulloblastom,** kontrastangehobene T1-gewichtete MRT-Untersuchung. Abbildung **a** zeigt einen großen, stark homogen kontrastierten Tumor im Kleinhirnoberwurm, der den IV. Ventrikel komprimiert. Die Temporalhörner der Seitenventrikel sind stark dilatiert als Zeichen eines Hydrocephalus occlusus. Die Abbildung **b** veranschaulicht die Lokalisation des Tumors im Oberwurm und die starke Dilatation der Seitenventrikel.

(bezogen auf alle Altersklassen beträgt seine Häufigkeit 8 %). Das Medulloblastom wächst initial häufig flächig vom Dach des IV. Ventrikels in den Wurmanteil des Lobus flocculonodularis hinein und kann über den Subarachnoidalraum nach intrakraniell und spinal metastasieren. Weil der Tumor häufig vom Vestibulocerebellum ausgeht, kommt es klinisch typischerweise zu Gleichgewichtsstörungen. Das betroffene Kind geht breitbeinig, torkelnd und schwankt von einer Seite zur anderen. Erst wenn der Tumor auf die seitlichen Kleinhirnanteile übergreift, kommen allmählich die übrigen zerebellären Symptome wie Ataxie, Dysmetrie, Asynergie, Adiadochokinese und Intentionstremor hinzu. Durch Verlegung des IV. Ventrikels oder des Aquädukts entsteht im fortgeschrittenen Krankheitsstadium ein Hydrocephalus occlusus mit klinischen Zeichen des gesteigerten Hirndrucks (Abb. 5.**8**).

Astrozytome und Hämangioblastome. Ähnliche Symptome wie beim Medulloblastom treten auch beim **pilozystischen Astrozytom** auf, einem weiteren für die hintere Schädelgrube charakteristischen, mittelliniennahen Tumor. **Hämangioblastome** im Rahmen eines v. Hippel-Lindau-Syndroms und **zystische Astrozytome** manifestieren sich dagegen bevorzugt in den Kleinhirnhemisphären und rufen als typische klinische Zeichen einen Blickrichtungsnystagmus sowie eine gliedkinetische Ataxie hervor.

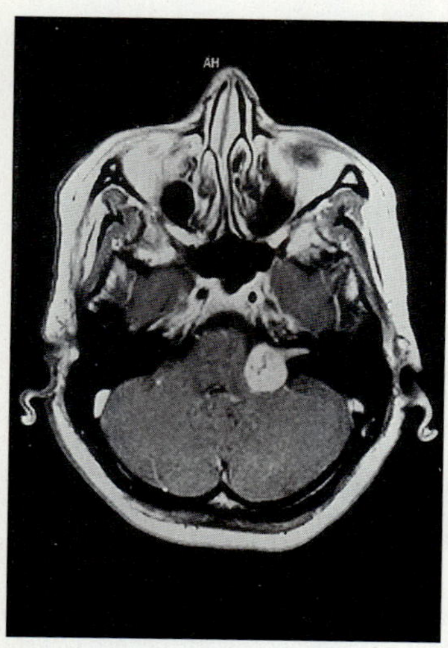

Abb. 5.9 **Akustikusneurinom,** axiale T1-gewichtete MRT-Aufnahme nach Kontrastmittelgabe in Höhe des inneren Gehörgangs. Rechts erkennt man ein typisches intra- und extrameatales Neurinom, dessen äußerer Anteil kolbenförmig aufgetrieben ist.

Akustikusneurinom. Dieser Tumor ist für die Kleinhirnbrückenwinkel-Region charakteristisch. Er entwickelt sich aus den *Schwann-Zellen des VIII. Hirnnervs* und dehnt sich allmählich im Kleinhirnbrückenwinkel aus, wo er eine beträchtliche Größe erreichen kann. Das klinische Bild ist auf der S. 194f. beschrieben.

6 Zwischenhirn und vegetatives Nervensystem

6 Zwischenhirn und vegetatives Nervensystem

Das Zwischenhirn (Diencephalon) liegt zwischen Hirnstamm und Telencephalon. Es setzt sich aus vier Anteilen zusammen: Thalamus dorsalis, Epithalamus, Subthalamus und Hypothalamus.

Der **Thalamus dorsalis** liegt beidseits des dritten Ventrikels und besteht aus zahlreichen Kerngebieten unterschiedlicher Funktion. Er ist Umschaltstation für einen Großteil der afferenten Bahnen auf ihrem Weg zum Kortex. Einzelne Reize (insb. Schmerzempfindungen) werden bereits im Thalamus in grober Weise wahrgenommen, integriert und affektiv gefärbt, die eigentliche Bewusstmachung erfolgt dann allerdings erst in der Hirnrinde. Der Thalamus dorsalis hat darüber hinaus Verbindungen zu Basalganglien, Hirnstamm, Kleinhirn und motorischen Kortexarealen und ist auf diese Weise in die Regulation der Motorik eingebunden. Der **Subthalamus** beherbergt als wichtigstes Kerngebiet den Ncl. subthalamicus, der in funktioneller Verbindung mit den Basalganglien steht. Der **Epithalamus** setzt sich überwiegend aus Epiphyse und den Ncl. habenulae zusammen; er spielt bei der Regulation der zirkadianen Rhythmen eine Rolle. Der am weitesten basal gelegene Anteil des Zwischenhirns ist der **Hypothalamus**. Er koordiniert vitale Körperfunktionen wie Atmung, Kreislauf, Wasserhaushalt, Temperatur und Nahrungsaufnahme und ist in dieser Rolle das übergeordnete Steuerungsorgan des vegetativen Nervensystems. Er nimmt darüber hinaus über die hypothalamo-hypophysäre Schiene Einfluss auf die Aktivität der endokrinen Drüsen. Das **vegetative Nervensystem** ist für die Innervation der inneren Organe, der Gefäße sowie der Schweiß-, Speichel- und Tränendrüsen zuständig. Es arbeitet unabhängig vom Bewusstsein und wird deshalb auch als autonomes Nervensystem bezeichnet. Der efferente Schenkel setzt sich in der Peripherie aus zwei anatomisch und funktionell unterscheidbaren Anteilen zusammen: Sympathicus und Parasympathicus. Der afferente Schenkel lässt eine solche Aufteilung nicht erkennen.

Läsionen des Zwischenhirns äußern sich entsprechend der heterogenen Funktionen der verschiedenen Zwischenhirnanteile sehr unterschiedlich. Bei Läsionen des Thalamus dorsalis sind sensible und motorische Hemisyndrome, Bewegungsstörungen, Bewusstseinsstörungen und Schmerzsyndrome möglich, bei Hypothalamusläsionen können einzelne vitale Funktionen beeinträchtigt sein oder endokrine Fehlfunktionen resultieren.

6.1 Lage und Gliederung des Diencephalons

Lage. Das Zwischenhirn schließt sich oralwärts dem Mesencephalon an, verläuft aber nicht in der Achse des Hirnstamms weiter, sondern biegt nach rostral um, sodass es eine nahezu der Längsachse des Großhirns entsprechende Lage einnimmt (Abb. 6.**1**). Es befindet sich in der Mitte des Gehirns, ventral und kaudal vom Frontallappen, und begrenzt beiderseits den III. Ventrikel (Abb. 6.**2**).

Der **obere Anteil** der Wand des III. Ventrikels wird vom *Thalamus*, der **basale Anteil** vom *Hypothalamus* gebildet. **Dorsal** wird das Zwischenhirn vom Balken, den Seitenventrikeln sowie von den Hirnhemisphären überlagert (Abb. 6.**2**). Der III. Ventrikel wird von der dünnen Tela choroidea ventriculi tertii mit dem Plexus choroideus ventriculi tertii überdacht. Die **rostrale** Begrenzung ist die Lamina terminalis mit der Commissura anterior, die **kaudale** die Commissura posterior, die Commissura habenularum sowie das Corpus pineale (Epiphyse). Vor dem rostralen Anteil des Thalamus finden sich unter dem Fornixknie die Foramina interventricularia (Monroi), die Verbindung zwischen Seitenventrikeln und III. Ventrikel. Der basale Anteil des Diencephalons ist als einziger Teil von außen an der Unterfläche des Gehirns zwischen Chiasma opticum, Tractus opticus sowie den beiden Hirnschenkeln sichtbar. Man erkennt in diesem Bereich die beiden Corpora mamillaria sowie das Tuber cinereum mit dem Infundibulum, das den Übergang zur Hypophyse bildet (vgl. Abb. 4.**8**, S. 130).

Die beiden Zwischenhirnanteile, die durch den III. Ventrikel getrennt sind, stehen in etwa 70 bis 80% der Fälle durch die Massa intermedia (*Adhaesio interthalamica*) miteinander in Verbindung (Abb. 6.**1**). Es handelt sich hierbei jedoch nicht um eine Faserkreuzung, sondern um eine sekundäre Verklebung grauer Substanz. **Seitlich** wird das Zwischenhirn von der Capsula interna begrenzt.

Durch die innere Kapsel getrennt, grenzt der Globus pallidus an das Diencephalon (Abb. 8.**4**, S. 334), der entwicklungsgeschichtlich zum Zwischenhirn gehört, aber erst in Zusammenhang mit den Basalganglien (S. 330) besprochen werden soll. Ebenso wird auch auf die Hypophyse, die durch den Hypophysenstiel mit dem Hypothalamus in Verbindung steht, erst im Zusammenhang mit dem vegetativen System näher eingegangen (S. 274).

Gliederung. Das Zwischenhirn setzt sich aus verschiedenen Anteilen zusammen (Abb. 6.**1**). Man unterscheidet:

- den **Epithalamus**, bestehend aus der *Habenula* mit den *Nuclei habenulae*, der *Commissura habenularum*, der *Epiphyse* sowie der *Commissura epithalamica* (posterior);
- den **Thalamus dorsalis**, ein großer Zellkomplex, der 4/5 des Zwischenhirns ausmacht;

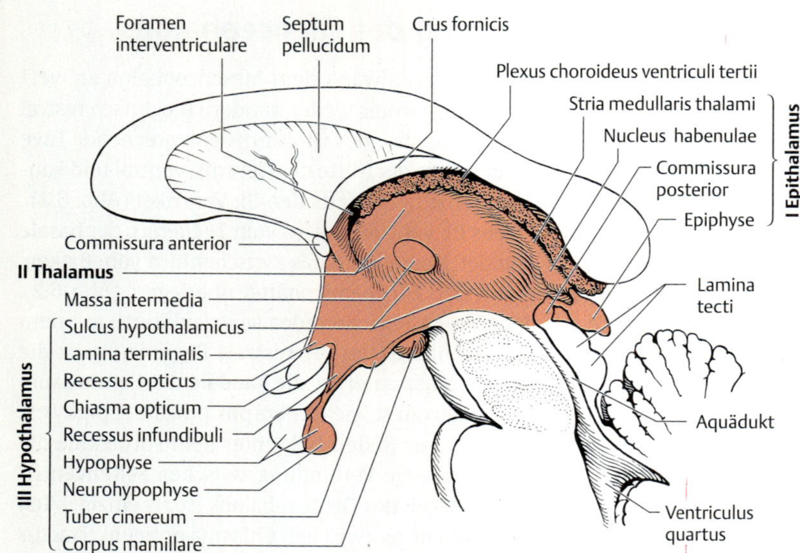

Abb. 6.**1** **Sagittalschnitt durch Zwischenhirn und Hirnstamm** mit Darstellung des Übergangs vom Mesencephalon zum Diencephalon und den Strukturen im Bereich des 3. Ventrikels.

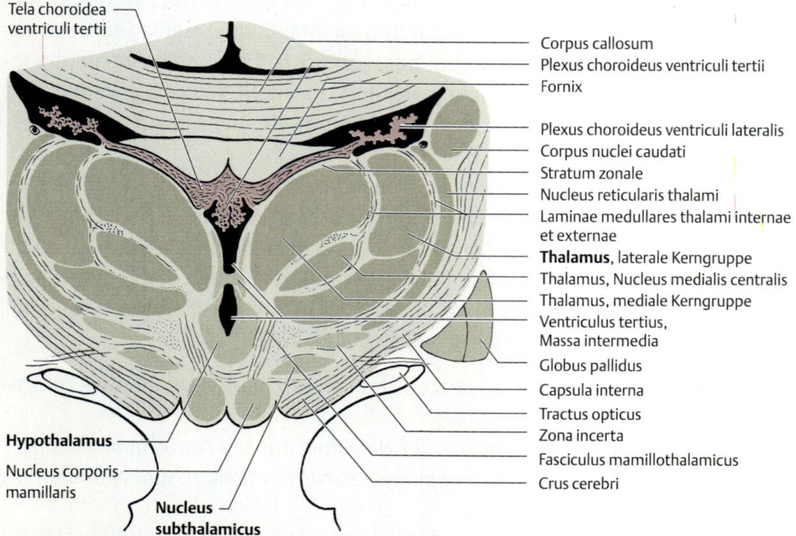

Abb. 6.**2** **Frontalschnitt durch das Zwischenhirn**

- den **Hypothalamus**, der vom Thalamus durch den Sulcus hypothalamicus abgegrenzt wird und verschiedene Zellgruppen enthält; er ist ein übergeordnetes Zentrum des vegetativen Nervensystems; durch die Seitenwand des Hypothalamus zieht von rostral kommend die Fornixsäule hinab, um im Nucleus corporis mamillaris zu enden (Abb. 6.**8**);
- den **Subthalamus**, der hauptsächlich aus dem Nucleus subthalamicus (Luysi, Abb. 6.**2**) besteht und sich unter dem Thalamus und dorsolateral vom Corpus mamillare befindet.

6.2 Thalamus dorsalis

Kerngebiete

In jeder Hirnhälfte befindet sich beiderseits vom III. Ventrikel ein großer eiförmiger Ganglionzellkomplex von etwa 3 x 1,5 cm Durchmesser. Es handelt sich dabei aber nicht um einen einheitlichen Zellkomplex, sondern um ein Konglomerat zahlreicher Kerngebiete (Nuclei), die unterschiedliche Afferenzen und Efferenzen haben. Durch Züge weißer Substanz (Laminae medullares internae), die im Schnitt die Form eines Y aufweisen, lassen sich rechter und linker Thalamus jeweils in drei größere Zellgruppen unterteilen (Abb. 6.**3**). In der Gabelung liegen die **Nuclei anteriores**, seitlich die **Nuclei ventrolaterales** und medial die **Nuclei mediales**. Die Nuclei ventrolaterales werden in eine ventrale Kerngruppe (*Nuclei ventrales*) und eine laterale Kerngruppe (*Nuclei laterales*) gegliedert. Zu den Nuclei ventrales zählen der *Nucleus ventralis anterior (VA)*, der *Nucleus ventralis lateralis (VL)*, der *Nucleus ventralis posterolateralis (VPL)* sowie der *Nucleus ventralis posteromedialis (VPM)*. Die Nuclei laterales gliedern sich in einen *Nucleus lateralis dorsalis* und einen *Nucleus lateralis posterior*. Als weiterer großer thalamischer Zellkomplex schließt sich kaudal das **Pulvinar thalami** an mit dem darunter gelegenen **Corpus geniculatum mediale** und **laterale**. Innerhalb der Lamina befinden sich einige kleinere Zellgruppen (**Nuclei intralaminares**) sowie ein größerer zentral gelegener Zellkomplex, der **Nucleus centromedianus**. Lateralwärts wird der Thalamus gegen die innere Kapsel durch die Laminae medullares externae abgegrenzt. An diese äußeren Laminae schmiegt sich als dünne Zellschicht der **Nucleus reticularis thalami** an (Abb. 6.**2**).

Die drei großen Nuclei (also anteriore, ventrolaterale und mediale Kerngruppen) sind aufgrund zytologischer und funktioneller Gesichtspunkte weiter unterteilt worden, sodass man heute bis zu 120 Untergruppen zählt. Die wesentlichsten davon sind in Abb. 6.**3** dargestellt. Bezüglich der Klassifikation

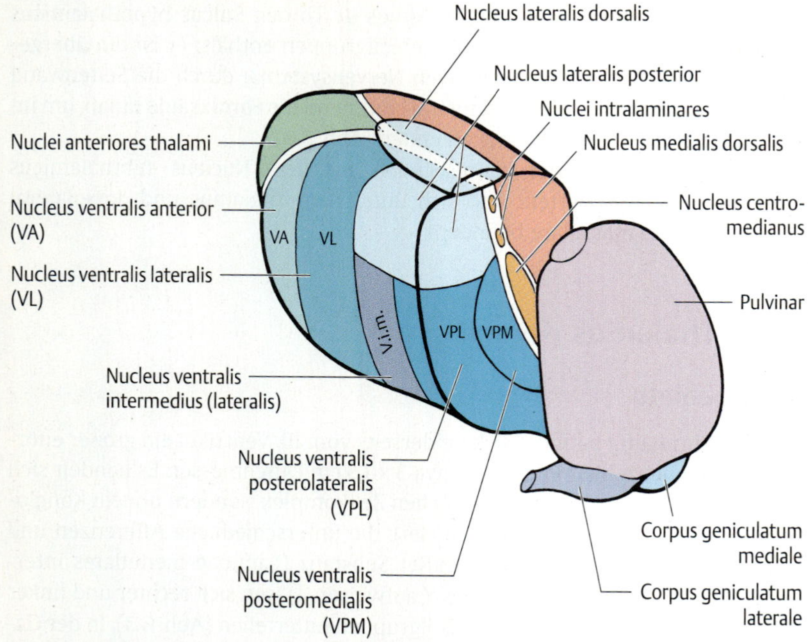

Abb. 6.**3** **Thalamuskerne.** Dargestellt sind die vier großen Kerngruppen: **Nuclei anteriores** (grün), **Nuclei ventrolaterales** (verschiedene Blautöne), **Nuclei mediales** (rot) und **Nuclei dorsales** (Pulvinar sowie Corpora geniculata).

und Nomenklatur besteht noch keine einheitliche Auffassung. In Abb. 6.**3** ist die Nomenklatur nach der Nomina anatomica aufgeführt.

Einbindung der thalamischen Kerngebiete in auf- und absteigende Projektionsbahnen

In den vorangegangenen Kapiteln wurden die vom Spinalmark, vom Hirnstamm und vom Cerebellum zur Hirnrinde aufsteigenden Bahnen bis zum Thalamus verfolgt. Der Thalamus ist für alle ankommenden Impulse (mit Ausnahme der olfaktorischen Afferenzen) die letzte große zentrale Umschaltstation, bevor über thalamokortikale Projektionen die Hirnrinde erreicht wird. Abb. 6.**4** zeigt, wie verschiedene afferente Bahnen in bestimmte Thalamuskerne hineinziehen und dann auf Neurone umgeschaltet werden, die zu definierten Hirnrindengebieten ziehen (Näheres s. u.).

Wie im Spinalmark und im Hirnstamm (z. B. Lemniscus medialis) behalten diese Afferenzen auch im Thalamus sowie im weiteren Verlauf bis zur Hirnrinde eine genaue **somatotopische Punkt-zu-Punkt-Anordnung** bei.

Spezifische und unspezifische Projektionen. Thalamuskerne, die ihre Zuflüsse von umschriebenen Gebieten der Körperperipherie erhalten und diese Impulse nach synaptischer Umschaltung zu umschriebenen Hirnrindenarealen (primäre Projektionsfelder) leiten, nennt man **spezifische Thalamuskerne** (oder primäre Thalamuskerne). Darüber hinaus zählen auch die mit den uni- und multimodalen Assoziationsarealen des Kortex in Verbindung stehenden Nuclei zu den spezifischen Kernen (sekundäre und tertiäre Thalamuskerne). Alle spezifischen Kerngruppen zeichnen sich also dadurch aus, dass sie *direkte Verbindungen zur Hirnrinde* besitzen.

Unspezifische Thalamuskerne erhalten im Gegensatz zu den spezifischen Thalamuskernen Afferenzen von mehreren unterschiedlichen Sinnesorganen, zumeist nach Umschaltung in der Formatio reticularis und/oder nach Umschaltung in einem primären thalamischen Kerngebiet. Sie leiten die Impulse nicht direkt, sondern über Umwege (z. B. über die Basalganglien) zu den Hirnrindengebieten weiter, auch zu den Assoziationsfeldern.

Spezifische Thalamuskerne und ihre Verbindungen

Kerngebiete mit Verbindungen zu primären Rindengebieten

Nucleus ventralis posterolateralis (VPL) et posteromedialis (VPM). Alle somatosensiblen Neurone, die über den Lemniscus medialis, die Tractus spinothalamici, den Tractus trigeminothalamicus usw. nach kranial ziehen, werden im ventroposterioren Kernkomplex umgeschaltet. Dabei ist der Nucleus ventralis posterolateralis *Umschaltstation des Lemniscus medialis*, der Nucleus ventralis posteromedialis *Umschaltstation der trigeminalen Afferenzen.* Von diesen Nuclei gelangen die Impulse zur somatosensorischen Hirnrinde, wo sie in umschriebenen Areae (3a, 3b, 1 und 2) enden (Abb. 6.**4**).

In der medialen Spitze des Nucleus ventralis posteromedialis münden darüber hinaus *Geschmacksfasern* vom Nucleus solitarius, die nach Umschaltung zur hinteren Zentralregion oberhalb der Insel gelangen (Abb. 4.**37**, S. 174).

Corpus geniculatum mediale et laterale. Weitere spezifische Thalamuskerne sind das Corpus geniculatum laterale und mediale. Zum Corpus geniculatum laterale zieht der Tractus opticus. Hier werden *visuelle Impulse* über die Sehstrahlung zur Sehrinde (Area 17) retinotopisch umgeschaltet. Über den Lemniscus lateralis gelangen *akustische Impulse* zum Corpus geniculatum mediale, die über die Radiatio acustica tonotopisch weiter zur Hörrinde

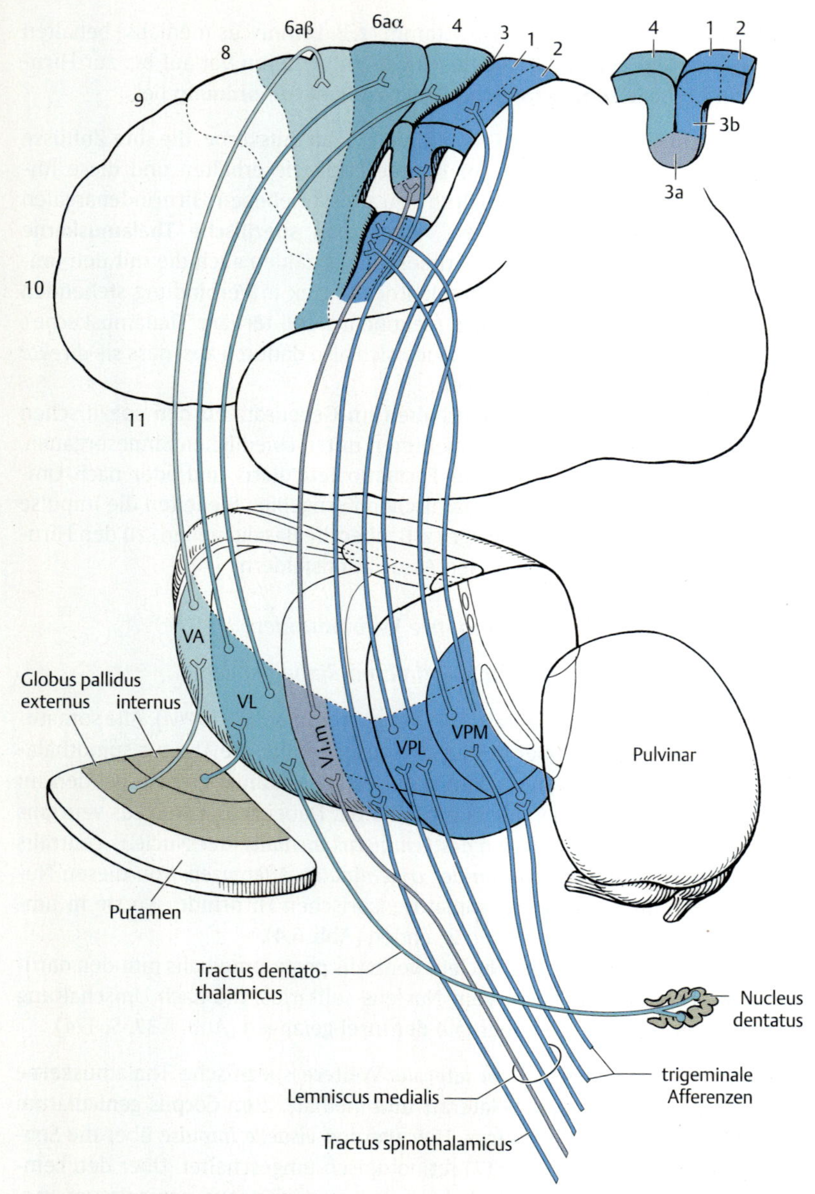

Abb. 6.4 **Afferente und efferente Verbindungen der ventralen Kerngruppe**

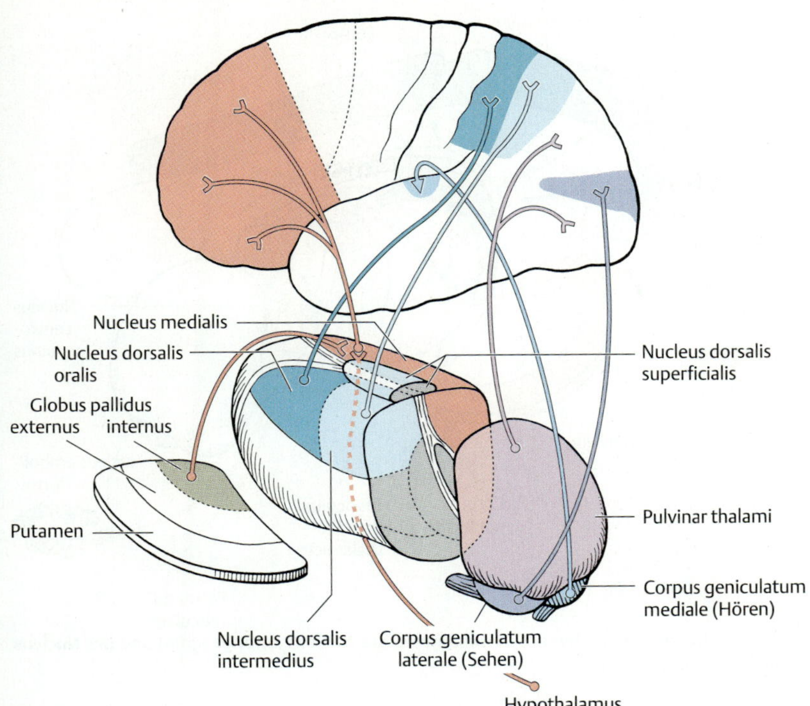

Abb. 6.**5** **Afferente und efferente Verbindungen der Nuclei mediales** (rot), **der Nuclei dorsales** (violett/blau) **sowie der Nuclei laterales** (blau).

(Heschl-Querwindungen, Area 41) im Temporallappen projiziert werden (Abb. 6.**5**).

Orale Ventralkerne und Nucleus ventralis anterior. Im Nucleus ventralis oralis posterior (V.o.p.-Kern, Bestandteil des Nucleus ventralis lateralis) werden *Impulse vom Nucleus dentatus sowie vom Nucleus ruber* über den Tractus dentatothalamicus (Abb. 6.**4**) auf Neurone zur *motorischen Rinde* (Area 4) umgeschaltet. Der Nucleus ventralis oralis anterior (V.o.a.-Kern) und der Nucleus ventralis anterior (VA-Kern) (beide gleichfalls Bestandteile der ventralen Kerngruppe) erhalten Zuflüsse vom *Globus pallidus* und projizieren zur *prämotorischen Rinde* (Area 6aα, 6aβ) (Abb. 6.**4**).

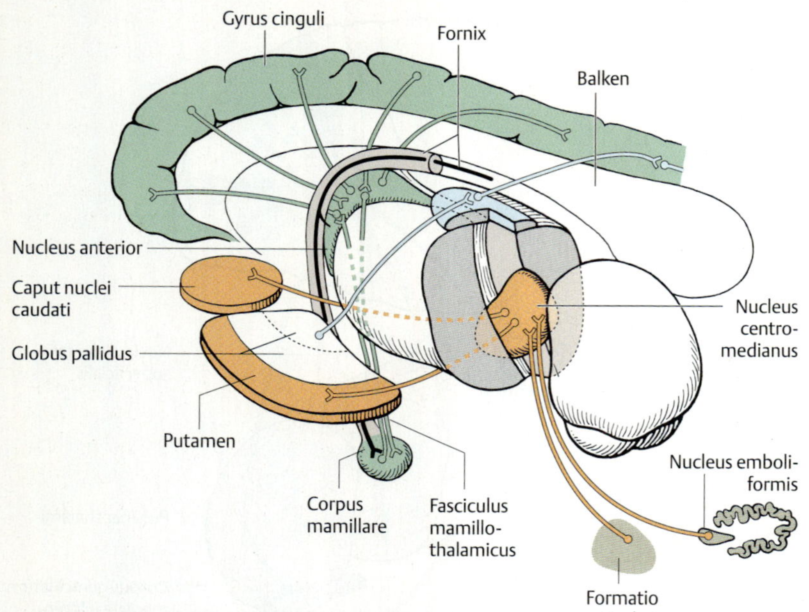

Abb. 6.**6** **Afferente und efferente Verbindungen des Nucleus anterior** (grün) **und des Nucleus centromedianus** (orange).

Kerngebiete mit Verbindungen zu den Assoziationsarealen

Zu den sekundären und tertiären Thalamuskernen (Abb. 6.**5**, 6.**6**), die zu den uni- und multimodalen Assoziationsfeldern (S. 384) projizieren, gehören der Nucleus anterior, der Nucleus medialis und das Pulvinar. Afferenzen erreichen diese Kerngebiete zumeist nicht direkt, sondern erst nach synaptischen Umschaltungen, vorwiegend im Bereich der primären Projektionskerne des Thalamus.

Der **Nucleus anterior** (Abb. 6.**6**) steht über den Fasciculus mamillothalamicus (Vicq d'Azyr-Bündel) in reziproker Verbindung mit dem *Corpus mamillare* und dem *Fornix*; er hat doppelläufige Punkt-zu-Punkt-Verbindungen zum *Gyrus cinguli* (Area 24) und ist auf diese Weise in das limbische System eingebunden. Anatomischer Aufbau und Funktion des limbischen Systems sind im Kapitel 7 beschrieben.

Der **Nucleus medialis thalami** hat doppelläufige Punkt-zu-Punkt-Verbindungen mit den *Assoziationsgebieten des Frontallappens* und der *prämotorischen*

Region. Afferenzen erhält er aus anderen Thalamuskernen (ventrale und intralaminäre Kerne), dem Hypothalamus, den Kerngebieten des Mesencephalons sowie aus dem Pallidum (Abb. 6.**5**).

Eine Zerstörung dieses Kerngebiets durch einen Tumor oder einen anderen Prozess hat ein **Stirnhirnsyndrom** zur Folge mit Persönlichkeitsveränderungen (Verlust der Selbstrepräsentation nach Hassler), wie sie auch nach Koagulationen bei der Leukotomie im Stirnhirnmark (Orbitalhirn) beschrieben worden sind. Die über den Hypothalamus verlaufenden viszeralen Impulse vermögen Einfluss auf den jeweiligen Gemütszustand auszuüben. Man fühlt sich wohl oder unwohl, froh oder verstimmt, usw.

Das **Pulvinar** unterhält reziproke Punkt-zu-Punkt-Verbindungen zu den *Assoziationsgebieten im Parietal- sowie im Okzipitallappen* (Abb. 6.**5**). Diese Assoziationsgebiete werden von den somatosensiblen, visuellen und akustischen Primärfeldern umgeben und spielen wahrscheinlich eine große Rolle bei der Verknüpfung dieser verschiedenen einströmenden sensiblen/sensorischen Informationen. Afferenzen erhält dieses Kerngebiet von anderen Thalamuskernen, insbesondere auch von den intralaminären Kernen.

Laterale Kerne. Der Nucleus lateralis dorsalis und der Nucleus lateralis posterior erhalten keine extrathalamischen Afferenzen. Sie stehen nur mit anderen Thalamuskernen in Verbindung (Integrationskerne).

Unspezifische Thalamuskerne und ihre Verbindungen

Intralaminäre Kerne. Als weitere Gruppe thalamischer Nuclei sind noch die intralaminären Kerne zu besprechen, die den Hauptteil des unspezifischen Projektionssystems ausmachen. Sie befinden sich innerhalb der Lamina medullaris interna, das größte Kerngebiet ist der **Nucleus centromedianus.** Diese Zellkomplexe erhalten ihre Afferenzen von aszendierenden Fasern aus der *Formatio reticularis* des Hirnstamms sowie vom *Nucleus emboliformis* des Kleinhirns, ferner vom *inneren Pallidumglied* und von anderen thalamischen Kernen. Sie projizieren nicht zur Hirnrinde, sondern zum *Nucleus caudatus, Putamen* und *Pallidum* (Abb. 6.**6**). Weiterhin leiten sie ihre Impulse wahrscheinlich in diffuser Weise zu allen thalamischen Zellkomplexen weiter, die ihrerseits die Erregungen zu ausgedehnten sekundären Gebieten der Hirnrinde weitergeben. Der Nucleus centromedianus ist ein wichtiger Bestandteil des intralaminären Zellkomplexes, das den thalamischen Anteil des aszendierenden retikulären aktivierenden Wecksystems (*ARAS, Arousal-System*, S. 270) darstellt. Ein anderer Anteil dieses Wecksystems verläuft wahrscheinlich über den Subthalamus und Hypothalamus.

Funktion des Thalamus dorsalis

Die Funktionen des Thalamus sind wegen der zahlreichen Kerngebiete sowie der mannigfaltigen afferenten sowie efferenten Verbindungen sehr komplexer Natur.

- Der Thalamus ist zunächst die größte subkortikale **Sammelstelle** für alle hier ankommenden exterozeptiven und propriozeptiven Impulse der Außen- und Innenwelt.
- Er ist ferner **Umschaltstation** für alle Impulse, die von den Rezeptoren der Haut und den inneren Organen ausgehen, von Impulsen, die über die Seh- und Hörbahn dem Thalamus zugeleitet werden, sowie von Impulsen, die vom Hypothalamus, dem Kleinhirn und Hirnstamm (Formatio reticularis) zufließen, um zum Großhirn zu gelangen. Die vom Thalamus ausgehenden Bahnen ziehen in geringerem Teil zum Striatum, überwiegend aber zur Großhirnrinde. Alle Erregungen müssen den Thalamus passieren, um bewusst zu werden. Man hat den Thalamus daher auch *„das Tor zum Bewusstsein"* genannt.
- Der Thalamus ist aber nicht nur eine einfache Umschaltstation für alle ankommenden Impulse, sondern auch ein wichtiges **Integrations- und Koordinationszentrum**, in dem die unterschiedlichen Afferenzen aus den verschiedenen Körperteilen miteinander *integriert* und *affektiv gefärbt* werden. Verschiedene elementare Empfindungen wie Schmerz, Unlust, Wohlbefinden werden bereits im Thalamus moduliert, bevor sie den entsprechenden kortikalen Arealen zugeleitet werden.
- Da der Thalamus über Hin- und Rückprojektionen mit der Hirnrinde in Verbindung steht, erhält er auch von den motorischen Kortexregionen Rückmeldungen und kann so, ähnlich wie das Kleinhirn, im Nebenschluss über die Basalganglien **modifizierend auf die Motorik einwirken**.
- Einzelne Kerngebiete des Thalamus sind darüber hinaus **Bestandteil des aszendierenden aktivierenden retikulären Systems** (AARS); hierbei handelt es sich um ein unspezifisches Wecksystem, das seinen Ausgang von diffus in der Formatio reticularis des Hirnstamms gelegenen Kerngebieten nimmt: aktivierende Impulse erreichen von hier aus nach Umschaltung im Thalamus (Nucleus ventralis anterior, intralaminäre Kerne/insb. Nucleus centromedianus, retikuläre Kerne) den gesamten Neokortex; das AARS ist für ein normales Bewusstsein unerlässlich.

Syndrome bei Läsionen des Thalamus dorsalis

Da den zahlreichen Kerngebieten des Thalamus unterschiedliche Aufgaben zukommen, variiert das klinische Erscheinungsbild einer Thalamusläsion in Abhängigkeit vom Läsionsort.

Läsion der ventralen anterioren und der intralaminären Kerne. Funktionell dienen ventral-anteriore (VA) sowie intralaminäre und retikuläre Kerngebiete als unspezifisch „aktivierende" Ausgangsstationen. Sie stehen über diffuse Projektionen mit dem Frontalhirn (ventrale anteriore Kerngruppe, vgl. Abb. 6.**4**, S. 266), darüber hinaus aber auch mit dem gesamten Neokortex in Verbindung (intralaminäre Kerne) und modulieren die kortikalen Antworten. Diese Bahnen sind Teil des azendierenden retikulären aktivierenden Systems (ARAS). Läsionen in diesem Bereich haben – vor allem wenn sie bilateral auftreten – *Störungen des Bewusstseins, Störungen der Aufmerksamkeit* und bei Ausdehnung bis in das Tegmentum des Mittelhirns *vertikale Blickparesen* zur Folge. Seltener kommt es bei paramedianen Läsionen zu Agitiertheit, Dysphorie oder akuten Verwirrtheitszuständen. Bei isolierten Schädigungen ventraler anteriorer Kerngebiete mit gestörter Aktivierung frontaler Kortexareale wurden Störungen des intentionalen, zielgerichteten Verhaltens beschrieben. Auch komplexere Beeinträchtigungen der Stimmung mit maniformen Zuständen und Logorrhoe sowie delirante Zustände mit Konfabulationen und inadäquatem Verhalten können bei rechts-thalamischen Läsionen in diesem Bereich auftreten. Bei bilateralen medialen Funktionsstörungen werden transiente Gedächtnisstörungen mit oder ohne Anosognosie beobachtet.

Läsionen der ventralen Kerngruppen. In den **ventralen posterioren Kerngebieten** werden – wie erwähnt – spezifische sensorische Eingänge umgeschaltet, die dann in die entsprechenden Primärgebiete des Kortex projizieren. Läsionen in diesen thalamischen Kerngebieten führen zu spezifischen Störungen einer oder mehrerer Sinnesmodalität(en).

- So resultieren bei Läsionen im **Nucleus ventralis posterolateralis** *kontralaterale Störungen der Oberflächen- und Tiefensensibilität* sowie Parästhesien und Schwellungsgefühle der Extremitäten mit abnormem Schweregefühl.
- Bei Beteiligung **basaler Anteile des Nucleus ventralis posterolateralis** bzw. **posteromedialis** können neben Sensibilitätsstörungen schwere Schmerzsyndrome auftreten („*Thalamus-Schmerz*"; u. U. auch in anästhetischen Arealen: „*Anaesthesia dolorosa*", vgl. Fallbeispiel 1).
- Bei Läsionen des **Nucleus ventralis lateralis** stehen klinisch eher *motorische Phänomene* im Vordergrund, da die entsprechenden Kerngebiete Verbindungen zu den motorischen Primär- und Sekundärgebieten im Frontallappen sowie zu Kleinhirn und Basalganglien besitzen.
- **Akute Läsionen** des Nucleus ventralis lateralis und der angrenzenden subthalamischen Region können zu schweren zentralen Paresen führen, ohne dass die Kraft bei peripherer Prüfung (z. B. Kraftprüfung gegen Widerstand) gemindert wäre („*thalamische Astasie*"). Die Patienten fallen auf die zur Läsion kontralaterale Seite und sind häufig sogar unfähig, frei zu sitzen. Diese

Symptomatik kommt auch isoliert und nicht nur bei transientem (thalamischen) *Neglect* vor, bei dem sensorische und motorische Funktionen kontralateral zur Läsionsseite vernachlässigt werden. Der Neglect, der durch Läsion von Bahnen zum parietalen Kortex erklärt werden kann, ist meist nur von kurzer Dauer und bildet sich fast immer vollständig zurück.

- Bei Beteiligung der dentato-rubro-thalamischen Projektionen des **Nucleus ventralis lateralis** (V.o.p.) beobachtet man eine *kontralaterale Hemiataxie* mit Aktionstremor, Dysmetrie, Dysdiadochokinese und pathologischem Rebound, was zu Verwechslungen mit zerebellären Läsionen Anlass geben kann.

Fallgeschichte 1: Thalamusschmerz nach Stammganglienblutung

Ein 51 Jahre alter Lehrer stürzte bei der Beerdigung eines Kollegen plötzlich und klagte über Übelkeit und pulsierende Kopfschmerzen. Da der Mann während der Grabansprachen in der prallen Sonne gestanden hatte, gingen die Umstehenden zunächst von einem Kreislaufkollaps aus. Als sich der Lehrer nach 10 Minuten jedoch immer noch nicht aus eigener Kraft erheben konnte und weiterhin über heftige Kopfschmerzen klagte, rief man einen Notarzt. Dieser stellte einen arteriellen Hypertonus von 220/120 sowie eine Schwäche der linken Hand und des gesamten linken Beines fest und wies den Lehrer in eine Klinik ein. Dort bestätigte sich die zentrale Hemisymptomatik links mit Betonung der Muskeleigenreflexe, zusätzlich fiel eine paramedian begrenzte Hypästhesie und -hypalgesie sowie Pallanästhesie und leichte Lagesinnstörung der linken Körperhälfte auf. Als Ursache für die akut aufgetretene Symptomatik konnte in der Computertomographie eine Stammganglienblutung rechts gesichert werden.

Die Halbseitenschwäche und die Gefühlsstörungen bildeten sich in den folgenden 6 Monaten gut zurück, der Patient konnte sogar wieder wie früher Tennis spielen. In dieser Zeit begann der Lehrer jedoch wiederholt unter krampfartigen Schmerzen und Dysästhesien in den zuvor hypästhetischen Arealen der linken Körperhälfte zu leiden. Die Missempfindungen waren z. T. von elektrisierendem Charakter. Die Kernspintomographie zeigte zu diesem Zeitpunkt nur die Residuen der durchgemachten Blutung mit Ausbildung einer zystischen Läsion im rechten Thalamus. Unter analgetischer Therapie mit Carbamazepin und Amitryptilin bildete sich das Schmerzsyndrom gut zurück, ein Absetzversuch durch den Patienten führte aber prompt zu einer Exazerbation der Schmerzen. Die Medikation konnte erst nach weiteren 3 Jahren langsam ausgeschlichen werden.

Gefäßsyndrome des Thalamus

Der Thalamus wird von vier verschiedenen Gefäßen versorgt (S. 433). Bei Unterbrechung der Blutzirkulation in diesen Gefäßterritorien resultieren charakteristische Symptome, die im Gefäßkapitel auf S. 470 beschrieben sind.

6.3 Epithalamus

Unter dem Begriff Epithalamus fasst man die **Habenula** mit den **Nuclei habenulae**, die **Commissura habenularum**, die **Stria medullaris** und die **Epiphyse** zusammen. Die Habenula mit ihren Nuclei habenulae ist eine wichtige Schaltstation im olfaktorischen System. Afferente olfaktorische Bahnen ziehen zu den Nuclei habenulae über die Stria medullaris thalami, efferente Projektionen der Nuclei habenulae ziehen zu den vegetativen (salivatorischen) Kernen des Hirnstamms und spielen somit eine wichtige Rolle bei der Nahrungsaufnahme.

Die **Epiphyse (Glandula pinealis)** enthält spezialisierte Zellen, sog. Pinealozyten. Nach dem 16. Lebensjahr lagern sich in der Epiphyse Calcium- und Magnesiumsalze ab. Sie sind röntgenologisch nachweisbar. Da man bei Epiphysentumoren im Kindesalter gelegentlich eine *Pubertas praecox* gesehen hat, wurde vermutet, dass das Organ einen hemmenden Einfluss auf die Geschlechtsreifung ausübt. In Folge der tumorbedingten Zerstörung des Parenchyms würde die hemmende Wirkung wegfallen. Bei phylogenetisch tiefer stehenden Vertebraten ist die Epiphyse ein *lichtempfindliches Organ* und in den Tag-Nacht-Rhythmus und seine Regulierung einbezogen. Da bei den Primaten das Licht die Schädeldecke nicht durchdringen kann, wird der Hell-Dunkel-Rhythmus über retinale Afferenzen zum **Nucleus suprachiasmaticus** des Hypothalamus und von dort über efferente Hypothalamusfasern zum **Nucleus intermediolateralis** und postganglionäre Fasern des Halsgrenzstranges zur Epiphyse vermittelt.

6.4 Subthalamus

Lage und Gliederung. Der Subthalamus ist das ursprünglich unmittelbar kaudal des Thalamus gelegene Hirngebiet, das im Zuge der Entwicklung nach lateral abgedrängt wurde. Er setzt sich aus dem **Ncl. subthalamicus**, einem **Teil des Globus pallidus** (S. 332) sowie verschiedenen **Faserkontingenten** zusammen, die auf ihrem Weg zum Thalamus dorsalis den Subthalamus passieren, wie z. B. der Lemniscus medialis, die Tractus spinothalamici sowie der Tractus trigeminothalamicus. Sie alle münden im ventroposterioren Kerngebiet des Thalamus (Abb. 6.**4**, S. 266). Die Substantia nigra sowie der Nucleus ruber dehnen sich bis zum Subthalamus aus. Fasern des Tractus dentatothalamicus ziehen durch das prärubrale Feld H1 von Forel, um im Nucleus ventrooralis posterior (Teil des Nucleus ventralis lateralis, VL) zu enden. Ebenso gelangen Fasern vom Globus

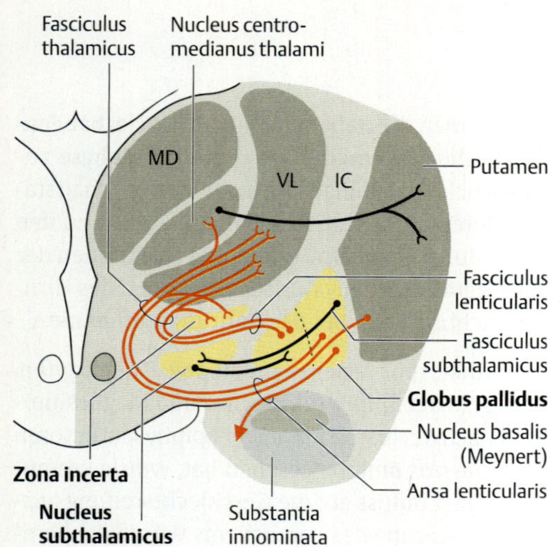

Abb. 6.**7** **Faserverbindungen im Subthalams.** MD = Nucleus medialis dorsalis thalami. VL = Nucleus ventralis lateralis. IC= innere Kapsel.

pallidus durch den Fasciculus lenticularis (Bündel H2 von Forel) zum Nucleus ventrooralis anterior (Teil des Nucleus ventralis lateralis, VL) und Nucleus ventralis anterior (VA). Weiter rostral gesellt sich die Ansa lenticularis hinzu. Die mesenzephale Formatio reticularis setzt sich bis zur Zona incerta des Subthalamus fort. Die wichtigsten Verbindungen zwischen Putamen, Pallidum, Subthalamus und Thalamus dorsalis sind in Abb. 6.**7** dargestellt.

Funktion. Der Nucleus subthalamicus (Luys-Körper) gehört funktionell zu den Basalganglien und steht in enger Beziehung zum Globus pallidus (S. 332). Eine Schädigung dieses Kerngebietes hat kontralateral einen *Hemiballismus* zur Folge (S. 345 f.).

6.5 Hypothalamus

Lage und Gliederung

Der Hypothalamus setzt sich aus verschiedenen Anteilen zusammen (Abb. 6.**8**): Er wird von der **grauen Substanz in der Wand des III. Ventrikels** unterhalb des Sulcus hypothalamicus sowie im Boden des III. Ventrikels, dem **Infundibulum** und den **Corpora mamillaria** gebildet. Ferner rechnet man den Hinterlappen der Hypophyse (HHL), die **Neurohypophyse**, hinzu. Sie stellt gewissermaßen eine Verdickung des Hypophysenstiels dar. Der Vorderlappen der

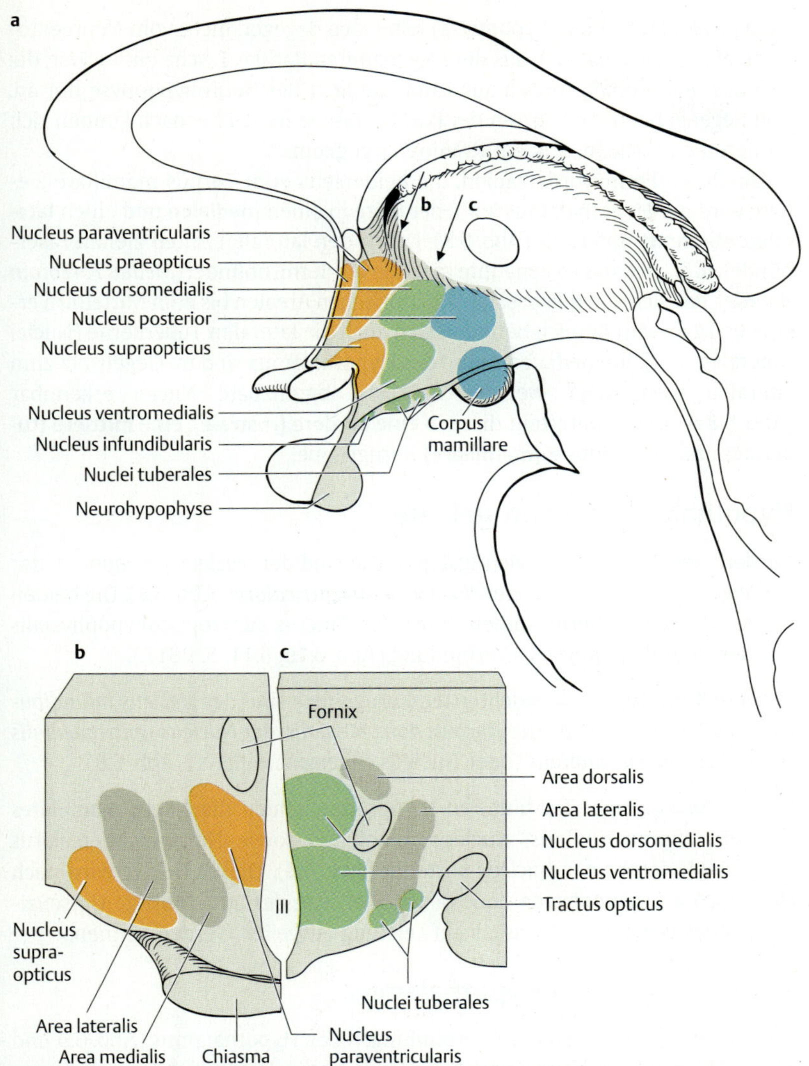

Abb. 6.8 **Hypothalamische Kerngebiete**. **a** Seitliche Ansicht. **b und c** Zwei verschiedene Frontalebenen.

Hypophyse (HVL, Adenohypophyse) leitet sich dagegen nicht vom Neuroektoderm ab, sondern hat sich aus der so genannten Rathke-Tasche entwickelt, die sich aus dem Kopfdarmdach ausstülpt. Sie liegt der Neurohypophyse nur an. Von liegengebliebenen Resten der Rathke-Tasche im Rachendach können sich Tumoren entwickeln, z. B. ein Kraniopharyngeom.

Durch die Fornixvordersäulen, die beiderseits zum Corpus mamillare ziehen, wird der Hypothalamus auf jeder Seite in einen **medialen** und einen **lateralen Abschnitt** unterteilt (Abb. 6.**8**). Durch den lateralen Anteil ziehen Faserbündel, u. a. auch das so genannte mediale Vorderhirnbündel (*Medial Forebrain Bundle*), das sich von den basalen olfaktorischen Arealen bis zum Mittelhirn erstreckt. In diesem Bereich befinden sich auch die lateralen Tuberkerne (Nuclei tuberales, s. u.). Im medialen Anteil des Hypothalamus sind im Gegensatz zum lateralen mehr oder weniger deutlich abgrenzbare Nuclei erkennbar (Abb. 6.**8 a-c**). Man unterteilt diese in eine **vordere (rostrale)**, eine **mittlere (tuberale)** und eine **hintere (mamillare)** Kerngruppe.

Hypothalamische Kerngebiete

Vordere Kerngruppe. Die wichtigsten Kerne sind der *Nucleus praeopticus*, der *Nucleus supraopticus* sowie der *Nucleus paraventricularis* (Abb. 6.**8**). Die beiden zuletzt genannten Kerne stehen durch den Tractus supraopticohypophysialis mit der Neurohypophyse in Verbindung (Abb. 6.**10**, 6.**11**, S. 281 f.).

Mittlere Kerngruppe. Die wichtigsten Kerngebiete sind der *Nucleus infundibularis*, die *Nuclei tuberales*, der *Nucleus dorsomedialis*, der *Nucleus ventromedialis* sowie der *Nucleus lateralis* (oder Nucleus tuberomamillaris) (Abb. 6.**8**).

Hintere Kerngruppe. Zur hinteren Kerngruppe zählen die *Nuclei mamillares* (Nucleus supramamillaris, Nucleus mamillaris sowie Nucleus intercalatus u. a.), sowie ferner der *Nucleus posterior* (Abb. 6.**8**). Dieses Gebiet wird nach Hess auch als dynamogene Zone bezeichnet, von der aus sofortige Umschaltungen des vegetativen Systems auf Leistung ausgelöst werden können.

Verbindungen des Hypothalamus

Die afferenten und efferenten Verbindungen des Hypothalamus (Abb. 6.**9** und Abb. 6.**10**) sind vielfältiger und komplexer Natur. Damit der Hypothalamus seine Funktion als Koordinationszentrum für alle vegetativen Vorgänge im Körper wahrnehmen kann (S. 281), sind afferente und efferente Verbindungen mit sehr vielen Regionen des Nervensystems erforderlich. Die Repräsentation der äußeren Umwelt erfolgt durch retinale, olfaktorische und vermutlich auch auditorische Afferenzen. Afferenzen von der Hirnrinde belegen, dass der Hypo-

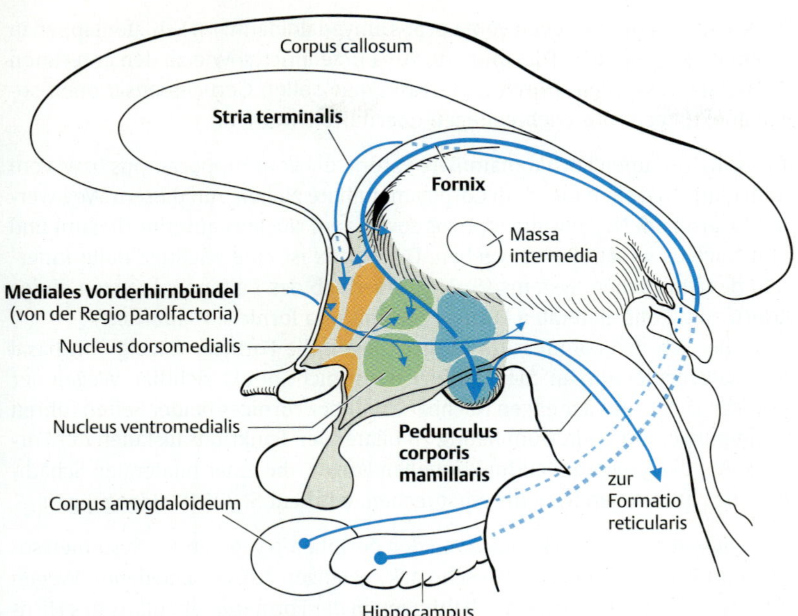

Abb. 6.**9** **Wichtige afferente Verbindungen des Hypothalamus**, Schema.

thalamus von übergeordneten Zentren beeinflusst wird. So bestehen vor allem Verbindungen zum Cingulum und Stirnhirn sowie zur Hippocampusformation, zum Thalamus dorsalis, zu den Basalganglien, zum Hirnstamm sowie zum Rückenmark.

Auf einige der wichtigsten afferenten Verbindungen (Abb. 6.**9**) soll im Folgenden eingegangen werden.

Afferente Bahnen

Das **mediale Vorderhirnbündel** (Medial Forebrain Bundle) geht von den basalen olfaktorischen Arealen sowie von den septalen Kernen aus und zieht in Form einer Neuronenkette durch den Hypothalamus (Area lateralis) bis zur Formatio reticularis des Mittelhirns. Auf dem Weg dorthin werden Faserzüge zum Nucleus praeopticus, zum Nucleus dorsomedialis sowie zum Nucleus ventromedialis abgegeben. Das mediale Vorderhirnbündel stellt eine reziproke Verbindung zwischen olfaktorischen und präoptischen Kerngebieten und dem Mittelhirn dar und dient olfaktoviszeralen sowie olfaktosomatischen Funktionen.

Die **Striae terminales** ziehen vom Corpus amygdaloideum im Schläfenlappen in einem Bogen über den Thalamus zur Area praeoptica sowie zu den anterioren Hypothalamuskernen. Durch diese Faserzüge sollen Geruchssensationen sowie affektiv gefärbte Triebregungen übermittelt werden.

Im **Fornix** verlaufen kortikomamillare Fasern, die vom Hippocampus bzw. vom Subiculum ausgehen und zum Corpus mamillare ziehen. Auf diesem Weg werden Fasern zum Nucleus praeopticus sowie zum Nucleus anterior thalami und zum Nucleus habenulae abgegeben. Der Fornix ist eine wichtige Bahn innerhalb des limbischen Systems (S. 314). Oberhalb des Pulvinars kreuzen einige Fasern zum kontralateralen Fornix (Commissura fornicis, Psalterium).

Im Bereich der Commissura fornicis liegen die Fornices flächig von basal dem Balkensplenium an. Sie sind hier meist nicht direkt sichtbar. Wegen der geringen Dicke und der engen Nachbarschaft der Fornices beider Seiten führen Schädigungen im Psalterium häufig zu bilateralen Funktionsausfällen der Fornices. Auf die gravierenden funktionellen Folgen, die einer bilateralen Schädigung des limbischen Systems entsprechen, wird auf S. 325 ff. eingegangen.

Aszendierende viszerale Impulse von den peripheren vegetativen Systemen sowie vom Nucleus solitarius (Geschmack) gelangen auf verschiedenen Wegen zum Hypothalamus: nach Umschaltungen in der Formatio reticularis des Hirnstammes, über tegmentale und interpedunkuläre Kerne, z. T. über das mediale Vorderhirnbündel, das reziprok leitet, z. T. über den Fasciculus longitudinalis dorsalis sowie über den Pedunculus corporis mamillaris (Abb. 6.**9** und 6.**10**). Somatisch-sensorische Informationen aus den erogenen Zonen (Genitalien und Brustwarzen) gelangen ebenfalls auf diesen Wegen zum Hypothalamus und lösen vegetative Reaktionen aus.

Weitere Zuflüsse erhält der Hypothalamus schließlich vom Nucleus medialis thalami, vom orbitofrontalen Anteil des Neokortex sowie vom Pallidum.

Efferente Bahnen

Efferenzen zum Hirnstamm. Die wichtigsten efferenten Verbindungen des Hypothalamus zum Hirnstamm sind der **Fasciculus longitudinalis dorsalis** (Schütz-Bündel), der reziprok leitet, sowie das **mediale Vorderhirnbündel** (Abb. 6.**9** und Abb. 6.**10**). Über diese Bahnen werden nach mehrfachen Umschaltungen, vor allem in der Formatio reticularis, hypothalamische Impulse zu den parasympathischen Kernen im Hirnstamm geleitet, und zwar zum Nucleus oculomotorius (Miosis), zum Nucleus salivatorius superior et inferior (Tränensekretion, Speichelfluss) und zum Nucleus dorsalis n. vagi. Andere Impulse gelangen zu autonomen Zentren im Hirnstamm, die Kreislauf, Atmung,

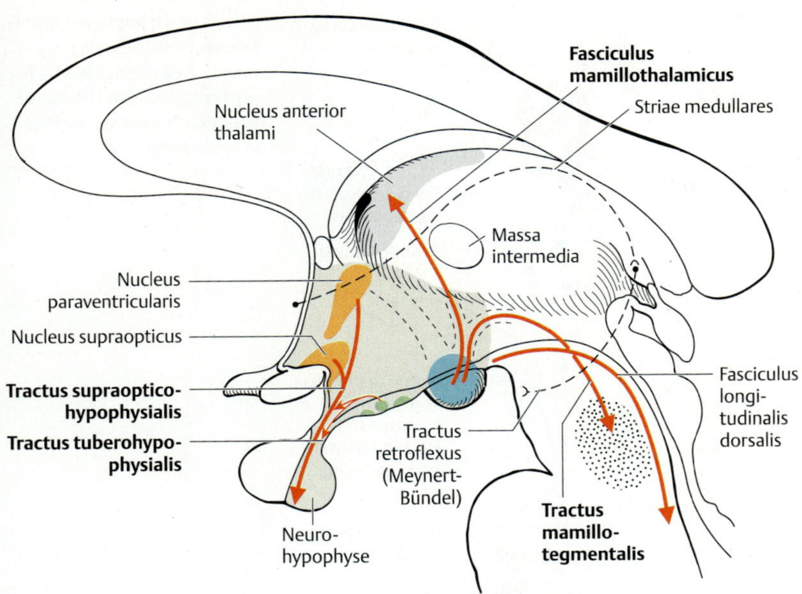

Abb. 6.**10** **Wichtige efferente Verbindungen des Hypothalamus**, Schema.

Nahrungsaufnahme usw. koordinieren, sowie zu motorischen Hirnnervenkernen, die beim Essen und Trinken beteiligt sind: Nucleus motorius n. trigemini (Kauen), Nucleus n. facialis (mimische Ausdrucksbewegungen), Nucleus ambiguus n. vagi (Schlucken) und Nucleus n. hypoglossi (Lecken). Über retikulospinale Fasern nimmt der Hypothalamus darüber hinaus Einfluss auf diejenigen spinalen Motoneurone, die eine Rolle bei der Temperaturregulierung spielen (Kältezittern der Muskulatur).

Der **Fasciculus mamillotegmentalis** (Abb. 6.**10**) zieht vom Corpus mamillare zum Tegmentum des Mittelhirns und vorn dort weiter zur Formatio reticularis.

Der **Fasciculus mamillothalamicus** (Vicq d'Azyr-Bündel) verbindet den Hypothalamus doppelläufig mit dem Nucleus anterior thalami, der in reziproker Verbindung mit dem Gyrus cinguli steht (Abb. 6.**6**). Der Nucleus anterior thalami wie auch der Gyrus cinguli sind wichtige Anteile des limbischen Systems. Dieses soll das affektive Gesamtverhalten im Rahmen der Selbst- und Arterhaltung (MacLean 1958) mit beeinflussen (vgl. S. 312).

Der **Tractus supraopticohypophysialis** wurde als efferente Bahn zur Neurohypophyse bereits erwähnt. Nervenzellen im *Nucleus supraopticus* und *paraventricu-*

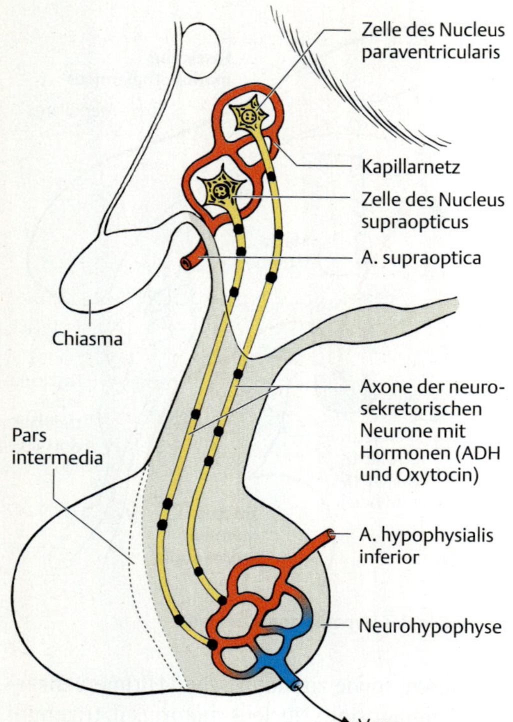

Abb. 6.**11** **Hypophysenhinterlappen** (HHL, Neurohypophyse). Neurosekretorische Fasern erreichen den HHL direkt über den Tractus supraopticohypophysialis.

laris synthetisieren die Hormone Oxytocin und Vasopressin (antidiuretisches Hormon, ADH, die intraaxonal über den Tractus supraopticohypophysialis in die Neurohypophyse transportiert, dort von den Axonendigungen freigesetzt und an das Gefäßsystem abgegeben werden (Abb. 6.**10**, Abb. 6.**11**). Diese Neurone sind damit Hormon-bildenden Zellen in anderen Organen vergleichbar, man spricht von Neurosekretion. Beide Hormone entfalten ihre Wirkung vorrangig an Zellen außerhalb des Nervensystems. So wirkt Oxytocin auf die glatten Muskelzellen im Uterus und in der Brustdrüse, Vasopressin auf Tubulusepithelzellen der Niere (Wasserrückresorption) (vgl. auch S. 283).

Funktionelle Verbindung des Hypothalamus mit der Adenohypophyse

Eine direkte Verbindung hypothalamischer Kerne zur Adenohypophyse besteht nicht. Dennoch ist seit langem bekannt, dass der Hypothalamus auch die endokrinen Zellen der Adenohypophyse beeinflusst. Faserverbindungen von den Tuberkernen ermöglichen den intraaxonalen Transport von *Releasing Factors* und *Release inhibiting Factors* zur Eminentia mediana, die über ein Pfortadersystem mit der Adenohypophyse verbunden ist. Auf diese Weise wird die Hormonfreisetzung in der Adenohypophyse durch den Hypothalamus gesteuert (Abb. 6.**12**) (vgl. S. 284).

Funktionen des Hypothalamus

Der Hypothalamus ist das übergeordnete Steuerungsorgan des vegetativen (autonomen) Nervensystems. Er ist in dieser Rolle in zahlreiche Schaltkreise eingebunden, die wichtige **vitale Funktionen** wie Temperatur, Herzschlag, Blutdruck, Atmung und Nahrungs- bzw. Wasseraufnahme regulieren, wobei diese Regulation weitestgehend unabhängig vom individuellen Bewusstsein – also autonom – erfolgt. Außerdem kontrolliert der Hypothalamus über die Hypophyse wichtige hormonelle Systeme und koordiniert das Zusammenspiel des endokrinen mit dem vegetativen System.

Nachfolgend wird kurz beschrieben, wie diese elementaren Funktionen im Hypothalamus gesteuert werden.

Temperaturregulation

Im *anterior-präoptischen Hypothalamus* gibt es spezifische Rezeptoren für die Konstanthaltung der Temperatur (*Temperatur-Homöostase*). Physiologische Reaktionen auf *Temperaturänderungen* (Vasokonstriktion und Frieren bei Temperaturabfall, Vasodilatation und Schwitzen bei Temperaturanstieg) werden über Schaltkreise im *posterioren Hypothalamus* gesteuert.

Störungen der Temperaturregulation. Läsionen in der anterior-präoptischen Hypothalamusregion (z. B. durch Schädel-Hirn-Traumen, Blutungen) können zu einer **zentralen Hyperthermie** führen. Schädigungen der posterioren Region führen zu **Hypothermie** oder **Poikilothermie** (kurzfristige Schwankungen der Körpertemperatur um mehr als 2° C). Ursächlich können Raumforderungen (Kraniopharyngeome, Gliome), eine Wernicke-Enzephalopathie oder ein Hydrozephalus zugrunde liegen.

Regulation von Herzschlag und Blutdruck

Über den Hypothalamus wird das autonome Nervensystem direkt beeinflusst. Dies geschieht über deszendierende Bahnen, die im Abschnitt „Autonomes Nervensystem“ besprochen werden (S. 291).

Die den *Sympathicus* (S. 292) beeinflussenden Regionen liegen im ventromedialen und posterioren Teil des Hypothalamus. Stimulation dieser Regionen

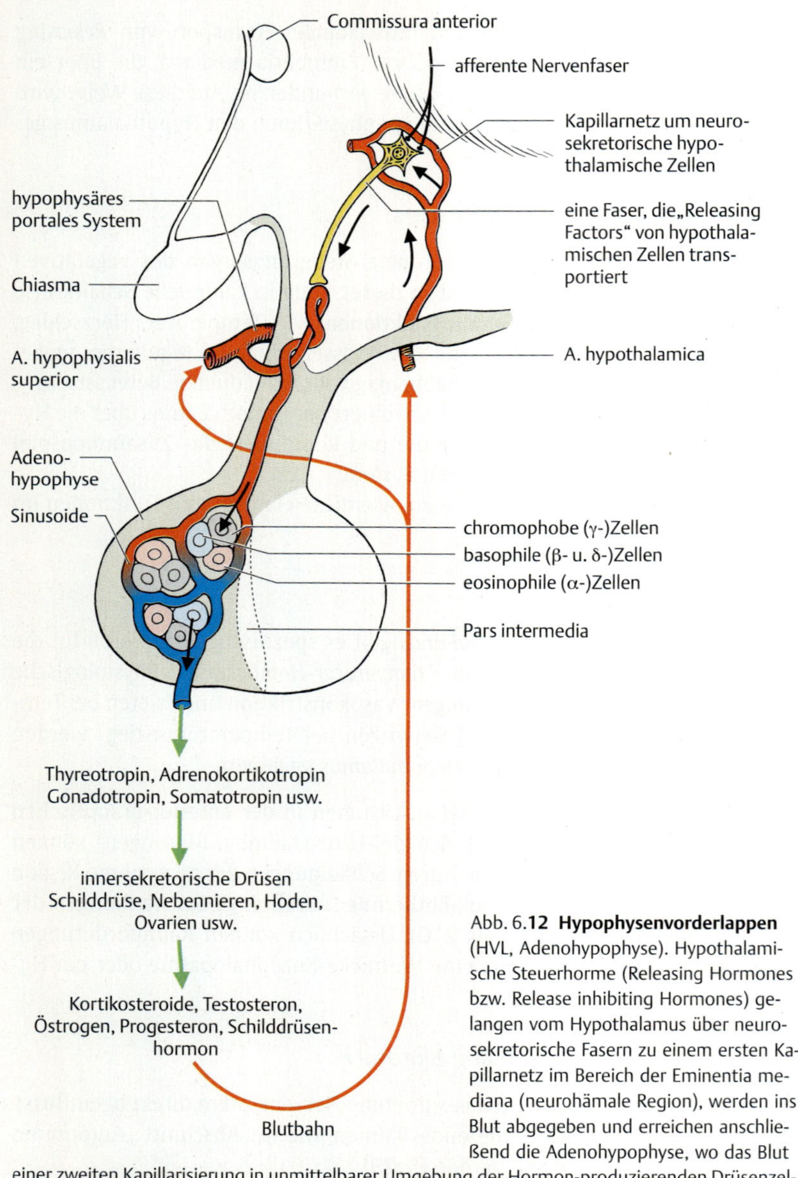

Abb. 6.**12** **Hypophysenvorderlappen** (HVL, Adenohypophyse). Hypothalamische Steuerhorme (Releasing Hormones bzw. Release inhibiting Hormones) gelangen vom Hypothalamus über neurosekretorische Fasern zu einem ersten Kapillarnetz im Bereich der Eminentia mediana (neurohämale Region), werden ins Blut abgegeben und erreichen anschließend die Adenohypophyse, wo das Blut einer zweiten Kapillarisierung in unmittelbarer Umgebung der Hormon-produzierenden Drüsenzellen zugeführt wird (hypophysäres Portalsystem). Die Steuerung der Hormonabgabe aus dem Hypophysenvorderlappen wird also über die Blutbahn gesteuert.

führt zu einem Blutdruckanstieg, Tachykardie, Pupillenerweiterung, Vasokonstriktion im Kapillarbett, Vasodilatation in den Muskeln und zu Ausdruck von Angst oder Wut.

Die den *Parasympathicus* (S. 295) beeinflussenden Regionen liegen eher paraventrikulär und anterior oder lateral. Werden diese Bezirke stimuliert, kommt es zu einer Hypotension, Bradykardie und Pupillenverengung. Stimulation von posterioren parasympathischen Anteilen erhöht den Blutfluss in der Blase und vermindert denselben im Muskel.

Regulation des Wasserhaushaltes

In den *supraoptischen* und *paraventrikulären Kernen* liegen die *hypothalamischen Osmorezeptoren.* Diese werden durch intrazelluläre Dehydratation mit erhöhter intrazellulärer Natriumkonzentration oder durch extrazelluläre Dehydratation mit vermehrter Angiotensin II-Konzentration im hypothalamischen Kapillarblut stimuliert, was eine *Ausschüttung von ADH* bewirkt. Umgekehrt führt eine Zunahme des intravasalen Flüssigkeitsvolumens zu einer Stimulation peripherer Volumenrezeptoren und *Inhibition der ADH-Sekretion.*

Störungen des Wasserhaushaltes. Werden mindestens 90 % der Neurone in den Nuclei supraopticus und paraventricularis zerstört (z. B. durch Granulome, vaskuläre Läsionen, Trauma oder Entzündungen), kommt es zu einem **Diabetes insipidus**, der klinisch durch exzessiven Durst, Polydipsie und Polyurie gekennzeichnet ist. Diagnostisch entscheidend ist der Nachweis einer *hypoosmolaren Polyurie* (Urinausscheidung mindestens 3 – 4 Liter pro Tag, Osmolalität 50 – 150 mosm/l). Therapie der Wahl ist die Substitution von ADH. Nimmt die Urinosmolarität nach Gabe von 5 IU ADH nicht um mehr als 50 % zu, liegt ein renaler Diabetes insipidus vor (inadäquates Ansprechen der Niere auf zirkulierendes ADH). Hier ist die Substitutionstherapie unwirksam.

Bei manchen hypothalamischen Läsionen kann die Durstantwort auch fehlen, was zu einer schweren Hyponatriämie führt.

Beim **Syndrom der inadäquaten ADH-Freisetzung** (**SIADH** oder **Schwartz-Bartter-Syndrom**), meist durch ektope Expression von ADH ausgelöst (z. B. durch Bronchialkarzinome oder andere maligne Tumoren), kommt es zu einer Hypervolämie, einer Hyponatriämie (<130 mmol/l), einer erniedrigten Serum-Osmolarität (<275 mosm/kg) und einem stark konzentrierten Urin. Klinisch finden sich Gewichtszunahme, Schwäche, Übelkeit und Bewusstseinsstörungen sowie epileptische Anfälle. Neben der kausalen Therapie der Grunderkrankung kann man versuchen, über eine Flüssigkeitsrestriktion und Ausgleich des Natriumhaushaltes die Hypervolämie und Hyponatriämie symptomatisch zu verbessern.

Regulation der Nahrungsaufnahme

Läsionen der ventromedialen hypothalamischen Kerne können zu ausgeprägtem Übergewicht durch exzessive Hyperphagie und Bewegungsarmut führen. Störung der Funktion in weiter lateral gelegenen Kerngebieten kann zu Appetitlosigkeit und Abmagerung Anlass geben.

Neurosekretion und Steuerung des endokrinen Systems

Die Hypophyse besteht – wie bereits dargestellt – aus 2 Anteilen, dem Hypophysenvorderlappen (HVL; Lobus anterior, Adenohypophyse) und dem Hypophysenhinterlappen (HHL; Lobus posterior, Neurohypophyse). Der Hypothalamus kontrolliert diese beiden Anteile in unterschiedlicher Weise.

Hormonabgabe an den HHL. Sekretorische Neurone im Nucleus supraopticus und Nucleus paraventricularis produzieren Oxytocin und ADH, die über axonalen Transport in die Neurohypophyse gelangen und dort in die Blutbahn abgegeben werden (Neurosekretion). Die Funktionen des **ADH** wurden bereits besprochen. Das **Oxytocin** wird in den letzten Wochen der Schwangerschaft freigesetzt und bewirkt die Kontraktionen des Uterus sowie die Ausschüttung von Milch aus den Brustdrüsen. Auch in diesem Fall führen sensorische Reize (Berührung der Brustwarze) über afferente Bahnsysteme zur Aktivierung der neurosekretorischen Neurone im Hypothalamus (via Thalamus dorsalis und Cortex cerebri). Die enge Verbindung zwischen diesem Regelkreis und den Affekten wird dadurch deutlich, dass bei Angst oder Stress der Mutter die Laktation deutlich abnimmt.

Hormonabgabe im HVL. Die periventrikulär gelegenen parvozellulären sekretorischen Neurone des Hypothalamus kommunizieren mit der Adenohypophyse. Dies geschieht nicht – wie bei der Neurohypophyse – über axonale Verbindungen, sondern über den Blutkreislauf (s. o.). Die parvozellulären Neurone sezernieren die **„hypophysiotropen" Hormone** Gonadotropin releasing Hormone (GnRH), das Thyreotropin releasing Hormone (TRH), Corticotropin releasing Hormone (CRF), das Steuerhormon zur Freisetzung von Wachstumshormon (Growth Hormone releasing Hormone [GHRH]) sowie Faktoren, die die Ausschüttung von Melanozyten-stimulierendem Hormon (MSH) kontrollieren (MIF und MRF). Diese Faktoren steuern ihrerseits die Freisetzung der nachgeordneten Hormone aus Zellen der Adenohypophyse, nachdem sie über das portale Gefäßnetz in den HVL gelangt sind (vgl. Abb. 6.**12** und Tab 6.**1**). **Azidophile Zellen** (α-Zellen) bilden das somatotrope Hormon/STH (Wachstumshormon, Growth Hormone/GH) sowie das luteotrope Hormon/LTH (Prolaktin/PRL). **Basophile Zellen** (β-Zellen) produzieren das Thyreoidea stimulierende

Tabelle 6.1 Endokrine Regulation Hypothalamus-Hypophyse

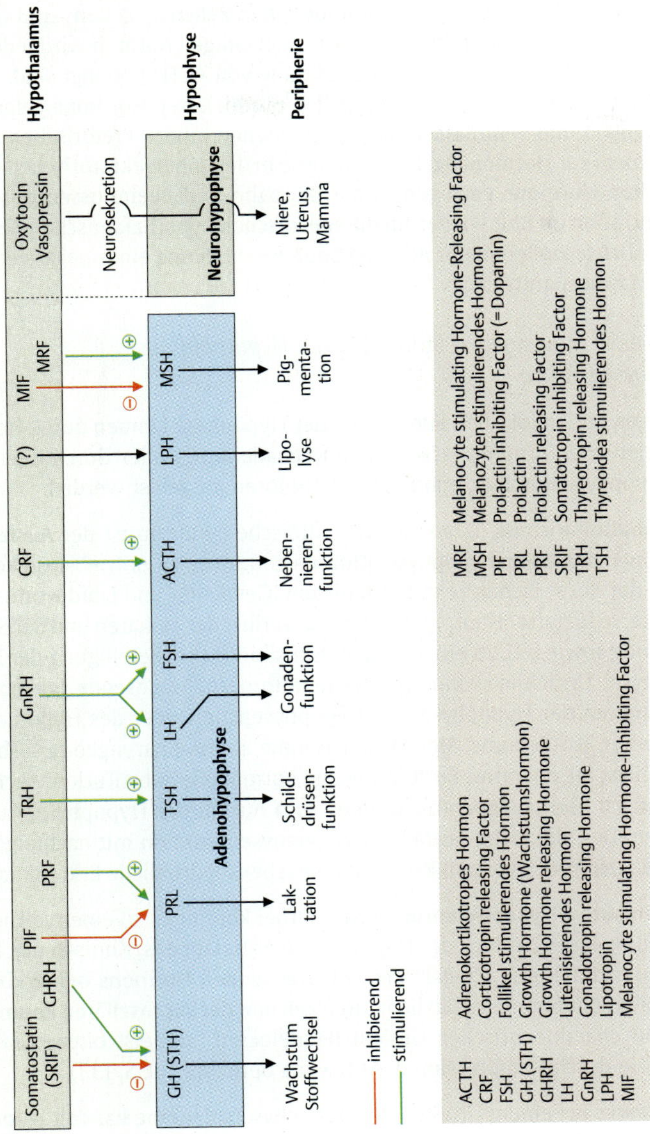

Hormon/TSH, das Adrenokortikotrope Hormon/ACTH, das Melanozyten stimulierende Hormon/MSH, das Luteinisierende Hormon/LH und das Follikel stimulierende Hormon (FSH). Die **chromophoben Zellen** (γ-Zellen) sind nicht sicher an der Hormonproduktion beteiligt. Von einigen Autoren wird jedoch angenommen, dass die γ-Zellen an der Bildung von ACTH beteiligt sind.

Die in den hypophysären Drüsenzellen produzierten Hormone gelangen in die Blutbahn und veranlassen die verschiedenen innersekretorischen Drüsen des Körpers zur Hormonabgabe. Auch diese in den innersekretorischen Drüsen gebildeten Hormone gelangen in die Blutbahn und beeinflussen durch ihre Konzentration im Blut wiederum die spezifischen hypothalamischen Kerne sowie die Drüsenzellen in der Adenohypophyse (im Sinne eines negativen Rückkopplungsmechanismus).

Hormonelle Störungen – Störungen der Hypothalamus-Hypophysen-Achse

Störungen der endokrinen Funktionen der Hypophyse können durch Hormonproduzierende Tumoren (z. B. Hypophysenadenome) oder durch Zerstörung der Hypophyse durch hormoninaktive Tumoren ausgelöst werden.

Panhypopituitarismus. Das schwerste klinische Syndrom ist der **Ausfall aller Funktionen der Adenohypophyse.** Klinisch kommt es zu Antriebslosigkeit, Abnahme der körperlichen Leistungsfähigkeit, Gewichts- und Libidoverlust, Bradykardie, reduzierter Hautpigmentierung, Verlust der axillären und der Schambehaarung sowie u.U. zu einem Diabetes insipidus (bei Beteiligung der Neurohypophyse). Ursächlich können große, raumfordernd wachsende, hormoninaktive Tumoren der Hypophyse, des Hypophysenstiels oder des Hypothalamus vorliegen (z. B. Adenome, Metastasen, Gliome, Kraniopharyngeome). Therapie der Wahl ist die operative Entfernung und hormonelle Substitution. Auch posttraumatisch und postoperativ kann es zum Ausfall der Hypophysenfunktion kommen. Der plötzliche Ausfall der Hypophysenfunktion mit nachfolgendem Versagen der NNR (Addison Krise) ist eine lebensbedrohliche Erkrankung.

Endokrin aktive Hypophysentumoren. Hierbei kommt es zu einer vermehrten Neubildung eines Zelltyps des Hypophysenvorderlappens. Klinisch macht sich der Tumor durch ein **„Zuviel" des entsprechenden Hormons** bemerkbar, bei den großen Adenomen zusätzlich durch **Zeichen der suprasellären Raumforderung** mit charakteristischen Gesichtsfelddefekten (zumeist bitemporale Hemianopsie durch Kompression des Chiasma opticum, vgl. S. 133).

Prolaktinome. Bei einem Großteil der Hypophysenadenome handelt es sich um Prolaktin-produzierende Tumoren (60–70% der Fälle). Das vermehrt im Blut zirkulierende Prolaktin (Hyperprolaktinämie) führt bei Frauen zu einer **sekundären Amenorrhö** (ab 40 – 100 ng/ml Prolaktin), durch Inhibition von GnRH zur **Galaktorrhö**, seltener zum Hirsutismus. Bei Männern resultieren **Impotenz**, **Gynäkomastie** und gleichfalls eine Galaktorrhö. Therapeutisch ist bei raumfordernden Prolaktinomen ein operatives Vorgehen (z. B. transnasale Entfernung) zu favorisieren. Bei kleineren Adenomen und weniger ausgeprägten klinschen Symptomen kann ein Therapieversuch mit Bromocriptin (einem Dopaminagonisten, der die Synthese von Prolaktin hemmt) unternommen werden.

Fallgeschichte 2: ***Hypophysentumor/Prolaktinom***

Ein 40-jähriger Büroangestellter stellte sich bei seinem Hausarzt vor, da er bereits seit längerer Zeit „eigenartige" Veränderungen an seinem Körper wahrnehme: er sei in den letzten 2 – 3 Jahren ca. 50 kg schwerer geworden, außerdem habe seine Schuhgröße um 2 Nummern zugenommen. Auch seine Hände kämen ihm irgendwie „grobschlächtig" vor. Vor kurzem habe er einen Autonunfall gehabt, weil er ein von der Seite anfahrendes Fahrzeug übersehen habe. Ein paar Tage zuvor hätte er auf eine vergleichbare Weise fast einen Fußgänger angefahren. Er traue sich seitdem nicht mehr Auto zu fahren, auch weil er ständig müde und unkonzentriert sei. Seine Arbeit ginge ihm nicht mehr so leicht wie früher von der Hand. Die expliziten Fragen des Hausarztes nach Kopfschmerzen, Libido- und Potenzverlust verneinte der Angestellte.

Der Hausarzt untersuchte und wog den Patienten. Bei 193 cm Körperlänge kam der Patient auf ein Gewicht von 132 kg (vormals 80 kg). Hände und Füße waren unproportional groß (Akromegalie), ferner diagnostizierte der Hausarzt mithilfe der Fingerperimetrie eine ausgeprägte bitemporale Hemianopsie sowie eine leichte Gynäkomastie ohne provozierbare Galaktorrhö. Laborchemisch zeigten sich keinerlei Auffälligkeiten der Schilddrüsenparameter (T3 und T4, TSH basal, TRH-Test), ACTH und Cortisol waren gleichfalls im Normbereich. Allerdings war das Testosteron stark erniedrigt (50 ng/ml), der Prolaktinwert dagegen mit 590 ug/dl extrem erhöht. Nach TRH-Gabe stieg er sogar auf 2020 ug/dl an.

Diese Befunde sprachen für das Vorliegen eines Prolaktin-produzierenden Adenoms mit einer partiellen Hypophysen-Vorderlappen-Insuffizienz unter Einbeziehung der Gonadotropin-Achse.

Im Röntgen-Nativbild war eine massive Aufweitung des Sellaskeletts mit partieller Destruktion des Dorsum sellae und des Sellabodens zu erkennen. Im Kernspintomogramm ließ sich ein ca. 5 x 5 x 4 cm großer Tumor darstellen (Abb 6.**13**). Der Tumor konnte aufgrund seiner beträchtlichen Größe nicht transnasal operiert werden, sondern musste von fronto-temporal aus entfernt werden. Intraoperativ fand sich ein mit der Basis der mittleren Schädelgrube verwachsener derber, z. T. grau-gelber, in Teilen auch rötlicher Tumor mit Kontakt zur Endstrecke der A. carotis interna. Er komprimierte zusätzlich das Chiasma opticum. Histologisch stellte sich ein diffus wachsender epithelialer Tumor mit aufgehobener Läppchenstruktur und z. T. papillärer Anordnung der Tumorzellen dar. Ca. 30 – 40 % der Tumorzellen zeigten immunhistochemisch eine vermehrte Expression von Prolaktin, vereinzelte Tumorzellen waren ACTH- oder LH- bzw. GH-positiv. Die vermehrte Produktion von GH hatte bei dem Patienten bereits klinische Auswirkungen gehabt und zu Zeichen der Akromegalie geführt. Postoperativ kam es zu einem vorübergehenden Diabetes insipidus, der durch Gaben von Desmopressinacetat behandelt werden musste. Die im weiteren Verlauf persistierende Hypophysen-Vorderlappen-Insuffizienz wurde mit Hydrocortison und Thyroxin behandelt.

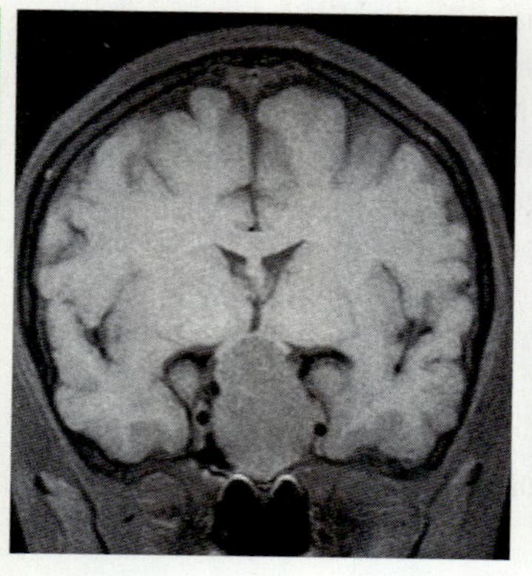

a

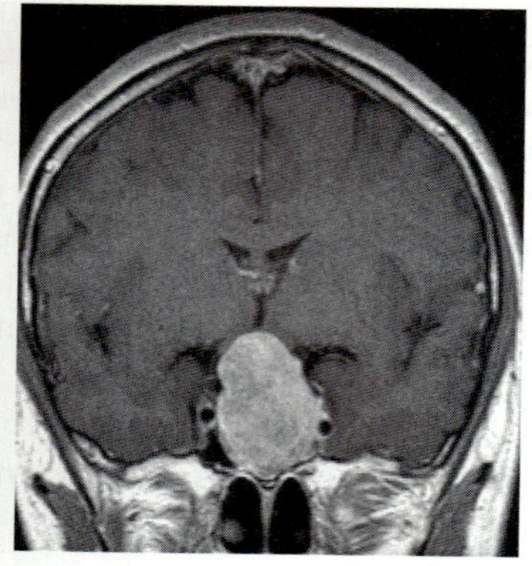

b

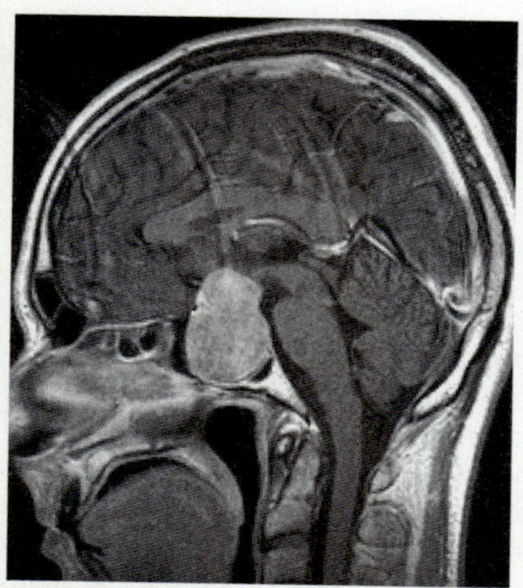

c

Abb. 6.**13** **Großer Hypophysentumor (Prolaktinom)** bei einem 40-jährigen Patienten, MRT. T1-gewichtete Aufnahmen in koronarer (**a, b**) und sagittaler (**c**) Orientierung. Die Schicht a wurde vor, die Schichten b und c nach Kontrastmittelgabe angefertigt. Man erkennt einen großen intra- und suprasellären Tumor, der das Chiasma opticum ausspannt (a). Der solide Tumor nimmt kräftig Kontrastmittel auf (b und c). Die Sella ist deutlich aufgeweitet (c).

STH-produzierende Adenome. Klinisch kommt es bei einer Überproduktion von Wachstumshormon (>5ng/ml) zur **Akromegalie**: es resultiert ein vermehrtes Wachstum der Akren (Hände, Füße, Kopfumfang), ferner eine Osteoporose, Hyperhidrose, Glucoseintoleranz, Hypertonie, eine hypertrophe Kardiomyopathie, Struma, Nervenkompressionssyndrome wie z. B. ein Karpaltunnelsyndrom, Neuropathien, proximal betonte Myopathien, Schlafstörungen (Hypersomnie, Schlaf-Apnoe-Syndrom) und neuro-psychiatrische Erkrankungen (Depressionen, Psychosen). Standardtest ist der orale Glucose-Belastungstest mit überschießendem STH-Anstieg. Therapie der Wahl ist die operative Tumorexstirpation.

ACTH-produzierende Adenome führen zum **Cushing-Syndrom** mit Stammfettsucht, Vollmondgesicht, Glucoseintoleranz, Hypertonie, Ödemen, Amenorrhö, Impotenz, gehäuften Thromboembolien, Polyurie, Steroidmyopathie und neuropsychiatrischen Störungen. Die Diagnose erfolgt endokrinologisch über den Nachweis von erhöhten Cortisol-Spiegeln im 24 h-Urin. Therapeutisch wird eine operative Entfernung angestrebt.

6.6 Peripheres vegetatives (autonomes) Nervensystem

Grundlagen

Das vegetative Nervensystem regelt unter Mitwirkung des Hormonsystems (s. o.) und verschiedener Kerngebiete im Hirnstamm lebenswichtige Funktionen, die für die Aufrechterhaltung des inneren Milieus (Homöostase) erforderlich sind, wie z. B. die Atmung, den Kreislauf, den Stoffwechsel, die Körpertemperatur, den Wasserhaushalt, die Verdauung, die Sekretion, die Fortpflanzung usw. Da diese Funktionen nicht bewusst gesteuert werden, nennt man dieses System auch das autonome (unwillkürliche) Nervensystem (vgl. oben).

Es wurde bereits erwähnt, dass der Hypothalamus das übergeordnete Steuerungszentrum für das gesamte periphere vegetative Nervensystem ist. Die Steuerung erfolgt z. T. auf nervalem, z. T. auf hormonellem Weg über das hypothalamo-hypophysäre System (vgl. oben sowie Lehrbücher der Endokrinologie, Physiologie und Anatomie).

Der efferente Schenkel des vegetativen Nervensystems lässt sich in zwei unterschiedliche Systeme aufgliedern, das **sympathische** und das **parasympathische** System, die überwiegend antagonistisch arbeiten und sich auf diese Art sinnvoll ergänzen. Da die Nervenfasern beider Systeme in erster Linie die glatte Muskulatur von Eingeweiden, Gefäßen und Drüsen innervieren, werden sie oft auch als viszeroefferente (viszeromotorische) Fasern den sensiblen viszeroafferenten Fasern gegenübergestellt. Im Gegensatz zu den viszeroefferenten Fasern gibt es bei den viszeroafferenten Fasern keine Aufgliederung in zwei verschiedene Systeme.

Allgemeiner Aufbau des sympathischen und parasympathischen Systems. Die Endstrecken von Sympathicus und Parasympathicus werden von zweigliedrigen Neuronenketten gebildet (Abb. 6.**14**). Der Zellkörper des **1. (präganglionären) Neurons** liegt innerhalb des ZNS, der des **2. (postganglionären) Neurons** außerhalb. Da die ersten Neurone des Sympathicus im Thorakal- und Lumbal-

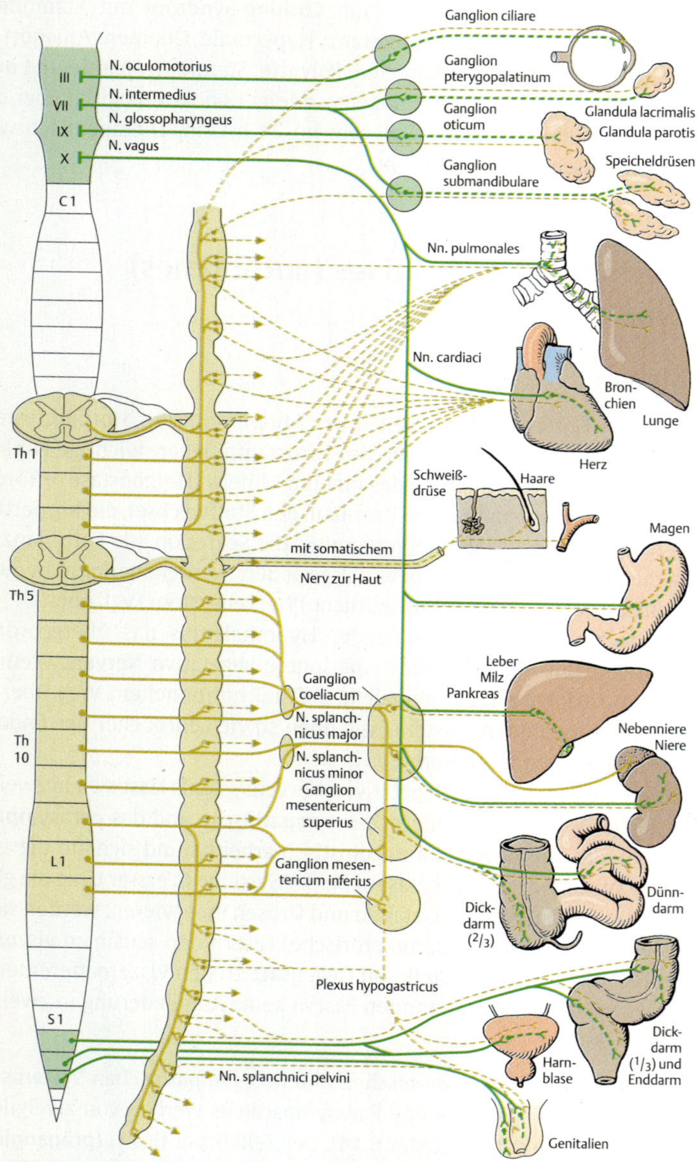

Abb. 6.**14** **Sympathisches und parasympathisches Nervensystem**, Schema. Sympathicus gelb, Parasympathicus grün.

mark liegen (Substantia intermediolateralis, Th1 bis Th12, L1, L2), spricht man beim Sympathicus auch vom **thorako-lumbalen System.** Ein Teil der ersten Neurone des Parasympathicus lagert sich bestimmten Hirnnervenkernen an (s. u., N III, VII, IX, X), der andere Teil liegt in den Seitenhörnern des Sakralmarks (Beckenparasympathicus, S2, S3 und S4). Man spricht deshalb vom **kranio-sakralen System.** Während die 2. Neurone des Sympathicus prävertebrale und paravertebrale Ganglienketten (Sympathicus-Grenzstrang) bilden, liegen die 2. Neurone des Parasympathicus überwiegend in der Organwand des innervierten Organs (intramurale Ganglien). Sowohl die ersten Neurone des Sympathicus als auch des Parasympathicus benutzen Acetylcholin als Neurotransmitter. Beim Parasympathicus setzt auch das 2. Neuron Acetylcholin frei, weshalb das parasympathische System auch als **cholinerges System** bezeichnet wird. Transmitter der postganglionären sympathischen Neurone ist Noradrenalin (**adrenerges System**). Eine Ausnahme findet sich bei der Innervation der Schweißdrüsen: Hier erfolgt die Reizübertragung vom postganglionären Neuron auf das Drüsengewebe mithilfe des Transmitters Acetylcholin vergleichbar dem Parasympathicus.

Einfluss des Hypothalamus auf Sympathicus und Parasympathicus. Bei Reizung des **rostralen** Hypothalamus resultiert eine **vermehrte parasympathische (trophotrope) Aktivität** mit Abnahme des Herzminutenvolumens, Hypotonie, Pulsverlangsamung, Abnahme des Atemvolumens, Erniedrigung des Grundumsatzes, Vasodilatation, Schwitzen, Speichelfluss, Kontraktion der Harnblase, verminderter Adrenalinabgabe, gesteigerter Peristaltik sowie Pupillenverengung. Bei Reizung im **kaudalen** Anteil kommt es dagegen zu einer **vermehrten sympathischen (ergotropen) Aktivität** mit Erhöhung des Blutdrucks, Pulsbeschleunigung, Vermehrung der Durchblutung der Skelettmuskulatur, Entleerung der Blutdepots, Verminderung der Durchblutung der Eingeweide, Zunahme des Atemvolumens, vermehrter Lungendurchblutung, Anstieg des Glucosespiegels im Blut, Hemmung der Peristaltik, Harnretention, vermehrter Adrenalinausschüttung sowie mit Lidspalten- und Pupillenerweiterung. Es erfolgt also eine Massenreaktion im ganzen Körper, die auf Leistung ausgerichtet ist und den Organismus in die Lage versetzt, mit Angriffs- und Stresssituationen besser fertig zu werden. Die sympathische ergotrope Reaktionslage bewirkt in diesem Sinne eine Umstellung auf Leistung, die parasympathische trophotrope dagegen auf Ruhe und Erholung. Eine strenge Trennung zwischen parasympathischer und sympathischer Aktivität ist nicht immer möglich.

Bahnverbindungen des Hypothalamus zum peripheren vegetativen Nervensystem. Die regulierende und steuernde Funktion auf beide Systeme übt der Hypothalamus über deszendierende Bahnen aus, und zwar über das *mediale Vor-*

derhirnbündel (Abb. 6.**9**), über den *Tractus mamillotegmentalis* sowie über den *Fasciculus longitudinalis dorsalis* (Schütz-Bündel) (Abb. 6.**10**).

Diese drei Bahnsysteme stellen die Verbindung vom Hypothalamus zum *deszendierenden retikulären System im Mittelhirn* dar, von dem aus die zentralen Impulse zu den verschiedenen Anteilen des parasympathischen sowie des sympathischen Systems gelangen.

Sympathisches Nervensystem

Funktion. Der Sympathicus versorgt die glatte Muskulatur von Gefäßen, Eingeweiden, Blase, Mastdarm, Haarfollikeln und Pupillen, ferner die Herzmuskulatur sowie die Schweiß-, Tränen-, Speichel- und Verdauungsdrüsen. Die glatte Muskulatur der Eingeweide, einschließlich Blase und Mastdarm sowie die Verdauungsdrüsen, werden gehemmt, die übrigen Erfolgsorgane erregt.

Die Gefäßweite der Arterien wird allein vom Sympathicus reguliert. Erhöhte sympathische Aktivität verengt die Gefäße, eine herabgesetzte hat eine Erweiterung zur Folge.

Anatomie. In Abb. 6.**14** ist dargestellt, wie die präganglionären Fasern aus dem Thorakalmark Th1 bis Th12 sowie aus den zwei oberen Lumbalsegmenten hervorgehen. Die präganglionären Fasern werden z. T. in den paravertebralen Ganglien des rechten und linken Grenzstranges umgeschaltet (es ist nur der linke Grenzstrang dargestellt). Die restlichen Fasern ziehen durch den Grenzstrang hindurch und werden erst in einem prävertebralen Ganglion auf das postganglionäre Neuron umgeschaltet. Dieses leitet dann die Impulse zum Zielorgan weiter.

Sympathischer Grenzstrang. Abb. 6.**15** zeigt, wie die präganglionären Neurone aus Zellen im Seitenhorn (Nucleus intermediolateralis) hervorgehen und gemeinsam mit den somatischen Motoneuronen über die vordere Wurzel das Rückenmark verlassen. In Höhe des Spinalganglions trennen sich die vegetativen wieder von den somatischen Fasern, um als markhaltige Fasern durch den *R. communicans albus* in den Grenzstrang einzutreten. Ein Teil der Fasern wird bereits im Grenzstrangganglion der gleichen Segmenthöhe synaptisch auf das postganglionäre Neuron umgeschaltet. Andere Fasern ziehen eine Strecke auf- oder abwärts zu weiter ober- oder unterhalb gelegenen Ganglien, wo sie synaptische Verbindungen zum postganglionären Neuron eingehen. Andere wiederum durchqueren den Grenzstrang und schalten erst in einem prävertebralen Ganglion auf das postganglionäre Neuron um. Die postanglionären Fasern sind marklos und verlassen das Grenzstrangganglion als *Ramus communicans griseus.* Dieser lagert sich dem Spinalnerv einer Segmenthöhe an und gelangt

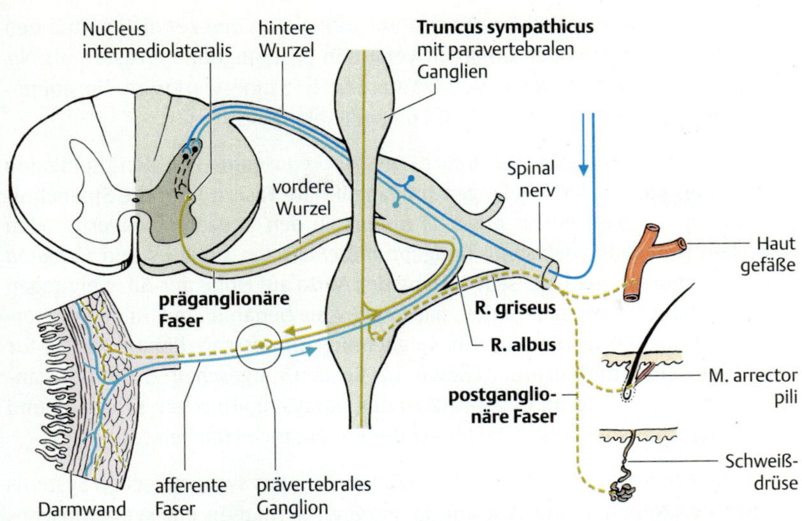

Abb. 6.**15** **Truncus sympathicus und prä- und postganglionäre sympathische Fasern**, Schema.

mit ihm zu „seinem" Hautdermatom. Dort innervieren die vegetativen Fasern die Blutgefäße, die Mm. arrectores pilorum sowie die Schweißdrüsen .

Sympathische Innervation im Hals-/Kopfbereich. Ein großer Teil der postganglionären Fasern verläuft nicht mit den Spinalnerven sondern gelangt mit den Blutgefäßen und ihren Verzweigungen zu den Zielorganen, insbesondere im Hals-/Kopfbereich. Da sich im Zervikalmark keine sympathischen Ursprungskerne befinden, ziehen präganglionäre Fasern aus den oberen vier bis fünf Thorakalsegmenten im Grenzstrang aufwärts, wo sich im kranialen Anteil drei Ganglien befinden: das *Ganglion cervicale superius*, das *Ganglion cervicale medium* sowie das *Ganglion cervicothoracicum (stellatum)*. In diesen Ganglien erfolgt die Umschaltung auf postganglionäre Fasern, von denen ein Teil mit den Spinalnerven zu den zervikalen Hautdermatomen gelangt. Als Plexus caroticus externus ziehen darüber hinaus marklose Fasern vom Ganglion cervicale superius mit der A. carotis externa und ihren Verzweigungen zu Kopf und Gesicht, um hier die Schweißdrüsen, die glatten Muskeln der Haarfollikel und die Blutgefäße zu innervieren. Über den Plexus caroticus internus entlang der A. carotis interna werden die Augen (M. dilatator pupillae, M. orbitalis, M. tarsalis) sowie die Tränen- und Speicheldrüsen erreicht (Abb. 4.**27**, 4.**28** [S. 158 f.] und 6.**14**).

Sympathische Innervation von Herz und Lungen. Von den zervikalen und den oberen 4 bis 5 thorakalen Ganglien verlaufen postganglionäre Fasern als *Nn. cardiaci* zum *Plexus cardiacus*, von wo aus das Herz innerviert wird. *Nn. pulmonales* versorgen die Bronchien und Lungen (Abb. 6.**14**).

Sympathische Innervation der Bauch- und Beckenorgane. Von den thorakalen Segmenten Th5 bis Th12 gelangen präganglionäre Fasern über die Splanchnikusnerven (*N. splanchnicus major et minor*) zu den unpaaren prävertebralen Ganglien (*Ganglion coeliacum*, *Ganglion mesentericum superius* und *Ganglion mesentericum inferius*), die sich entlang der Aorta auf Höhe der Abzweigungen größerer Baucharterien befinden, nach denen sie benannt sind. In den prävertebralen Ganglien werden die Nn. splanchnici auf postganglionäre Fasern für die Eingeweide im Bauchraum sowie im Becken umgeschaltet. Die postganglionären Fasern sind im Gegensatz zu den paraysmpathischen sehr lang und bilden verschiedene Plexus, bevor sie die Endorgane erreichen (Abb. 6.**14**).

Nebennierenmark. Eine Sonderstellung innerhalb des sympathischen Systems nimmt das Nebennierenmark ein. Es ist gewissermaßen ein sympathisches Ganglion, das direkt von präganglionären Fasern erreicht wird. Diese werden hier auf modifizierte postganglionäre Neurone innerhalb der Nebennieren umgeschaltet, die Adrenalin und Noradrenalin in die Blutbahn abgeben können (Abb. 6.**14**). Bei sympathischer Erregung wird das Nebennierenmark dazu veranlasst, Adrenalin und Noradrenalin auszuschütten, was die Wirkung des sympathischen Systems verstärkt. Dies ist besonders in Stresssituationen von Bedeutung.

Klinische Syndrome bei Sympathicus-Läsionen

Horner-Syndrom. Wie im Kapitel „Hirnnerven" dargestellt (S. 158 ff.), hat eine Schädigung des Centrum ciliospinale, des zervikalen Grenzstranges (Ganglion cervicothoracicum) oder der vegetativen Plexus entlang der Hals-/Kopfgefäße ein ipsilaterales Horner-Syndrom zur Folge. Dieses äußert sich klinisch durch die Trias: verengte Pupille/**Miosis** (durch Ausfall des M. dilatator pupillae), herabhängendes Augenlid/**Ptose** (durch Ausfall des M. tarsalis) und eingesunkener Augapfel/**Enophthalmus** (durch Ausfall des M. orbitalis). Gleichzeitig kommt es zu einer Aufhebung der Schweißsekretion (**Anhidrosis**) sowie zu einer **Vasodilatation** (durch Ausfall der vasokonstriktiven Wirkung des Sympathicus), sodass die Haut der betroffenen Gesichtsseite trocken und gerötet erscheint.

Ursachen des Horner-Syndroms. Eine klinisch bedeutsame Ursache des Horner-Syndroms ist eine **Dissektion der A. carotis interna.** Hierbei kommt es zu einem Einriss der Intima in der ACI. Blut gelangt in die Gefäßwand, es resultiert eine Stenose oder ein Gefäßverschluss. Eine Gefäßruptur mit Ausbildung eines Pseudoaneurysmas ist sehr selten. Die Liste der möglichen Ursachen ist lang. Neben *traumatischen* Dissektionen kommt es auch bei *Texturstörungen der Gefäßwand*, z. B. bei einer fibromuskulären Dysplasie, zu einem vermehrten Auftreten von Intimaeinrissen. In den meisten Fällen bleibt die Ursache der Dissektion jedoch unklar.

Der Pathomechanismus der Sympathicus-Schädigung bei einer Dissektion der ACI ist nicht abschließend geklärt. Eine der favorisierten Hypothesen geht davon aus, dass es infolge eines Wandhämatoms der ACI zu einer *Kompression der sympathischen Nervenäste* kommt. Diese Druckschädigung soll dann zu einem Funktionsverlust der Nervenfasern führen. Die alternative Theorie geht von einer *Ischämie der sympathischen Nervenfasern* aus, da diese von kleinen perforierenden Ästen aus der ACI versorgt werden. Diese perforierenden Gefäßäste könnten durch die Dissektion verlegt werden. Beide Theorien weisen aber innere Widersprüche auf.

Ein Horner-Syndrom tritt ferner auch bei Herden im Bereich des Hirnstammes auf, die die zentrale Sympathicusbahn schädigen, wie z. B. beim Wallenberg-Syndrom (S. 227 ff.).

Vasomotorische Phänomene bei Sympathicusläsionen. Die nach Ausschaltung des Sympathicus (Sympathektomie) resultierende Gefäßerweiterung wird bei Durchblutungsstörungen therapeutisch genutzt, z. B. beim Morbus Raynaud.

Dass ein Sympathicus-Ausfall zu einer Vasodilatation führt, macht sich auch dadurch bemerkbar, dass es bei einer Unterbrechung der Nn. splanchnici zu einer sehr starken Blutfüllung in den Darmgefäßen kommt, also zu einem Versacken des Blutes im Splanchnikusgebiet (inneres Verbluten).

Parasympathisches Nervensystem

Das parasympathische Nervensystem bewirkt im Gegensatz zum sympathischen keine systemischen Reaktionen, sondern übt seinen Einfluss in umschriebenen Bereichen aus, da die postganglionären Neurone nahe am Zielorgan liegen. Da das Acetylcholin an den Nervenendigungen durch die Cholinesterase schnell abgebaut wird, ist die Wirkung zudem von nur relativ kurzer Dauer.

Die präganglionären Fasern des parasympathischen Systems sind im Gegensatz zu den sympathischen lang. Sie gehen von Kerngebieten im Hirnstamm sowie vom Sakralmark aus (S2, S3, S4) (Abb. 6.**14**).

Kranialer Anteil des Parasympathicus

Parasympathische Innervation im Kopfbereich. Die präganglionären Neurone liegen in verschiedenen *Hirnstammkernen*, die Neuriten lagern sich den *Hirnnerven III, VII, IX und X* an. Anatomie und Verlauf dieser Hirnnerven wurden bereits ausführlich im Kapitel „Hirnstamm" beschrieben. Die präganglionären Fasern ziehen zu verschiedenen Ganglien, die bereits dicht am jeweiligen Erfolgsorgan liegen (*Ganglion ciliare*, *Ganglion pterygopalatinum*, *Ganglion submandibulare* und *Ganglion oticum*). Dort werden die präganglionären Fasern auf das postganglionäre Neuron umgeschaltet. Die postganglionären Fasern im Kopfbereich sind entsprechend kurz. Sie sind wie die sympathischen Fasern für die Innervation von glatter Muskulatur sowie Schweiß-, Speichel- und Tränendrüsen zuständig (Abb. 6.**14**). Die Gefäßmuskulatur erhält keine parasympathische Innervation.

Parasympathische Innervation von Brust- und Bauchorganen. Der parasympathische Anteil des *N. vagus* (Abb. 4.**49**, S. 199) entspringt aus dem *Nucleus dorsalis n. vagi* und führt präganglionäre Fasern für die Innervation von Herz und Lungen sowie den Eingeweiden des Bauches bis zum distalen Drittel des Colon transversum (Abb. 6.**14**). Die postganglionären Neurone befinden sich in *vegetativen Plexus*, die in unmittelbarer Nachbarschaft der genannten Organe liegen, oder *intramural* in den Wandungen der Eingeweide (Auerbach- und Meissner-Plexus [Plexus myentericus, Plexus submucosus]).

Der Parasympathicus bewirkt eine Hemmung der Herzaktion, eine Senkung des Blutdrucks, eine verstärkte Sekretion der Verdauungsdrüsen sowie eine vermehrte Peristaltik des Magen-Darm-Traktes.

Sakraler Anteil des Parasympathicus

Parasympathische Innervation der Becken- und Genitalorgane. Der sakrale Anteil des parasympathischen Nervensystems leitet Impulse über die *Nn. splanchnici pelvini* und die *Plexus hypogastricus superior et inferior* (pelvicus) zu Ganglien in der muskulären Wand des Kolons (ab dem distalen Drittel des Colon transversum), des Rektums, der Harnblase sowie der Genitalorgane (Abb. 6.**14**). Im Beckenbereich hat das parasympathische System insbesondere für die Entleerung der Organe zu sorgen. Es bewirkt auch die Erektion des Penis, während sympathische Fasern die Ejakulation durch Kontraktionen des Ductus deferens und der Samenblasen ermöglichen.

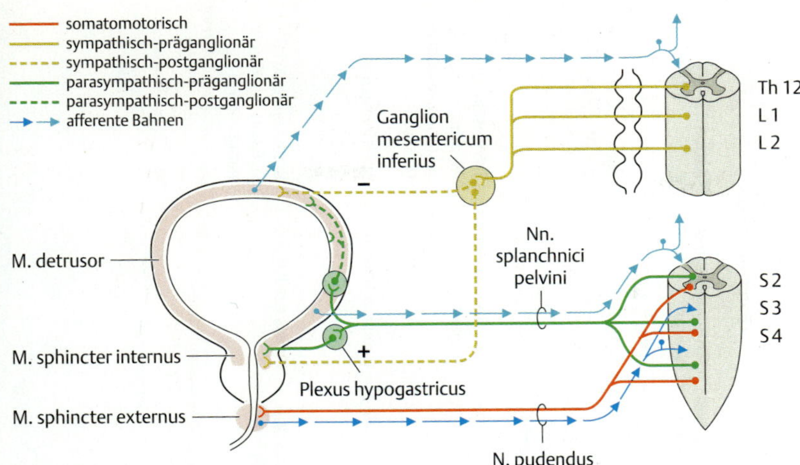

Abb. 6.**16** **Innervation der Harnblase**

Vegetative Innervation und Funktionsstörungen einzelner Organe

Die sympathische und parasympathische Innervation einzelner Organe sind in der Tab. 6.**2** zusammengefasst. Auf die Innervation der Beckenorgane sei im Folgenden ausführlicher eingegangen, da die Funktion dieser Organe bei Erkrankungen des vegetativen Nervensystems häufig gestört ist. Klinisch relevant sind vor allem Blasenfunktionsstörungen.

Innervation der Harnblase

Parasympathische Innervation. Die motorische Kontrolle der Harnblase erfolgt vorwiegend über den Parasympathicus. Von den sakralen Segmenten (S2, S3 und S4) ziehen die Nn. splanchnici pelvini zu Ganglien in der Wand der Harnblase und zum glatten M. sphincter internus (Abb. 6.**14**, 6.**16**). Stimulation des Parasympathicus bewirkt Kontraktion des glatten Detrusormuskels (Blasenwandmuskulatur) und Entspannung des M. sphincter internus. Es erfolgt Blasenentleerung.

Sympathische Innervation. Die sympathischen Fasern für die Innervierung der Harnblase nehmen ihren Ursprung von Zellen im Seitenhorn des Lumbalmarks (Th12, L1 – L2 [Nucleus intermediolateralis]). Die Fasern ziehen durch den kau-

Tabelle 6.2 Sympathisches und parasympathisches Nervensystem

	Sympathicus			*Parasympathicus*		
Organ	***präganglionäres Neuron***	***postganglionäres Neuron***	***Aktion***	***präganglionäres Neuron***	***postganglionäres Neuron***	***Aktion***
Auge	Th1 – Th2	Ganglion cervicale superius	Mydriasis	Edinger-Westphal Kern (Nucleus oculomotorius accessorius)	Ganglion ciliare	Miosis, Kontraktion des M. ciliaris (Akkommodation)
Glandula lacrimalis, sublingualis, submandibularis	Th1 – Th2	Ganglion cervicale superius	Vasokonstriktion Sekretion (viskös)	Nucleus salivatorius superior	Ganglion pterygopalatinum	Tränensekretion, wässrige Speichelsekretion, Vasodilatation
Glandula parotis	Th1 – Th2	Ganglion cervicale superius	Vasokonstriktion Sekretion	Nucleus salivatorius inferior	Ganglion oticum	Speichelsekretion
Herz	Th1 – Th4 (Th5)	Ganglion cervicale superius, medium, inferius und obere thorakale Ganglien	Akzeleration Dilatation der Koronararterien	Nucleus dorsalis n. vagi	Plexus cardiacus	Bradykardie, Konstriktion der Koronararterien

	Sympathicus			*Parasympathicus*		
Dünndarm und Colon ascendens	Th6–Th10	Ganglion coeliacum Ganglion mesentericum superius	Hemmung der Peristaltik und Sekretion	Nucleus dorsalis n. vagi	Plexus myentericus (Auerbach-Plexus) und Plexus submucosus (Meissner-Plexus)	Peristaltik, Sekretion, Vasodilatation
Pankreas	Th6–Th10	Ganglion coeliacum	–	Nucleus dorsalis n. vagi	periarterieller Plexus	Sekretion
Colon descendens und Rektum	L1–L 2	Ganglion mesentericum inferius Ganglion hypogastricum	Hemmung der Peristaltik und Sekretion	S2–S4	Plexus myentericus (Auerbach-Plexus) und Plexus submucosus (Meissner-Plexus)	Sekretion, Peristaltik, Entleerung
Niere Blase	L1–L2	Ganglion coeliacum Plexus renalis und hypogastricus	Stimulation des M. sphincter internus, Vasokonstriktion	S2–S4	Plexus hypogastricus (Plexus vesicalis)	Relaxation des M. sphincter internus, Kontraktion des M. detrusor, Vasodilatation
Nebenniere	Th11–L1	Nebennierenzellen	Sekretion (Noradrenalin, Adrenalin)	–	–	–
Sexualorgan, männliches	L1–L2 (Nn. splanchnici pelvini)	Plexus hypogastricus superior et inferior (Plexus pelvinus)	Ejakulation, Vasokonstriktion	S2–S4	Plexus hypogastricus (Plexus pelvinus)	Erektion, Vasodilatation, Sekretion
Haut von Kopf und Hals	Th2–Th4	Ganglion cervicale superius et medium		–	–	–
Arme	Th3–Th6	Ganglion cervicale inferius und obere thorakale Ganglien	Vasokonstriktion, Schweißsekretion u. Piloarrektion	–	–	–
Beine	Th10–L2	untere lumbale und obere sakrale Ganglien		–	–	–

dalen Anteil des Grenzstranges und gelangen über die Nn. splanchnici inferiores zum Ganglion mesentericum inferius. Von dort werden die sympathischen Impulse über den Plexus hypogastricus inferior zur Blasenwand (Tunica muscularis) und zum (glatten) M. sphincter internus weitergeleitet (Abb. 6.**14**, 6.**16**).

Innervation des externen Sphinkters. Der M. sphincter externus besteht aus quergestreifter Muskulatur und untersteht der Willkürmotorik. Die somatisch-motorischen Fasern entstammen den motorischen Vorderhornzellen des Sakralmarks (S2 bis S4, Abb. 6.**16**). Sie ziehen im N. pudendus zum äußeren Blasenschließmuskel, der willkürlich beeinflusst werden kann.

Sensible Innervation. Afferente Fasern gehen von Schmerzrezeptoren sowie von Propriozeptoren der Blasenwand aus, die auf Dehnung ansprechen. Bei zunehmender Blasenfüllung werden Blasenmuskulatur und innerer Schließmuskel reflektorisch über die Sakralsegmente (S2 bis S4) und die Nn. splanchnici pelvini in immer stärkerem Maße tonisiert Die zunehmende Blasenfüllung bzw. Wandspannung der Blase wird bewusst wahrgenommen, da ein Teil der Impulse zentralwärts über die Hinterstränge zum sog. pontinen Miktionszentrum in der Formatio reticularis in der Nähe des Locus coeruleus und von dort aus weiter zum Lobulus paracentralis an der Medianseite des Gehirns und anderen Hirnarealen geleitet wird.

Regulation der Blasenfunktion: Kontinenz und Miktion

Die zwei wesentlichen Funktionen der Blase, **kontinente Urinspeicherung** und **periodisch vollständige Urinentleerung**, werden folgendermaßen von den oben genannten anatomischen Strukturen gewährleistet.

Die **Blasenkontinenz** wird durch die *Aktivierung der inneren* und *äußeren Sphincter vesicae* und bei der Frau vor allem durch die *Beckenbodenmuskulatur* ermöglicht. Sympathische Efferenzen aus Th11–L2 aktivieren α-Rezeptoren des inneren Sphinkters und inhibieren auf bislang ungeklärte Weise vermutlich den M. detrusor vesicae. Der externe Sphincter vesicae ist ein quergestreifter Muskel, der seine somatische Innervation wie die Beckenbodenmuskulatur über Efferenzen aus dem N. pudendus (S2–S4) erhält (s. o.).

Reflektorischen (ungewollten) Kontraktionen des M. detrusor vesicae bei zunehmender Blasenfüllung und steigendem Druck auf die Blasenwand wird dadurch begegnet, dass sakrale somatische Motoneurone den externen Sphinkter aktivieren, gleichzeitig wird über lumbale sympathische Neurone gewährleistet, dass der innere Sphinkter verschlossen und der Detrusor entspannt wird.

Miktion. Wichtigster Stimulus für die Blasenentleerung ist die *Dehnung der Blasenwand*, die viszerosensible Afferenzen erregt, reflektorisch Harndrang auslöst und in Abhängigkeit von der Aktivität übergeordneter neuraler Zentren eine *Kontraktion des M. detrusor vesicae* verursacht. Dieser Hohlmuskel wird über den N. pelvicus aus dem Sakralmark parasympathisch innerviert. Unterstützt wird die Blasenentleerung durch die somatisch/willkürlich kontrollierte *Bauchpresse* und die *parallele Entspannung des inneren und äußeren Blasensphinkters.*

Supraspinal wird die Blasenentleerung durch das *pontine Miktionszentrum* reguliert, dessen Efferenzen in den Tractus reticulospinales medialis und lateralis verlaufen und das die koordinierte Entspannung der inneren und äußeren Sphinkteren sowie die Kontraktion des Detrusors vermittelt. Die Neurotransmission erfolgt möglicherweise glutamaterg. Das anatomisch unscharf charakterisierte pontine Miktionszentrum wird durch übergeordnete Afferenzen aus frontalem Kortex, Gyrus cinguli, Lobulus paracentralis und Basalganglien gehemmt.

Störungen der Blasenfunktion

Wie der letzte Abschnitt gezeigt hat, erfordert die Regulation von Kontinenz und Miktion ein reibungsloses Zusammenspiel zahlreicher – u. a. auch weit voneinander entfernt liegender – anatomischer Strukturen. Läsionen an einzelnen Orten des zentralen und peripheren Nervensystems können weit reichende Auswirkungen auf die Blasenfunktion haben.

Blasenfunktionsstörungen können durch strukturelle/anatomische Läsionen der Blase bzw. der Harnröhre selbst bedingt sein (**urologisch bedingte Blasenfunktionsstörungen**: Blasentumoren, infravesikale Obstruktionen durch Urethrastrikturen oder Prostatahyperplasie) oder bei einer Läsion der die Blase innervierenden Strukturen entstehen (**neurogene Blasenfunktionsstörungen**). Diese wiederum können durch Läsionen der peripheren Nervenbahnen oder der vegetativen Plexus, durch Rückenmarksschädigungen oder durch supraspinale Läsionen bedingt sein.

Beeinträchtigungen der supraspinalen Kontrolle sind beispielsweise für die häufigen Blasenstörungen bei multipler Sklerose verantwortlich. Störungen der Interaktion zwischen pontinem Miktionszentrum und den dieses Zentrum modulierenden Strukturen spielen eine wesentliche Rolle in der Genese neurogener Blasenstörungen bei neurodegenerativen Erkrankungen einschließlich des idiopathischen Parkinson-Syndroms.

Neurogene Blasenstörungen

Neurogene Blasenentleerungsstörungen werden als *häufiger* oder *imperativer Harndrang, Inkontinenz, erschwerte und inkomplette Blasenentleerung* oder *rezidivierende Harnwegsinfekte* wahrgenommen.

Erster Schritt zur erfolgreichen Therapie einer Blasenentleerungsstörung ist die korrekte Zuordnung des klinischen Syndroms. Diese erfolgt unter Berücksichtigung verschiedener Aspekte des Miktionsverhaltens durch Beantwortung der folgenden Fragen: Wie häufig und wann wird die Blase entleert? Ist die Blasenentleerung vollständig? Liegt imperativer Harndrang vor? Ist eine Harnwegsinfektion ausgeschlossen? Ist die Kontinenz erhalten?

Detrusorinstabilität und Detrusorhyperreflexie sind durch frühzeitige unphysiologische Detrusorkontraktionen während der Füllungsphase der Blase gekennzeichnet. Instabilität bezeichnet die fehlende Hemmung der Detrusoraktivität. Hyperreflexie impliziert das Vorliegen einer neurologischen Erkrankung als Ursache der Blasenentleerungsstörung. Klinische Entitäten wie ungehemmte neurogene Blase, automatische Blase oder motorisch instabile Blase sind demnach ätiologisch der Detrusorhyperreflexie zuzuordnen. Die *Läsion liegt in diesen Fällen oberhalb des Sakralmarks* und beeinträchtigt die Funktion suprasakraler inhibitorischer Projektionen zum M. detrusor vesicae. Führendes Symptom der isolierten Detrusorhyperreflexie ist der **imperative Harndrang mit Dranginkontinenz ohne Restharnbildung.** Häufigste Ursachen sind die multiple Sklerose, zerebrovaskuläre Erkrankungen, Normaldruck-Hydrozephalus, idiopathisches Parkinson-Syndrom, Traumata des Frontalhirns und des Rückenmarks sowie Frontalhirntumoren.

Die **Detrusor-Sphinkter-Dyssynergie** ist durch unwillkürliche Detrusorkontraktionen bei fehlender Relaxation des äußeren Blasensphinkters definiert. Die *Läsion liegt zwischen Sakralmark und pontinem Miktionszentrum.* Führende Symptome sind **imperativer Harndrang mit Dranginkontinenz und inkompletter Blasenentleerung.** Wegen des geringeren Blasenausgangswiderstands bei Frauen ist die Dyssynergie bei Männern öfter mit Komplikationen behaftet (insbesondere in Form aszendierender Infektionen). Häufigste Ursachen sind die multiple Sklerose, die zervikale Myelopathie, spinale Tumoren, Gefäßmalformationen und Traumata. Von der Detrusor-Sphinkter-Dyssynergie zu unterscheiden ist die seltene funktionelle Obstruktion des Blasenhalses, die mit erhöhten Restharnmengen und Gefährdung der Nierenfunktion einhergeht und die ätiologisch unklar ist.

Die **Detrusorareflexie** ist Folge einer fehlenden afferenten oder efferenten Innervation des Detrusormuskels. Isolierte afferente oder efferente Störungen treten vermutlich deshalb nicht auf, weil beide Informationen über den Parasympathicus des Beckens und das Sakralmark verschaltet sind und deshalb nicht isoliert geschädigt werden können. Klinische Zeichen der Detrusorareflexie sind **reduzierter Harndrang, Unfähigkeit zur Initiierung der Blasenentleerung** und **Überlaufinkontinenz** mit erhöhtem Blasenvolumen bis zu 2000 ml. Die *Läsion liegt auf Höhe des Sakralmarks bzw. der hier ein- und austretenden Nervenbahnen.* Ursachen sind Konus-Kauda-Läsionen durch Tumor, Trauma, lumbale Spinalkanalstenose und Bandscheibenvorfälle, Polyradikulitis einschließlich Guillain-Barré-Syndrom, Polyneuropathien bei Diabetes mellitus oder chronischer Alkoholkrankheit, Tabes dorsalis, operative Eingriffe und Radiatio im Becken sowie Myelodysplasien und das *Tethered-Cord Syndrom.*

Detrusorareflexie aufgrund sakraler Myelonläsionen findet sich auch bei 20–30% der Patienten mit multipler Sklerose. Diese haben meist deutlich erhöhte Restharnmengen, weil der Miktionsversuch zusätzlich an der fehlenden Relaxation des externen Sphinkters scheitert.

Fallgeschichte 3: Tethered-Cord-Syndrom

Eine 27-jährige Krankenschwester, die bisher immer gesund gewesen war, stellte sich bei ihrem Hausarzt vor, da sie Schwierigkeiten beim Wasserlassen bemerkt habe. Sie habe Probleme, die Blasenentleerung in Gang zu bringen, müsse verstärkt pressen und habe dann doch das Gefühl, dass die Blase noch voll sei. Zwischenzeitlich gingen immer wieder unwillkürlich kleinere Portionen Urin ab. Jetzt sei ihr auch zum ersten Mal „das große Geschäft" in die Hose gegangen. Sie sei sehr verunsichert und schäme sich, traue sich gar nicht mehr aus dem Haus und gehe auch nicht mehr zur Arbeit. Explizite Fragen das Hausarztes nach Schmerzen oder nach einem vorangegangenen Trauma verneinte die Patientin.

Bei der klinisch-neurologischen Untersuchung fand sich eine Hypästhesie der von den sakralen Segmenten versorgten Hautareale (Reithosenhypästhesie). Paresen der Beinmuskeln bestanden nicht. Der Sphinktertonus war deutlich herabgesetzt. Zum Ausschluss einer Raumforderung mit Kompression des Conus medullaris oder der Cauda equina wurde ein MRT angefertigt (Abb. 6.**17**). Dabei wurde eine Anlagestörung im lumbosakralen Spinalkanal mit Tiefstand des Conus medullaris festgestellt (Tethered Cord). Der Konus ist dorsal an der Dura adhärent und konnte daher nicht die normale entwicklungsgeschichtliche Aszension durchführen. Die hieraus resultierenden neurologischen Funktionsstörungen manifestieren sich teilweise erst im höherer Lebensalter, die Pathogenese ist letztlich unklar. Wegen der progredienten neurologischen Symptome wurde bei der jungen Frau eine operative Lösung des Konus von der Dura durchgeführt. Die neurologischen Ausfälle bildeten sich daraufhin vollständig zurück.

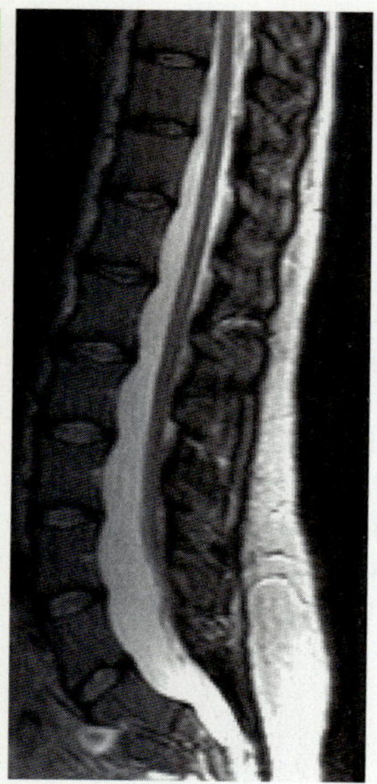

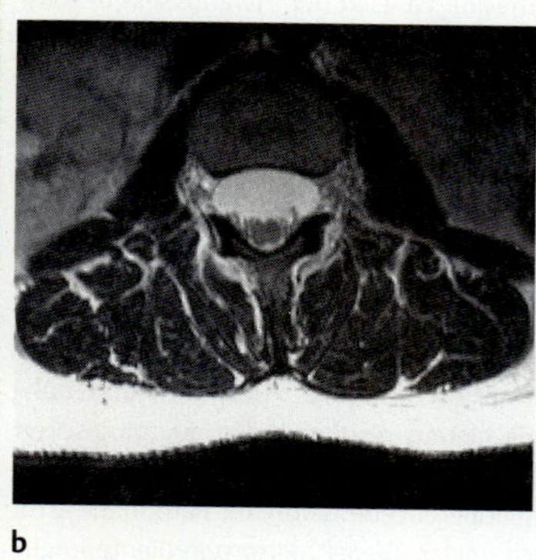

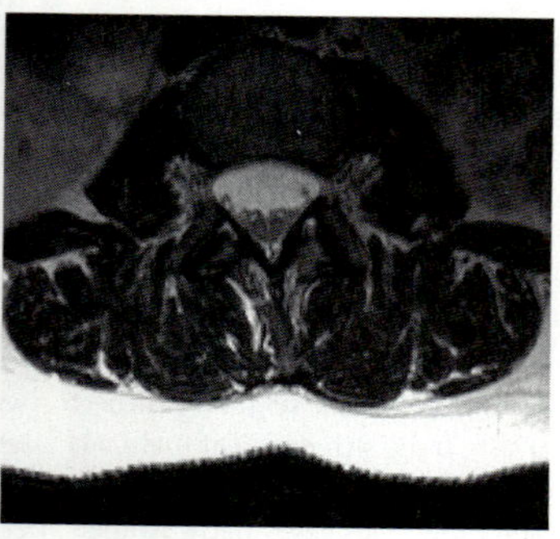

Abb. 6.**17** **Tethered-Cord-Syndrom.** **a** Sagittale T2-gewichtete Sequenz. Auffällig ist der weite lumbale Spinalkanal. Der Conus medullaris ist auf Höhe LWK 4 sichtbar und liegt dorsal der Dura an. Assoziierte Missbildungen wie ein Dermalsinus, ein Lipom oder eine Meningomyelozele waren in diesem Fall nicht nachweisbar. **b, c** T2-gewichtete Schnitte durch den Spinalkanal in Höhe BWK 12 (b) und LWK 2 (c). Auf beiden Höhen ist noch Myelon nachweisbar. Selbst auf Höhe LWK 2 ist der Durchmesser des Rückenmarks größer als derjenige der Cauda equina. Das Rückenmark ist dorsal an der Dura adhärent.

Genuine Stressinkontinenz liegt vor, wenn Stressinkontinenz ohne inadäquate Detrusoraktivität allein durch eine gestörte Innervation des externen Sphinkters zustandekommt. Die genuine Stressinkontinenz ist die häufigste Form der Blasenentleerungsstörung bei Frauen. Sie wird vor allem nach Hysterektomie und Deszensus nach zahlreichen Entbindungen beobachtet. Die Inzidenz nimmt im Alter zu. Stressinkontinenz als Symptom wird zudem bei verschiedenen Typen der neurogenen Blasenentleerungsstörung beobachtet, u. a. bei der Detrusorhyperreflexie und Detrusor-Sphinkter-Dyssynergie.

Nichtneurogene Blasenstörungen

Bei **infravesikaler Obstruktion**, die meist bei Männern infolge benigner Prostatahyperplasie auftritt, finden sich imperativer Harndrang, Pollakisurie, Nykturie, Retention und Überlaufinkontinenz.

Funktionsstörung des externen Urethrasphinkters. Bei jungen Frauen wurde als häufige Ursache einer obstruktiven Blasenentleerungsstörung mit Retention eine Funktionsstörung des externen Urethrasphinkters nachgewiesen, die durch myotoniforme Entladungen im EMG gekennzeichnet ist und eine adäquate Sphinkterrelaxation verhindert. Diese Störung ist möglicherweise eine wichtige Differenzialdiagnose zur multiplen Sklerose oder zu psychogenen Blasenentleerungsstörungen bei jungen Frauen. Die sichere Abklärung erfordert eine EMG-Untersuchung.

Enuresis. Das tägliche oder nächtliche Einnässen, das als Enuresis bezeichnet wird, ist als Einnässen ohne nachweisbare organische Läsion bei Kindern im Alter von mehr als 4 Jahren definiert. Die Enuresis ist nach dieser Definition keine neurogene Blasenstörung. Vordringlich ist der Ausschluss einer *organischen* neurogenen oder urologischen Erkrankung einschließlich Epilepsie, Spina bifida occulta und Missbildungen des Urogenitaltrakts. Die Durchführung einer 24h-EEG-Ableitung ist gegebenenfalls indiziert.

Innervation des Mastdarms

Die Funktion der Darmentleerung ist in mancher Beziehung jener der Blasenentleerung ähnlich (Abb. 6.**18**).

Bei zunehmender Füllung des Enddarms werden Dehnungsrezeptoren in der Darmwand erregt, deren Impulse über den Plexus hypogastricus inferior zum Sakralmark (S2 bis S4) und von hier aus zu höheren Kontrollzentren gelangen, wahrscheinlich im Bereich der Formatio reticularis im Pons sowie in der Hirnrinde.

Die Peristaltik im Enddarm wird durch den Parasympathicus (S2 bis S4) gefördert, der auch für die Erschlaffung des inneren Schließmuskels zuständig ist. Der Sympathicus hemmt die Peristaltik. Der äußere Schließmuskel besteht aus quergestreifter Muskulatur und untersteht der willkürlichen Kontrolle.

Die Darmentleerung wird überwiegend willkürlich durch Betätigung der Bauchpresse herbeigeführt.

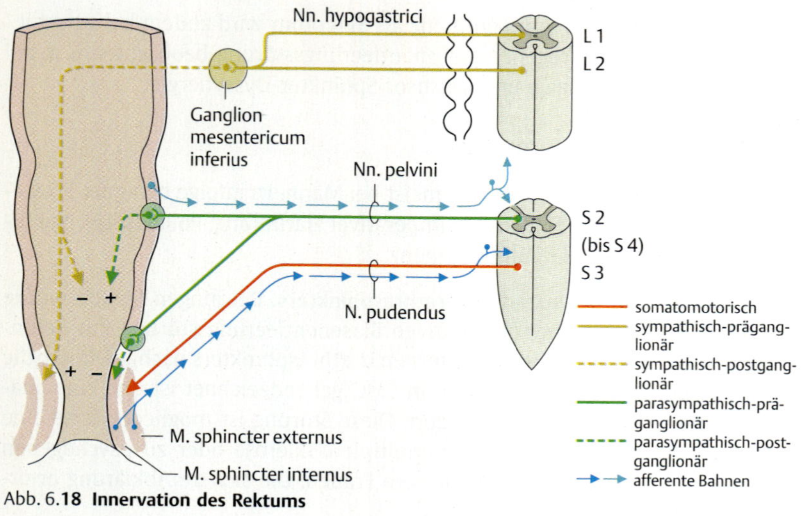

Abb. 6.**18** **Innervation des Rektums**

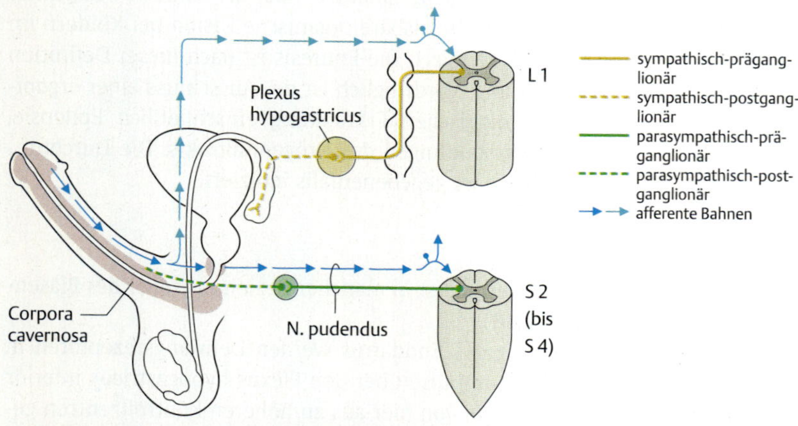

Abb. 6.**19** **Innervation des männlichen Genitales** (Erektion und Ejakulation).

Störungen der Darmentleerung

Retentio alvi. Eine Querschnittslähmung oberhalb der lumbosakralen Zentren führt zu einer Stuhlverhaltung, zur Retentio alvi. Durch die Unterbrechung der afferenten Bahnen fehlt die Information über den Füllungszustand des Darms;

infolge der Unterbrechung der deszendierenden motorischen Fasern ist die Bauchpresse beeinträchtigt. Der Sphinkterschluss ist infolge der reflektorisch bedingten spastischen Parese oft insuffizient.

Incontinentia alvi. Bei einer Läsion des Sakralmarks (S2 bis S4) fehlt der Analreflex, es kommt zu einer Incontinentia alvi und bei dünnem Stuhl zu unwillkürlichem Kotabgang.

Innervation der Genitalorgane

Efferente sympathische Fasern gelangen vom oberen Anteil des Lumbalmarks über periarterielle Nervengeflechte (Plexus hypogastricus) zu den Samenblasen, zur Prostata und zu den Samenleitern. Eine Stimulation des Plexus hat eine Ejakulation zur Folge (Abb. 6.**19**).

Der Parasympathicus aus den Segmenten S2 bis S4 bewirkt über die Nn. splanchnici pelvini (Nn. erigentes) eine Vasodilatation in den Schwellkörpern (Corpora cavernosa) der Genitalorgane. Über den N. pudendus werden der M. sphincter urethrae sowie die Mm. ischiocavernosus und bulbospongiosus innerviert. Stimulation des Parasympathicus bewirkt Erektion (Abb. 6.**19**).

Die genitalen Zentren stehen teils nerval (über retikulospinale Fasern), teils humoral unter dem Einfluss übergeordneter Zentren im Hypothalamus.

Störungen der Genitalfunktionen

Bei einer Querschnittslähmung im Thorakalbereich kommt es zur **Impotenz**. Es können dabei reflektorisch Priapismus sowie gelegentlich auch Ejakulationen auftreten. Nach Querschnittslähmungen ist eine Hodenatrophie beobachtet worden.

Bei einer Läsion im Bereich von S2 bis S4 ist Impotenz die Folge. Weder Erektion noch Ejakulation sind möglich.

Viszeraler und übertragener Schmerz

Die afferenten vegetativen Fasern sind in zahlreiche autonome viszerale Regelkreise eingebunden, die Impulse gelangen überwiegend *nicht* zu Bewusstsein.

Viszerale Schmerzen. Wahrgenommen werden jedoch diejeningen Impulse, die über den Füllungszustand der Organe infolge von Druck oder Spannung unterrichten und die Schmerz vermitteln. Diese Irritationen veranlassen eine reflektorische Anspannung (Spasmus) der glatten Muskulatur, die als Schmerz empfunden wird (Gallen- oder Nierenkoliken bei Gallen- oder Nierensteinen).

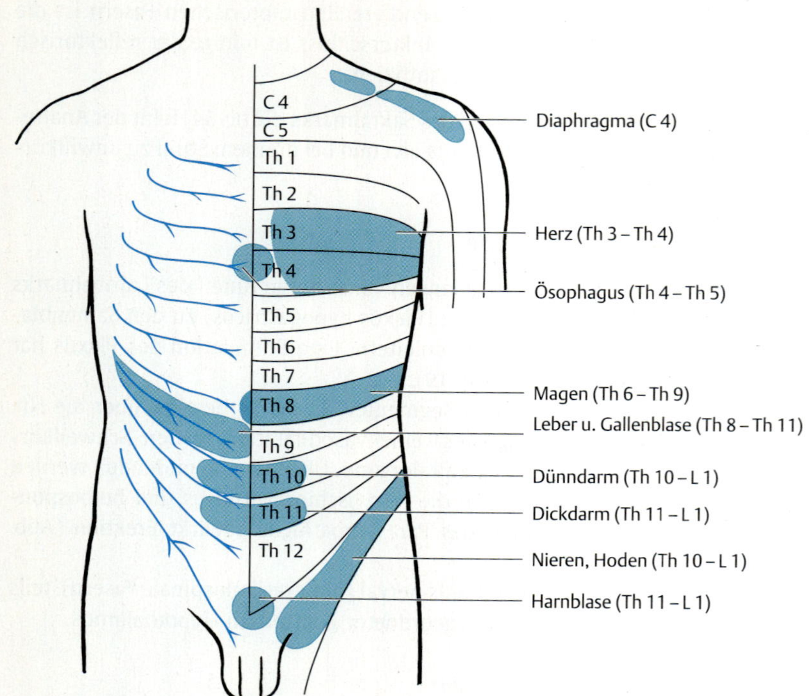

Abb. 6.**20** **Die Head-Zonen**

Auch entzündliche Anschwellungen von Organen oder Ischämien (Herzmuskel) werden als schmerzhaft empfunden.

Schmerzen, die von den inneren Organen ausgehen, sind diffus und schwer lokalisierbar. Sie werden von den Kranken oft in einen bestimmten Bereich der Körperoberfläche (Head-Zone) projiziert (Abb. 6.**20**).

Referred Pain. Die Zellkörper der afferenten vegetativen Fasern befinden sich wie diejenigen der somatischen Neurone in den Spinalganglien und treten gemeinsam mit den somatoafferenten Fasern aus den entsprechenden Myotomen und Dermatomen durch die hinteren Wurzeln in das Rückenmark ein. Es konvergieren also in einem bestimmten Segment des Hinterhorns die afferenten Fasern aus den inneren Organen mit denjenigen aus den zugehörigen Hautsegmenten. Die Erregungen aus beiden Gebieten werden dann gemeinsam von den gleichen Fasern im Tractus spinothalamicus lateralis zentralwärts geleitet (Abb. 6.**21**). Aus diesem Grund kann es passieren, dass die von viszera-

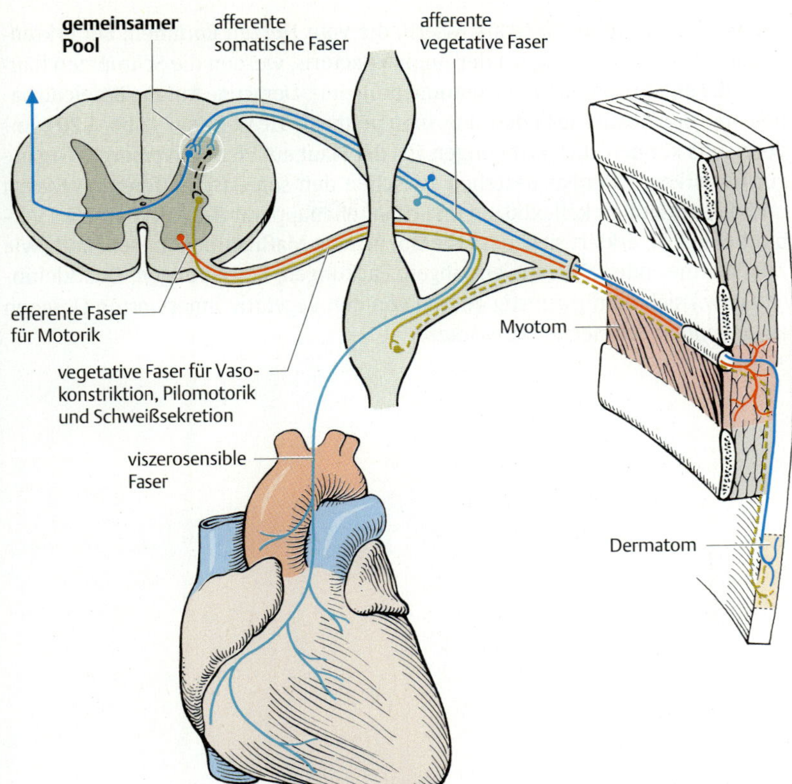

Abb. 6.**21** **Viszerokutaner Reflexbogen** mit Myotom, Dermatom und Enterotom. Viszerosensible und somatosensible Impulse konvergieren im Bereich des Hinterhorns auf ein gemeinsames Neuron, die entsprechenden Impulse werden über die gleiche Bahn zentralwärts geleitet. Afferenzen aus den inneren Organen können somit als Afferenzen aus dem zugehörigen Haut- (Dermatom) und Muskelareal „fehlgedeutet" werden → übertragener Schmerz.

len Segmenten ausgehenden Schmerzempfindungen in die zugehörigen Dermatome oder Myotome projiziert werden (Referred Pain). In diesen Dermatomen besteht auch gelegentlich eine gewisse Überempfindlichkeit. Es kann auch zu einer Bauchdeckenspannung kommen. Es gibt verschiedene Theorien über das Zustandekommen des übertragenen Schmerzes, abschließend geklärt ist seine Entstehung noch nicht.

Die oberen thorakalen Wurzelsegmente z. B. führen afferente somatische Fasern von der Haut im Bereich der linken Brust und der oberen Extremität ebenso wie afferente viszerale Fasern, die vom Herzen kommen. Bei Erkrankungen des Herzens, z. B. bei der Angina pectoris, werden die Schmerzen häufig in die entsprechenden Dermatome projiziert. Derartige kutane Bereiche haben eine diagnostische Bedeutung, man nennt sie Head-Zonen (Abb. 6.**20**). Andererseits können auch Erregungen aus der Haut auf viszeral versorgte Organe zurückwirken. Offenbar bestehen zwischen den somatisch-afferenten Fasern und den viszeralen Reflexbögen im Schaltzellenapparat des Rückenmarks Verbindungen. So erklärt sich, dass therapeutische Maßnahmen an der Haut (wie z. B. Wärme- oder Kälteanwendungen, Packungen, Einreibungen, Quaddelungen usw.) sich häufig günstig auf die von den vegetativ innervierten Organen ausgehenden Schmerzen auswirken.

7 Limbisches System

7 Limbisches System

Das limbische System setzt sich aus **neokortikalen und phylogenetisch älteren Kortexarealen** (Anteilen des Archi- und Paläokortex) sowie verschiedenen **Kerngebieten** zusammen. Archi- und Paläokortex sind durch einen vom Neokortex abweichenden Grundaufbau gekennzeichnet. Wichtige Bestandteile des limbischen Systems sind die Hippocampusformation, der Gyrus parahippocampalis mit der Area entorhinalis, der Gyrus dentatus, der Gyrus cinguli, das Corpus mamillare sowie das Corpus amgydaloideum. Die genannten Strukturen sind untereinander über den **Papez-Kreis** verbunden, besitzen aber auch ausgedehnte Verbindungen zu anderen Hirnabschnitten (Neokortex, Thalamus, Hirnstamm). Das limbische System ermöglicht somit einen Erregungsaustausch zwischen mesenzephalen, dienzephalen und neokortikalen Strukturen.

Über seine Verbindungen zum Hypothalamus und damit zum vegetativen Nervensystem ist das limbische System an der **Regulation des Trieb- und Affektverhaltens** beteiligt. Es soll im Dienste der Selbst- und Arterhaltung stehen. Die Hippocampusformation spielt darüber hinaus eine herausragende Rolle für **Lernprozesse** und das **Gedächtnis**. Läsionen der Hippocampusformation oder der mit ihr funktionell assoziierten Strukturen haben demnach ein **amnestisches Syndrom** zur Folge. In Abhängigkeit vom Läsionsort können unterschiedliche Formen von Gedächtnisstörungen auftreten.

7.1 Übersicht über den Aufbau des limbischen Systems

Als „Grand Lobe limbique" fasste Broca 1878 den Ring von Hirnwindungen zusammen, der Balken, Zwischenhirn und Basalganglien umrandet (**Limbus = Rand**) und gewissermaßen eine Übergangszone zwischen Neokortex und Hirnstamm darstellt. Diese Übergangszone besteht aus **Archikortex** (Hippocampus und Gyrus dentatus), **Paläokortex** (Cortex piriformis) und **Mesokortex** (Gyrus cinguli). Hinzugerechnet wurden ferner die Area entorhinalis und septalis, das Indusium griseum, das Corpus amygdaloideum und die Corpora mamillaria (Abb. 7.**1**). Papez stellte 1937 auf der Grundlage bereits nachgewiesener ausgedehnter Faserverbindungen zwischen den einzelnen Anteilen dieses Komplexes die Theorie auf, dass ein derartiger Erregungskreis (Papez Circuit, Abb. 7.**2**) das anatomische Substrat für Ausdrucksmechanismen, für die Affektgestaltung

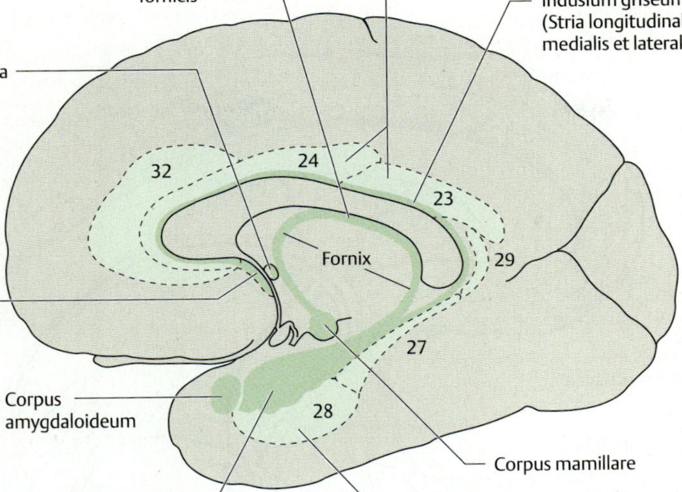

Abb. 7.1 **Der limbische Kortex**

und die den Trieben assoziierten Stimmungen darstellen könne. Diese Theorie wurde durch Untersuchungen von Klüver u. Bucy (Klüver-Bucy-Syndrom) unterstützt. MacLean führte schließlich den Begriff des limbischen Systems ein.

Heute wird dieser Begriff zunehmend hinterfragt, weil neuere Untersuchungen gezeigt haben, dass nicht nur Verbindungen der genannten Strukturen untereinander, sondern auch zu zahlreichen anderen Hirnregionen bestehen. Das limbische System ist also nicht als *geschlossenes* System aufzufassen – weder anatomisch noch funktionell. Die mit dem limbischen System assoziierten Funktionen wie Trieb- und Affektverhalten, Motivation und Antrieb sowie Lernen und Gedächtnis (s. u.) sind demnach auch nicht als alleinige Leistungen des limbischen Systems anzusehen. Sie bedürfen vielmehr eines intakten Zusammenspiels der limbischen Strukturen mit zahlreichen anderen Hirnregionen.

Ist man sich dieser Tatsache bewusst, ist gegen die Weiterverwendung des Begriffes „Limbisches System" jedoch prinzipiell nichts einzuwenden – nicht zuletzt deswegen, weil sich die ursprünglich vermuteten anatomischen Verbindungen zwischen den limbischen Strukturen bestätigt haben. Eine einheitliche alternative Terminologie hat sich zudem noch nicht herausgebildet: pathologische Veränderungen der limbischen Strukturen werden in der Klinik auch weiterhin im Zusammenhang mit dem limbischen System diskutiert.

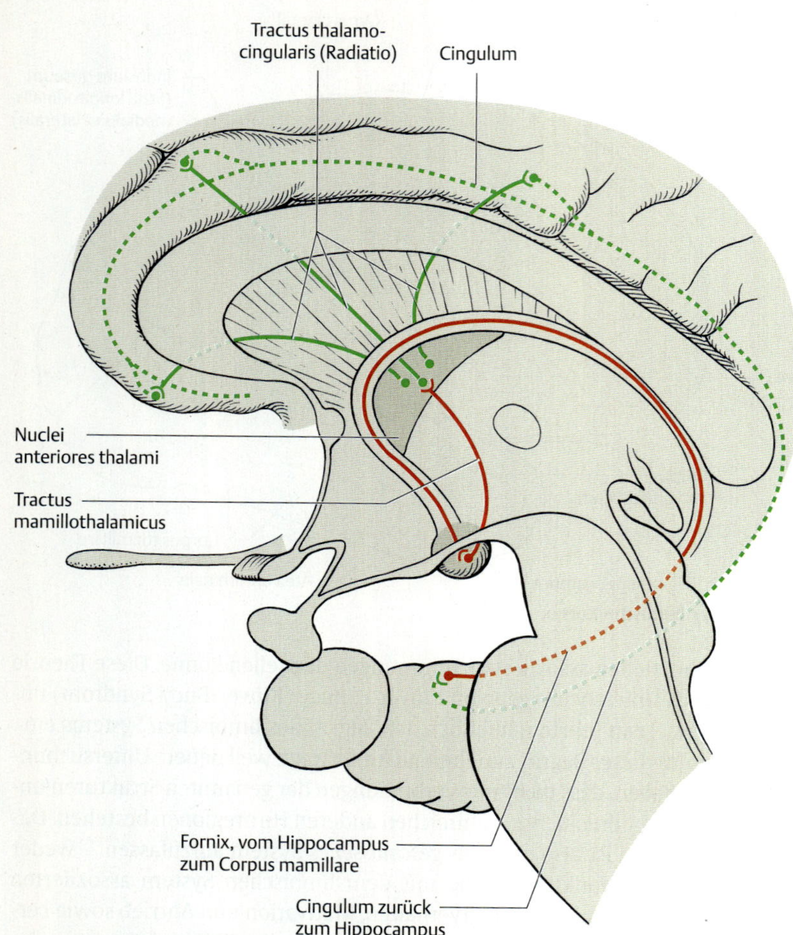

Abb. 7.2 **Papez-Kreis** (Hippocampus – Fornix – Corpus mamillare – Nucleus anterior thalami – Gyrus cinguli – Cingulum – Hippocampus).

Verbindungen der limbischen Strukturen

Papez-Kreis

Verschiedene Strukturen des limbischen Systems einschließlich des Hippocampus werden über den Papez-Kreis miteinander verknüpft, dessen prinzipielle Schaltstationen sich bestätigt haben. Allerdings sind zusätzliche Verschaltungen und Detailkenntnisse über die beteiligten Neurotransmitter hinzugekommen.

Der Papez-Kreis verläuft wie folgt: Vom *Hippocampus* (Ammonshorn) gelangen Erregungen in großem Bogen über den *Fornix* zum *Corpus mamillare*. Von diesem Kerngebiet nimmt der *Tractus mamillothalamicus* (Vicq d'Azyr-Bündel) seinen Ausgang, um im *Nucleus anterior des Thalamus* zu enden. Hier erfolgt die Umschaltung zum *Gyrus cinguli* über die *Radiatio thalamocingularis*. Vom Gyrus cinguli gelangen dann die Erregungen über das *Cingulum* zurück zum *Hippocampus*, womit der Neuronenkreis geschlossen ist (Abb. 7.**2**).

Verbindungen zu anderen Hirnabschnitten

Das Corpus mamillare nimmt in diesem System insofern eine Schlüsselstellung ein, als es das limbische System mit dem *Mittelhirn* (Gudden- und Bechterew-Kern) und der *Formatio reticularis* verbindet. Der Tractus mamillotegmentalis sowie der Pedunculus corporis mamillaris (Abb. 6.**9** und 6.**10**, S. 277 f.) bilden einen eigenen Regelkreis. Erregungen aus dem limbischen System können ferner über den Nucleus anterior thalami zum Gyrus cinguli sowie über Assoziationsfasern zum *Neokortex* gelangen. Ebenso können Erregungen vom autonomen System über den Hypothalamus und über den Nucleus medialis dorsalis des Thalamus die *orbitofrontale Rinde* erreichen.

7.2 Wichtige Bestandteile des limbischen Systems

Hippocampus

Eine zentrale Struktur des limbischen Systems ist die Hippocampusformation. Ihr Aufbau, ihre Faserverbindungen und die klinischen Veränderungen bei pathologischen Prozessen in der Hippocampusformation stellen deshalb einen Schwerpunkt der Betrachtung dar.

Mikroanatomie der Hippocampusformation

Als phylogenetisch alter Kortex (Archicortex) besteht die Rinde des Hippocampus nicht aus 6, sondern nur aus **3 Schichten** – aufgrund ihres abweichenden Aufbaus wird die Hippocampusrinde gemeinsam mit einigen anderen Rindenarealen *Allo*cortex genannt (im Gegensatz zum 6-schichtigen *Iso*cortex). Vom eigentlichen Hippocampus (*Ammonshorn, Cornu ammonis*) lässt sich der *Gyrus dentatus* (*Fascia dentata*) abgrenzen (Abb. 7.**3a** und **b**). Der dominierende Zelltyp (Prinzipalzelle) im Hippocampus ist die **Pyramidenzelle**, die sich in den

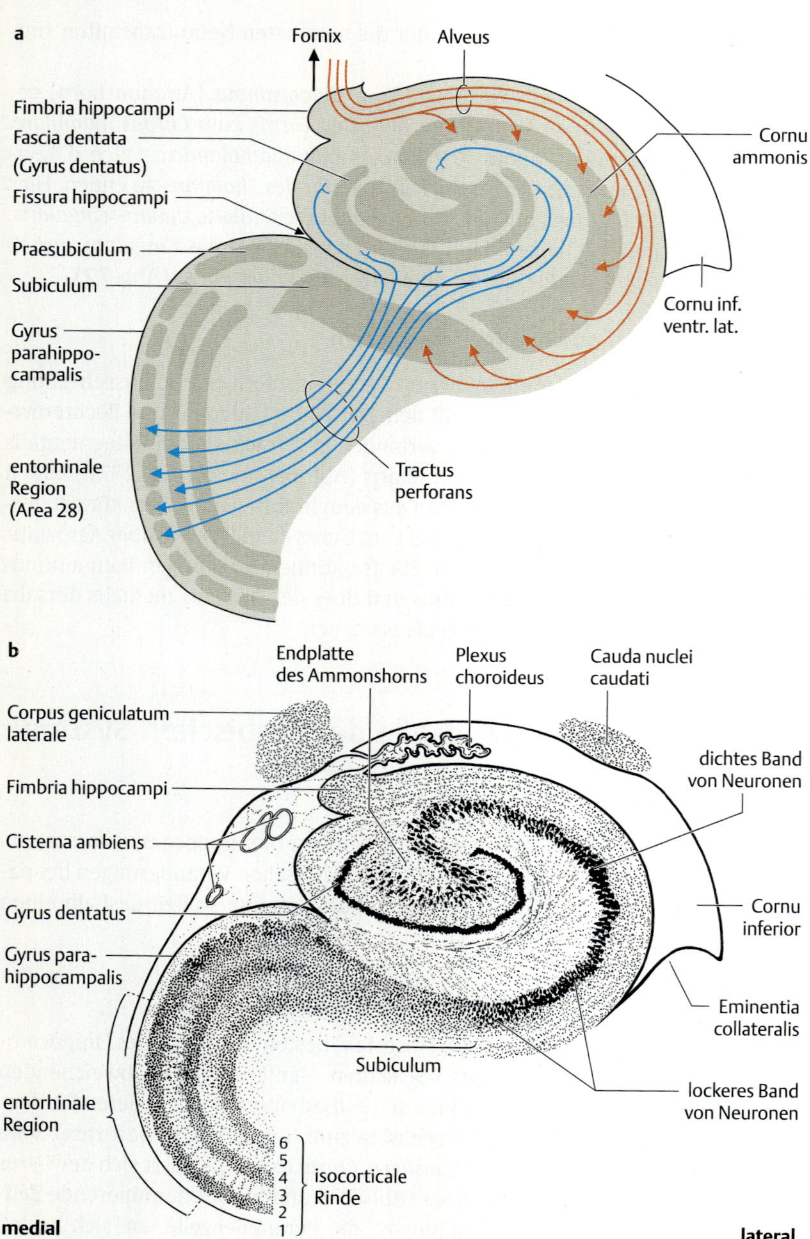
a
Fornix
Alveus
Fimbria hippocampi
Fascia dentata
(Gyrus dentatus)
Fissura hippocampi
Praesubiculum
Subiculum
Gyrus
parahippo-
campalis
entorhinale
Region
(Area 28)
Cornu
ammonis
Cornu inf.
ventr. lat.
Tractus
perforans
b
Endplatte
des Ammonshorns
Plexus
choroideus
Cauda nuclei
caudati
Corpus geniculatum
laterale
Fimbria hippocampi
Cisterna ambiens
Gyrus dentatus
Gyrus para-
hippocampalis
entorhinale
Region
dichtes Band
von Neuronen
Cornu
inferior
Eminentia
collateralis
Subiculum
lockeres Band
von Neuronen
6
5
4
3
2
1
isocorticale
Rinde
medial
lateral

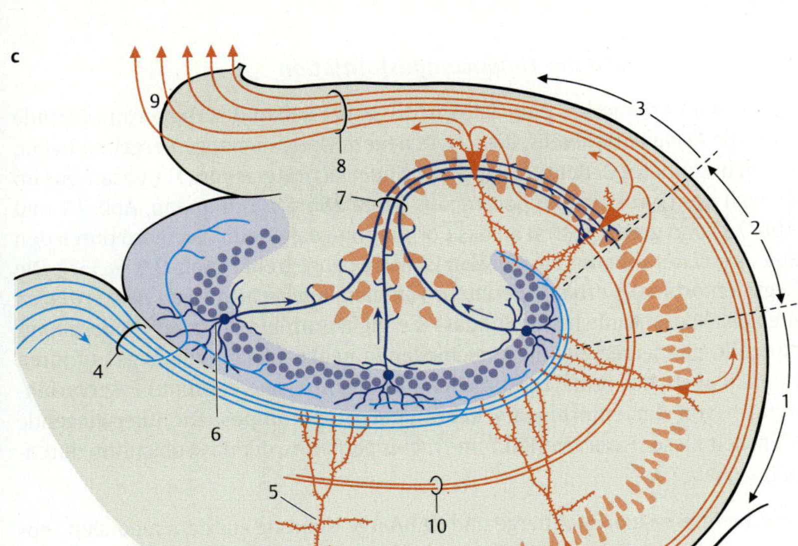

Abb 7.3 **Hippocampusformation**. **a** Hauptafferenz (Tractus perforans) und Hauptefferenz (Fornix) der Hippocampusformation. Der Tractus perforans verbindet die Regio entorhinalis mit dem Gyrus dentatus und „durchbohrt" dabei das Subiculum. **b** Zytoarchitektur der Hippocampusformation. **c** Schematische Darstellung der verschiedenen Zelltypen der Hippocampusformation und ihrer Verbindungen. **1–3** Ammonshornregionen CA1 bis CA3. **4** Tractus perforans. **5** Pyramidenzellen. **6** Körnerzellen des Gyrus dentatus. **7** Moosfasern. **8** Alveus. **9** Fimbria hippocampi. **10** Rückläufige Schaffer-Kollateralen der CA3-Pyramidenzellen, die mit den Dendriten der CA1-Pyramidenzellen Synapsen bilden. Abb. 7.**3 c** aus: Kahle, W., Frotscher, M.: Taschenatlas der Anatomie. Bd. 3, Nervensystem und Sinnesorgane. 8. Aufl., Thieme, Stuttgart 2002.

einzelnen Ammonshornregionen in ihrer Struktur unterscheidet. Es lassen sich entsprechend 3 Ammonshornregionen abgrenzen: **CA1 bis CA3** (CA = Cornu Ammonis) (Abb. 7.**3c**). Von manchen Autoren wird noch eine dem Hilus der Fascia dentata benachbarte CA4-Region abgegrenzt. Die Prinzipalzellen des Gyrus dentatus sind die **Körnerzellen**, die über ihre Axone, die Moosfasern, den Gyrus dentatus mit dem Ammonshorn (CA4/CA3) verbinden. Neben den Prinzipalzellen (Pyramidenzellen, Körnerzellen), die die Zellschichten im Hippocampus und Gyrus dentatus bilden, kommen noch **GABAerge Interneurone** vor, die nicht auf einzelne Zellschichten beschränkt sind. Neben dem hemmenden Neurotransmitter GABA enthalten diese Zellen auch unterschiedliche Neuropeptide und Calcium-bindende Proteine.

Faserverbindungen der Hippocampusformation

Entorhinale Afferenzen. Zum Allokortex gehört neben der Hippocampusrinde auch die *Regio entorhinalis*, die – wie neuere Untersuchungen ergeben haben – von besonderer Bedeutung ist. Sie befindet sich lateral vom Hippocampus im Bereich des Gyrus parahippocampalis (Area 28 nach Brodmann, Abb. 7.**1** und Abb. 7.**3**) und grenzt rostral an das Corpus amygdaloideum. Sie wird durch den Sulcus collateralis vom temporalen Isocortex abgegrenzt (Abb. 9.**9**, S. 357). Die Regio entorhinalis erhält *Afferenzen von ganz unterschiedlichen neokortikalen Arealen.* Man nimmt heute an, dass sie gleichsam ein *Tor zum Hippocampus* darstellt, der seinerseits die verschiedenen neokortikalen Eingänge auf ihren Neuheitswert hin prüft. Entsprechend gibt es massive afferente Faserverbindungen von der entorhinalen Rinde zum Hippocampus. Die überwiegende Mehrheit dieser Fasern verläuft im *Tractus perforans*, der das Subiculum durchbohrt (Abb. 7.3**a**).

Septale Afferenzen. Cholinerge und GABAerge Neurone aus dem medialen Septum und dem diagonalen Band von Broca (Area septalis, vgl. Abb. 7.**1**) projizieren in den Hippocampus, wobei die cholinerge Projektion eher diffus ist, die GABAergen Fasern aber gezielt mit hippocampalen GABAergen Neuronen Synapsen ausbilden.

Kommissurale Afferenzen. Axone der CA3-Pyramidenzellen und bestimmter Neurone in der Hilusregion des Gyrus dentatus (Mooszellen) verbinden die beiden Hippocampi untereinander und enden jeweils an den proximalen Dendritenabschnitten der Pyramiden- und Körnerzellen des kontralateralen Hippocampus.

Afferenzen aus dem Hirnstamm. Katecholaminerge Fasern aus verschiedenen Hirnstammkernen projizieren überwiegend diffus zum Hippocampus.

Erregungsausbreitung im Hippocampus

Wie erwähnt stellt die Projektion vom entorhinalen Kortex die Hauptafferenz zum Hippocampus dar. Die entorhinalen Fasern sind glutamaterg und terminieren an den distalen Dendritenabschnitten der Körner- und Pyramidenzellen. Es ist folgender **trisynaptischer Haupterregungsweg** vorgeschlagen worden (Abb. 7.**3c**): Entorhinale Rinde → Körnerzellen des Gyrus dentatus (*erste Synapse*) → Moosfasersystem → CA3-Pyramidenzellen (*zweite Synapse*) → rückläufige Schaffer-Kollateralen der CA3-Pyramidenzellaxone → CA1-Pyramidenzellen (*dritte Synapse*). In allen drei Stationen wird die Erregungsfortleitung durch GABAerge hemmende Interneurone kontrolliert, wobei die GABAergen Eingänge entweder am Zellkörper (Korbzellen), am Initialsegment der Pyramidenzellaxone (axo-axonale Zellen oder Chandelier-Zellen) oder an den Dendriten erfolgen können.

Die CA1-Neurone projizieren zum *Subiculum*, dessen efferente Fasern sich dann in der *Fimbria* bzw. im *Fornix*, der Hauptefferenz der Hippocampusformation, sammeln (Abb. 7.**3c**). Der Fornix zieht zum Corpus mamillare und stellt somit die wichtige Verbindung des Hippocampus zum Hypothalamus und damit zu einem übergeordneten vegetativen Zentrum her (Abb. 7.**2**).

Corpus amygdaloideum

Zum limbischen System zählt auch das Corpus amygdaloideum, das sich aus mehreren Anteilen zusammensetzt. Einige stehen mit dem olfaktorischen System in Verbindung, andere (die medialen und zentralen Anteile) werden zum limbischen System gerechnet. Von diesem Kerngebiet nimmt die *Stria terminalis* ihren Ursprung (Abb. 6.**9**, S. 277), die in einem großen Bogen in der Furche zwischen Nucleus caudatus und Thalamus nach vorne zieht, um sich in Höhe des Foramen interventriculare zu verzweigen. Einige Fasern ziehen *zur Area septalis*, andere *zum rostralen Anteil des Hypothalamus* und einige wenige über die Stria medullaris zum *Nucleus habenulae*. Verbindungen sollen auch zum *Mittelhirn* und insbesondere zum *Thalamus* bestehen, und zwar zum Nucleus medialis dorsalis, der zur *orbitofrontalen Rinde* projiziert. Die beiden Corpora amygdaloidea stehen außerdem untereinander in Verbindung.

Bei experimenteller Reizung des Corpus amygdaloideum werden *affektive Erregungen* beobachtet. Es kommt zu emotionalen Reaktionen wie Wut und Aggression, die von vegetativen Reaktionen (z. B. Blutdruckanstieg, Anstieg der Herz- und Atemfrequenz) begleitet werden. Die Reizung anderer Kerngebiete der Amygdala geht mit Aufmerksamkeitsänderungen, Änderungen der Nahrungsaufnahme oder des Sexualverhaltens einher.

7.3 Funktionen des limbischen Systems

Es wurde dargestellt, dass die entorhinale Rinde Impulse aus ganz unterschiedlichen Arealen des Neokortex erhält, die über den Tractus perforans weitergeleitet und im Hippocampus auf ihren Neuheitswert überprüft werden. Dies lässt vermuten, dass der Hippocampus in besonderer Weise an **Lern- und Gedächtnisprozessen** beteiligt ist. Tatsächlich haben zahlreiche klinische Befunde eine derartige Funktion des Hippocampus bestätigt.

Intakte Gedächtnisfunktionen sind aber nicht nur von der Integrität des Hippocampus selbst abhängig, sondern erfordern auch intakte Faserverbindungen des Hippocampus sowie der Amygdala zu anderen Hirnregionen. Hier (insbesondere für die Leistungen des sog. deklarativen Gedächtnisses, vgl. unten) sind vor allem folgende Bahnsysteme von Bedeutung:

- **Projektionen vom Hippocampus** über den Fornix,
  - einerseits zu den septalen Kernen,
  - andererseits zu den Corpora mamillaria und von dort aus über den Nucleus anterior des Thalamus zum Gyrus cinguli (Papez-Kreis),
- **Projektionen von den Corpora amygdaloidea** über die dorsomedialen Kerngebiete des Thalamus zum orbitofrontalen Kortex.

Gedächtnisarten und -funktionen

Kurz- und Langzeitgedächtnis. Um die für das Gedächtnis relevanten Funktionen des limbischen Systems verstehen zu können, müssen zunächst einige Grundbegriffe der Neuropsychologie erläutert werden. Einer der Gründungsväter der modernen Neuropsychologie, William James, unterschied zwischen einem **„primären Gedächtnis"** und einem **„sekundären Gedächtnis"**. Das primäre Gedächtnis bewahrt Inhalte, nachdem sie nicht mehr sensorisch präsent sind, noch kurzzeitig im Bewusstsein (**Kurzzeitgedächtnis**). Das „sekundäre Gedächtnis" ermöglicht es, frühere Ereignisse oder Zustände, die zwischenzeitlich „aus dem Bewusstsein verschwunden waren", wieder abzurufen (**Langzeitgedächtnis**). Die Differenzierung zwischen Kurz- (KZG) und Langzeitgedächtnis (LZG) stellt ein inzwischen empirisch gut belegtes Modell der Neuropsychologie dar. Beispielsweise können Erkrankungen oder Läsionen des Gehirns diese beiden Gedächtnissysteme separat beeinträchtigen. Nur die normale Funktion beider Komponenten gewährleistet normale kognitive Leistungen bei entsprechenden standardisierten Tests.

Neurales Substrat von Kurzzeit- und Langzeitgedächtnis. Schon Hebb hat in den 40er Jahren postuliert, dass den beiden skizzierten grundlegenden Formen des Gedächtnisses ein unterschiedliches neurales Substrat zugrunde liegt: das KZG wurde von Hebb als eine kreisende Erregung in einem Zellverband beschrieben, während das LZG durch strukturelle Veränderungen auf der Ebene synaptischer Verbindungen gekennzeichnet sein sollte. Voraussetzung dieser strukturellen Adaptation ist ein Prozess der Konsolidierung, der Minuten bis Stunden dauern dürfte. Spätere neuropsychologische Untersuchungen bei Patienten mit Gedächtnisstörungen legten nahe, dass dem Hippocampus eine entscheidende Rolle bei der Konsolidierung bewusster Gedächtnisinhalte zukommt.

Diagnostische Tests zur Überprüfung von KZG und LZG. Ein gebräuchliches Verfahren der Überprüfung des KZG ist folgendes: die Probanden/Patienten müssen vorgesprochene Ziffernfolgen zunehmender Länge wiederholen. Als Normalbereich gelten sieben plus/minus zwei erinnerte Ziffern. Diese Gedächtnisinhalte gehen sehr schnell wieder verloren und hinterlassen keine Spuren im LZG. Das LZG lässt sich durch eine Darbietung von Stimuli (z. B. eine Begriffsreihe oder vorgelegte Gegenstände) testen, die der Proband über ein gewisses Zeitintervall merken und dann wiedererkennen oder frei reproduzieren soll. In diesem Fall handelt es sich um einen gewollten Zugriff auf bewusste Erinnerungen.

Unterformen des LZG. Es werden zwei Komponenten des LZG unterschieden: das **episodische** und das **semantische Gedächtnis.** Das erstgenannte Subsystem bezieht sich auf Daten, die in einem spezifischen raumzeitlichen Kontext stehen, z. B. Erinnerungen an eine bestimmte Reise. Demgegenüber fasst das semantische Gedächtnis die Inhalte von Wissensgebieten wie z. B. der Medizin oder der Physik zusammen.

Anteile des LZG können darüber hinaus das Verhalten beeinflussen, ohne dass die entsprechenden Kenntnisse oder Sachverhalte dem Probanden bewusst sind. Vor diesem Hintergrund wurde die grundlegende Unterscheidung eines **expliziten bzw. deklarativen** und eines **impliziten bzw. non-deklarativen Gedächtnissystems** eingeführt. Explizite bzw. deklarative Inhalte stellen die schon beschriebenen bewussten und somit verbal kommunizierbaren Erinnerungen dar. Das implizite oder non-deklarative Gedächtnis besteht demgegenüber aus non-verbalen Erinnerungsspuren, die z. B. während einer motorischen Bewegung erlernt bzw. abgerufen werden. Zu den Leistungen des impliziten Gedächtnisses gehören darüber hinaus auch die klassische Konditionierung, wie sie Pavlow beim Hund untersucht hat, ferner perzeptuelle und kognitive Fertigkeiten als auch Priming-Effekte. Letzteres bedeutet, dass in einem anderen Zusammenhang dargebotene Information zu einem späteren Zeitpunkt effizienter verarbeitet werden kann, auch ohne dass eine bewusste Erinnerung an die vorausgegangene Situation vorliegt. Derartige Gedächtnisanteile sind sozusagen „unbewusst" abgespeichert und können nur im Vollzug entsprechender Tätigkeiten abgerufen werden. Beispiel: Man wird immer zur gleichen Zeit morgens wach, noch bevor der Wecker klingelt. Auch komplexe Muster können im impliziten Gedächtnis abgelegt werden. So konnte gezeigt werden, dass Schachspieler eine echte Spielsituation besser erinnern können als Normalpersonen, eine willkürliche Anordnung der Figuren auf dem Schachbrett aber genauso gut oder schlecht reproduzieren wie gesunde Kontrollpersonen, die kein Schach spielen. Das Gedächtnis stellt also keine funktionelle Entität dar, sondern umfasst mehrere distinkte Komponenten.

Klassifizierung der Gedächtnisarten nach Squire. Squire (1987) hat die verschiedenen Gedächtnis-Subsysteme in folgendem Schema zusammengefasst: Von den **expliziten** und **impliziten Gedächtnisstrukturen** müssen **metakognitive Leistungen** abgegrenzt werden, z. B. die Fähigkeit zur Beurteilung der eigenen Gedächtnisleistungen oder Strategien, die die Abspeicherung von Informationen bzw. den Zugriff auf Gedächtnisinhalte organisieren. Diese Leistungen werden, soweit sie Speicher- und Zugriffsprozesse betreffen, auch als **„Frontal Lobe Type Memory Functions"** bezeichnet, da sie von der Integrität des Frontalhirns abhängen dürften. Im Rahmen des Speicherungsvorgangs findet eine Verschiebung vom Konkreten zum Abstrakten hin statt. Beispielsweise kann man sich u. U. noch daran erinnern, wie die eigene Schule ungefähr aussah, ist aber nicht mehr in der Lage, alle Details zu skizzieren. Gleichzeitig werden bestimmte Aspekte der erlebten Situation verstärkt, andere eher zurückgedrängt. Die „Erinnerung" als Resultat des Speicherungsvorgangs stellt dann keine filmische Dokumentation, sondern eine subjektiv gefärbte Rekonstruktion des Vergangenen dar. Das heißt zusammengefasst, dass das LZG als dynamischer Prozess vorzustellen ist, der sich über die Jahre hinweg verändert und immer abstrakter werden kann, wobei durchaus aber auch bildhafte Elemente, die z. B. sehr wichtige Erfahrungen beinhalten, erinnert werden können.

Fallgeschichte 1: Gedächtnisstörungen nach bilateraler Resektion des medialen Temporallappens

Die beschriebenen und mittlerweile durch viele neuropsychologische Testverfahren gut charakterisierten Subsysteme des Gedächtnisses können am Beispiel des Patienten H.M. exemplarisch verdeutlicht werden. Bei Personen mit einem epileptischen Anfallsleiden, das sich durch medikamentöse Maßnahmen nicht beherrschen lässt, werden in bestimmten Fällen die vermuteten anfallsauslösenden Hirnareale chirurgisch entfernt. Häufig handelt es sich dabei um Anteile des Temporallappens. Aufgrund einer therapierefraktären Epilepsie wurde bei H.M. 1953 eine (heute obsolete) bilaterale Resektion des medialen Temporallappens durchgeführt. Nach diesem Eingriff zeigte der Patient ausgeprägte Gedächtnisstörungen, die bis heute anhalten und sich nur wenig verbessert haben: H.M. ist seit der Operation unfähig, neue Gedächtnisinhalte abzuspeichern, obwohl sein allgemeines intellektuelles Leistungsniveau, so wie es durch gängige Intelligenztests bestimmt wird, erhalten blieb. Beispielsweise wirkte der Patient auch nach dem Eingriff im Gespräch mit dem Arzt unauffällig und beantwortete Fragen nach seinem Befinden korrekt. Verließ der Arzt den Patienten und kam wenige Minuten später in das Krankenzimmer zurück, hatte H.M. inzwischen völlig vergessen, den Arzt jemals gesehen zu haben und beschwerte sich, immer wieder mit neuen Ärzten konfrontiert zu werden. Demgegenüber blieb das KZG, die Fähigkeit, Informationen bis zur Dauer etwa einer Minute zu behalten, intakt, d. h. er konnte z. B. Zahlenreihen oder Bildreihen, die er unmittelbar nach der Darbietung geordnet wiedergeben sollte, korrekt reproduzieren. Diese Daten hatte er jedoch nach kurzer Zeit wieder völlig vergessen, d. h. die Übertragung der neuen Gedächtnisinhalte vom Arbeitsspeicher (oder KZG) ins LZG war nicht mehr möglich. Auch Leistungen des nondeklarativen Gedächtnisses blieben bei H.M. erhalten. Beispielsweise zeigte er bei Aufgaben, die eine Vervollständigung von Wort- oder Bildreihen verlangen, eine ähnliche Lernleistung nach wiederholter Darbietung wie gesunde Probanden. H.M. erlernte also bestimmte Lösungsstrategien, obwohl er sich bereits nach kurzer Zeit nicht mehr bewusst war, die entsprechenden Tests je durchgeführt zu haben. H.M. war auch nach der Operation noch fähig, motorische Fertigkeiten zu erwerben. Schließlich blieben metakognitive Funktionen zumindest teilweise intakt; beispielsweise war sich H.M. bewusst, dass er Probleme mit der Gedächtnisspeicherung hatte.

Die Fallgeschichte zeigt, dass dem medialen Temporallappen für die Speicherung neuer Informationen eine entscheidende Bedeutung zukommt. Ebenso spielt er beim Abruf bereits gespeicherter Gedächtnisinhalte eine entscheidende Rolle. Der mediale Temporallappen und speziell der Hippocampus stellen dabei anscheinend eine Art Zwischen- oder Arbeitsspeicher dar, in dem explizite Gedächtnisinhalte vorübergehend lagern, bevor sie entweder in einen Langzeitspeicher überführt oder im Rahmen anderer kognitiver Leistungen weiter verarbeitet werden.

Störungen der Gedächtnisfunktionen – das amnestische Syndrom und seine Ursachen

Es wurde auf S. 320 bereits darauf verwiesen, dass die Gedächtnisfunktionen (insbesondere die deklarativen Gedächtnisleistungen) in erster Linie von der Integrität des Hippocampus sowie seiner Faserverbindungen abhängig sind. Ferner spielen Projektionen von der Amygdala zum orbitofrontalen Kortex eine wichtige Rolle.

Läsionen bzw. Erkrankungen des Gehirns, die diese gedächtnisrelevanten anatomischen Strukturen oder Schaltkreise beeinträchtigen, können ein amnestisches Syndrom hervorrufen.

Allgemeine Definition des amnestischen Syndroms. Von einem amnestischen Syndrom wird dann gesprochen, wenn bei einem Patienten ausschließlich bzw. vorherrschend die Merkfähigkeit für neue Inhalte und der Abruf von Daten, die vor Erkrankungsbeginn gespeichert wurden, beeinträchtigt sind (**anterograde** und **retrograde Amnesie**). Bei einem rein amnestischen Syndrom sind andere mentale Leistungen wie Sprache, schlussfolgerndes Denken oder Problemlöseverhalten nicht oder deutlich weniger beeinträchtigt. Auch das Kurzzeitgedächtnis, wie es zum Beispiel durch die Zahlen- oder Blockspanne erfasst wird, und das prozedurale Lernen (also das Erlernen von Handlungsabläufen) sollten weitgehend erhalten sein. Häufige Begleitphänomene eines amnestischen Syndroms sind Persönlichkeitsveränderungen oder Antriebsstörungen, z. B. im Rahmen eines Korsakoff-Syndroms oder nach bilateralen thalamischen Infarkten (vgl. Fallgeschichte 3, S. 327).

Differenzialdiagnose zum demenziellen Syndrom. Das amnestische Syndrom muss von einem demenziellen Syndrom abgegrenzt werden, wie es z. B. bei einer Alzheimer-Erkrankung auftritt. Hier kommt es über das amnestische Syndrom hinaus zu fokalen neuropsychologischen Defiziten wie einer Aphasie oder einer Agnosie. Ferner ist eine Minderung des allgemeinen intellektuellen Leistungsniveaus festzustellen, das in der Regel durch den Intelligenzquotienten (IQ) erfasst wird.

Ursachen eines amnestischen Syndroms. Gedächtnisstörungen können in Abhängigkeit von der zugrundeliegenden Erkrankung des Gehirns akut auftreten oder sich langsam-progredient entwickeln.

Mögliche Ursachen sind *Schädel-Hirn-Traumata, Blutungen, Ischämien, degenerative Prozesse* wie die Alzheimer-Erkrankung oder *metabolische Enzephalopathien* wie das Wernicke-Korsakoff-Syndrom. Eine Amnesie kann auch Folge therapeutischer Maßnahmen sein: sie kann beispielsweise nach einem neurochirurgischen Eingriff am Temporallappen (Behandlung einer pharmakoresistenten Epilepsie) auftreten oder im Anschluss an eine Elektrokrampftherapie, die bei schweren depressiven Zuständen eingesetzt wird.

Es ist gut belegt, dass eine unilaterale Schädigung der gedächtnisrelevanten Strukturen und Schaltkreise „seitenspezifische" mnestische Defizite hervorruft: Bei linksseitigen Läsionen kommt es zu einer Beeinträchtigung des verbalen Gedächtnisses, bei rechtshemisphärischer Dysfunktion hingegen zu Störungen des visuellen Gedächtnisses. Bilaterale Läsionen haben verbale *und* visuelle Gedächtniseinbußen zur Folge. Tierexperimentellen Untersuchungen zufolge führt die Unterbrechung der beiden primär gedächtnisrelevanten Bahnsysteme (vgl. S. 320) zu einer schweren und persistierenden Amnesie, im Falle einer Fehlfunktion nur eines Projektionssystems sollen leichtere oder transiente Einbußen der Gedächtnisleistungen zu beobachten sein.

Traumatisch bedingte Amnesie. Amnesien können Folge eines Schädel-Hirn-Traumas sein: man unterscheidet zwischen anterograder und retrograder Amnesie: Bei der anterograden Amnesie können die Ereignisse *nach* dem Unfall, bei der retrograden Amnesie diejenigen *vor* dem Unfall nicht erinnert werden. Diese beiden durch ihre zeitliche Beziehung zum Eintritt der zerebralen Läsion definierten Amnesieformen können unterschiedliche Zeiträume umfassen und u. U. unvollständig ausgebildet sein – es können so genannte *Erinnerungsinseln* bestehen bleiben. Im Falle der retrograden Amnesie werden meist die weiter in der Vergangenheit zurückliegenden Ereignisse besser reproduziert. Gedächtnisstörungen organischer Ursache beinhalten im Unterschied zu psychogenen Amnesien meist eine antero- und retrograde Komponente, die sich unterschiedlich rasch, manchmal sogar vollständig zurückbilden. In Abhängigkeit von der Ursache können retrograde und anterograde Amnesien von weiteren neuropsychologischen Auffälligkeiten begleitet werden.

Weitere Grunderkrankungen mit einem amnestischen Syndrom. Grundsätzlich ist bei jeder Erkrankung oder Hirnschädigung, die zu einer bilateralen Läsion gedächtnisrelevanter Strukturen führt, ein amnestisches Syndrom zu erwarten.

Folgende Konstellationen sind von besonderer klinischer Bedeutung:

- die *Herpes-Enzephalitis*, die eine Affinität zu limbischen Strukturen aufweist und in der Regel eine beidseitige Läsion des mesiobasalen Temporallappens und zingulärer Strukturen hervorruft;
- *Durchblutungsstörungen im Bereich des Thalamus*, die aufgrund von Besonderheiten der Gefäßanatomie nicht selten mit einem beidseitigen Infarkt einhergehen;
- *Blutungen bzw. Ischämien im Gebiet der septalen Kerne* nach Ruptur bzw. chirurgischer Behandlung eines Aneurysmas der A. cerebri anterior;
- *Läsionen im Bereich des Balkenspleniums* (traumatisch, ischämisch), die mit einer Schädigung der unmittelbar darunter gelegenen Crura fornices (Psalterium) einhergehen.

Drei Konstellationen sollen durch Fallberichte verdeutlicht werden:

Fallgeschichte 2: *Bilaterale Schädigung des medialen Temporallappens im Rahmen einer Virusinfektion*

Das 11-jährige Mädchen entwickelte im Verlauf von ein bis zwei Wochen zunehmende Kopfschmerzen, die von Übelkeit und Erbrechen begleitet wurden. Schließlich traten auch Verwirrtheitszustände hinzu: Das Kind fand sich phasenweise nicht einmal mehr in der elterlichen Wohnung zurecht und redete – wenn es überhaupt sprach – ohne erkennbaren Sinnzusammenhang. Der Kinderarzt überwies das Mädchen ins Krankenhaus. Bei Aufnahme war das Kind nicht in der Lage, neue Eindrücke länger als Sekunden bis Minuten im Gedächtnis zu behalten. Es lag somit eine ausgeprägte anterograde Amnesie vor. Sonstige klinisch-neurologische Ausfälle bestanden nicht. Kernspintomographisch konnten zunächst ödematöse Veränderungen im Bereich des Temporallappens und des Gyrus cinguli beidseits festgestellt werden (Abb. 7.**4**). Bei späteren Untersuchungen fanden sich zusätzlich Hämorrhagien in den genannten Regionen. Als Ursache des amnestischen Syndroms konnte serologisch eine Infektion mit dem Herpes simplex-Virus nachgewiesen werden. Unter einer antiviralen Therapie kam es zu einer langsamen Besserung der Gedächtnisstörungen. Allerdings musste das Mädchen die sechste Klasse der Realschule wiederholen.

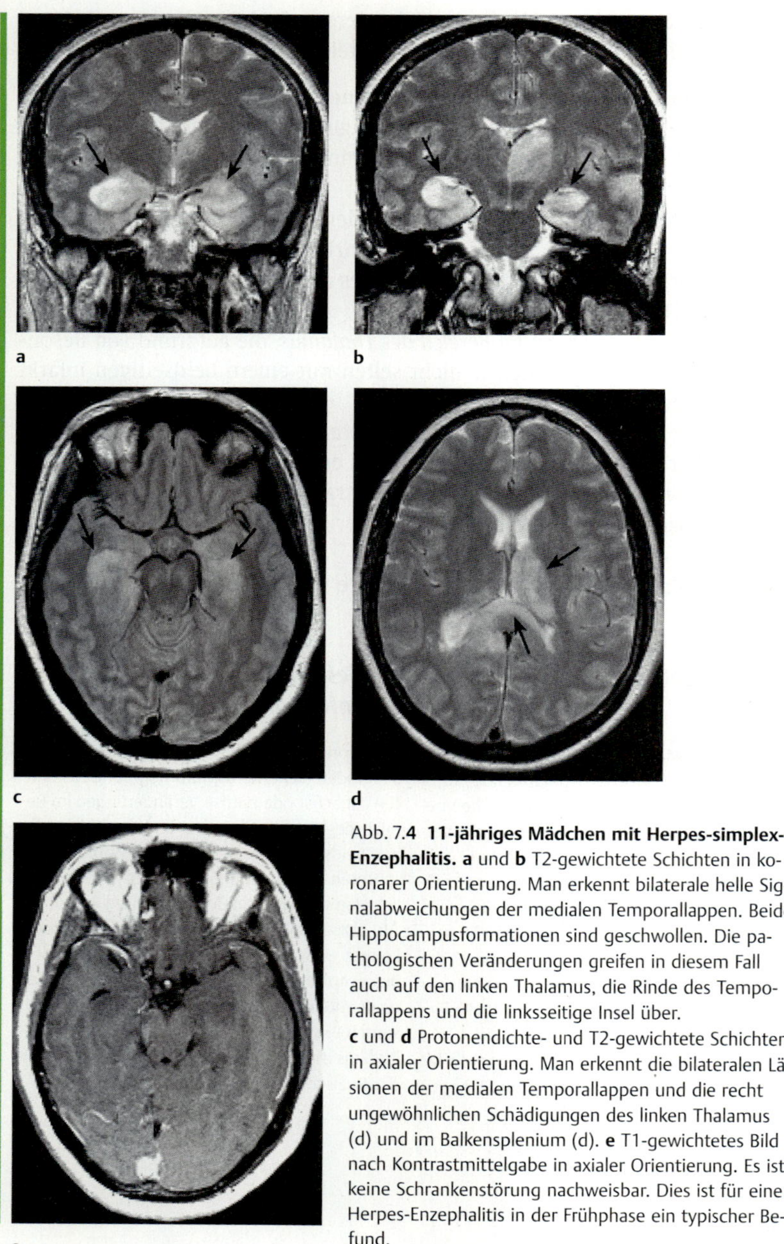

Abb. 7.4 **11-jähriges Mädchen mit Herpes-simplex-Enzephalitis. a** und **b** T2-gewichtete Schichten in koronarer Orientierung. Man erkennt bilaterale helle Signalabweichungen der medialen Temporallappen. Beide Hippocampusformationen sind geschwollen. Die pathologischen Veränderungen greifen in diesem Fall auch auf den linken Thalamus, die Rinde des Temporallappens und die linksseitige Insel über.
c und **d** Protonendichte- und T2-gewichtete Schichten in axialer Orientierung. Man erkennt die bilateralen Läsionen der medialen Temporallappen und die recht ungewöhnlichen Schädigungen des linken Thalamus (d) und im Balkensplenium (d). **e** T1-gewichtetes Bild nach Kontrastmittelgabe in axialer Orientierung. Es ist keine Schrankenstörung nachweisbar. Dies ist für eine Herpes-Enzephalitis in der Frühphase ein typischer Befund.

Fallgeschichte 3: ***Bilateraler Thalamusinfarkt***

Der 54-jährige Bürokaufmann nahm mit seiner Ehefrau an einer Feier im Freundeskreis teil. Im Anschluss an das Fest bemerkte die Frau, dass ihr Mann schläfrig und eigenartig gleichgültig war. Außerdem schien er auf einmal „vergessen" zu haben, dass es bereits spät abends war – wiederholt murmelte er Fragen wie: „Muss ich jetzt aufstehen?" vor sich hin. Einmal wollte er wissen, wo er war, obwohl er zu diesem Zeitpunkt bereits wieder bei sich zu Hause im Wohnzimmer saß. Er war nicht mehr in der Lage, sich an einzelne Situationen des Abends oder an das Fest im Ganzen zu erinnern. So war ihm beispielsweise auch nicht mehr bewusst, dass er eine Rede gehalten hatte. Zunächst führte die Ehefrau das sonderbare Verhalten ihres Ehemanns auf einen moderaten Alkoholeinfluss und auf eine sich anbahnende Erkältung zurück. Da die Auffälligkeiten jedoch am Folgetag zunahmen, brachte die Ehefrau ihren Mann in die Klinik.

Auffällig waren zu diesem Zeitpunkt die ausgesprochene Apathie und Antriebsminderung des Patienten. Er war kaum dazu zu bewegen, sich für die Untersuchung zu entkleiden oder anderen Aufforderungen nachzukommen. Auch döste er während der Untersuchung immer wieder ein. Zur Person konnte er nur kursorische Angaben machen, die zeitliche und örtliche Orientierung waren schwer gestört.

Die Kernspintomographie zeigte bilateral hyperintense Läsionen im dorso-medialen Thalamus als Zeichen einer Ischämie im Versorgungsgebiet der thalamotuberalen Arterien, die häufig aus einem unilateralen Stamm entspringen (Arterien von Percheron) (Abb. 7.**5**). Bei dem Patienten kam es zu einer relativ raschen Rückbildung der Beschwerden und er konnte bereits nach wenigen Monaten wieder seinen Beruf aufnehmen.

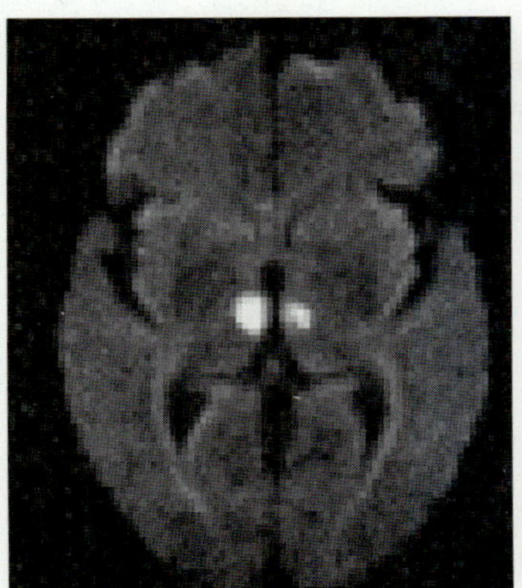

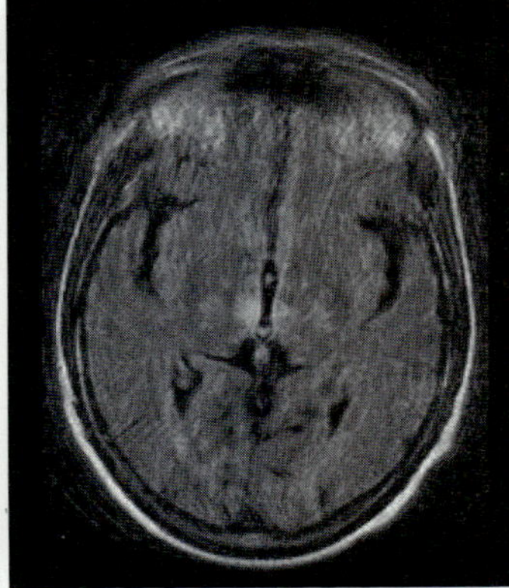

Abb. 7.**5** **Bilateraler Thalamusinfarkt. a** Diffusionsgewichtetes MRT. Man erkennt zwei helle Läsionen, die frischen Ischämien in den medialen, rostralen Abschnitten beider Thalami entsprechen. **b** T2-gewichtetes FLAIR-Bild. Die hyperintensen Infarkte sind sichtbar, jedoch wesentlich schlechter abgrenzbar als in der diffusionsgewichteten Aufnahme. Der verwirrte Patient bewegte sich während der Untersuchung. Die Messzeit einer diffusionsgewichteten Aufnahme beträgt vier Sekunden, einer T2-gewichteten Aufnahme hingegen rund 3–5 Minuten.

Fallgeschichte 4: Bilaterale Läsion der septalen Kerngebiete und des fronto-basalen Kortex

Die 61-jährige Hausfrau bereitete wie gewohnt das Mittagessen zu. Nach der Mahlzeit fiel dem Ehemann auf, dass sich seine Frau auf einmal merkwürdig benahm: Sie konnte kein zusammenhängendes Gespräch mehr mit ihm führen, wechselte ständig das Thema und fragte ihn dreimal, ob er schon seinen Mittagsschlaf gehalten habe. Seine Antworten schien sie nicht wahrzunehmen oder sofort wieder zu vergessen. Als der besorgte Ehemann sie einem kleinen Test unterzog und sie nach dem Datum fragte, konnte sie weder Wochentag noch Monat korrekt angeben. Selbst an die Jahreszahl konnte sie sich nicht mehr erinnern. Die Frau wirkte außerdem in ihrer Persönlichkeit verändert, reagierte auf freundliche Ansprache phasenweise aggressiv, im nächsten Moment vollständig desinteressiert. Außerdem habe sie – so ihr Ehemann – immer wieder in kurz aufeinander folgenden Abständen damit angefangen, Kaffee zu kochen. Sie war auch durch seine Einwände, sie hätten doch gerade erst Kaffee getrunken, nicht davon abzubringen. Sprach man sie auf ihr merkwürdiges Verhalten an und legte ihr ihre offensichtlichen Defizite dar, fragte sie stereotyp, was man denn von ihr wolle, es sei doch alles in Ordnung. Es gelang dem Ehemann nur mit Mühe, die unwillige Patientin in die Klinik zu bringen. Der aufnehmende Arzt diagnostizierte bei der Patientin ein amnestisches Syndrom, ferner eine affektive Störung mit Wechsel zwischen Aggressivität und Indolenz sowie eine fehlende Krankheitseinsicht. Schließlich wies die Patientin starke Perseverationstendenzen auf (Perseveration → zwanghaftes, ohne erkennbaren Sinn durchexerziertes Wiederholen von Handlungen): so war die Patientin nach der Untersuchung nicht davon abzubringen, sich wiederholt vor dem Spiegel die Haare zu kämmen.

Kernspintomographisch (Abb. 7.**6**) und angiographisch konnte eine Infarzierung von Balken, Fornix, Stammganglien und frontalem Kortex als Folge eines Verschlusses perforierender Arterien aus der A. communicans anterior nachgewiesen werden.

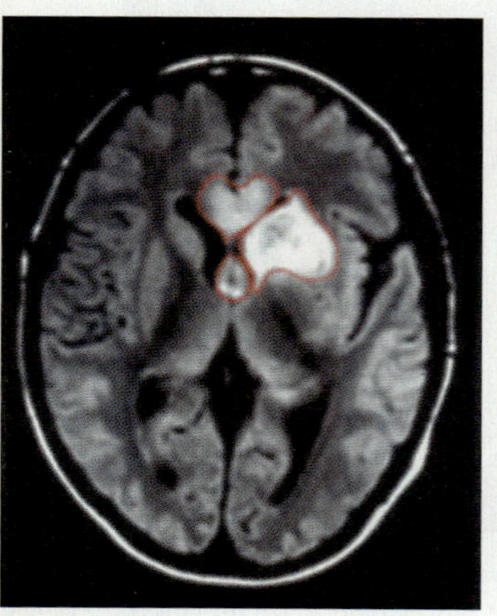

Abb. 7.**6** **Bilaterale Läsionen der septalen Kerngebiete**. Protonen-gewichtetes MRT: Man erkennt Läsionen im vorderen Abschnitt des Balkens sowie der Fornices. Zusätzlich Nachweis einer großen Läsion der Stammganglien links.

8 Basalganglien

8 Basalganglien

Die Basalganglien sind ein Teil des motorischen Systems. Hauptkerngebiete sind der **Nucleus caudatus**, das **Putamen** sowie der **Globus pallidus**, die im subkortikalen Marklager des Telencephalons gelegen sind. Durch ihre Einbindung in komplexe Schaltkreise können die Basalganglien den motorischen Kortex erregend oder hemmend beeinflussen. Sie sind auf diese Weise an **Bewegungsinitiation**, **Bewegungsmodulation** und **Regulierung des Muskeltonus** beteiligt. Läsionen der Basalganglien bzw. der mit ihnen funktionell assoziierten Kerngebiete (z. B. der Substantia nigra oder des Nucleus subthalamicus) äußern sich entsprechend durch einen Überschuss oder einen Mangel an Bewegungsimpulsen und/oder Veränderungen im Muskeltonus. Klinisch relevant ist v.a. das Parkinson-Syndrom, das durch die Symptomtrias Rigor, Akinese und Tremor gekennzeichnet ist.

8.1 Vorbemerkungen zur Terminologie

Das übergeordnete Zentrum der Motorik ist der Cortex cerebri, dessen Signale über die Pyramidenbahn an die motorischen Hirnnervenkerne und Vorderhornzellen des Rückenmarks weitergeleitet werden (**Pyramidenbahnsystem**). Daneben sind noch eine Reihe weiterer zentralnervöser Strukturen an Bewegungsinitiation und -modulation beteiligt. Herzstück dieser „akzessorischen motorischen Zentren" sind die Basalganglien, subkortikal gelegene Kerngebiete innerhalb der weißen Substanz des Telencephalons. Lange Zeit hat man dem pyramidalen System eine Art „Vorrangstellung" in der Steuerung der Motorik zugeschrieben, da es die schnellste und direkteste Verbindung zwischen Kortex und den motorischen Hirnnervenkernen bzw. Vorderhornzellen herstellt. Die übrigen an der Steuerung der Motorik beteiligten Strukturen fasste man demgegenüber zum **„extrapyramidalen System"** zusammen. Dieser Begriff ist irreführend, da pyramidales und extrapyramidales System nicht – wie es der Begriff suggeriert – zwei verschiedene motorische Systeme repräsentieren. Sie stellen vielmehr Untereinheiten *eines* gemeinsamen motorischen Systems dar und sind sowohl funktionell als auch strukturell eng miteinander verzahnt: So hat man beispielsweise ausgedehnte Verbindungen zwischen dem motorischen Kortex und dem Corpus striatum, einem zentralen Kerngebiet der Basalganglien, nachgewiesen. Der Begriff „extrapyramidales System" ist heute als überaltert anzusehen. Er soll in diesem Buch nur noch in Ausnahmefällen

Verwendung finden. Stattdessen wird von Funktionen bzw. Funktionsstörungen der Basalganglien die Rede sein.

8.2 Position der Basalganglien im motorischen System – entwicklungsgeschichtliche Betrachtung

Das Corpus striatum stellt ein wichtiges übergeordnetes Zentrum innerhalb des motorischen Systems dar. Die Funktion dieses Kerngebietes einschließlich seiner Verbindungen erschließt sich leichter, wenn man vorab kurz auf dessen Entwicklungsgeschichte eingeht:

Das älteste motorische Zentrum ist das Rückenmark sowie der primitive Apparat der Retikularformation in der Mittelhirnhaube. Darüber baut sich in der aufsteigenden Tierreihe das Paläostriatum (*Globus pallidus*) auf und schließlich, parallel mit der Entwicklung der Großhirnrinde, das bei den höheren Säugetieren und insbesondere beim Menschen größer entwickelte Neostriatum (*Ncl. caudatus und Putamen*). In dem Maße, in dem sich phylogenetisch jüngere Zentren ausbilden, geraten die phylogenetisch älteren unter deren Einfluss. Das bedeutet, dass bei den phylogenetisch älteren Tieren die älteren Zentren die normale Tonusverteilung sowie die mehr oder weniger automatischen Fortbewegungsinnervationen zu gewährleisten vermögen.

Mit der Ausbildung der Großhirnrinde geraten die phylogenetisch älteren motorischen Zentren (Paläo- und Neostriatum) immer mehr unter die Kontrolle des neuen motorischen Systems, nämlich des Pyramidenbahnsystems. Trotzdem können die meisten Säugetiere, wie z. B. die Katze, nach Entfernung der Hirnrinde noch ohne allzu große Schwierigkeiten laufen. Der Mensch dagegen ist entscheidend von einem intakten Pyramidenbahnsystem abhängig. Mit fortschreitender phylogenetischer Entwicklung kann der Ausfall jüngerer Zentren also immer weniger von den phylogenetisch älteren ausgeglichen werden. Allerdings können auch beim Menschen in einer spastisch gelähmten Extremität immer noch gewisse unwillkürliche, so genannte assoziierte Bewegungen beobachtet werden, die von älteren motorischen Zentren generiert werden.

8.3 Anatomische Gliederung der Basalganglien und ihrer Verbindungen

Kerngebiete

Unter den Basalganglien fasst man im Allgemeinen diejenigen Kernmassen *innerhalb* der weißen Substanz des Telencephalons zusammen, die aus dem Ganglienhügel des Keimlings (ventraler Anteil des Telencephalonbläschens) hervorgegangen sind und funktionell zusammengehören. Hauptkerngebiete sind der *Nucleus caudatus* (Schweifkern), das *Putamen* (Schalenkern) sowie Teile des *Globus pallidus* (Abb. 8.**1**, 8.**2**), ferner zählen entwicklungsgeschichtlich auch das *Claustrum* (Abb. 8.**5**, 8.**6**) sowie das *Corpus amygdaloideum* (Abb. 8.**1**, 8.**2**) zu den Basalganglien. Das Corpus amygdaloideum wurde bereits im Zusammenhang mit dem limbischen System besprochen (S. 319). Es hat wie das Claustrum (dessen Funktion nicht genau bekannt ist) keine direkte funktionelle Verbindung zu den Basalganglien. Beide Strukturen sollen aus diesem Grund in diesem Kapitel nicht weiter besprochen werden.

Der **Nucleus caudatus** folgt in seinem Verlauf dem Seitenventrikel und damit wie dieser der bogenförmigen Ausziehung (Rotation) des Telencephalons (vgl. S. 352). Der Kopf bildet die laterale Wand des Seitenventrikels. Das sich verjüngende Schweifende befindet sich schließlich am Dach des Unterhorns im Schläfenlappen und reicht rostral bis an das Corpus amygdaloideum heran (Abb. 8.**2**). Auf manchen Frontalschnitten (Abb. 8.**3**–8.**8**) erscheint der Nucleus caudatus daher zweimal (Abb. 8.**3** und Abb. 8.**7**), und zwar dorsal am äußeren Rand des Seitenventrikels und basal oberhalb des Unterhorns im Schläfenlappen. In ihren rostralen Anteilen gehen Nucleus caudatus und Putamen ineinander über.

Das **Putamen** umgibt schalenförmig den blassen Globus pallidus (**Pallidum**), den es rostral und kaudal überragt. Nach lateral ist das Putamen durch die Capsula externa vom Claustrum getrennt. Medial wird das Putamen durch eine dünne Faserschicht, die Lamina medullaris medialis, vom Pallidum abgegrenzt.

Da der Nucleus caudatus und das Putamen durch zahlreiche streifenförmige Zellbrücken miteinander in Verbindung stehen, haben sie den Namen **Corpus striatum** (Streifenkörper) erhalten (Abb. 8.**2**). Diese Streifung entsteht in der Entwicklung dadurch, dass die Fasern der Capsula interna durch das vormals einheitliche Basalganglion hindurchwachsen.

Globus pallidus. Das dritte Hauptkerngebiet der Basalganglien setzt sich aus ei-

Thalamus
Globus pallidus
Putamen
Nucleus caudatus
Corpus amygdaloideum

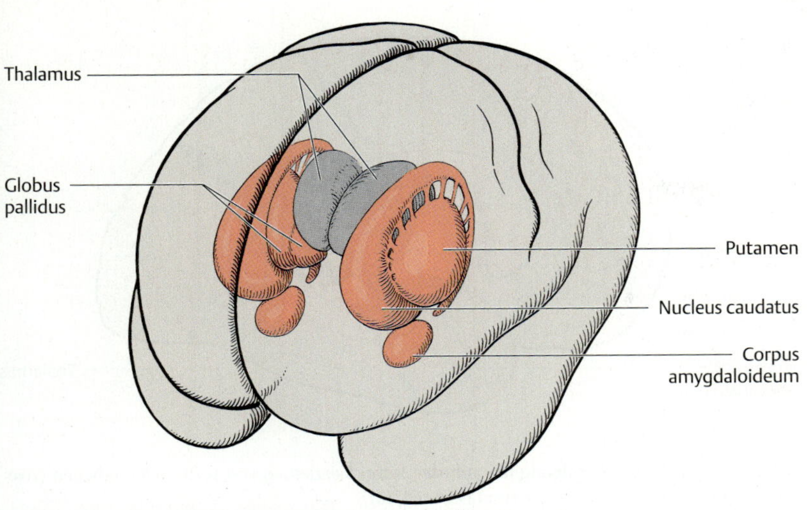

Abb. 8.1 **Ansicht der Basalganglien (rot) in ihrer Lage zueinander**

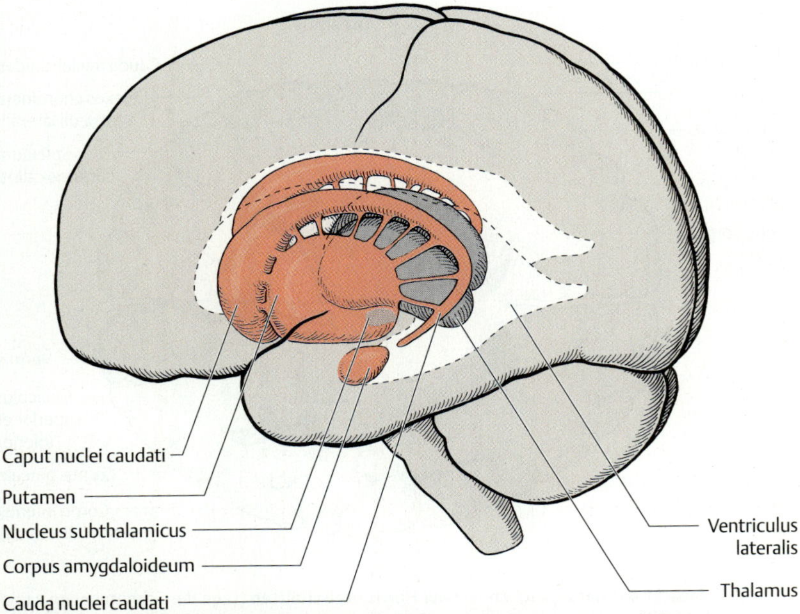

Caput nuclei caudati
Putamen
Nucleus subthalamicus
Corpus amygdaloideum
Cauda nuclei caudati
Ventriculus lateralis
Thalamus

Abb. 8.2 **Ansicht der Basalganglien von der Seite im Verhältnis zum Ventrikelsystem**

Putamen
Nucleus caudatus
X
XX
Corpus amygdaloideum
Thalamus
1
2
3
4

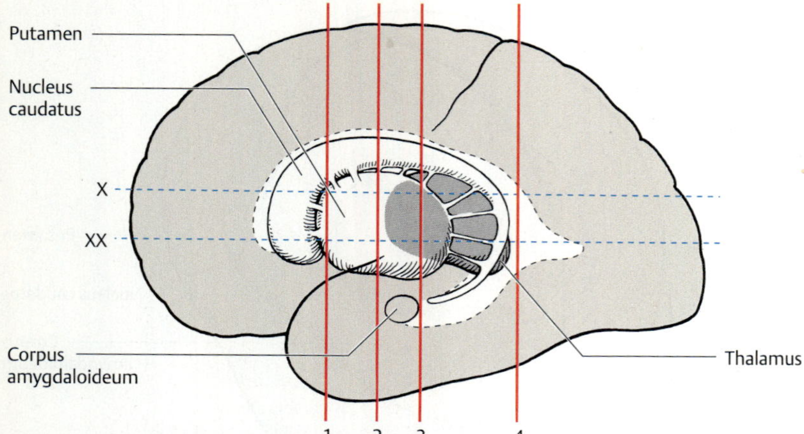

Abb. 8.**3** **Ansicht der Basalganglien von der Seite**, Skizzierung von sechs Schnittebenen (zwei Horizontalebenen, blau, und vier Frontalebenen, rot).

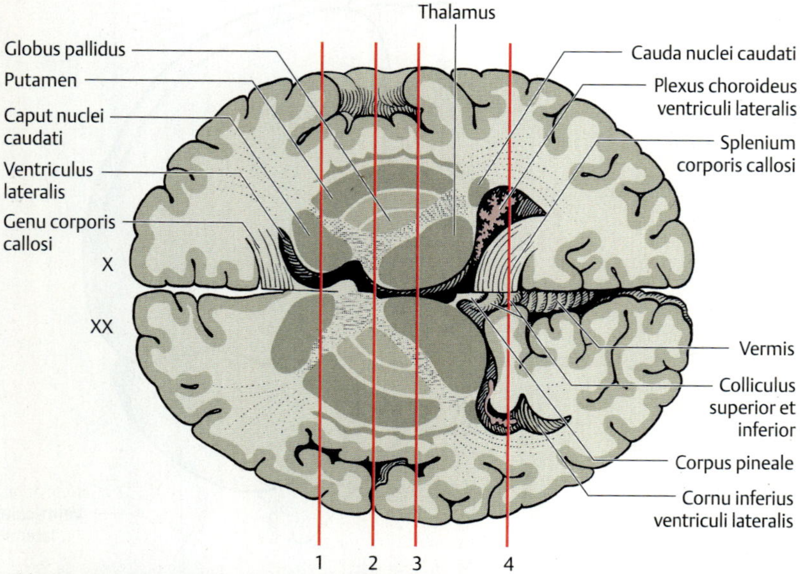

Thalamus
Globus pallidus
Putamen
Caput nuclei caudati
Ventriculus lateralis
Genu corporis callosi
X
XX
Cauda nuclei caudati
Plexus choroideus ventriculi lateralis
Splenium corporis callosi
Vermis
Colliculus superior et inferior
Corpus pineale
Cornu inferius ventriculi lateralis
1
2
3
4

Abb. 8.**4** **Ansicht der Basalganglien in zwei Horizontalschnitten** (Lage der Schnittebenen x und xx siehe Abb. 8.**3**)

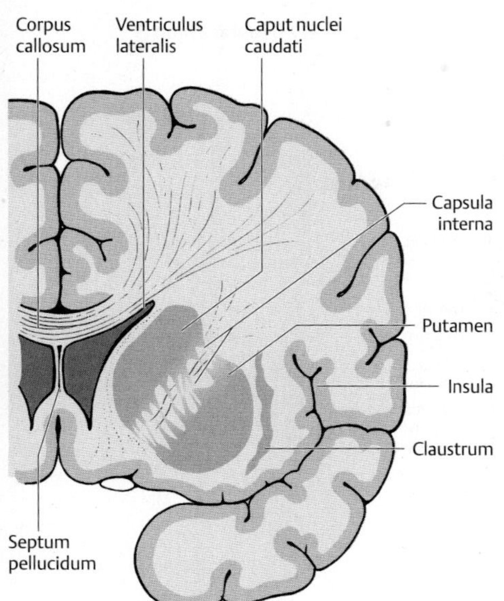

Abb. 8.**5** Ansicht der Basalganglien in vier Frontalschnitten: **Frontalschnitt 1** (Lage der Schnittebenen vgl.Abb. 8.**3** und 8.**4**)

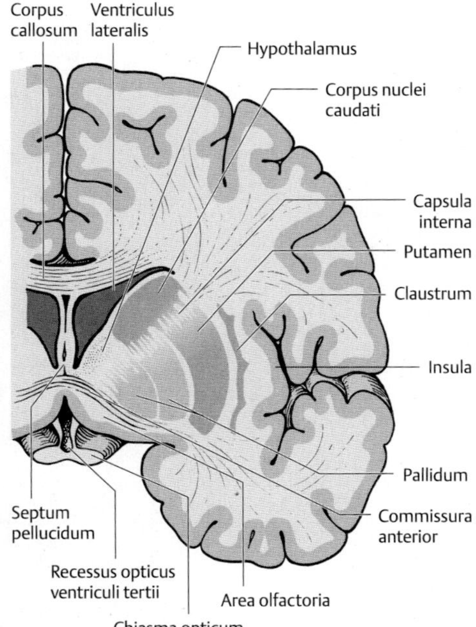

Abb. 8.**6** **Frontalschnitt 2**

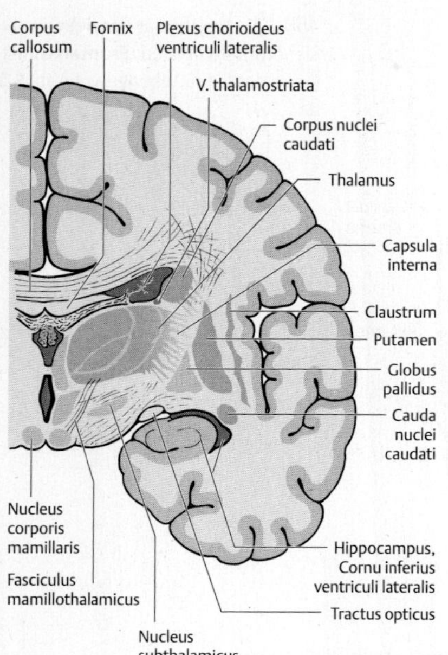

Abb. 8.**7** **Frontalschnitt 3**

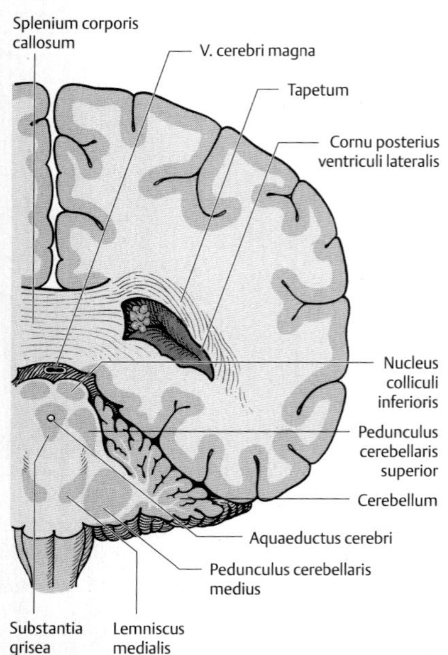

Abb. 8.**8** **Frontalschnitt 4**

nem inneren und einem äußeren Glied zusammen (Pars interna und Pars externa). Da der Globus pallidus ein phylogenetisch älteres Kerngebiet ist, wird er auch als Paläostriatum bezeichnet. Er gehört zumindest teilweise dem Diencephalon an. Putamen und Globus pallidus werden zusammen auch als **Nucleus lentiformis** (Linsenkern) bezeichnet.

Assoziierte Kerngebiete. In enger funktioneller Verbindung zu den Basalganglien stehen einige Kerne des Mesencephalons, nämlich die **Substantia nigra** (doppelläufige Verbindungen zum Corpus striatum) sowie der **Nucleus ruber**, ferner der **Nucleus subthalamicus** des Diencephalons (doppelläufige Verbindungen zum Globus pallidus). Der Globus pallidus grenzt kaudal an den rostralen Anteil (rote Zone) der Substantia nigra. Das Pallidum wie auch die Substantia nigra und der Nucleus ruber sind stark eisenhaltig. Die dunkle Färbung der Substantia nigra wird durch deren Gehalt an Melanin hervorgerufen.

Verbindungen der Basalganglien

Über die Faserverbindungen der Basalganglien untereinander sowie mit anderen Kerngebieten sind die Kenntnisse zum Teil noch lückenhaft, weshalb hier nur auf die wichtigsten afferenten sowie efferenten Bahnen eingegangen wird.

Afferente Bahnen

Afferenzen zum Corpus striatum. Das Corpus striatum erhält zahlreiche Zuflüsse von ausgedehnten Gebieten der Hirnrinde, insbesondere von den **motorischen Anteilen des Frontallappens**, also von den Feldern 4, 6 aα und 6 aβ. Diese kortikalen Afferenzen stammen von den Projektionsneuronen der Hirnrinde (Pyramidenzellen der 5. Hirnrindenschicht), sind *glutamaterg*, verlaufen *ipsilateral* und weisen eine *topische Anordnung* auf. Verbindungen vom Corpus striatum zurück zum Kortex bestehen aller Wahrscheinlichkeit nach nicht. Eine weitere Punkt-zu-Punkt-Afferenz erhält das Corpus striatum vom **Nucleus centromedianus thalami** mit wahrscheinlich bahnender Wirkung. Über diese Afferenzen werden Impulse aus dem Cerebellum und von der Formatio reticularis des Mittelhirns an das Striatum vermittelt. Aus der **Substantia nigra** stammen *dopaminerge* Afferenzen, deren Ausfall die motorischen Störungen beim Morbus Parkinson verursacht (s. u.). Schließlich ziehen noch *serotonerge* Afferenzen aus den **Raphe-Kernen** in das Striatum.

Sonstige Afferenzen. Die Hauptafferenzen zum Globus pallidus stammen vom Corpus striatum, direkte Zuflüsse von der Hirnrinde erhält dieses Kerngebiet nicht. Substantia nigra, Ncl. ruber und Ncl. subthalamicus hingegen erhalten kortikale Impulse.

Efferente Bahnen

Efferenzen des Corpus striatum. Die Hauptefferenz des Corpus striatum verläuft zum **äußeren** und **inneren Glied des Globus pallidus.** Weitere Efferenzen ziehen zur Pars compacta und zur Pars reticulata der **Substantia nigra.** Bei den Ursprungszellen der striatalen Efferenzen handelt es sich um GABAerge, Spinereiche Zellen, dem häufigsten Neuronentyp im Striatum.

Efferenzen des Globus pallidus. Das Hauptkontingent efferenter Fasern zieht zum **Thalamus**, von dem aus eine Rückkopplung zur Hirnrinde besteht.

Die **funktionelle Interpretation** der afferenten und efferenten Projektionen der Basalganglien ist nur unter Berücksichtigung der beteiligten Neurotransmitter und ihrer Rezeptoren sowie der neurologischen Ausfälle bei definierten Krankheitsbildern möglich. So ist der idiopathische M. Parkinson z. B. durch eine Degeneration der dopaminergen Neurone der Substantia nigra gekennzeichnet, die ins Corpus striatum projizieren. Anhand der klinischen Ausfälle kann auf die Funktion des nigro-striatalen Systems rückgeschlossen werden.

Einbindung der Basalganglien in übergeordnete Schaltkreise

Die Basalganglien mit ihren efferenten und afferenten Verbindungen sind Bestandteile komplexer Schaltkreise, die den motorischen Kortex erregend oder hemmend beeinflussen. Neben ihrem anatomischen Verlauf sind die Schaltkreise durch die jeweiligen Neurotransmitter bzw. Neurotransmitterrezeptoren gekennzeichnet. Einer der wichtigsten Schaltkreise führt in zwei Varianten vom Kortex über das Corpus striatum zum Globus pallidus und von dort aus über den Thalamus zurück zum Kortex (Abb. 8.**9**). Neben diesem Hauptschaltkreis existieren weitere Rückkopplungsschleifen, die in diesem Buch nicht explizit aufgeführt werden.

Kortiko-striato-pallido-thalamo-kortikale Bahn. Vom motorischen und sensorischen *Kortex* führen topographisch geordnete Projektionsbahnen zum *Striatum.* Diese benutzen den erregenden Neurotransmitter Glutamat. Vom Striatum ausgehend teilt sich der Basalganglienschaltkreis in 2 Anteile, eine direkte und eine indirekte Projektionsbahn.

Direkte Projektionsbahn. Die direkte Verbindungsbahn ist GABAerg und verläuft vom Striatum zum *internen Pallidumglied.* Diese Bahn benutzt als Ko-Transmitter Substanz P. Vom Pallidum führt sie weiter zu den glutamatergen Projektionsneuronen des *Thalamus*, die den Schaltkreis *zurück zum Kortex* schließen (Abb. **8.9**).

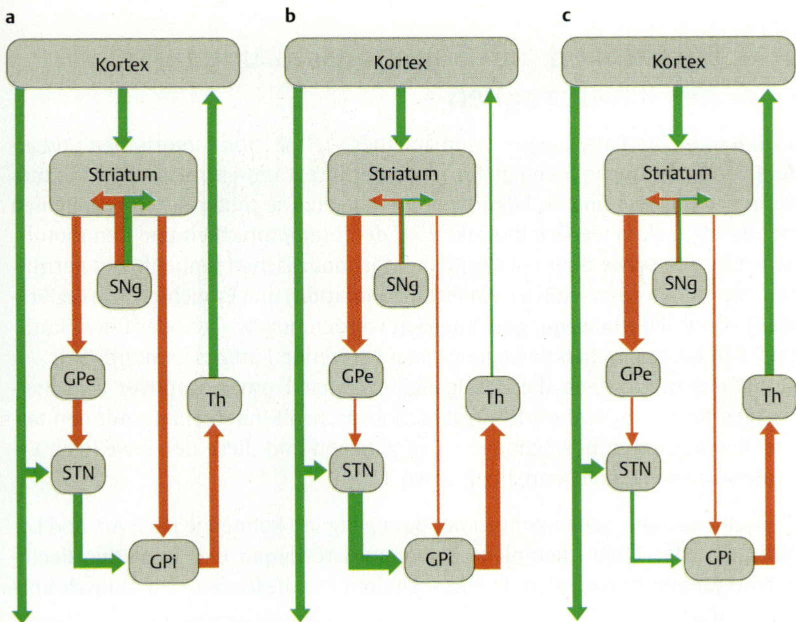

Abb. 8.**9** **Direkte und indirekte Basalganglienschleife**, Schema. **a** Ausmaß von Erregung (grün) und Hemmung (rot), Situation beim Gesunden. **GPe**, Globus pallidus externus. **STN**, Nucleus subthalamicus. **GPi**, Globus pallidus internus. **Th**, Thalamus. **SNg**, Substantia nigra. **b** Situation beim M. Parkinson. **c** Situation bei M. Parkinson und Stimulation des Ncl. subthalamicus (hemmender Impuls).

Indirekte Projektionsbahn. Die indirekte GABAerge und Enkephalin enthaltende Bahn verläuft über das Striatum zum *externen Pallidumglied*, von dort ebenfalls als GABAerge Projektion zum *Ncl. subthalamicus* und dann über eine glutamaterge Projektion zum *internen Pallidumglied.* Von dort ist die weitere Projektion identisch zur direkten Basalganglienschleife (also via *Thalamus zurück zum Kortex*) (Abb. **8.9**).

Aus der Transmitter-Zusammensetzung dieser hintereinander geschalteten Projektionen geht hervor, dass eine Stimulation der direkten Bahn erregende, die Aktivierung der indirekten Bahn hemmende Einflüsse auf den Kortex ausübt (Abb. 8.**9**). In dieses System greift die dopaminerge Projektion von der Substantia nigra (Pars compacta) zum Striatum modulierend ein.

8.4 Funktionen und Funktionsstörungen der Basalganglien

Funktionen. Die Basalganglien sind an einer Vielzahl von motorischen und affektiven Äußerungen beteiligt, ferner an der Integration sensorischer und motorischer Impulse und an kognitiven Vorgängen. Die motorischen Funktionen der Basalganglien werden indirekt über den prämotorischen und den motorischen Kortex sowie über die supplementär-motorischen Rindenfelder vermittelt. Sie dienen einerseits der Einleitung (**Initiation**) und Erleichterung (**Fazilitation) von Willkürbewegungen**, zugleich werden ungewollte oder unwillkürliche, den harmonischen Bewegungsablauf störende Einflüsse, unterdrückt.

Außerdem scheinen die Basalganglien anhand propriozeptiver Rückmeldungen Bewegungsentwürfe aus den motorischen Rindenfeldern mit den tatsächlich initiierten Bewegungen zu vergleichen und diese den jeweiligen Erfordernissen entsprechend anzupassen.

Typische Ausfälle. Schädigungen der Basalganglien können je nach Art und Lokalisation der Läsion **komplexe Bewegungsstörungen** und **kognitive Beeinträchtigungen** hervorrufen. Die Krankheiten manifestieren sich klinisch entweder durch

- einen Mangel an Bewegung (**hypokinetische Syndrome**)
- oder einen Überschuss an Bewegung (**hyperkinetische** bzw. **choreatisch-ballistische Syndrome**).
- Beide Formen gehen in der Regel mit **Veränderungen des Muskeltonus** einher.
- Muskeltonusveränderungen können auch alleiniges oder vordergründiges Symptom einer Basalganglienerkrankung sein (**dystone Syndrome**).

Ein Beispiel für eine diffuse Schädigung der Basalganglien, bei der es je nach Ausprägung und Stadium der Krankheit zu einem Mischbild all dieser Symptome kommen kann, ist der M. Wilson (vgl. Fallbeispiel 4).

Nachfolgend werden die wichtigsten Krankheiten der Basalganglien besprochen, bei denen die Läsion bevorzugt in einem bestimmten Kerngebiet liegt.

Klinische Syndrome bei Basalganglien-Läsionen

Parkinson-Syndrom

Ätiopathogenese. Beim **idiopathischen M. Parkinson** kommt es zu einer Degeneration der dopaminergen nigro-striatalen Projektion (vgl. oben). Dies hat eine verstärkte GABAerge Aktivität striataler Neurone zur Folge, wodurch die indirekte Basalganglienschleife überaktiv wird. Weitere Veränderungen betreffen den Nucleus subthalamicus, der ebenfalls eine vermehrte Aktivität zeigt und die Hemmung glutamaterger Neurone im Thalamus verstärkt. Insgesamt kommt es dadurch zu einer *Hemmung am Ausgang der Basalganglienschleife* (Abb. 8.**9b**) und folglich zu einer *Minderinnervation kortikaler Areale.*

Ein charakteristisches Kennzeichen erkrankter Neurone in der Substantia nigra sind intrazytoplasmatische Einschlusskörperchen, die sog. *Lewy-Bodies.* Ein Bestandteil dieser Einschlusskörperchen ist das α-Synuclein-Protein. Ob dieses Protein für das Zustandekommen der „sporadischen" oder „idiopathischen" Form des Parkinson-Syndroms eine wesentliche Rolle spielt, ist bislang noch unklar.

Neben dem degenerativ bedingten idiopathischen M. Parkinson gibt es **symptomatische Parkinson-Formen**, die auf eine strukturelle/entzündliche Läsion des ZNS oder toxische Einflüsse zurückgehen: so können beispielsweise Medikamente (Neuroleptika, Antiemetika, Calciumantagonisten oder Reserpin-haltige Antihypertensiva), Enzephalitiden, Durchblutungsstörungen, Intoxikationen oder Stoffwechselstörungen ein Parkinson-Syndrom hervorrufen.

Selten sind **familiäre Formen** beschrieben. Hier wurden Mutationen in verschiedenen Genen nachgewiesen, z. B.:

- in einem Gen, das für synaptische Proteine kodiert (α-Synuclein-Gen auf Chromosom 4, „Park1");
- in einem Gen mit Verwandtschaft zu Ubiquitin (Parkin-Gen auf Chromosom 6 bei juvenilen, autosomal-rezessiven Parkinson-Syndromen, „Park2");
- oder in Genen, deren Funktionen bislang nur unzureichend geklärt wurden („Park 3" auf Chromosom 2p13).
- Weitere genetische Assoziationen wurden für das Chromosom 4 (UCH-L4 und den 4p-Haplotyp) und andere Lokalisationen beschrieben.

Finden sich neben den typischen Parkinson-Symptomen zusätzliche neurologische Ausfälle, die eine Erkrankung weiterer ZNS-Strukturen nahelegen, liegt ein **Parkinson-Plus-Syndrom** vor, hinter dem sich verschiedene Erkrankungen verbergen können: So weisen z. B. eine vertikale Blickparese und ein deutlicher Nackenrigor auf ein *Steele-Richardson-Olszewsky-Syndrom* hin, das auch als „Supranuclear Palsy" (Progressive supranukleäre Lähmung) bezeichnet wird. Ausgeprägte Störungen des autonomen Nervensystems, Haltungs- (posturale-) Instabilität und Ausfälle seitens weiterer neuronaler Systeme (z. B. Pyramidenbahnzeichen) sprechen für eine Multi-System-Atrophie.

Symptomatik. Der Ausfall dopaminerger Afferenzen zum Striatum führt zu einer Bewegungsverarmung bei Willkürbewegungen (**Hypokinese**), einem dauerhaft erhöhten, wachsartigen Muskeltonus (**Rigor**) und regelmäßig oszillierenden Bewegungen um 4–6 Hz in Ruhe (**Tremor**) (Fallgeschichte **1**).

Je nachdem welche motorischen Störungen im Vordergrund stehen, unterscheidet man **drei verschiedene Typen** des Parkinson-Syndroms:

Den **akinetisch-rigiden** Parkinson-Patienten erkennt man im Frühstadium an der zunehmenden Bewegungsverarmung mit *verminderten Mitbewegungen der Arme* beim Gehen, Ausdruckslosigkeit des Gesichtes (*Hypomimie*) und der typischen, *vorneüber gebeugten Haltung*. Einige Patienten klagen in diesem Stadium über eine Steifheit der Schulter („Frozen Shoulder"), die dann in Unkenntnis der Diagnose häufig zunächst orthopädisch behandelt wird.

Beim **Äquivalenztyp** findet man zusätzlich zu diesen Symptomen den beim **Tremordominanz-Typ** ganz im Vordergrund stehenden *Ruhetremor* langsamer Frequenz, der zu Beginn der Erkrankung – wie auch die anderen Symptome – oft nur halbseitig auftritt. Phänomenologisch mutet dieser wie Pillendrehen oder Geldzählen an (Fallgeschichte **1**).

Fallgeschichte 1: *Idiopathisches Parkinson-Syndrom*

Ein 59-jähriger Bankangestellter, der am Schalter mit Barauszahlungen beschäftigt war, bemerkte beim Zählen von Geldscheinen eine verminderte Beweglichkeit seiner rechten Hand. Immer wieder zählte er mehrere Scheine gemeinsam, die von ihm ausgegebenen Endsummen waren nicht mehr korrekt. Darüber hinaus wurde seine Schrift zunehmend kleiner und unleserlich, sodass er seine Aufgaben im Kundenverkehr kaum noch wahrnehmen konnte. Wegen Schulterschmerzen und Verkrampfungen im rechen Arm wurde er unter dem Verdacht einer Schultergelenksarthrose ohne Erfolg orthopädisch behandelt. In der Folge traten ein starrer Gesichtsausdruck (Hypomimie) und ein Zittern der rechten Hand (Ruhetremor von ca. 8 Hz) hinzu. In der Familie waren anamnestisch keine Angehörigen an ähnlichen Bewegungsstörungen erkrankt.

Der Hausarzt überwies den Patienten zum Neurologen. Bei der Untersuchung fanden sich ein arm- und rechtsbetonter Rigor mit Zahnradphänomen, ein leicht vornübergebeugtes, kleinschrittiges Gangbild mit vermehrten Wendeschritten beim Umdrehen und eine verminderte Mitbewegung des rechten Armes beim Gehen. Vegetative Auffälligkeiten waren nicht zu eruieren. Der neuropsychologische Befund war normal.

An apparativen Zusatzuntersuchungen wurden eine zerebrale Computertomographie mit Kontrastmittel und ein EEG durchgeführt. Beide Untersuchungen waren unauffällig. Es wurde die Diagnose eines idiopathischen Parkinson-Syndroms vom Äquivalenz-Typ gestellt.

Unter medikamentöser Therapie mit L-Dopa und einem Dopaminagonisten verbesserte sich die Beweglichkeit des Patienten deutlich, der Rigor ließ nach, der Tremor war allerdings kaum beeinflussbar. Dennoch konnte der Bankangestellte seine Berufstätigkeit zunächst ohne wesentliche Einschränkungen fortsetzen und auch wieder an seinen alten Arbeitsplatz zurückkehren.

Etwa 4 Jahre nach Beginn der Symptomatik kam es trotz Steigerung der Medikamentendosis zu einer erneuten Zunahme der Beschwerden: die Beweglichkeit des Patienten verschlechterte sich wieder – er hatte Probleme, sich nachts im Bett umzudrehen. Zusätzlich litt er unter einer vermehrten Talgabsonderung der Haut (Seborrhoe).

Nach weiteren 2 Jahren traten unter der L-Dopa-Medikation erstmals Wirkungsschwankungen auf: Die Wirkdauer verkürzte sich und es kam intermittierend zu einem „Überschuss" an Bewegung (Dyskinesien). Präparate mit langsamerer Freisetzung des L-Dopa (sog. Retard-Präparate) und Dopaminagonisten mit längerer Halbwertszeit verminderten diese Probleme nur vorübergehend, sodass schließlich eine Stimulationselektrode stereotaktisch in den Nucleus subthalamicus implantiert wurde. Danach kam es zu einer signifikanten Rückbildung des Rigors, der Hypokinese und weniger ausgeprägt auch des Tremors. Auch nach deutlicher Reduktion der L-Dopa-Medikation blieben diese Besserungen bestehen.

Choreatisches Syndrom – Huntington-Krankheit

Ätiopathogenese. Bei dieser autosomal-dominant vererbten Erkrankung kommt es zu einer Expansion von CAG-Trinukleotiden in einem auf Chromosom 4 gelegenen Gen („Huntingtin"). Pathoanatomisch lässt sich eine Degeneration mittelgroßer, dornenbesetzter (‚spiny') enkephalinerger/GABAerger Neurone des Striatums nachweisen. Durch den Verlust dieser Neurone wird die indirekte Basalganglienschleife schon im Eingangskerngebiet gehemmt. Es resultiert eine verstärkte Inhibition des Nucleus subthalamicus und nachfolgend eine verminderte Hemmung der glutamatergen Neurone des Thalamus, die dadurch den Kortex vermehrt erregen.

Symptomatik. Klinische Zeichen der Huntington-Krankheit sind kurz dauernde, zufällig in verschiedenen Muskelgruppen auftretende, unwillkürliche Überbewegungen (sog. c**horeatische Hyperkinesen**). Zunächst versuchen die Kranken noch, die einschießenden Bewegungen mit sinnvollen Handlungen zu verbinden, sodass für Außenstehende lediglich der Eindruck einer gewissen Ungeschicklichkeit entsteht. Im weiteren Krankheitsverlauf können die Hyperkinesen jedoch immer weniger unterdrückt werden. Die Zuckungen im Gesicht gehen mit einem Grimmassieren einher. Es fällt den Patienten immer schwerer, die Extremitäten ruhig zu halten oder die Zunge länger herauszustrecken (sog. Chamäleonzunge). Ferner haben die Betroffenen zunehmende Schwierigkeiten beim Sprechen und Schlucken (Fallgeschichte 2). Die quälenden Überbewegungen nehmen bei Erregung zu und sistieren nur im Schlaf.

Späte Krankheitsstadien sind durch eine Abnahme der Hyperkinesen und eine rigorartige, manchmal auch dyston anmutende **Erhöhung des Muskeltonus** gekennzeichnet. Ferner kommt es zu einer progredienten Minderung der kognitiven Fähigkeiten im Sinne einer **Demenz** (Fallgeschichte **2**).

Fallgeschichte 2: Huntington-Syndrom

Im Alter von 34 Jahren bemerkte der angelernte Arbeiter erstmals eine Bewegungsunruhe, die er nicht steuern konnte und die wechselnd alle Körperteile betraf. Arbeitskollegen verspotteten ihn, weil er häufiger Gegenstände fallen ließ. Schließlich munkelte man, er sei alkoholkrank. Innerhalb eines Jahres entwickelte der Arbeiter zusätzlich eine Sprachstörung: er sprach zunehmend leise, undeutlich und verwaschen. Er war nicht mehr so aufmerksam wie früher, wurde in seinen täglichen Verrichtungen schwerfällig, teilnahmslos und träge und konnte sich schließlich nicht einmal mehr die einfachsten Dinge merken. Ständig vergaß er, was man ihm noch vor wenigen Minuten aufgetragen hatte. Der Arbeiter wurde entlassen und war seitdem arbeitslos. Auf Drängen seiner Ehefrau begab er sich 3 Monate später in fachärztliche Behandlung.

Anamnestisch ergab sich, dass auch der Vater des Patienten im Alter von 40 Jahren eine ähnliche Bewegungsstörung entwickelt hatte, an der er im Alter von 54 Jahren im schwerst pflegebedürftigen Zustand verstorben war. Eine Diagnose war damals nicht gestellt worden.

Neurologisch standen bei der Untersuchung die polytop auftretenden unwillkürlichen Bewegungen mit Betonung im Schultergürtelbereich und Gesicht im Vordergrund. Die Phonation war leise, etwas verwaschen und monoton. Der Schluckakt war deutlich gestört. Der Reflexstatus und die Prüfungen der Sensibilität waren unauffällig.

Eine symptomatische Ursache der Erkrankung konnte mithilfe der apparativen Zusatzdiagnostik ausgeschlossen werden. Die Kernspintomographie des Schädels (Abb. 8.**10**) zeigte eine Verschmächtigung des Caput nuclei caudati beidseits als Ausdruck einer neuronalen Atrophie in diesem Bereich. Ferner war eine das Altersmaß überschreitende globale Hirnatrophie erkennbar.

Die Diagnose eines M. Huntington wurde durch eine molekulargenetische Untersuchung gesichert: Es ließ sich eine Expansion von CAG-Trinukleotid-Repeats in einem Allel des Huntington-Gens auf 51 (normal bis max. 38) nachweisen.

Unter medikamentöser Therapie mit Neuroleptika besserte sich die Bewegungsstörung des Patienten vorübergehend. Ursächlich ist diese Besserung auf die Hemmung der dopaminergen Transmission zurückzuführen. Die Krankheitsprogression ließ sich dennoch nicht dauerhaft aufhalten: Der Patient war weiterhin arbeitsunfähig und zunehmend pflegebedürftig.

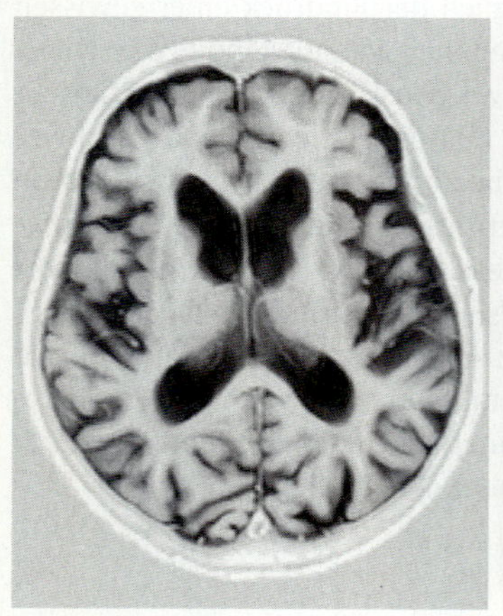

a

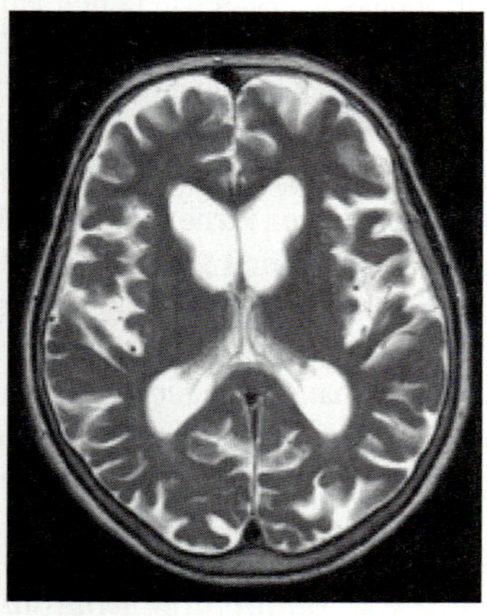

b

Abb. 8.**10** **Huntington-Erkrankung**. Abgebildet sind T1- (**a**) und T2- gewichtete (**b, c**) Aufnahmen. Die Schnittführung erfolgte axial (a, b) und koronar (c). Man erkennt neben einer globalen Hirnatrophie (Erweiterung der inneren und äußeren Liquorräume) eine Volumenminderung der Stammganglien (also von Putamen, Globus pallidus und Nucleus caudatus). Daraus resultiert eine

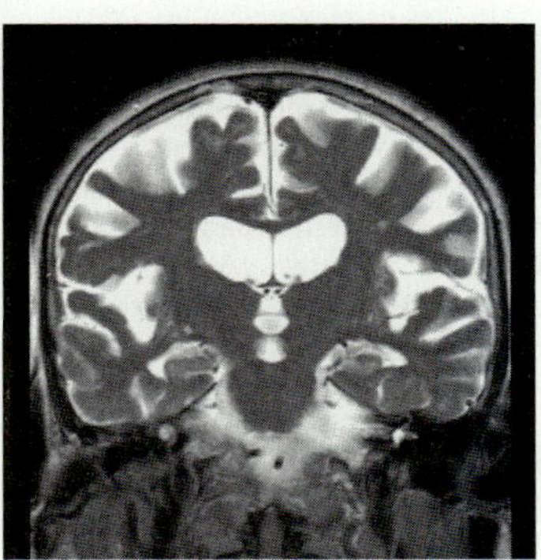

c

charakteristische Ventrikelform („kastenförmig"), die als Zeichen der Chorea Huntington gilt. Im Gegensatz zum Morbus Wilson (Abb. 8.**12**) weisen die pathologisch veränderten Stammganglien keine Signalabweichung auf.

Ballismus und Dystonien

Ballismus. Diese seltene Bewegungsstörung findet sich bei einer Läsion des Ncl. subthalamicus. Klinisch kommt es zu weit ausfahrenden, schleudernden Bewegungen vorwiegend der proximalen Extremitäten. Häufig treten sie auch einseitig als Hemiballismus in Erscheinung. (Fallgeschichte **3**).

Dystonien. Als Dystonien werden unwillkürliche, lang anhaltende Muskelkontraktionen bezeichnet, die zu bizarren Bewegungen mit Verdrehungen und Verzerrungen einzelner Körperpartien führen. Wie zahlreiche andere der bei Basalganglien-Läsionen auftretenden Bewegungsstörungen verstärken sich die Dystonien bei Aufmerksamkeit oder emotionaler Belastung. In Ruhe oder noch deutlicher im Schlaf lassen sie nach. In Dystonie-freien Intervallen ist der Muskeltonus bei passiver Durchbewegung der betroffenen Körperpartien eher vermindert.

Die Krankheit kann nur einzelne Muskelgruppen betreffen. Man spricht dann von **fokalen Dystonien**. Beim Blepharospasmus (unwillkürliches Zusammenkneifen der Augen) ist beispielsweise nur der M. orbicularis oculi betroffen, beim Torticollis die Halsmuskulatur. **Generalisierte Dystonien** können in wechselnder Ausprägung den gesamten Körper befallen, wobei die Patienten oft am meisten durch die regelhaft vorhandenen Sprach- und Schluckstörungen beeinträchtigt werden: die Patienten sprechen mit gepresster Stimme, die Wörter sind bis zur Unverständlichkeit verzerrt.

Die genaue Dysfunktion in der Basalganglienschleife ist bei den Dystonien bislang nur wenig verstanden.

Fallgeschichte 3: Hemiballismus

Ein 63 Jahre alter berenteter Maurer konnte abends beim Fernsehen auf einmal seine Bierflasche nicht mehr halten und verschüttete deren Inhalt auf dem Teppich. Als er aufstehen wollte bemerkte er plötzlich einschießende, unkontrollierbare Bewegungen des linken Armes und des linken Beines. Der Patient und seine Ehefrau waren über die schlagartig aufgetretene Bewegungsstörung sehr beunruhigt, sodass sie den Notarzt riefen, der den Mann in die Klinik brachte. Bei der Untersuchung konnte der Neurologe nach wie vor schleudernde choreatiforme Bewegungen des linken Armes und des linken Beines beobachten. Der Patient war durch diese als sehr unangenehm empfundenen unkontrollierten Überbewegungen nicht alleine geh- und stehfähig. Mehrfach wurden von ihm Gegenstände zu Boden gestoßen. Der Neurologe diagnostizierte einen Hemiballismus. Bei der erweiterten Anamnese ergab sich, dass der Patient einen arteriellen Hypertonus hatte, der medikamentös eingestellt war. Ferner bestanden ein Diabetes mellitus Typ II und eine Adipositas. Als Ursache des akut aufgetretenen Hemiballismus ließ sich eine frische Ischämie im Bereich des Ncl. subthalamicus rechts nachweisen, in Anbetracht der zahlreichen kardiovaskulären Risikofaktoren am ehesten infolge eines lakunären (mikroangiopathischen) Infarktes (Abb. 8.**11**).

Eine symptomatische Therapie mit einem Neuroleptikum führte innerhalb weniger Tage zu einer kompletten Rückbildung der Beschwerden.

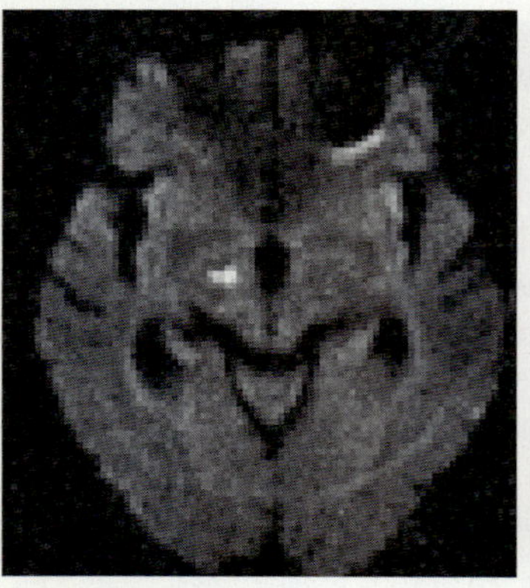

a

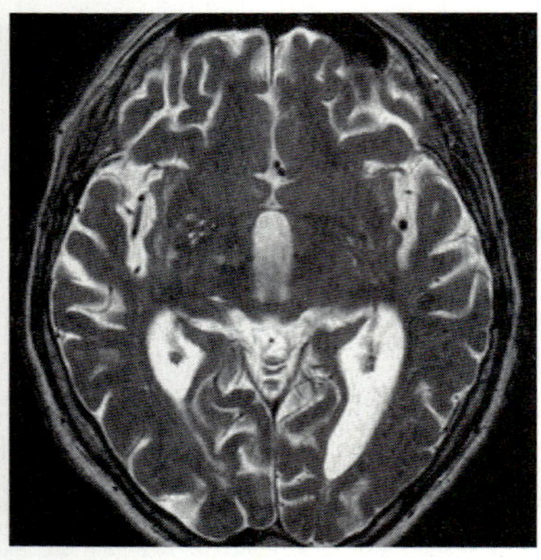

b

Abb. 8.**11** **Kleiner Infarkt im Nucleus subthalamicus rechts als Ursache eines akut aufgetretenen Hemiballismus.** In der diffusionsgewichteten Sequenz (**a**) ist die Läsion deutlich sichtbar. Die T2-gewichtete Sequenz (**b**) zeigt an gleicher Stelle ebenfalls eine Hyperintensität, die für sich allein jedoch nicht die Diagnose gestatten würde. Zusätzlich finden sich weitere helle Strukturen in den Stammganglien. Hierbei handelt es sich jedoch um dilatierte perivaskuläre Räume und keine Infarkte. Es besteht eine deutliche Hirnvolumenminderung.

Fallgeschichte 4: Morbus Wilson

Ein 17-jähriger Patient stellte sich wegen einer Ungeschicklichkeit seiner Hände vor, die schon seit 3 Jahren zunehme und ihn beruflich in seiner Ausbildung zum Elektrotechniker behindere. Schreiben könne er nur noch in Druckschrift und seit einem Jahr bestehe ein Zittern der Hände, rechts deutlicher als links, das insbesondere beim Greifen zunehme. Die Sprache sei langsamer geworden und er verspreche sich häufig.

Neurologisch fanden sich außer einer leichten Sakkadierung der Blickfolge keine Hirnnervensymptome. Die Gesichts- und Kaumuskulatur war symmetrisch ausgebildet, auffällig war jedoch eine deutliche Hypomimie. Die Sprache war langsam und schwerfällig. Es bestand ein hochfrequenter, feinschlägiger Tremor beider Hände. Das Gangbild war etwas ungelenk, das Einbeinhüpfen beidseits verplumpt und unsicher. Beim Seiltänzer- und Blindgang bestand eine Fallneigung in alle Richtungen. Die Zeigeversuche waren hingegen zielsicher. Es ließen sich eine Brady- und Dysdiadochokinese, links ausgeprägter als rechts, und eine beidseits deutliche Einschränkung der Feinmotorik der Hände als auch der Füße nachweisen. Die Muskeleigenreflexe waren seitengleich normal, Pyramidenbahnzeichen oder Störungen der Sensibilität bestanden nicht. Psychisch war der Patient unauffällig. Bei der Untersuchung mit der Spaltlampe ließ sich ein deutlicher Kayser-Fleischer-Kornealring erkennen.

Die Kernspintomographie des Gehirns (Abb. 8.**12**) ließ in den T2-gewichteten Aufnahmen deutliche, symmetrische Signalveränderungen der Stammganglien unter Mitbeteiligung der Thalami (Abb. 8.**12a, b, d**), des Mesencephalons (Abb. 8.**12c, d**) und des Kleinhirns (Abb. 8.**12d**) nachweisen: Es fand sich eine Signalanhebung im Bereich der Putamina beidseits mit lateraler Betonung, während das Pallidum beidseits dunkel zur Darstellung gelangte (Abb. 8.**12b**). Mäßiggradige Signalanhebungen bestanden auch im Ncl. caudatus, im lateralen Thalamus, im Mittelhirn mit Betonung im Bereich des Ncl. ruber (Abb. 8.**12c**) sowie im mittleren Stiel des Kleinhirns beidseits (Abb. 8.**12d**).

Anamnese, klinische Untersuchung und MRT-Befunde legten die Diagnose eines M. Wilson nahe, was schließlich durch weiterführende Untersuchungen bestätigt wurde: beim Patienten fanden sich eine deutlich erhöhte Kupferausscheidung im Urin sowie ein erniedrigter Coeruloplasminspiegel im Serum.

Die MRT-Signalanhebungen in den Stammganglien, den lateralen Thalami, dem Mesencephalon und den Kleinhirnstielen entsprechen toxischen Hirnparenchymveränderungen infolge der erhöhten Serum-Kupferkonzentration, die Signalminderungen im Globus pallidus sind dagegen wahrscheinlich durch lokale Kupferablagerungen bedingt.

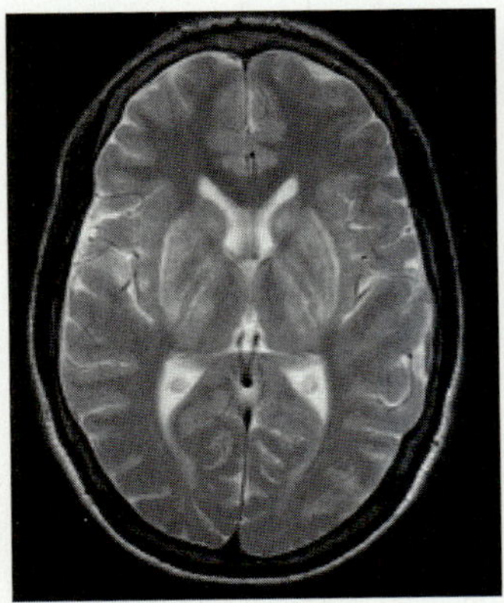

a

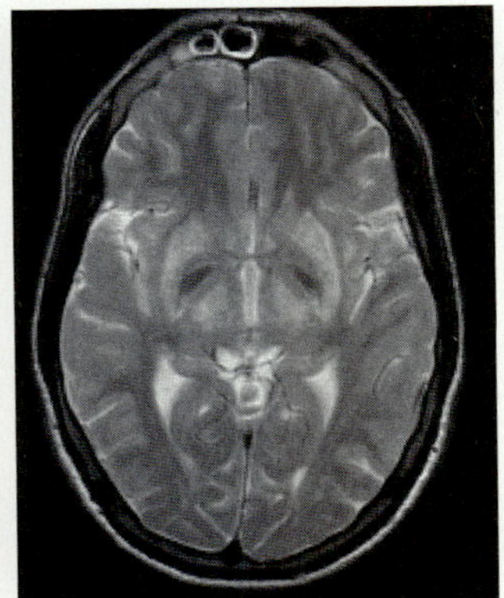

b

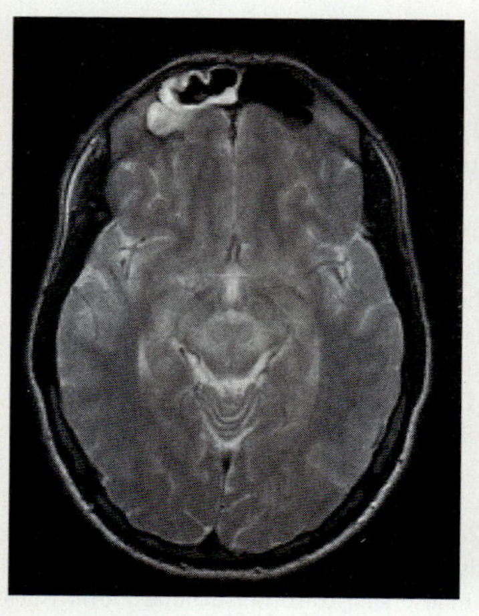

c

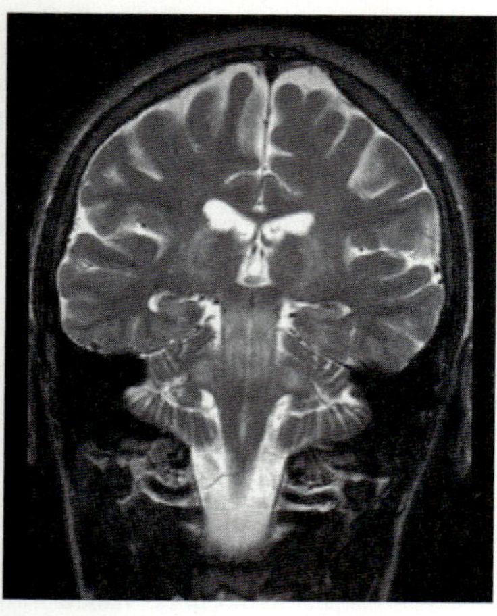

d

Abb. 8.**12** **M. Wilson.** T2-gewichtete MRT-Aufnahmen des Gehirns in axialer (a–c) und koronarer (d) Schichtung. Die Schnitte liegen auf der Höhe der Ventrikel (**a**), der Commissura anterior (**b**) sowie auf Höhe von Nucleus ruber und Substantia nigra (**c**). Die Stammganglien, der laterale Thalamus sowie die graue Substanz des Mittelhirns sind sehr viel heller als normal (hyperintens verglichen mit dem normalen Hirngewebe). Dies ist vermutlich Folge einer Parenchymschädigung durch die erhöhte Kupferkonzentration. Der innere Teil des Globus pallidus ist dagegen hypointens. Die Ursache ist möglicherweise eine lokale Kupferablagerung. Die Fasern der Commissura anterior haben ein normales Signalverhalten und lassen sich daher deutlicher abgrenzen als normal. Die koronare Schichtung (**d**) zeigt auch den Befall des Mittelhirns und der Kleinhirnstiele.

9 Großhirn

9 Großhirn

Das Großhirn gliedert sich makroskopisch in die **Hirnrinde**, das **subkortikale Marklager** und die **Basalganglien**, die bereits im Kapitel 8 besprochen wurden. Die makroskopische Struktur des Großhirns ist v. a. aus der Entwicklung heraus verstehbar. Besonders eindrucksvoll ist die immense Volumenzunahme der Hirnrinde, die mit einer Faltung der Hirnoberfläche einhergeht. Einzelne Hirnrindengebiete stehen durch vielfältige Faserverbindungen untereinander und mit tiefer liegenden Strukturen des zentralen Nervensystems in Verbindung. Diese Faserverbindungen bilden das subkortikale Marklager.

Histologisch ist der überwiegende Anteil der **Hirnrinde** durch einen **6-schichtigen Grundaufbau** gekennzeichnet, dessen Mikroarchitektur in verschiedenen Kortexabschnitten variiert. Die variablen Schichtmuster ermöglichen die Abgrenzung verschiedener **zytoarchitektonischer Rindenfelder**. Hieraus hat sich schon früh die Frage ergeben, ob dem spezifischen histologischen Aufbau eines Hirnrindenareals spezifische Funktionen entsprechen. Konkrete Funktionszuweisungen konnten für die so genannten **primären Rindenfelder** erbracht werden. Der mit Abstand größte Teil der Großhirnrinde steht jedoch im Dienste der Informationsintegration (**Assoziationskortex**). Insbesondere höhere kortikale Leistungen wie die Sprache lassen sich nicht an einem Ort des Kortex lokalisieren, sondern bedürfen eines komplexen Zusammenspiels mehrerer Hirnareale.

Mit den heute zur Verfügung stehenden Methoden sind Hirnfunktionen nur begrenzt anatomisch lokalisierbar. Darüber hinaus ist die Hirnrinde zu funktioneller und struktureller Plastizität fähig.

9.1 Entwicklung

Das Großhirn oder Endhirn (Telencephalon) entwickelt sich mit den paarigen Telencephalonbläschen aus dem vordersten Abschnitt des Neuralrohres, dem **Prosencephalon**. Das enorme Wachstum der beiden Telencephalonbläschen führt dazu, dass der Hirnstamm wie von einem Mantel (Pallium) vom Endhirn überzogen und der liquorgefüllte zentrale Hohlraum des Neuralrohres in charakteristischer Weise zu den Seitenventrikeln mit den verschiedenen Abschnitten ausgezogen wird. Die **halbkreisförmige Ausziehung** des Telencephalons (Abb. 9.**1**) und der Seitenventrikel erfasst auch die sich entwickelnden Faserprojektionen, den Fornix und den Balken, die große Faserbrücke zwischen den beiden Hemisphären. Diese Beispiele belegen, dass der Aufbau des Telencephalons am besten aus der Entwicklung verstanden werden kann.

Evolution des Endhirns. Das Neuralrohr kann im Bereich des Telencephalonbläschens wie in anderen ZNS-Abschnitten in eine Pars dorsalis und eine Pars ventralis unterteilt werden. Aus der **Pars ventralis** entsteht medial die *Septumregion*, lateral das *Basalganglion*, von dem sich der mächtige Schweifkern, der Nucleus caudatus, sowie das Putamen, das Claustrum und das Corpus amygdaloideum herleiten. Die aus der **Pars dorsalis** hervorgegangene Hirnrinde differenziert sich im Laufe der phylogenetischen Entwicklung in den lateral gelegenen **Paleocortex**, dem ältesten Hirnrindenabschnitt, und den medial gelegenen jüngeren **Archicortex.** Diese räumliche Anordnung von Paleocortex und Archicortex ist bei den Amphibien noch in dieser Art vorhanden. Bei den Reptilien entsteht lateral, zwischen Paleocortex und Archicortex, der **Neocortex**, der bei Organismen höherer Entwicklungsstufen enorm zunimmt und Paleocortex und Archicortex weit auseinander drängt. Im Ergebnis wird der Paleocortex beim Menschen ganz nach basal verlagert und repräsentiert dort verschiedene Anteile des phylogenetisch alten *olfaktorischen Systems* (Bulbus olfactorius, Tractus olfactorius, Trigonum olfactorium, Substantia perforata anterior, Stria olfactoria lateralis, vgl. S. 129 f.). Der Archicortex wird ganz nach medial verlagert, bedingt durch das halbkreisförmige Wachstum des Telencephalonbläschens gelangt die Masse des Archicortex zudem in das Unterhorn des Seitenventrikels und bildet dort die mächtige *Hippocampusformation.* Lediglich mediodorsal auf dem Balken verbleibt eine dünne Lage archikortikalen Gewebes als *Indusium griseum* mit den Striae longitudinales mediales et laterales erhalten. Der weitaus überwiegende Teil der Hirnrinde beim Menschen ist neokortikaler Herkunft (Abb. 9.**2**).

Inside-out-Schichtung der Hirnrinde. Wie in allen Abschnitten des ZNS werden auch die Zellen der Hirnrinde ventrikelnah in der **Ventrikularzone** gebildet. Die am frühesten gebildeten Zellen bilden die so genannte **Preplate**, die sich später in die **Marginalzone** und die **Subplate** unterteilt. Zwischen Marginalzone und Subplate entwickelt sich die eigentliche **kortikale Platte**, aus der die 6-schichtige Hirnrinde entsteht. Die zuerst entstandenen Neurone bilden die tiefen Hirnrindenschichten (Schicht 5 und 6), später gebildete Neurone wandern in die oberflächlichen Schichten aus. Später gebildete Neurone müssen also an ihren Vorläuferzellen vorbeiziehen, um zu den pianah gelegenen Hirnrindenschichten zu gelangen (Abb. 9.**3**). Auf ihrem Weg von der Ventrikularzone zur kortikalen Platte wandern sie entlang radial angeordneter Gliafasern (*Radialglia*). Es ist kürzlich vorgeschlagen worden, die Hirnrindenschichten in der Rei-

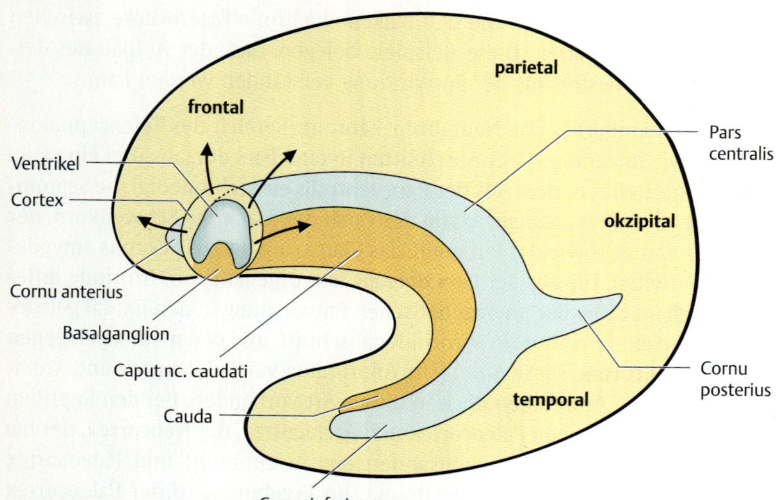

Abb. 9.1 **Ontogenetische Entwicklung der Hirnrinde.** Seitenansicht eines frühen und eines späten Entwicklungsstadiums des Telencephalons. Durch das massive bogenförmige Wachstum (Pfeile) des Telencephalonbläschens kommt es zur bogenförmigen Ausziehung der Hirnrinde (gelb), des Ventrikels (blau) und des Basalganglions (orange).

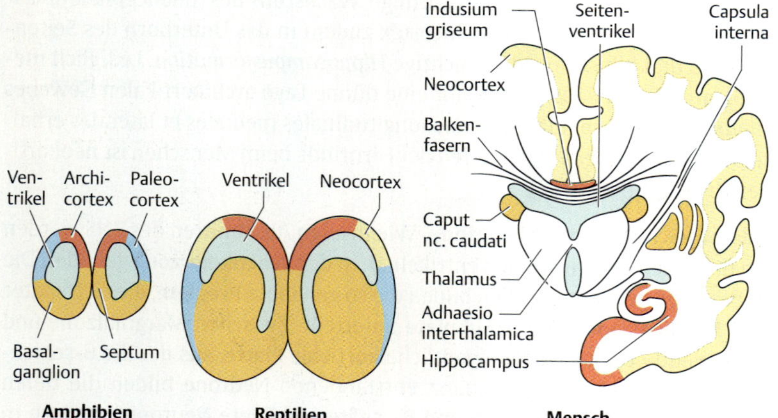

Abb. 9.2 **Phylogenetische Entwicklung der Hirnrinde (Frontalschnitte).** Zwischen Archicortex (rot) und Paleocortex (blau) entsteht der Neocortex (gelb), der expansiv wächst und beim Menschen den Paleocortex ganz nach basal (Riechhirn, nicht angeschnitten) und den Archicortex ganz nach medial auf den Balken verlagert (Indusium griseum). Die basale Lage der Hippocampusformation (Archicortex) am Boden des Unterhorns des Seitenventrikels kommt durch das bogenförmige Wachstum des Telencephalons zustande (vgl. Abb. 9.1).

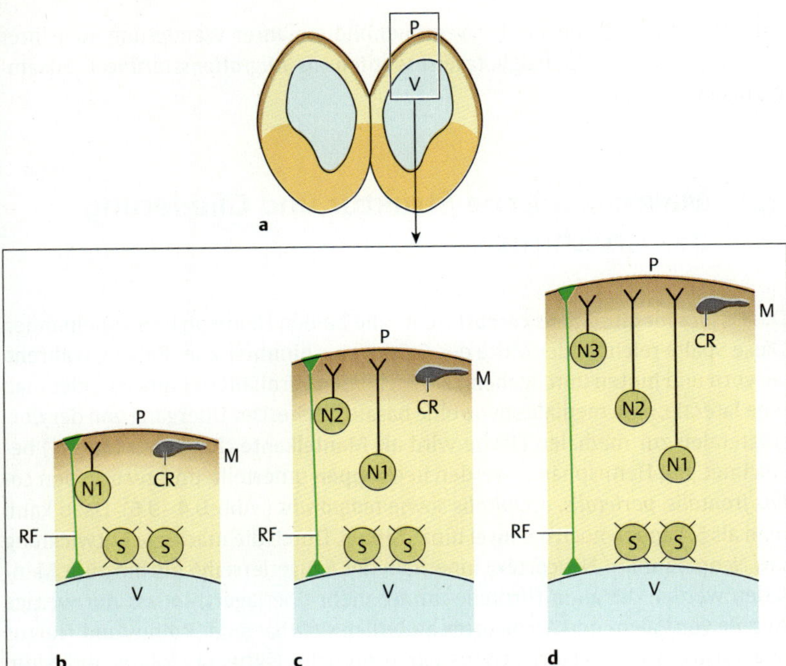

Abb. 9.3 **Entstehung der Inside-out-Schichtung der Hirnrinde.** Die zuerst gebildeten Neurone formieren sich zur sog. Preplate, die sich bald in die Marginalzone (M) mit Cajal-Retzius-Zellen (CR) und die „Subplate" mit Subplateneuronen (S) aufspaltet. In den Spaltraum lagern sich die Neurone der kortikalen Platte ab (N1–N3). Früh gebildete Neurone (N1) wandern von der Umgebung des Ventrikels (V) aus entlang von Radialgliafortsätzen (RF) bis zur Marginalzone der Hirnrinde, wo sie vermutlich durch Reelin (braun), ein von Cajal-Retzius-Zellen gebildetes Protein der extrazellulären Matrix, gestoppt werden. Mit zunehmender Kortexdicke können später gebildete Neurone (N2, N3) weiter wandern, bis sie auf die Reelin enthaltende Marginalzone treffen. Im Ergebnis bilden früh auswandernde Neurone die tiefen und spät auswandernde Neurone die oberflächlichen Schichten der Hirnrinde. P = Hirnoberfläche mit Pia mater.

henfolge ihrer Bildung durchzunummerieren (Marin-Padilla, 1998). Neuere Untersuchungen weisen darauf hin, dass für die normale Migration der Neurone und für die Ausbildung der charakteristischen Inside-out-Schichtung der Hirnrinde Zellen der Marginalzone (*Cajal-Retzius-Zellen*) und ein von ihnen sezerniertes Protein (*Reelin*) von großer Bedeutung sind. So wird vermutet, dass Reelin die Wanderung der Neurone entlang der Radialgliafasern beeinflusst

(Abb. 9.**3**). Veränderungen der Neuronenbildung, ihrer Wanderung oder ihrer Ablösung von den Radialgliafasern werden als *Migrationsstörungen* zusammengefasst.

9.2 Makroskopische Struktur und Gliederung des Großhirns

Die **Fissura longitudinalis cerebri** trennt die beiden Hemisphären voneinander. Diese Spalte reicht in der Mitte des Gehirns bis hinunter zum Balken, während sie vorn und hinten durchgehend ist. An beiden Hirnhälften unterscheidet man eine laterale, eine mediale sowie eine basale Fläche. Der Übergang von der dorsolateralen zur medialen Fläche wird als **Mantelkante** (Pallium = Mantel) bezeichnet. Die Hemisphären werden in **4 Lappen** unterteilt, und zwar in den *Lobus frontalis, parietalis, occipitalis* sowie *temporalis* (Abb. 9.**4**–9.**6**). Dazu kann man als 5. Lappen noch die **Insel** hinzuzählen. Durch die mächtige Entwicklung des Neopallium (= Neocortex) innerhalb der Säugetierreihe bis hin zum Menschen werden die alten Hirnteile immer mehr überlagert, sodass nur wenige Anteile von Paleo- und Archicortex äußerlich sichtbar sind (Bulbus und Tractus olfactorius, Area olfactoria, Gyrus paraterminalis, Gyrus fasciolaris, Indusium griseum, Gyrus dentatus und Hippocampusformation).

Gyri und Sulci

Infolge der mächtigen Ausdehnung des Neocortex bilden sich immer stärker Windungen (Gyri) sowie Furchen (Sulci, Fissurae) aus, sodass die Hirnoberfläche stark gefaltet erscheint. Nur etwa ein Drittel des Großhirnmantels ist sichtbar, die übrigen zwei Drittel befinden sich versteckt in den Furchen (Abb. 9.**7**–9.**9**).

Nur wenige Furchen weisen eine konstante Lage auf. Der **Sulcus lateralis** (Sylvii) trennt den Temporallappen vom Frontal- und Parietallappen. In der Tiefe versteckt findet sich die Insel (Insula Reilii) (Abb. 9.**10** und 9.**11**). Jenen Hirnteil, der die Insel überlagert, nennt man Operculum (Deckelchen); man unterscheidet drei Teile: *Pars orbitalis, Pars triangularis, Pars opercularis* (Abb. 9.**7**). Auf dem Gyrus temporalis superior befinden sich verdeckt die Heschl-Querwindungen (Hörrinde) (Abb. 9.**10**). Eine weitere konstante Furche bildet der **Sulcus centralis** (Rolandii) zwischen Frontal- und Parietallappen. Dieser hat insofern eine funktionelle Bedeutung, als er die motorische Rinde im Gyrus praecentralis von der somatosensiblen im Gyrus postcentralis trennt. Der **Sul-**

Lobus frontalis
Lobus parietalis
Polus frontalis
Polus temporalis
Lobus temporalis
Lobus occipitalis

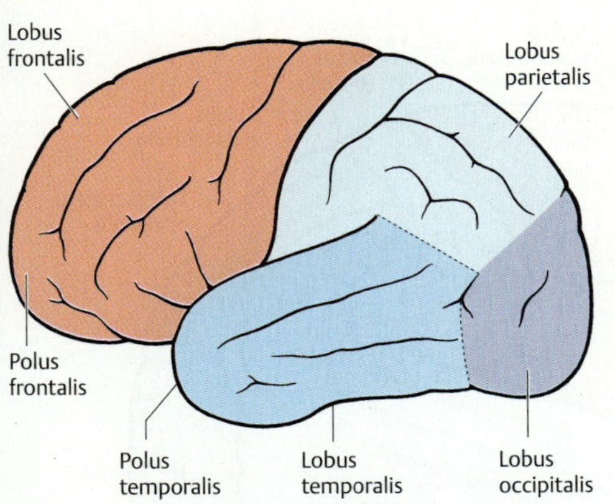

Abb. 9.**4** **Seitliche Ansicht der linken Hemisphäre mit Darstellung der einzelnen Hirnlappen**

Abb. 9.**5** **Mediale Ansicht der rechten Hemisphäre**

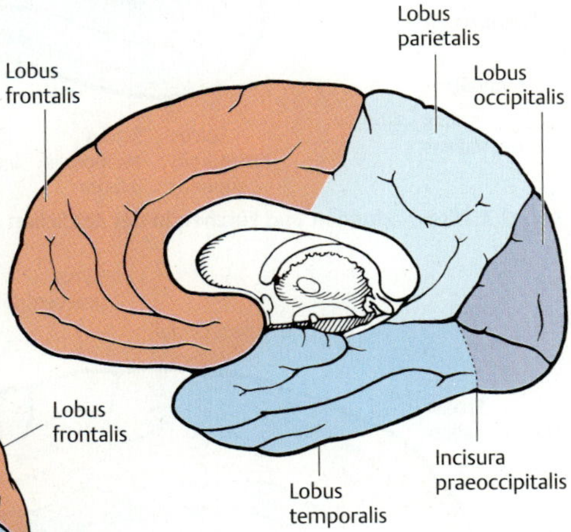

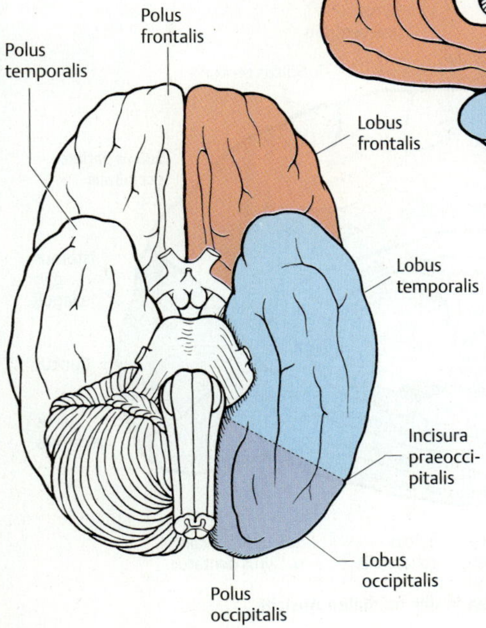

Lobus parietalis
Lobus frontalis
Lobus occipitalis
Incisura praeoccipitalis
Lobus temporalis

Polus frontalis
Polus temporalis
Lobus frontalis
Lobus temporalis
Incisura praeocci-pitalis
Lobus occipitalis
Polus occipitalis

Abb. 9.**6** **Basale Ansicht des Gehirns nach Entfernung der linken Kleinhirnhälfte**

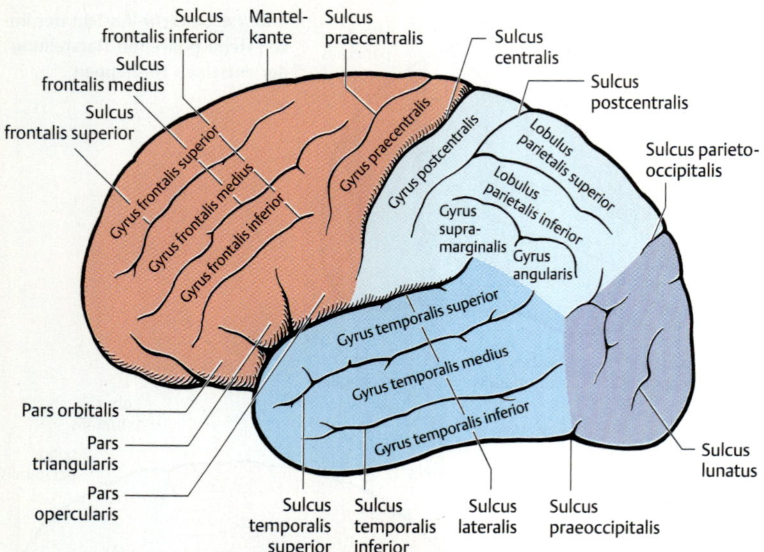

Abb. 9.7 **Hirnwindungen und Furchen in der seitlichen Ansicht**

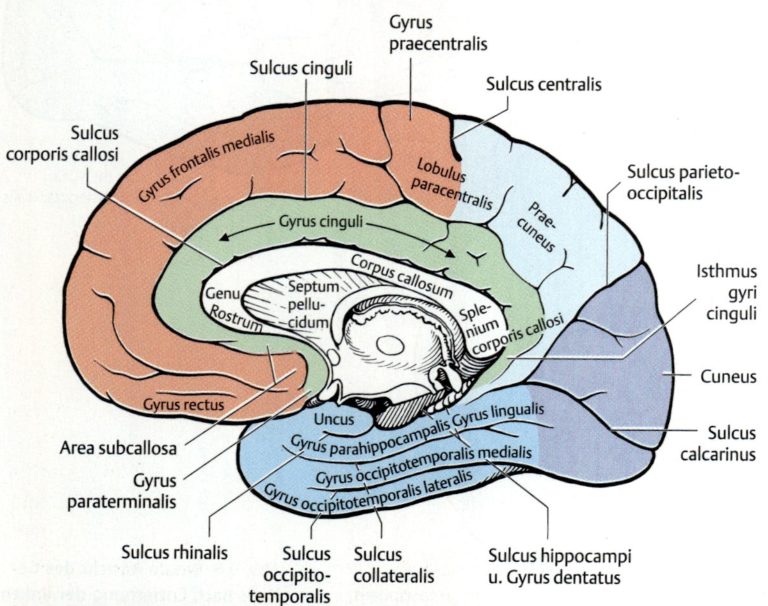

Abb. 9.8 **Hirnwindungen und Furchen in der medialen Ansicht**

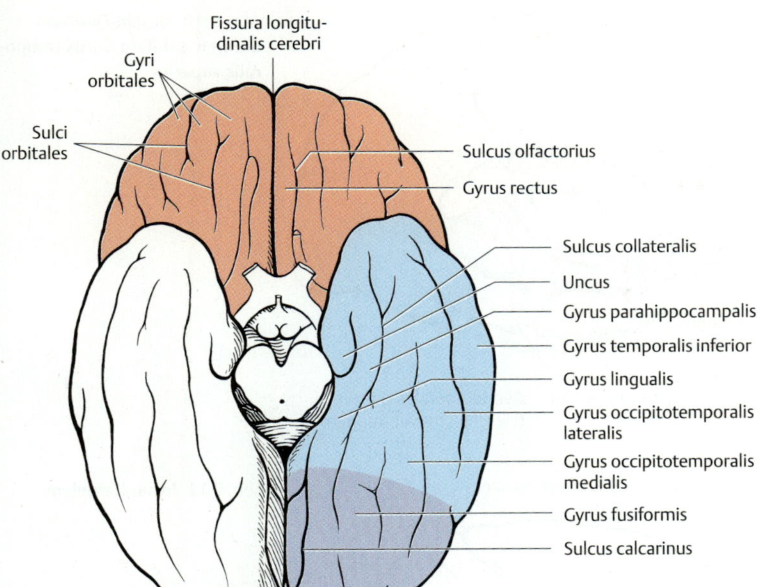

Abb. 9.**9** **Hirnwindungen und Furchen an der Hirnbasis**

cus parietooccipitalis zieht von der Mantelkante an der Medianfläche der Hemisphäre hinab zum **Sulcus calcarinus**, der zum Okzipitalpol verläuft. Durch diese beiden Sulci wird der Parietallappen vom Okzipitallappen abgegrenzt. Der größere Anteil der visuellen Rinde befindet sich innerhalb des Sulcus calcarinus, der Rest auf den beiden benachbarten Windungen. An der Medianfläche des Gehirns findet sich schließlich als weitere konstante Furche der **Sulcus cinguli**, der die Grenzlinie zwischen Neocortex und Mesocortex (= Gyrus cinguli) bildet.

Die Abgrenzung des Okzipitallappens geschieht unvollständig durch den **Sulcus parietooccipitalis** und die Incisura praeoccipitalis (Abb. 9.**7** und 9.**8**).

Die übrigen Furchen und Windungen an den einzelnen Hirnlappen variieren stark, sogar zwischen den beiden Hemisphären. Anhand der Furchen unterteilt man die einzelnen Lobi in verschiedene Gyri. Im Bereich des Frontallappens unterscheidet man z. B. einen Gyrus frontalis superior, medius und inferior. Bezüglich der Namen der verschiedenen Windungen und Furchen orientieren die Abb. 9.**7**, 9.**8**. und 9.**9**.

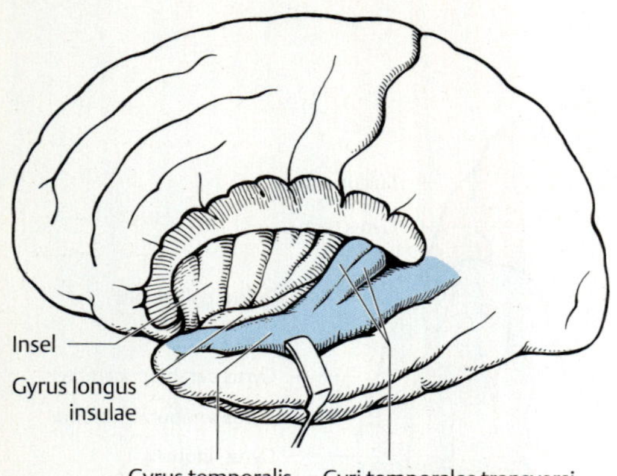

Abb. 9.**10** **Heschl-Querwindungen auf dem Gyrus temporalis superior**

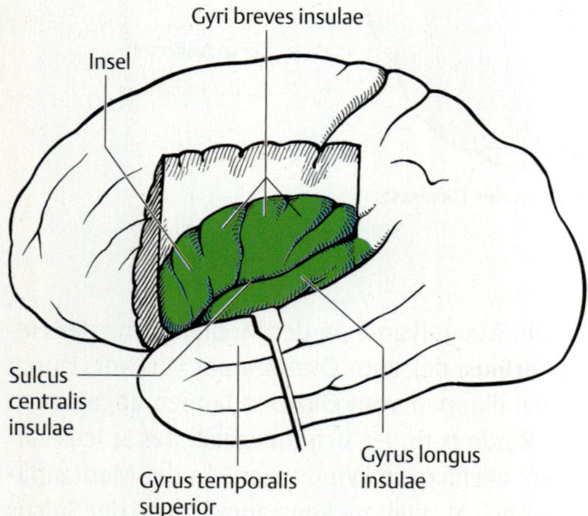

Abb. 9.**11** **Insel, freigelegt**

9.3 Histologischer Aufbau der Großhirnrinde

Die gefaltete Hirnoberfläche wird von der aus grauer Substanz bestehenden Hirnrinde (Cortex cerebri) gebildet. Ihre graue Färbung beruht auf einem immens großen Zellreichtum. Die Hirnrinde ist zwischen 1,5 mm (Sehrinde) und 4,5–5 mm (Gyrus praecentralis) dick; auf den Windungen ist sie generell etwas dicker als in den Windungstälern.

Schichtaufbau

Auf Schnitten, die senkrecht zur Oberfläche geführt sind, lässt sich an einigen Hirnrindenabschnitten mit bloßem Auge eine Schichtung erkennen, insbesondere im Bereich der Sehrinde (Gennari- oder Vicq d'Azyr-Streifen). Mikroskopisch ist für die Großhirnrinde (Neocortex) der **6-schichtige Grundtypus** nach Brodmann charakteristisch. Wo sich dieser findet, spricht man von einem **Isocortex** (O. Vogt), im Gegensatz zum primitiveren **Allocortex**, bestehend aus *Paleocortex* und *Archicortex* (Paleocortex: Area olfactoria; Archicortex: Gyrus fasciolaris, Hippocampus, Gyrus dentatus und Gyrus parahippocampalis).

Der Aufbau des 6-schichtigen Isocortex geht aus Abb. 9.**12** hervor. In einem Zylinder senkrecht zur Hirnoberfläche unterscheidet man von außen (piale Oberfläche) nach innen (zum Mark hin) folgende Schichten:

1. Molekularschicht (Lamina zonalis). Diese Schicht ist relativ zellarm. Neben peripheren Dendritenaufzweigungen tiefer gelegener Pyramidenzellen (*apikale Büschel*) und den an diese Dendriten heranziehenden Axonen enthält die Molekularschicht vor allem kleine Zellen (*Cajal-Retzius-Zellen*), deren Dendriten tangential in der Molekularschicht verlaufen. Cajal-Retzius-Zellen spielen bei der Entwicklung der Hirnrindenschichten eine wesentliche Rolle. Ein Teil von ihnen geht später zugrunde.

2. Äußere Körnerschicht (Lamina granularis externa). Sie enthält viele *Körnerzellen* („Nicht-Pyramidenzellen") und vereinzelte Pyramidenzellen, deren Dendriten sich sowohl in der äußeren Körnerschicht als auch in der Molekularschicht aufzweigen. Bei den Nicht-Pyramidenzellen handelt es sich überwiegend um GABAerge, hemmende Neurone, bei den Pyramidenzellen um exzitatorische Neurone, die Glutamat als Transmitter benutzen.

3 Äußere Pyramidenschicht (Lamina pyramidalis externa). Wie der Name andeutet, enthält sie viele *Pyramidenzellen*, die jedoch kleiner sind als die Pyramidenzellen tieferer Schichten. Aus ihrer zum Mark gerichteten Zellkörperbasis zieht der Neurit ins Marklager, der noch innerhalb der äußeren Pyramidenschicht von einer Markscheide umhüllt wird. Er kann als Projektions-, vor allem aber als Assoziations- oder als Kommissurenfaser (S. 366 ff.) fungieren. Ein von der Spitze der Zelle ausgehender Dendrit dringt bis in die Molekularschicht vor, wo er Endverzweigungen (apikales Büschel) ausbildet.

4. Innere Körnerschicht (Lamina granularis interna). Sie enthält wie die äußere Körnerschicht zahlreiche Nicht-Pyramidenzellen. Die *Körnerzellen* empfangen Afferenzen vorwiegend von thalamokortikalen Neuronen. Während die Fasern in der äußeren Pyramidenschicht mehr radiär angeordnet sind, findet sich in

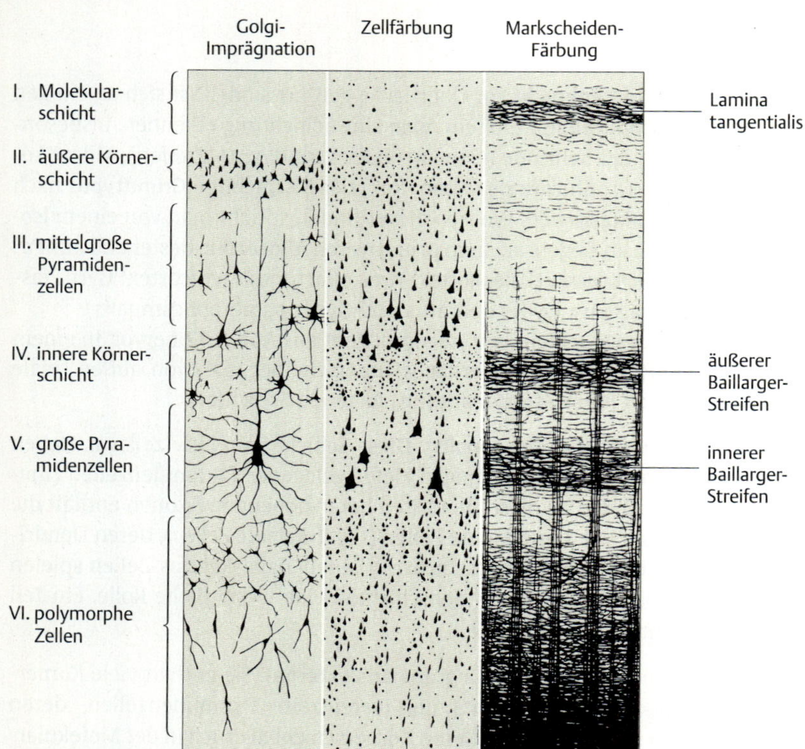

Abb. 9.**12** **Aufbau der Hirnrinde des Menschen**, Darstellung mittels drei verschiedener Färbeverfahren. Schema nach Brodmann (Aus: Rauber-Kopsch: Lehrbuch und Atlas der Anatomie des Menschen. 19. Aufl., Bd. II, Thieme, Stuttgart 1955).

der inneren Körnerschicht eine deutliche tangentiale Faseranordnung (*äußerer Baillarger-Streifen*).

5. Innere Pyramidenschicht (Lamina pyramidalis interna). Hier finden sich mittelgroße und große Pyramidenzellen. Die großen *Betz-Pyramidenzellen* sind auf die 5. Schicht im Bereich des Gyrus praecentralis beschränkt. Aus ihren Neuriten, die mit besonders kräftigen Markscheiden umhüllt sind, werden die kortikonukleären sowie die kortikospinalen Bahnen gebildet. In dieser Schicht finden sich ebenfalls tangential angeordnete Fasern (*innerer Baillarger-Streifen*).

6. Lamina multiformis. In der Lamina multiformis, einer Schicht polymorphkerniger Zellen, kann man innen eine lockere kleinzellige, außen eine mehr großzellige Schicht erkennen.

Neuronentypen der Hirnrinde

Man kann also innerhalb der Rinde prinzipiell zwei Hauptgruppen von Zellen unterscheiden; die exzitatorischen Projektionsneurone (**Pyramidenzellen**) und die stärker im Dienste lokaler, hemmender Verschaltung stehenden **Nicht-Pyramidenzellen** (Körnerzellen, Interneurone). Allerdings ist diese Zweiteilung eine grobe Vereinfachung. So können bei den Interneuronen ganz verschiedene Zelltypen wie *Korbzellen*, *Kandelaberzellen* (axo-axonale Zellen) oder *„Double-bouquet"-Zellen* unterschieden werden. Auch Pyramidenzellen sind durch rekurrente Kollateralen in lokale Schaltkreise einbezogen (*rekurrente Hemmung*: rückläufige, lokale Kollateralen der Pyramidenzellen aktivieren GABAerge hemmende Interneurone, die wiederum die Pyramidenzellen hemmen).

Von den Pyramidenzellen in der 5. Schicht gehen *Projektionsbahnen* aus (Abb. 9.**13**); die durch das Mark zur inneren Kapsel ziehen, um zum Thalamus, zum Corpus striatum, zu Hirnstammkernen sowie zum Rückenmark zu gelangen (3), *Assoziations- sowie Kommissurenfasern*, die zu anderen ipsi- bzw. kontralateralen Rindengebieten verlaufen, werden von den Pyramidenzellen der 3. Schicht gebildet (4). Zu den Körnerzellen in der 2. und 4. Schicht, aber auch zu den Pyramidenzellen gelangen Projektionsfasern aus dem Thalamus (1) sowie Assoziations- und Kommissurenfasern aus anderen Rindengebieten (2) (die in Klammern gesetzten Zahlen beziehen sich auf Abb. 9.**13**).

Variationen im Schichtaufbau

Der Aufbau der Hirnrinde in 6 Schichten wird als **homotypisch** bezeichnet. In bestimmten Rindengebieten ist es fast nicht mehr möglich, 6 Schichten zu identifizieren. Diese Gebiete nennt man **heterotypisch**.

In den rezeptiven Rindenfeldern, z. B. in der Sehrinde, der Hörrinde und in der somatosensiblen Rinde, breiten sich die Körnerzellen auf Kosten der Pyramidenzellen aus (*„Verkörnelung"*). Da Körnerzellen vorherrschen, spricht man von einem **granulären** Rindentypus. In den motorischen Rindenfeldern breiten sich dagegen die Pyramidenzellen (Projektionsneurone!) auf Kosten der Körnerzellen aus (*„Verpyramidisierung"*). Derartige Rindenfelder nennt man **agranulär**.

Zytoarchitektonische Rindenfelder. Nicht nur die Dicke der Rinde variiert also in den verschiedenen Hirnregionen, sondern auch der histologische Aufbau. Die heterogene Verteilung unterschiedlicher Neuronentypen auf einzelne Rindenareale und die hieraus resultierenden Variationen der kortikalen Schichtmuster veranlassten Brodmann, O. Vogt und v. Economo, die Hirnrinde in zahlreiche zytoarchitektonische Felder aufzuteilen. Die **Hirnkarte von Brodmann**

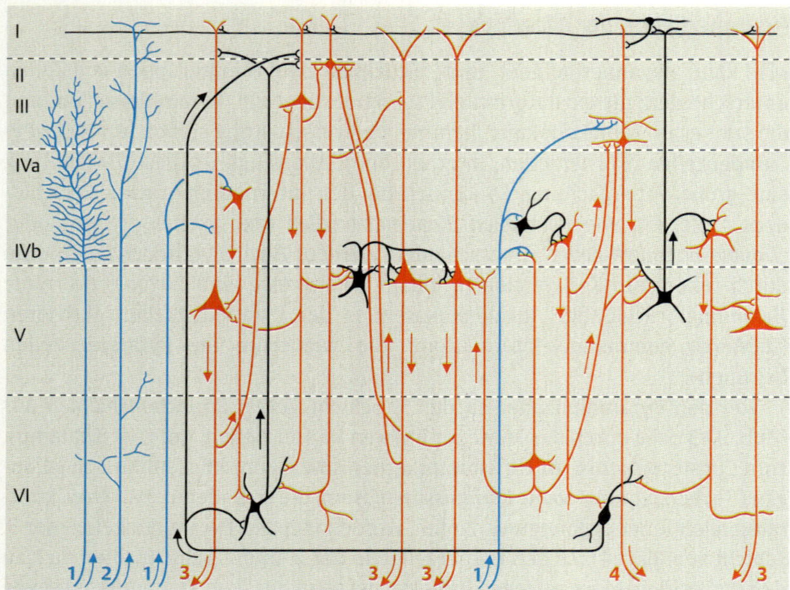

Abb. 9.**13** **Vereinfachtes Schema einiger intrakortikaler Neuronenketten** (nach Lorento de Nó und Larsell). Efferente Neurone/Neuriten sind rot, afferente blau und Interneurone schwarz gekennzeichnet. Näheres s. Text, S. 361.

ist etwas einfacher als die von v. Economo und wird allgemein verwendet, um bestimmte Rindengebiete zu kennzeichnen. Agranuläre Rindenabschnitte finden sich in den Brodmann-Areae 4 und 6 (primäre und sekundäre motorische Rindenfelder, S. 372). Hier sind in der inneren Körnerschicht zahlreiche pyramidale Zellelemente vorhanden. Eine granuläre Rinde (Koniocortex) findet man in den Brodmann-Arealen 3, 1, 2, 41 und ganz ausgeprägt im Feld 17, der Area striata (primäre rezeptive Rindenareale, S. 380). Wie die Abb. 9.**14** zeigt, stimmen die zytoarchitektonischen Felder nicht genau mit dem Verlauf der Hirnwindungen überein, die Felder überlappen sich teilweise und weisen in ihrer Ausdehnung individuelle Varianten auf.

Neben den zytoarchitektonischen Feldern können je nach Anordnung von Markfasern, Gliazellen oder Gefäßen in der Hirnrinde auch *myelo-*, *glio-* oder *angioarchitektonische Kortexareale* differenziert werden. In neueren Einteilungen finden darüber hinaus immunzytochemische Untersuchungen mit Antikörpern gegen verschiedene Neurotransmitter bzw. Transmitter-synthetisierende Enzyme, Neuropeptide und Calcium-bindende Proteine Berücksichtigung.

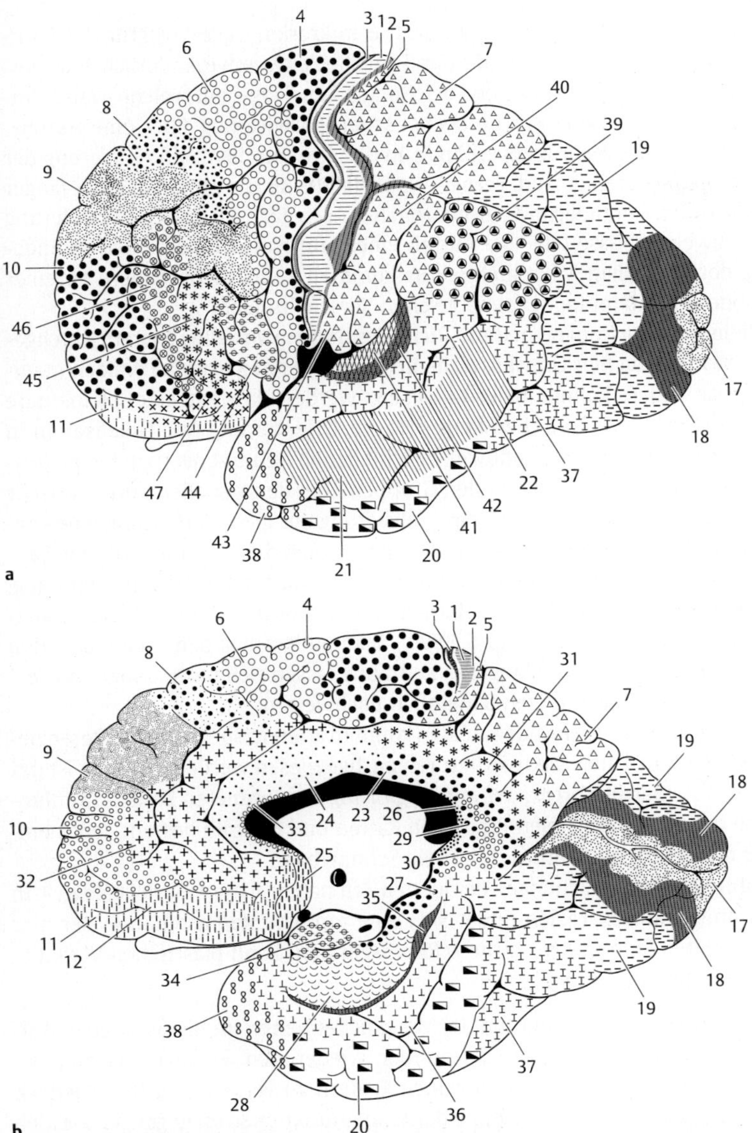

Abb. 9.**14** **Zytoarchitektonische Rindenfelder des menschlichen Großhirns.** **a** = Konvexe Seite der linken, **b** = mediale Seite der rechten Hemisphäre. Die Zahlen bezeichnen die Rindenfelder. (Nach Brodmann aus W. Bargmann: Histologie und mikroskopische Anatomie des Menschen. 6. Aufl., Thieme, Stuttgart 1967)

Plastizität der Hirnrindenarchitektur. Die mikroskopische Struktur der Hirnrinde ist nicht streng determiniert und auf alle Zeiten unveränderlich. Ein zentraler Aspekt der gegenwärtigen Forschung ist die Frage, auf welche Weise Umwelteinflüsse im Laufe der ontogenetischen Entwicklung über eine Aktivierung spezifischer Neuronenverbände an der strukturellen Differenzierung der Rindenareale beteiligt sind. Ferner ergibt sich die Frage, ob es bei einer länger andauernden Veränderung der neuronalen Aktivität (z. B. durch Veränderung der Umwelteinflüsse oder bei Ausfall eines Sinnesorgans) zu einer Veränderung der kortikalen Mikroarchitektur kommen kann, insbesondere zu einer veränderten Anatomie der synaptischen Verschaltungen.

Viele Untersuchungen in diese Richtung sind am **visuellen System** durchgeführt worden, da hier Umweltreizbedingungen vergleichsweise einfach manipulierbar sind. Es konnte in der Tat gezeigt werden, dass einzelne „elementare Bestandteile" eines optischen Reizes (Farbe, Orientierung und Lokalisation in Bezug auf die Retina) getrennt von verschiedenen Neuronenverbänden prozessiert werden, die in alternierenden Gruppen über den visuellen Kortex verteilt sind. In Abhängigkeit von ihrer Spezialisierung auf die Verarbeitung eines bestimmten Elementarreizes bilden die Neuronenverbände innerhalb der Sehrinde charakteristische Baueinheiten aus (sog. Blobs für die Farbwahrnehmung, Dominanz- und Orientierungskolumnen für Lokalisations- und Richtungsanalyse eines optischen Reizes, vgl. S. 380 f.). Manipuliert man den entsprechenden Elementarreiz über einen längeren Zeitraum, lassen sich morphologische Veränderungen der zugehörigen Baueinheit nachweisen.

Auch in anderen Hirnrindenarealen konnten afferenzspezifische Differenzierungen der kortikalen Mikrostrukturen nachgewiesen werden. Bekannt ist der so genannte **Barrel-Kortex**, der aus ringförmig angeordneten Zellansammlungen in der somatosensiblen Rinde von Ratten und Mäusen besteht. Jedes einzelne dieser „Barrels" repräsentiert ein Schnurrhaar.

Zahlreiche Untersuchungen der letzten Zeit haben also zweierlei belegt: 1. In bestimmten Kortexarealen findet sich eine topische Repräsentation der hier verarbeiteten Sinnesreize. 2. Diese Repräsentation kann plastischen Veränderungen unterworfen sein.

Es lag nahe, dass man aufgrund der Verschiedenheiten im histologischen Aufbau der einzelnen Rindenfelder immer wieder den Versuch machte, bestimmte Hirnfunktionen mit einzelnen Feldern zu verknüpfen. Bevor jedoch auf die Ergebnisse der Erforschung der Rindenfunktionen eingegangen werden kann, ist es notwendig, sich mit den Faserverbindungen der Hirnrinde vertraut zu machen.

9.4 Das Marklager

Jede Hemisphäre enthält eine große Menge weißer Substanz im so genannten Marklager. Dieses besteht aus **markhaltigen Nervenfasern** verschiedener Dicke sowie aus **Neuroglia** (vorrangig Oligodendrozyten, die die Myelinscheiden bilden).

Das Marklager wird begrenzt von der Hirnrinde, von den Seitenventrikeln sowie vom Corpus striatum. Die Nervenfasern kann man in drei Kategorien einteilen:

1. in Projektionsfasern,
2. in Assoziationsfasern sowie
3. in Kommissurenfasern.

Projektionsfasern

Die Projektionsfasern verbinden entfernte, unterschiedliche ZNS-Regionen miteinander.

Efferente Fasern ziehen kortikofugal zur inneren Kapsel. Es sind dies, wie im Kapitel „Motorik" dargestellt, die kortikonukleären, kortikospinalen, die kortikopontinen sowie diejenigen Fasern, die von der Rinde zum Thalamus, zum Corpus striatum, zur Formatio reticularis, Substantia nigra, zum Nucleus subthalamicus, zur Vierhügelregion und zum roten Kern ziehen. Die langen efferenten kortikospinalen Fasern entspringen zum großen Teil in den Areae 4, 3, 1, 2, z. T. auch in der Area 6, während andere, z. B. die kortikopontinen und die kortikothalamischen Fasern, von größeren Assoziationsgebieten ausgehen.

Afferente Fasern verlaufen vom Thalamus zu ausgedehnten Bereichen der Hirnrinde. Es sind dies insbesondere alle somatosensiblen Bahnen zu den Areae 3, 1, 2 und 4, ferner afferente Bahnen, die Impulse vom Kleinhirn, vom Pallidum sowie vom Corpus mamillare über den Thalamus zur Rinde übermitteln. Der Thalamus stellt somit die letzte große Umschaltstation dar, bevor die verschiedenen afferenten Eingänge ihre spezifischen primären kortikalen Projektionsfelder erreichen. Der Thalamus wird deshalb gelegentlich auch als „Tor zum Bewusstsein" bezeichnet. Eine Ausnahme bilden die olfaktorischen Fasern, die die Hirnrinde direkt unter Umgehung des Thalamus erreichen.

Thalamo-kortikale Reziprozität. Wohl die meisten der thalamokortikalen Projektionen sind reziprok, sodass man von einer kortikalen Kontrolle der Thalamusafferenzen zur Hirnrinde ausgehen kann. Diese massiven thalamokortikalen und kortikothalamischen Projektionen erlauben die makroskopische Abgrenzung eines vorderen, oberen, hinteren und unteren Thalamusstiels (*Corona radiata*). Wesentliches Merkmal der thalamokortikalen Projektionen ist ihre topische Anordnung.

Assoziationsfasern

Die Assoziationsfasern (Abb. 9.**15** und 9.**16**) machen den Hauptanteil der weißen Substanz aus. Sie verbinden benachbarte Windungen und entferntere Rindengebiete *derselben* Hemisphäre miteinander. Nur dadurch, dass alle funktionell wichtigen Rindenareale durch Fasersysteme in jeder Richtung eng miteinander verbunden sind und vielfältig zusammengeschaltet werden können, kann die Großhirnrinde die vielfältigen assoziativen und integrierenden Funktionen erfüllen. Die ausgiebigen Faserverbindungen zwischen den einzelnen Rindengebieten sind vielleicht auch der Grund dafür, dass gewisse Zeit nach einer erfolgten Hirnschädigung eine partielle Restitution ausgefallener Hirnfunktionen möglich ist. Dies gelingt durch eine Umschaltung auf noch intakte Bahnsysteme nach entsprechender Einübung.

Der **Fasciculus longitudinalis superior** verläuft oberhalb der Insel in einer anteroposterioren Richtung und verbindet den Frontallappen mit großen Anteilen des Parietal-, des Okzipital- sowie des Schläfenlappens. Der Anteil des Bündels, der sich in der Tiefe um das hintere Ende des Sulcus lateralis herum windet, wird auch als *Fasciculus arcuatus* bezeichnet. Es wird angenommen, dass durch ihn die Verbindung zwischen den temporalen und frontalen Sprachgebieten (Wernicke und Broca, S. 387) hergestellt wird. Bei seiner Läsion entsteht eine so genannte Leitungsaphasie (S. 389). Der **Fasciculus longitudinalis inferior** verläuft vom Temporallappen zum Okzipitallappen. Der **Fasciculus uncinatus** zieht hakenförmig um den Sulcus lateralis herum und verbindet die orbitalen Anteile des Stirnhirns mit dem Temporallappenpol.

Weitere wichtige Assoziationsbündel sind der *Fasciculus occipitofrontalis superior et inferior* sowie der *Fasciculus occipitalis verticalis*. Die *Fibrae arcuatae cerebri*, auch U-Fasern genannt, verbinden sowohl benachbarte als auch entferntere Windungen. Fasern, die innerhalb der Rinde verlaufen, nennt man **intrakortikale** Fasern, im Gegensatz zu den durch das Mark ziehenden **subkortikalen** Fasern.

Das **Cingulum** ist ein Assoziationsbündel des limbischen Systems, das die Area subcallosa mit dem Gyrus parahippocampalis (Area entorhinalis) verbindet.

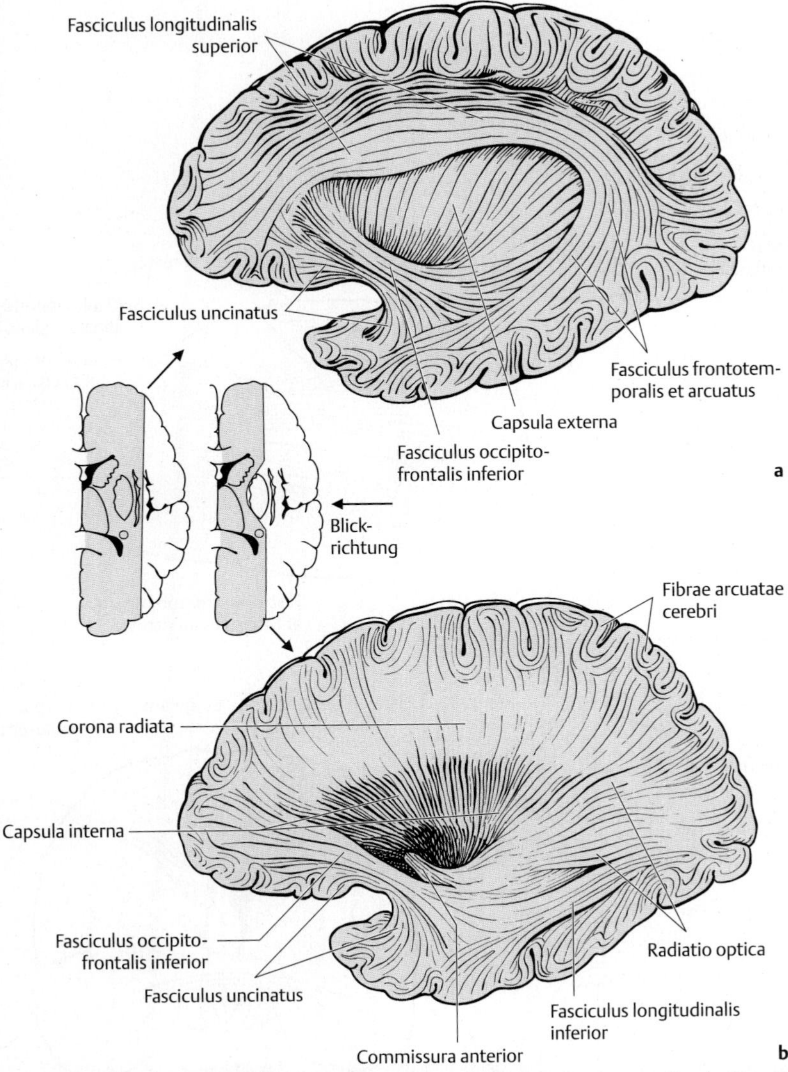

Abb. 9.**15** **Assoziationsfasern des Marklagers in der Ansicht von außen. a** In Höhe der Capsula externa; **b** Blick auf die Capsula interna nach Entfernung des Striatums.

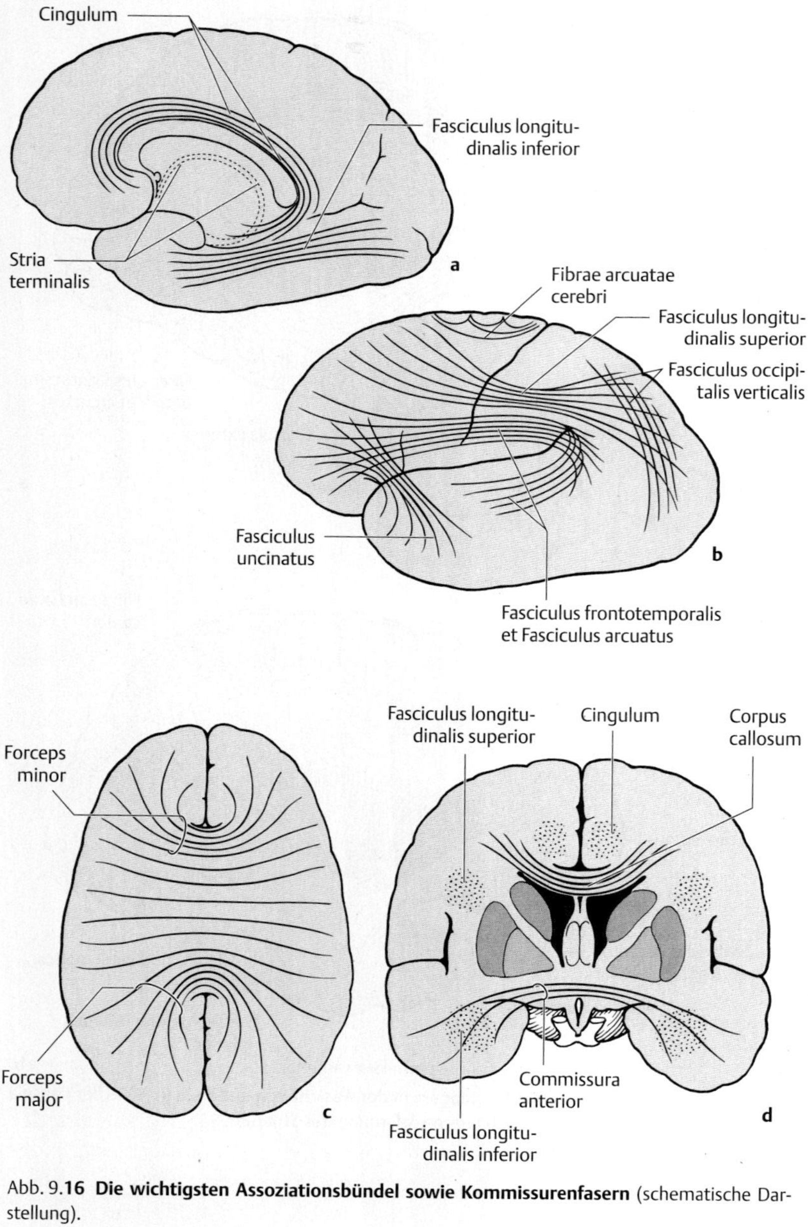

Cingulum
Fasciculus longitudinalis inferior
Stria terminalis
a
Fibrae arcuatae cerebri
Fasciculus longitudinalis superior
Fasciculus occipitalis verticalis
Fasciculus uncinatus
b
Fasciculus frontotemporalis et Fasciculus arcuatus
Forceps minor
Forceps major
c
Fasciculus longitudinalis superior
Cingulum
Corpus callosum
Commissura anterior
Fasciculus longitudinalis inferior
d

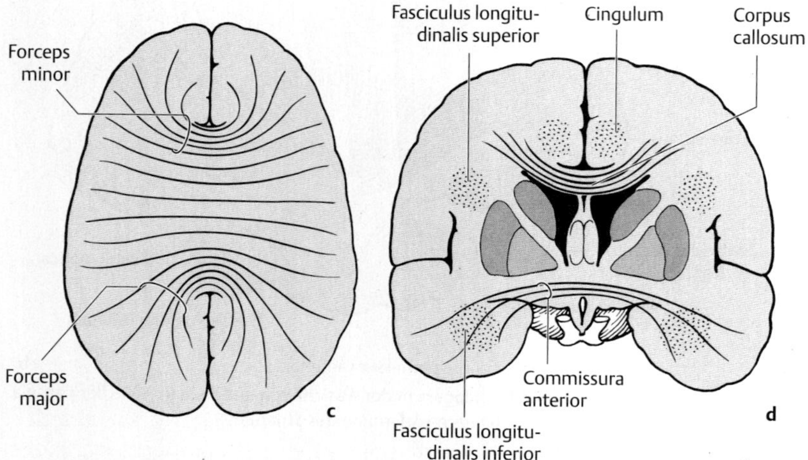

Abb. 9.**16 Die wichtigsten Assoziationsbündel sowie Kommissurenfasern** (schematische Darstellung).

Kommissurenfasern

Die Kommissurenfasern (Abb. 9.**16c**, **d**) verlaufen durch den Balken (**Corpus callosum**) sowie durch die vordere Kommissur (**Commissura anterior**) und verbinden die beiden Hirnhälften miteinander. Nach Durchtritt durch den Balken ziehen die Fasern fächerförmig (*Radiatio corporis callosi*) durch die Hemisphären und enden in jeder Hirnhälfte in den jeweils homotopischen Rindengebieten. Lediglich im Bereich der primären Sehrinde (Area 17) sowie der somatosensiblen Rinde der Hand- und Fußregion unterbleibt die Verknüpfung homotopischer Rindenareale durch Kommissurenfasern.

Die Kommissurenfasern durchqueren sowohl die Fasern der Corona radiata als auch die der Assoziationsbündel. Da der Balken kürzer ist als die Hemisphären, müssen die Fasern, die durch das Rostrum und Genu oder durch das Splenium corporis callosi hindurchziehen, einen Bogen machen, um zum Frontal- oder Okzipitalpol zu gelangen (*Forceps major et minor*) (Abb. 9.**16c**).

9.5 Funktionelle Zuordnung kortikaler Regionen

Methodik

Die Frage, ob sich einzelne Funktionen des zentralen Nervensystems in umschriebenen Hirnarealen lokalisieren lassen, war für Kliniker und Neurowissenschaftler bereits seit langem von großem Interesse. Ab Mitte des 19. Jahrhunderts hatte man diese Frage zu beantworten versucht, indem man die bei Patienten mit Hirnerkrankungen fassbaren klinischen Ausfälle mit den post mortem erhobenen Sektionsbefunden korrelierte. Diese *pathologisch-anatomisch orientierte Funktionsanalyse* kortikaler Strukturen wurde ab 1870 durch direkte elektrische und chemische *Reizexperimente* einzelner Kortexareale bei Tier und Mensch ergänzt. Modernere Techniken (insbesondere *stereotaktische Methoden*, die Entwicklung der *Elektroenzephalographie* sowie die Verfügbarkeit von *Mikroelektroden* zur Messung von Potenzialen einzelner Nervenzellen und -fasern) erlaubten im weiteren Verlauf eine stete Ausdifferenzierung funktionell orientierter Hirnkartierungen (ein übersichtliches Beispiel für eine solche „Karte" bietet Abb 9.**17**). Die urspüngliche Idee der anatomischen Lokalisierbarkeit von Hirnfunktionen wurde dabei die ganze Zeit über prinzipiell beibehalten. Auch heute lässt sich diese Betrachtungsweise auf einzelne Kortexareale anwenden (v.a. auf die sog. primären Rindenfelder, s. u.). In der neurobiologischen Grundlagenforschung zur Funktions- und Lokalisationslehre des Großhirns der letzten 20 Jahre hat sich jedoch dank einer Vielzahl

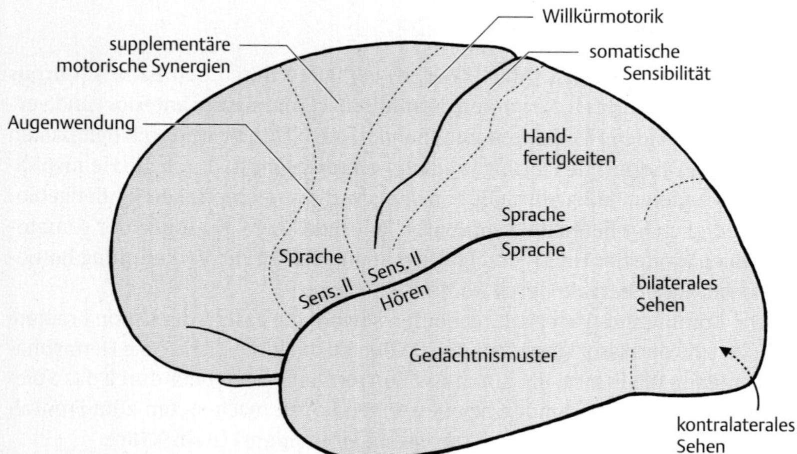

Abb. 9.17 **Funktionelle Rindengebiete**, bestimmt durch elektrische Reizung der Rinde während neurochirurgischer Operationen. (Aus: W. Penfield, T. Rasmussen: The Cerebral Cortex of Man. Macmillan, New York 1950)

neuer technischer Verfahren eine Wandlung vollzogen – weg von der anatomisch dominierten Struktur-Funktionszuweisung, die sich auf die Untersuchungen von Brodmann bis zu Penfield stützt, hin zur neuronalen Netzwerkkonzeption. Es wird dabei zunehmend deutlich, dass gerade höhere kortikale Funktionen (wie Sprache, Kognition, Steuerung spezifischer Verhaltensweisen) nicht immer streng einem einzelnen Ort des Kortex zugewiesen werden können. Vielmehr werden einzelne Komponenten dieser komplexen Funktionen von verschiedenen Teilen des Neocortex gesteuert, die auf vielfältige Weise interagieren müssen, um die entsprechenden Leistungen zu erbringen.

Während man zur Funktionsanalyse kortikaler Strukturen in der Vergangenheit fast ausschließlich das kranke bzw. geschädigte Gehirn betrachtete oder unphysiologische Reizexperimente durchführte, versucht man jetzt zunehmend, die physiologische Basis und Komplexität bestimmter kortikaler Leistungen in Untersuchungen zu erfassen, die das *gesunde* Gehirn während seiner Tätigkeit als Ganzes abbilden.

Dies leisten z. T. elektrophysiologische Messungen wie die Magnetenzephalographie (**MEG**) und moderne bildgebende Verfahren, wie z. B. die Positronenemissionstomographie (**PET**) und die funktionelle Magnetresonanztomographie (*Functional Magnetic Resonance Imaging*, kurz **fMRT** oder **fMRI**).

Bei der **Magnetenzephalographie** werden – im Gegensatz zur EEG-Untersuchung – keine elektrischen Potenzialänderungen der Hirnrinde, sondern magnetische Felder aufgezeichnet. Hirngewebe und Schädelknochen stellen einen erheblichen Widerstand für elektrische Felder, jedoch nicht für magnetische dar. Aus diesem Grund hat das Verfahren den entscheidenden Vorteil, dass die Quelle der Potenziale auch in der Tiefe des Gehirns dreidimensional erfasst werden kann. Bei hoher zeitlicher, jedoch eher ungenauer räumlicher Auflösung können Regionen des Gehirns, die funktionell aktiv sind, dargestellt werden.

Die **Positronenemissionstomographie (PET)** ist ein nuklearmedizinisches Verfahren zur Untersuchung von Stoffwechselvorgängen. Mit radioaktiven Isotopen markierte Substanzen werden in den Körper injiziert und können direkt zum Nachweis von Sauerstoff- oder Glucose-Verbrauch verwendet werden. Selbst synaptische Aktivität und die Verteilung von Rezeptoren im Gehirn können durch radioaktiv markierte Pharmaka sichtbar gemacht werden. Nachteile des Verfahrens sind die teilweise nicht unerhebliche Strahlenbelastung und der hohe Untersuchungsaufwand. Die radioaktiven Isotope, die bei der PET verwendet werden, sind teilweise sehr kurzlebig und müssen mit einem Zyklotron direkt am Standort des PET-Scanners erzeugt werden. Zudem ist die örtliche und zeitliche Auflösung z. T. nicht sehr hoch.

Funktionelle Magnetresonanztomographie (fMRT). Die meisten dieser Probleme treten bei der fMRT nicht auf. Grundlage dieser Methode sind die unterschiedlichen magnetischen Eigenschaften von oxygeniertem und desoxygeniertem Hämoglobin. Die Aktivierung eines Hirnareals verändert die Durchblutung und verursacht eine Abweichung vom Ruhezustand. Diese geringen Signalunterschiede können gemessen werden. Da die fMRT keine schädlichen Nebenwirkungen hat, können Probanden untersucht werden und die Experimente häufig wiederholt werden. Für Aktivierungsstudien hat die fMRT die PET für viele Anwendungen abgelöst. Die Darstellung von Stoffwechselvorgängen gelingt mit der fMRT aber bislang nicht zuverlässig.

Im Folgenden sollen neue Konzepte der Funktionslehre des Kortex beschrieben werden, die sich aus den Möglichkeiten der neuen Techniken ergeben haben.

Primäre Rindenfelder

Unter einem funktionellen Gesichtspunkt kann man den Kortex in primäre Rindenfelder sowie unimodale (S. 384) und multimodale Assoziationsareale (S. 385) untergliedern.

Primäre Rindenfelder sind überwiegend rezeptiv tätig: sie markieren die Endpunkte verschiedener sensibler und sensorischer Bahnen im ZNS (Sehbahn,

Hörbahn, somatosensible Bahnen, etc.), erhalten ihre Afferenzen direkt vom Thalamus und dienen dazu, die jeweilige Sinnesqualität *interpretationsfrei* zu Bewusstsein zu bringen. Primäre rezeptive Rindenfelder sind weniger anatomisch oder anhand eines Windungsverlaufes charakterisiert, sondern in ihrer Ausdehnung vor allem durch die spezifische thalamische Projektion bestimmt.

Neben den verschiedenen rezeptiven Primärgebieten existiert auch ein motorisches Primärgebiet, das motorische Impulse über die Pyramidenbahn unmittelbar in Bewegung umsetzen kann.

Primäre somatosensible und motorische Kortexareale

Lokalisation und Funktion. Die **primäre somatosensible Rinde** (**Areae 3, 2 und 1,** Abb. 9.**18**) entspricht etwa dem Gyrus postcentralis des Parietallappens sowie Anteilen des Gyrus praecentralis. Sie erstreckt sich von der Dorsalfläche über die Mantelkante und nimmt an der Medianseite den posterioren Anteil des Lobulus paracentralis ein. Die primäre somatosensible Rinde ist für die *bewusste Wahrnehmung von Temperatur- und Schmerzreizen sowie Impulsen der Oberflächen- und Tiefensensibilität vor allem der kontralateralen Körperhälfte* zuständig und erhält ihre Afferenzen vom Nucleus ventralis posterolateralis und posteromedialis des Thalamus (Abb. 6.**4**, S. 266). Wenn auch sensible Reize, insbesondere Schmerzreize, in einer gröberen Weise bereits auf thalamischer Ebene wahrgenommen werden, so erfolgt doch erst in der somatosensiblen Rinde eine feinere Differenzierung in Bezug auf Lokalisation, Stärke und Art des Reizes. Eine bewusste Wahrnehmung von Vibration und von Lageempfindungen ist ohne die Mitwirkung der Rinde nicht möglich.

Die **primäre motorische Rinde** (**Area 4**) entspricht in etwa dem Gyrus praecentralis des Frontallappens. Sie erstreckt sich vor dem Sulcus centralis, dessen vordere Wandung sie einnimmt, bis zum anterioren Anteil des Lobulus paracentralis an der Medianseite der Hemisphäre. In der 5. Schicht der Area 4 befinden sich die typischen Betz-Pyramidenzellen, von denen die schnell leitenden, dick myelinisierten Pyramidenbahnfasern ihren Ausgang nehmen. Die Area 4 gilt damit als der *Ursprungsort der Willkürmotorik*, da sie motorische Impulse über ihre Verbindungen zu den Vorderhornzellen im Rückenmark zur Ausführung bringen kann. An Planung und Initiierung dieser Bewegungen sind jedoch noch zahlreiche andere Hirnareale beteiligt. Dementsprechend erhält die Area 4 auch verschiedene afferente Zuflüsse, v.a. vom Nucleus ventrooralis posterior des Thalamus (vgl. S. 266 f.), von den prämotorischen Areae 6 und 8 sowie von den somatosensiblen Regionen.

Somatotopie und Plastizität. Auf der Oberfläche der primären somatosensiblen und motorischen Rindenfelder des Neocortex finden sich somatotope, d. h.

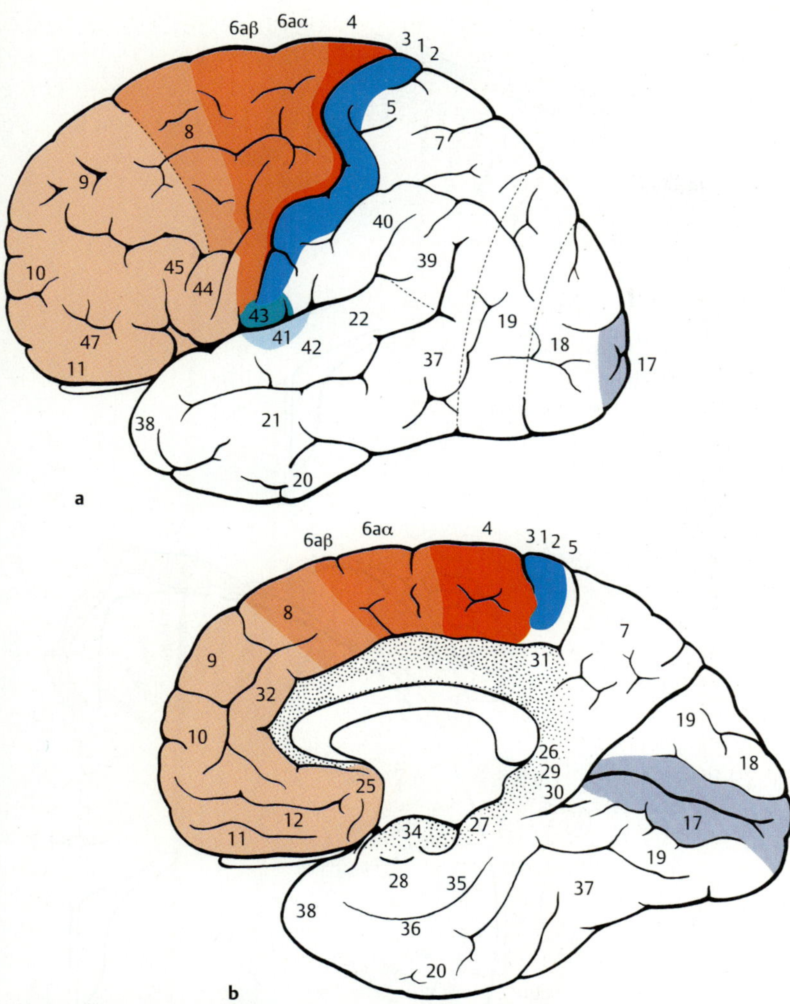

Abb. 9.**18** **Primäre Rindenfelder** sowie **prämotorisches und präfrontales Rindengebiet**, schematische Darstellung. **a** Äußere Ansicht, **b** mediale Ansicht.

Punkt-zu-Punkt Abbildungen der Körperperipherie in Form eines **Homunculus** (lat. Diminutiv von Homo, Mensch – also der auf der Gehirnoberfläche abgebildete kleine Mensch, Abb. 9.**19**). Diese zunächst auf rein pathologisch-anatomischen Zuordnungen basierenden Kartierungen (Abb. 9.**20**) wurden später

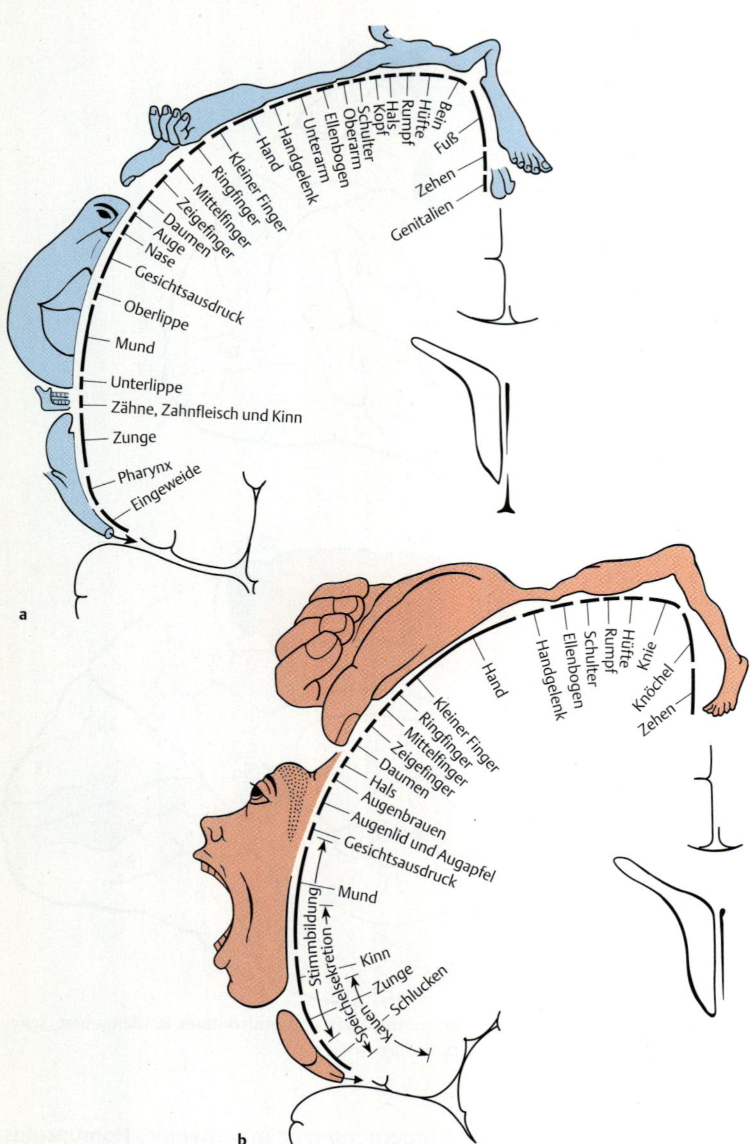

Abb. 9.**19** **Größenverhältnisse der kortikalen Repräsentation einzelner Körperteile** der primären somatosensiblen (a) und der motorischen (b) Rindenfelder beim Menschen. (Aus: W. Penfield, T. Rasmussen: The Cerebral Cortex of Man. Macmillan, New York 1950).

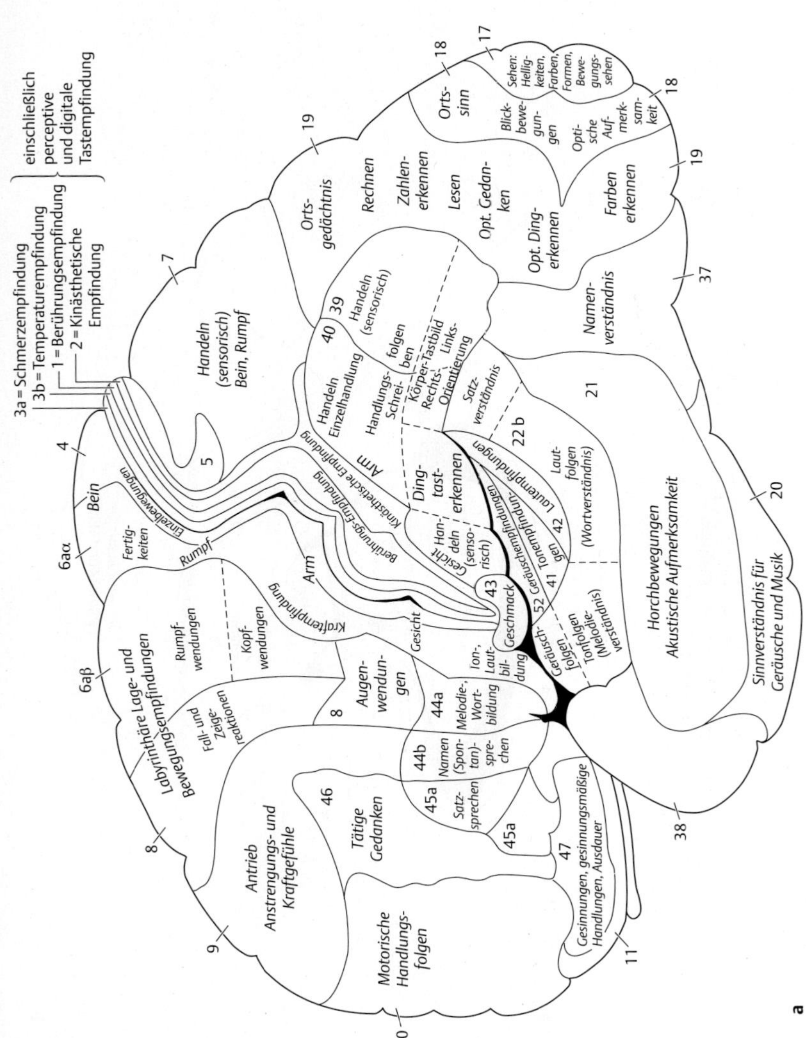

Abb. 9.**20** **Lokalisation der Funktionen der Großhirnrinde auf architektonischer Grundlage** nach K. Kleist. **a** Außenseite der linken Hemisphäre.

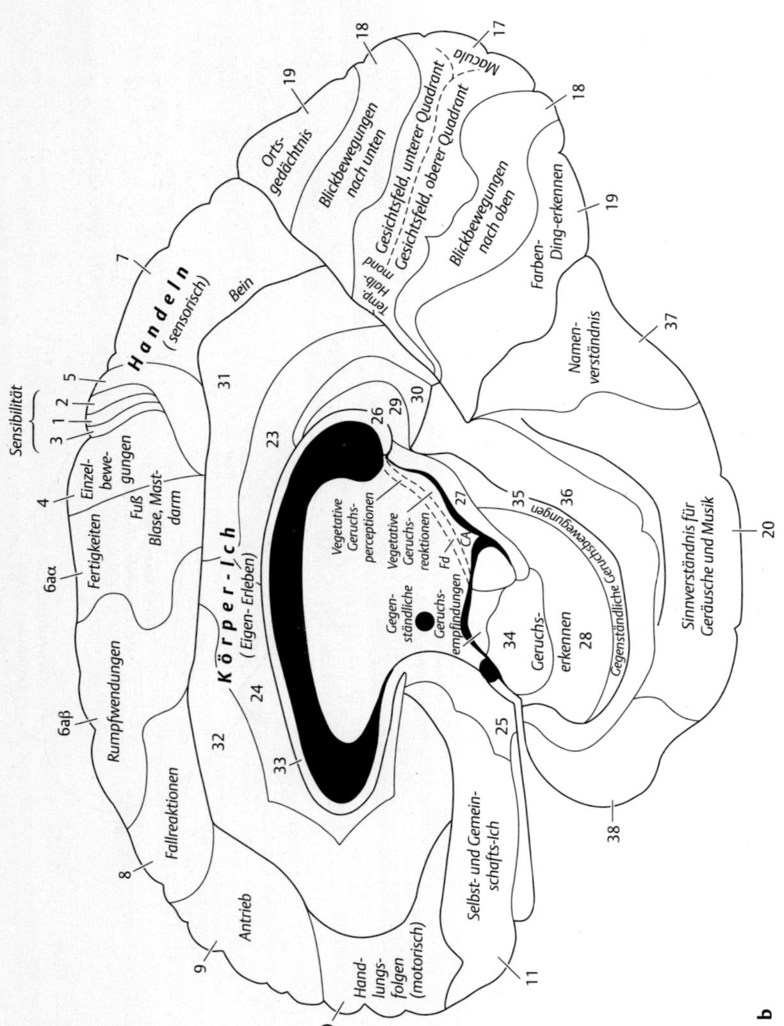

Abb. 9.**20** (Fortsetzung) **Lokalisation der Funktionen der Großhirnrinde auf architektonischer Grundlage** nach K. Kleist. **b** Innenseite der rechten Hemisphäre. (Abb. 9.20 a und b aus: K. Kleist: Gehirnpathologie. In: Handbuch der ärztlichen Erfahrungen im Weltkrieg 1914/18, Bd. IV. Barth, Leipzig 1922–1934).

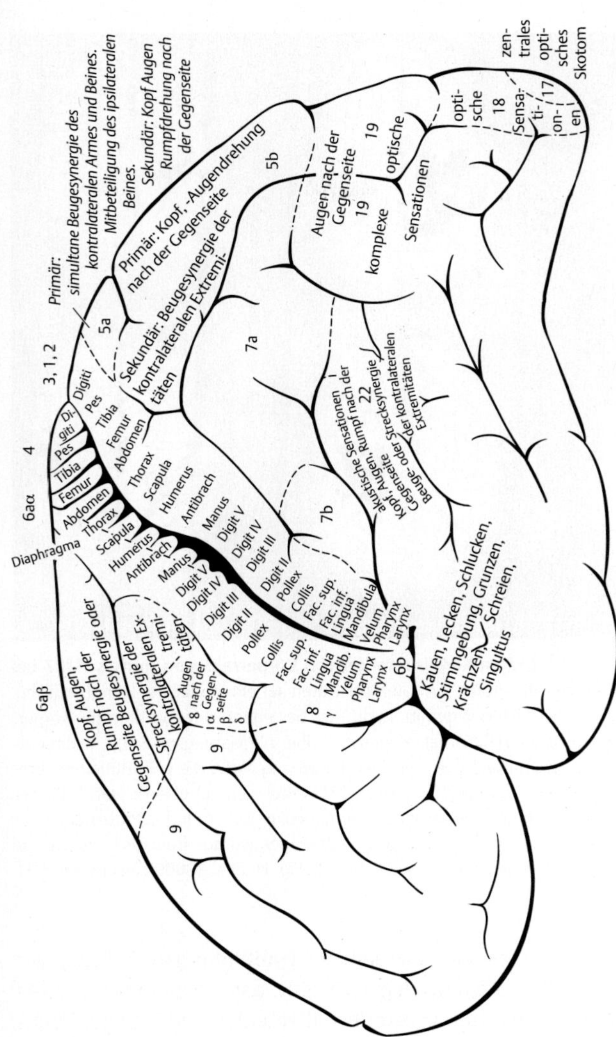

Abb. 9.**21** **Durch elektrische Reizung erzielte motorische Effekte in den einzelnen motorischen Rindenfeldern**, Übersicht. (Aus: O. Forster: Großhirn. In: Handbuch der Neurologie, Bd. VI. Hrsg. von O. Bumke, O. Foerster. Springer, Berlin 1936)

durch elektrische Reizungen des Kortex von Penfield (Abb. 9.**21**), durch SEP-Kartierungsstudien von Marshall und in neuerer Zeit durch PET-, fMRT- und MEG-Untersuchungen bestätigt und verfeinert (Abb. 9.**22**). Mit Hilfe der fMRT gelingt die Darstellung von Bereichen des Gehirns, die während bestimmter motorischer Aufgaben bei *gesunden* Probanden aktiv sind.

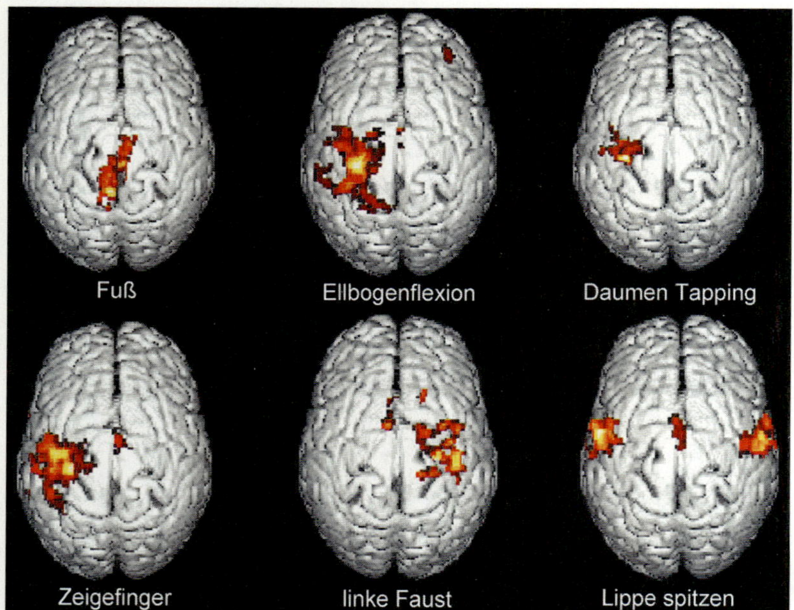

Abb. 9.**22** **Darstellung der kortikalen Repräsentation von Körperregionen mittels fMRT bei Gesunden.** Die Abbildung zeigt die Projektion von fMRT-Daten auf ein Modell der Hirnoberfläche. Dazu wurden die Daten von 30 Probanden gemittelt, die eine Bewegung einer bestimmten Körperregion repetitiv ausführen mussten. Helle Areale zeigen ein hohes Aktivierungsniveau, d. h. das entsprechende Hirnareal ist bei Ausführung der jeweiligen Bewegung aktiv. Die Lokalisationen stimmen mit den Daten von Penfield und Foerster (Abb. 9.**21**) weitestgehend überein. Mit Hilfe der fMRT, einem nichtinvasiven Verfahren, kann man den ‚Homunculus' bei gesunden Probanden oder auch bei Patienten sehr zuverlässig abbilden. Die fMRT-Aufnahmen wurden freundlicherweise von Prof. Dr. Grodd zur Verfügung gestellt. (Aus: Lotze M., Erb M., Flor H. et al. (2000): NeuroImage 11, 473–481.)

Die genannten Kartierungen sind aber **keine 1:1-Abbildungen**. In Bezug auf die Repräsentation der Oberflächensensibilität gilt, dass Regionen mit einer sehr dichten sensiblen Innervation vergrößert abgebildet sind (Zunge, Mund, Gesicht). Körperabschnitte, die weniger stark innerviert sind (Oberarm, Oberschenkel und Rücken), nehmen entsprechend einen geringeren Raum ein (Abb. 9.**19**).

Entgegen früheren Annahmen sind diese Karten auch **nicht statisch**. Die kortikalen Repräsentationen einzelner Körperregionen können sich vielmehr in Abhängigkeit von einer verstärkten oder verminderten funktionellen Inanspruchnahme der entsprechenden Körperregionen verändern. So führt eine über längere Zeit repetitiv ausgeführte taktile Diskriminationsaufgabe mit Daumen und Zeigefinger (wie das wiederholte Betasten eines Würfels zur Analyse seiner Oberflächenstruktur) zur Ausdehnung der kortikalen Repräsentation dieser Finger im primär somatosensiblen Kortex. Ähnliche, in einigen Fällen noch ausgedehntere Veränderungen der kortikalen Repräsentation findet man nach Verletzungen oder Amputationen von Gliedmaßen. In solchen Fällen verschiebt sich die somatotope Kartierung manchmal über mehrere Zentimeter. So kann das vormals für die Analyse von sensiblen Stimuli aus der Hand zuständige Kortexareal nach Armamputation sensible Reize aus dem Gesicht verarbeiten. In dieser Gehirnregion findet also eine Reorganisation von Neuronen statt.

Es wird derzeit intensiv diskutiert, ob solche Verschiebungen der kortikalen Repräsentation mit der Entstehung chronischer Schmerzsyndrome wie der **Phantomschmerzen** in Zusammenhang stehen und ob diese Form der ‚Plastizität' des Gehirns unterdrückt oder verändert werden muss, um diese Schmerzen wieder zu beseitigen.

Kortikale Kolumnen. Zusätzlich zu der somatotop gegliederten Repräsentation der Oberflächensensibilität (Druck/Berührung), die von den Mechanorezeptoren in der Haut registriert und über die bereits beschriebenen Bahnsysteme bis zur somatosensiblen Rinde geleitet wird, findet man in vertikaler Ausrichtung zur Kortexoberfläche tiefer gelegene, vom Prinzip her aber ähnlich konfigurierte Kartierungen für die anderen Sinnesmodalitäten des somatosensiblen Systems (Tiefensensibilität, Temperatur, Schmerz), die in ihrer Gesamtheit als kortikale Kolumnen imponieren. Dies zeigt, dass das Gehirn synchron und parallel verschiedene Modalitäten des somatosensiblen Systems bearbeitet, die zunächst in getrennten Bahnen prozessiert werden.

Eine **Läsion des primären somatosensiblen Kortex** hat in dem entsprechenden kontralateralen Bereich des Körpers eine Herabsetzung oder Aufhebung der Wahrnehmung für Schmerz, Temperatur, Druck und Berührung sowie einen Verlust der diskriminativen Wahrnehmung und der Lageempfindung zur Folge (**kontralaterale Hemihypästhesie**).

Eine Läsion in der Area 4 führt zu einer **kontralateralen schlaffen Hemiparese**. Nur wenn die angrenzende prämotorische Region und die Fasertrakte mitgeschädigt werden, kommt es infolge einer zusätzlichen Unterbrechung nichtpyramidaler Fasern zu einer **spastischen Parese**. Bei fokalen epileptischen Anfällen, die auf den somatosensiblen Kortex beschränkt bleiben, beobachtet man entweder repetitive motorische Entäußerungen oder Parästhesien/Dysästhesien in der kontralateralen Körper- oder Gesichtshälfte (motorische oder sensible **Jackson-Anfälle**).

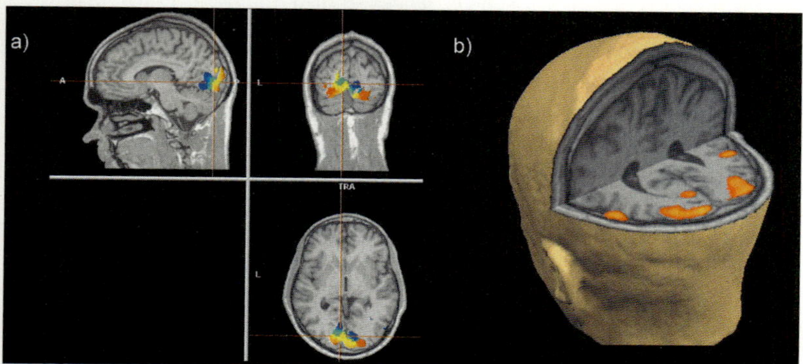

Abb. 9.**23** **Funktionelle Lokalisierung der primären Sehrinde, fMRT-Darstellung.** Gesunden Probanden wurden optische Reize in Form von expandierenden Ringen dargeboten. Die hieraus resultierende kortikale Aktivität wurde für die Abbildung auf ein Modell der Hirnoberfläche projiziert: Es kommt zu einer Aktivierung der primären Sehrinde am Sulcus calcarinus sowie zu einer Aktivierung im Bereich der sekundären Sehareale. Aufnahmen: Prof. Grodd. (Aus: Kammer T., Erb M., Beck S., Grodd W. (2000): Zur Topographie von Phosphenen: Eine Studie mit fMRI und TMS. 3. Tübinger Wahrnehmungskonferenz.)

Primärer visueller Kortex

Lokalisation und Retinotopie. Die primäre visuelle Rinde entspricht der **Area 17** des Okzipitallappens (Abb. 9.**17**, 9.**18**). Sie befindet sich in der Tiefe des Sulcus calcarinus sowie auf den benachbarten Windungen ober- und unterhalb des Sulcus an der Medianseite des Gehirns und dehnt sich nur wenig über den Okzipitalpol aus (Abb. 9.**23**). Wegen des auf der Schnittfläche erkennbaren Gennari-Streifens wird die Sehrinde auch als *Area striata* bezeichnet. Ihre Afferenzen erhält sie über die Sehstrahlung vom Corpus geniculatum laterale, und zwar in geordneter retinotopischer Weise: Die visuelle Rinde einer Seite erhält Impulse von der ipsilateralen temporalen sowie der kontralateralen nasalen Retinahälfte. Das linke Gesichtsfeld ist daher in der rechten und das rechte Gesichtsfeld in der linken visuellen Rinde repräsentiert (S. 133). Die Fasern der Macula lutea münden in den posterioren Anteil der Area 17 ein.

Säulenstruktur. Die Neurone im primären visuellen Kortex reagieren auf Reize aus dem kontralateralen Gesichtsfeld, die durch ihre Orientierung und retinale Position charakterisiert sind. Neurone, die auf Reize gleicher Orientierung reagieren, sind in der Sehrinde in vertikalen Kolumnen organisiert. Eine solche Kolumne oder Säule ist ca. 30 – 100 µm breit. Mehrere Kolumnen sind zueinander wie **Windräder** (*Pin-Wheels*) angeordnet (Abb. 9.**24**), wobei jede Orientierung in jedem Windrad einmal vertreten ist. Die Orientierungskolumnen werden in regelmäßigen Abständen von so genannten **Blobs** (Abb. 9.**24**) unterbrochen, deren Neurone vorwiegend für das Farbensehen zuständig sind. Die dritte wichtige strukturelle Komponente der primären Sehrinde sind die **okulären Dominanzkolumnen.** Die eine okuläre Dominanzkolumne erhält Signale aus dem einen, die nachfolgende aus dem anderen Auge.

Diese 3 Hauptkomponenten des primären visuellen Kortex bilden zusammen eine **Hyperkolumne** von ca. 1 mm^2 Größe. Diese Hyperkolumnen bilden auf der Oberfläche des primären visuellen Kortex ein regelmäßig sich wiederholendes Muster. Untereinander sind diese Säulen durch Horizontalzellen verbunden. Die strukturelle und funktionale Differenzierung des primären visuellen Kortex macht deutlich, dass hier elementare Form- und Farbanalysen von Seheindrücken ablaufen. Reizung im Bereich der primären visuellen Rinde erzeugt nur die Empfindung von Lichtblitzen, hellen Linien und Farben.

Eine **unilaterale Läsion der Area 17** bewirkt eine **Hemianopsie** zur Gegenseite, eine Teilläsion hat einen **quadrantenanopischen Ausfall** entsprechend der Ausdehnung der Läsion zur Folge. Das zentrale Sehen bleibt erhalten, wenn die Schädigung den hinteren Teil der Calcarina am Okzipitalpol ausspart.

Primärer auditorischer Kortex

Lokalisation. Die primäre auditorische Rinde entspricht den Heschl-Querwindungen des Gyrus temporalis superior (**Area 41**, Abb. 9.**10**, 9, **17**, 9.**18** und 9.**25**). Ihre Impulse erhält sie vom Corpus geniculatum mediale, das über die Lemnisci laterales beider Seiten Afferenzen aus beiden Corti-Organen erhält. Akustische Wahrnehmungen werden also bilateral projiziert.

Tonotopie. Die Struktur des primären auditorischen Kortex ist in vielerlei Hinsicht vergleichbar mit der des primären visuellen Kortex. Die Neurone in der Area 41 sind relativ exakt auf die Wahrnehmung und Verarbeitung von Tönen *einer* bestimmten Frequenz abgestimmt, wobei das gesamte hörbare Frequenz-Spektrum tonotop abgebildet wird: Niedrige Frequenzen sind rostro-lateral, höhere Frequenzen kaudo-medial entlang der Sylvischen Fissur repräsentiert, sodass sich **Isofrequenzbänder** in mediolateraler Ausrichtung über dieses Areal erstrecken. Neben der unterschiedlichen Antwort auf Tonfrequenzen reagieren die Neurone in der Area 41 auch auf unterschiedliche Schallintensitäten.

Säulenstruktur. Ein weiteres Organisationsprinzip der Hörrinde scheinen zwei unterschiedliche Neuronentypen zu sein, die jeweils in Kolumnen zusammengelagert sind und unterschiedlich auf binaurikuläre Reize reagieren. Ein Neu-

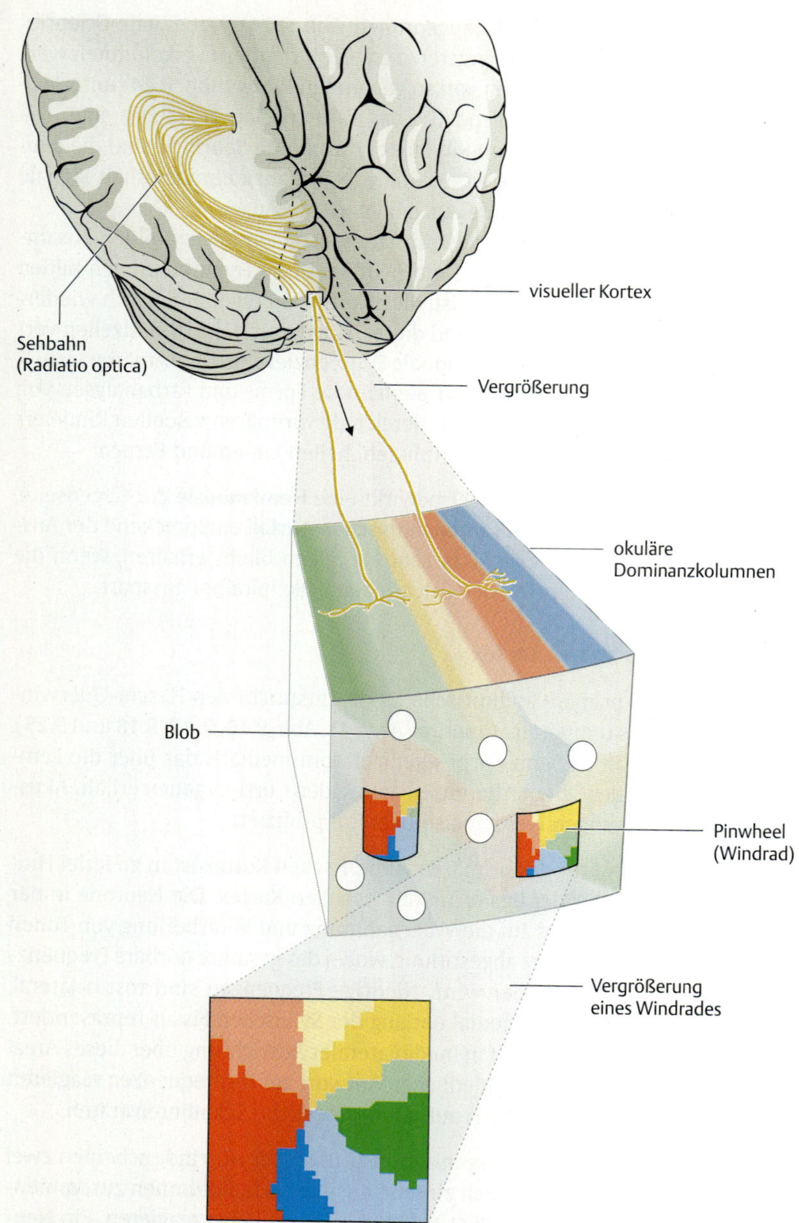

Abb. 9.**24** **Struktur des visuellen Kortex.** Windräder (Pin-Wheels) und Blobs, schematische Darstellung.

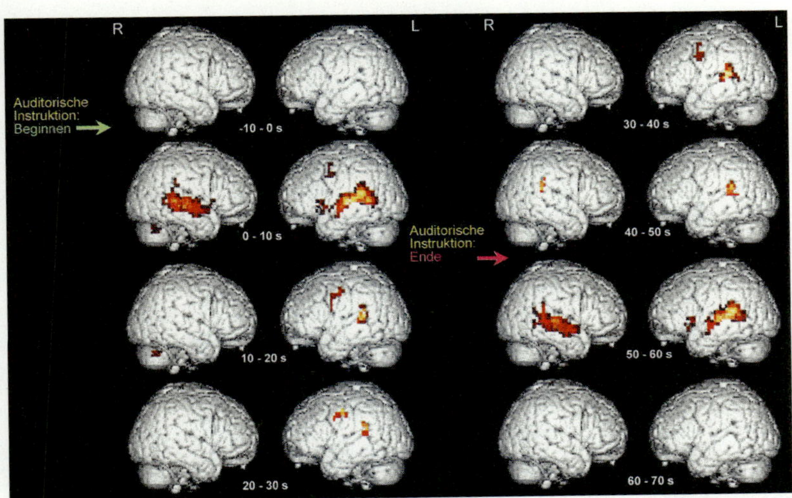

Abb. 9.**25** **Funktionelle Lokalisierung des auditorischen Kortex sowie der Sprachzentren mittels fMRT-Darstellung.** 18 Probanden wurden Monatsnamen vorgesagt, die sie anschließend nachsprechen mussten. Beim Zuhören kommt es zunächst zu einer Aktivierung der primären Hörzentren *beider Seiten* im Bereich der Heschl-Querwindungen, beim Nachsprechen ist demgegenüber die *linke* Hemisphäre aktiv, und zwar im Bereich des Gyrus angularis des Parietallappens (Wernicke-Region) sowie im Gyrus frontalis inferior (Broca-Region). Aufnahmen Prof. Grodd. (Aus: Wildgruber D., Kischka U., Ackermann H. et al. (1999): Cognitive Brain Research 7, 285–294.)

ronentypus reagiert stärker auf binaurikulär angebotene Reize als auf monaurikuläre (*EE-Neurone*). Der andere Neuronentypus wird inhibiert, wenn beide Ohren gleichzeitig stimuliert werden (*EI-Neurone*). Die säulenartig konfigurierten Gruppen dieser beiden Neuronentypen treten alternierend an der Oberfläche des auditorischen Kortex auf, vergleichbar mit den okulären Dominanzkolumnen im primären visuellen Kortex (Abb. 9.**24**). Sie liegen tangential zu den Isofrequenzkolumnen. Eine weitere spezielle Eigenschaft von Neuronen des primären auditorischen Kortex ist, dass auch eine unterschiedliche Dauer von Reizen gleicher Frequenz zu einer Erregung unterschiedlicher Neurone führt.

Bei Reizung der primär auditorischen Rinde werden simple Laute von tiefer oder hoher Frequenz mehr oder weniger laut wahrgenommen, jedoch niemals Wörter.

Unilaterale Läsionen des primären auditorischen Kortex führen wegen der bilateralen Projektion beider Hörorgane nur zu subtilen Hörstörungen. Beeinträchtigt sind vor allem das **Richtungshören** und die Fähigkeit, einfache von komplexen Lauten gleicher Frequenz und Intensität zu unterscheiden.

Primärer gustatorischer Kortex

Nachdem Geschmackswahrnehmungen im rostralen Ncl. tractus solitarii im Hirnstamm verarbeitet wurden, werden sie über den Tractus tegmentalis centralis zum Ncl. ventralis posteromedialis (parvizellulärer Teil) des Thalamus geleitet. Die dort umgeschalteten Impulse gelangen weiter über den hinteren Schenkel der Capsula interna zum primären gustatorischen Rindengebiet. Dieses befindet sich im Bereich der *Pars opercularis*, ventral der somatosensiblen Rinde und oberhalb des Sulcus lateralis (entsprechend der **Area 43**) (Abb. 9.**18**).

Primärer vestibulärer Kortex

Neurone der vestibulären Kerngebiete im Hirnstamm projizieren bilateral zum Ncl. ventralis posterolateralis und posteroinferioris sowie zur posterioren Kerngruppe des Thalamus, die nahe am Corpus geniculatum laterale liegt. Von dort werden die vestibulären Informationen zur **Area 2v** weitergeleitet, die an der Basis des Sulcus intraparietalis direkt hinter dem Gyrus postcentralis (Hand- und Mundareal) lokalisiert ist. Elektrische Stimulation dieser Gebiete beim Menschen erzeugen Bewegungswahrnehmungen und Schwindel. Neuronen in dieser Region werden durch Kopfbewegungen gereizt. Sie erhalten gleichzeitig visuelle und propriozeptive Eingänge. Eine weitere kortikale Region, die vestibuläre Afferenzen erhält, ist die **Area 3a**, die an der Basis des Sulcus centralis angrenzend an den Motokortex liegt. Die Funktion dieser Neurone ist wahrscheinlich die Integration von sensiblen, sensorischen und motorischen Informationen zur Kontrolle von Kopf- und Körperstellung im Raum.

Größere **Läsionen der Area 2v** beim Menschen können zu räumlichen Orientierungsstörungen führen.

Assoziationsareale

Unimodale Assoziationsareale

Angrenzend an die primären Rindenfelder liegen die unimodalen Assoziationsregionen des Kortex. Generell findet hier eine erste Interpretation der in den primären Rindenfeldern wahrgenommenen Sinnesreize statt – die neu eingegangenen Informationen werden mit früher gespeicherten verglichen und damit in ihrer Bedeutung erkannt. Angrenzend an den primären visuellen

Kortex (Area 17) finden sich die **Areae 18 und 19** (Abb. 9.**18**). Innerhalb dieser Areale werden die basalen Sehinformationen in eine umfassendere Analyse der visuellen Welt integriert. Der somatosensible Assoziationskortex liegt direkt hinter dem primären somatosensiblen Kortex in der **Area 5** und der auditorische Assoziationskortex im Bereich des Gyrus temporalis superior (**Area 22**) (Abb. 9.**18**). Die genannten Kortexareale erhalten keine direkten Eingänge vom Thalamus, sondern sind über Assoziationsfasern mit den primären Rindenfeldern verbunden.

Läsionen in den unimodalen Assoziationsarealen führen, sofern sie überhaupt bemerkt werden, zu komplexeren Störungen wie z. B. dem **Neglect**, der meist bei Läsionen im parietalen Assoziationskortex der nichtdominanten Hemisphäre auftritt (vgl. Fallgeschichte 3, S. 399).

Multimodale Assoziationsareale

Die multimodalen Assoziationsareale lassen sich keinem bestimmten Primärfeld mehr zuordnen. Sie stehen durch afferente und efferente Verbindungen mit zahlreichen Hirnarealen in Verbindung und verarbeiten Informationen verschiedener sensibler und sensorischer Modalitäten (Abb. 9.**26**). In diesen Arealen werden sprachliche oder motorische Konzepte entworfen oder Vorstellungen gebildet, die unabhängig von einem direkten sensiblen/sensorischen Input sind. Den größten Raum (20 % des Neocortex) nimmt hier der **multimodale Teil des Frontallappens** ein (s. u.). Ein weiterer wichtiger multimodaler Assoziationskortex ist der **posteriore Parietallappen**. Während der anteriore Teil des Parietallappens somatosensible Informationen verarbeitet (Areae 1, 2, 3 und 5), ist der posteriore Teil für die Integration somatosensibler und visueller Eindrücke zuständig, um diese für komplexe Bewegungen zu nutzen.

Frontallappen

Der Frontallappen kann in 3 Hauptanteile untergliedert werden: man unterscheidet den bereits besprochenen primären Motokortex (*Area 4*, S. 372), den prämotorischen Kortex (*Area 6*) (s. u.) und die *präfrontalen Regionen*, ein ausgedehntes Gebiet multimodaler Assoziationsareale (Abb. 9.**18**).

Die beiden erstgenannten Anteile des Frontallappens bilden ein funktionales System zur Planung und Kontrolle von Bewegungen, wohingegen der präfrontale Kortex hauptsächlich mit kognitiven Aufgaben und der Verhaltenssteuerung befasst ist (S. 400).

Prämotorischer Kortex. Der prämotorische Kortex (**Area 6**) ist ein *übergeordnetes Zentrum zur Planung und Selektion von Bewegungsprogrammen*, die dann

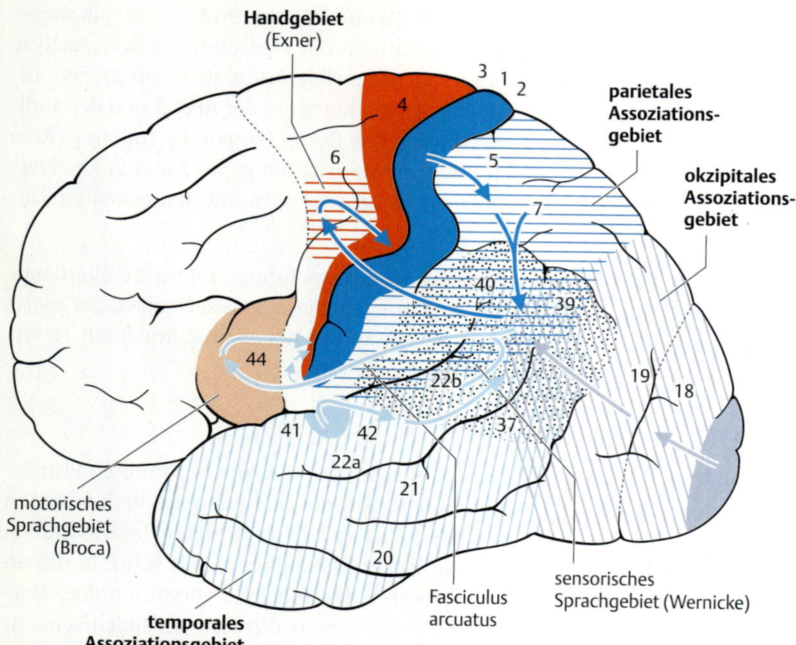

Abb. 9.**26** **Die Assoziationsgebiete des Parietal-, Okzipital- sowie des Temporallappens**, die im Bereich des Gyrus angularis aneinander grenzen. Eingezeichnet sind das Broca- und das Wernicke-Sprachgebiet mit den Assoziationsbahnen von den sekundären Assoziationsgebieten zum tertiären Assoziationsgebiet und von diesem zum prämotorischen Gesichts-, Sprach- und Handgebiet.

von dem primären motorischen Kortexareal ausgeführt werden. So wie in den an die somatosensible, visuelle oder auditorische Rinde angrenzenden unimodalen Assoziationsgebieten eine Speicherung von früheren Sinneseindrücken vermutet wird, nimmt man an, dass in der prämotorischen Rinde im Zusammenwirken mit Kleinhirn und Basalganglien eine Speicherung früher erlernter motorischer Abläufe stattfindet. Diese „motorischen Engramme" können dann bei Bedarf abgerufen werden. Auch unimanuelle Aufgaben führen zu einer Aktivierung beider prämotorischer Kortizes. Zu den Aufgaben dieser Kortexregion gehören darüber hinaus Planung und Initiierung von Augenbewegungen durch die frontalen Augenfelder (**Areae 8**; Abb. 9.**17**, 9.**18** und 9.**21**). Eine unilaterale Reizung der Area 8 führt zu konjugierten Augenbewegungen zur kontralateralen Seite.

Bei **Läsion der Area 8** kommt es durch Überwiegen der Aktivität im kontralateralen Augenfeld zu einer konjugierten Blickwendung zur Herdseite (**Déviation conjuguée**, z. B. bei zerebralen Ischämien – „der Kranke schaut sich die Bescherung an").

Höhere kortikale Funktionen und Funktionsstörungen bei kortikalen Läsionen

In diesem Abschnitt werden die wichtigsten höheren kortikalen Funktionen und typische klinische Erscheinungsbilder bei Beeinträchtigungen dieser Funktionen besprochen. Es handelt sich dabei um sehr komplexe Funktionen, zu deren genauerer Beschreibung Grundkenntnisse der Neuropsychologie und der neuropsychologischen Testung erforderlich sind. Diese werden, wo nötig, kurz erläutert. Im einzelnen werden die *Sprache, Aspekte der Wahrnehmung*, die *Planung von komplexen Bewegungsmustern und Handlungsabläufen* sowie die *Steuerung des Sozialverhaltens* besprochen. Diese Leistungen werden vorwiegend von den multimodalen Assoziationskortizes erbracht, die mehr als die Hälfte der Hirnoberfläche einnehmen. Sie erhalten Zuflüsse von primären sensiblen, sensorischen und motorischen Kortexarealen, von medio-dorsalen und lateral-posterioren Pulvinar-Anteilen des Thalamus und von anderen Assoziationskortizes, auch kontralateral gelegenen (Abb. 9.**26**).

Sprache und Lateralisierung – Aphasien

Die Sprache ist eine der wichtigsten und komplexesten menschlichen Fähigkeiten. Sprachrelevante Areale finden sich bei den meisten Menschen (ca. 95 %) in der zur dominanten Hand (Rechtshänder) kontralateral gelegenen linken Hemisphäre, und zwar in den frontalen und temporo-parietalen Assoziationskortizes. Allerdings werden wichtige Aspekte der Sprache wie z. B. emotionale (affektive) Anteile von der rechten Hemisphäre gesteuert. Die wichtigsten Sprachzentren liegen an der Basis des linken Frontallappens (**Broca-Region, Area 44**) und in posterioren Anteilen des Temporallappens im Übergangsbereich zum Parietallappen (**Wernicke-Region, Area 22**) (Abb. 9.**26**).

Diese Regionen sind räumlich getrennt von den primären sensorischen und motorischen Kortexarealen, die für rein akustische Wahrnehmungen (auditorischer Kortex, Heschl-Querwindungen), rein optische Wahrnehmungen (visueller Kortex) oder die motorische Ausführung des Sprechaktes (primärer motorischer Kortex) zuständig sind. Messungen des regionalen Blutflusses mit PET oder fMRI zeigen, dass Nonsense-Zeichen, die keine verständlichen Worte ergeben, vorwiegend den visuellen Kortex aktivieren, und reine Töne (im Gegensatz zu verständlichen Wörtern oder Sätzen) im primären auditorischen Kortex wahrgenommen werden (vgl. Abb. 9.**25**). Als Worte verständliche Zeichen oder gesprochene Sprache aktivieren hingegen die Wernicke-Region. Das Gehirn unterscheidet also sowohl auf optischer als auch auf akustischer Ebene Wörter und Nicht-Wörter und prozessiert diese beiden Kategorien in unterschiedlichen Hirnregionen.

Die Broca-Region im frontalen Kortex wird durch die Vorstellung von Wörtern oder Sätzen aktiviert, auch wenn diese nicht wirklich ausgesprochen werden. Reine Wortwiederholungen führen demgegenüber zu einer Aktivierung im Bereich der Insel. Dies legt die Vermutung nahe, dass für die Generierung von Sprache zwei Wege existieren: bei der **„automatisierten Sprache"** kommt es nach Wahrnehmung einer Information im primären visuellen oder auditorischen Kortex zur Aktivierung des insulären Kortex und von dort aus zu einer Erregung der primären motorischen Rinde. Bei der **„nichtautomatisierten Sprache"** wird unmittelbar im Anschluss an die primären Rindenareale die Broca-Region aktiviert. Die Wernicke-Region dient in erster Linie der Analyse von wahrgenommenen, als Wörter klassifizierten Tönen.

Aphasien. Störungen der Sprachfunktionen beim Sprechen und Schreiben (**Dys- oder Agraphie**) oder Lesen (**Dys- oder Alexie**) werden als Aphasien bezeichnet. Sie müssen von Störungen des Sprechaktes, den *Dys-* und *Anarthrien* oder *Bulbärparalysen* (z. B. durch Läsionen der Pyramidenbahn, der motorischen Vorderhornneurone, der Verbindungen des Cerebellums oder der am Sprechakt beteiligten Muskulatur), unterschieden werden. Bei den Dys- bzw. Anarthrien sind Artikulation und Stimmgebung, also die *Aussprache* im weiteren Sinne, beeinträchtigt, nicht die Sprachproduktion an sich (Grammatik, Wort- und Satzbildung). Aphasien werden in solche mit erhaltener (oder überschießender) Sprachproduktion (engl. *Fluent Aphasias*) und solche mit gestörter Sprachproduktion (engl. *Non-fluent Aphasias*) eingeteilt. Eine Übersicht über die wichtigsten Charakteristika der verschiedenen Aphasien und ihre lokalisatorische Zuordnung zeigt die Tabelle 9.1.

Broca-Aphasie. Wichtigste klinische Zeichen der Broca-Aphasie (Fallbeispiel **1**) sind eine stark *eingeschränkte bis fehlende Sprachproduktion.* Das Wortverständnis sowie die Fähigkeit zur Benennung von Objekten (bei leichteren Formen) sind weitestgehend ungestört, der Satzbau ist jedoch fehlerhaft (*Para-* bzw. *Agrammatismus*), und es treten *phonematische Paraphasien* auf (Lautverwechslungen bzw. fehlerhafte Anordnung von Lauten innerhalb eines Wortes, z. B. Akfel statt Apfel, Schatte statt Tasche).

Tabelle 9.1 Aphasien

Aphasie	*Spontansprache*	*Nachsprechen*	*Artikulation*	*Wortverständnis*	*Satzbau, Wortwahl*	*Benennung*	*Häufige neurologische Ausfälle*
Broca-Aphasie	stark reduziert	schwer gestört	dysarthrisch	normal	Agrammatismus, semantische Paraphasien	leicht gestört	Hemiparese rechts und Apraxie links
Wernicke-Aphasie	normal	schwer gestört	normal	schwer gestört	Paragrammatismus, semantische Paraphasien, Neologismen	schwer gestört	homonyme Hemianopsie nach rechts
Leitungsaphasie	normal	leicht gestört	normal	normal	phonematische Paraphasien	leicht gestört	Halbseitensensibilitätsstörungen rechts und Apraxie
Globale Aphasie	schwer gestört	schwer gestört	dysarthrisch	schwer gestört	Einzelworte, Floskeln, semantische Paraphasien	schwer gestört	Hemiparese und Halbseitensensibilitätsstörungen rechts, homonyme Hemianopsie nach rechts
Amnestische Aphasie	normal	normal	normal	normal	Ersatzwörter, phonematische Paraphasien	schwer gestört	keine
Transkortikale motorische Aphasie	gestört	normal	leicht gestört	normal	semantische Paraphasien	gestört	Hemiparese rechts

Fallgeschichte 1: **Broca-Aphasie**

Der 48 Jahre alte Bankangestellte war nie ernsthaft krank gewesen. Bei der Abiturfeier seines Sohnes tanzte er ausgelassen und unterhielt sich gut gelaunt mit seiner Tanzpartnerin. Plötzlich bemerkte sie, dass er sie nicht mehr richtig führte und dass er eigenartig still wurde – obwohl er gerade noch einen Scherz nach dem anderen zum besten gegeben hatte, schien ihm das Sprechen zunehmend schwerer zu fallen. Unter großer Mühe brachte er nur noch bruchstückhafte Sätze hervor. Er pausierte am Rand der Tanzfläche. Als ihm dann auch noch ein Trinkglas aus der Hand fiel und er über ein ‚schummriges Gefühl' klagte, brachte ihn seine Frau ins Krankenhaus.

Der diensthabende Neurologe wurde informiert. Bei der klinischen Untersuchung des Patienten stellte er eine leichte, vorwiegend motorische Hemisymptomatik rechts mit einem Schweregefühl und Absinken der rechtsseitigen Extremitäten in den Halteversuchen und einer leichten rechtsseitigen Betonung der Muskeleigenreflexe fest. Daneben bestand eine motorische Aphasie: der Patient sprach spontan fast gar nicht, auf Anfragen hin gab er einsilbige Antworten im Telegramm-Stil. Er hatte Wortfindungs- und Benennungsstörungen, sein Satzbau war fehlerhaft.

Zur weiterführenden Abklärung der Symptomatik veranlasste der Neurologe eine Dopplersonographie der Halsgefäße sowie eine MRT-Aufnahme des Kopfes. In der Dopplersonographie ließ sich ein subtotaler Verschluss der A. carotis interna links nachweisen. Bei dem Patienten ohne Gefäßrisikofaktoren war es offensichtlich zu einer Dissektion der A. carotis interna links gekommen, am ehesten durch eine ruckartige Kopfdrehbewegung beim Tanzen (Abb. 9.**27d, e, f**). In der Folge hatte sich eine Ischämie der Broca-Region im Bereich der sprachdominanten Hemisphäre entwickelt (Abb. 9.**27a, b, c**). Zusätzlich ließ sich in der MRT eine kleine Ischämie im Gyrus praecentralis nachweisen, die Ursache der motorischen Hemisymptomatik war (Abb. 9.**27g, h**). ▷

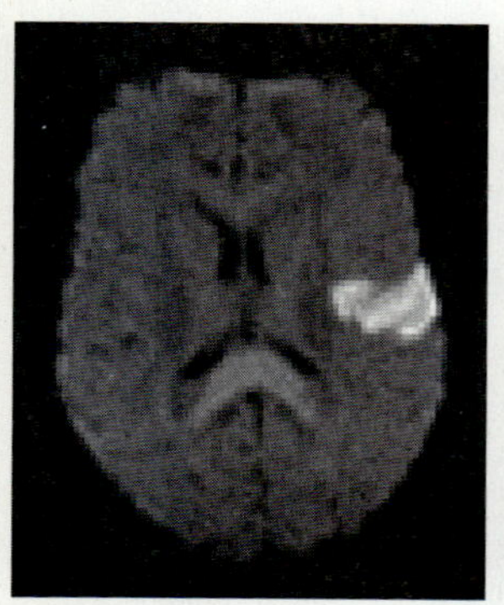

a

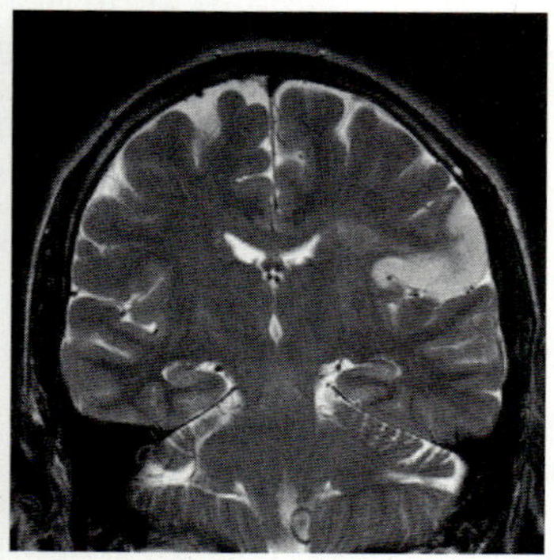

b

Abb. 9.**27** **Hirninfarkt im Broca-Areal nach Dissektion der A. carotis interna links**, MRT-Aufnahmen. **a** Axialschnitt, diffusionsgewichtet. Das infarzierte Hirngewebe stellt sich in der diffusionsgewichteten MRT heller als das normale Parenchym dar. Der Infarktbezirk liegt im mittleren Versorgungsareal der A. cerebri media vorwiegend im Gyrus frontalis inferior (Broca-Areal, Area 44). Dieses Areal wird von der A. praerolandica versorgt. **b** Koronarschnitt, T2-gewichtet. Im Vergleich zum normalen Hirngewebe erscheint das Infarktareal in der Broca-Region hyperintens. Es ist in dieser Schicht über der Sylvischen Fissur im Gyrus frontalis inferior angetroffen. Man erkennt den schwerpunktmäßigen Befall der Hirnrinde.

▷ Der Patient wurde zunächst vollheparinisiert, überlappend wurde eine Marcumarisierung begonnen. Die Antikoagulation bei einer Dissektion dient dazu, weitere Mikroembolien aus der Dissektionsstelle zu verhindern. In der Regel resorbiert sich das Blut im Dissektat, und nach 4 bis 6 Monaten wird die A. carotis interna nach Endothelialisierung des Defektes oft wieder normal durchflossen.
Während seines stationären Aufenthaltes wurde der Patient regelmäßig logopädisch und krankengymnastisch behandelt. Bei Entlassung war die Hemiparese vollständig zurückgebildet, die Spontansprache weitestgehend flüssig und fehlerfrei. Nach weiteren sechs Wochen hatte der Patient keine Beschwerden mehr. Die Marcumar-Behandlung wurde nach fünf Monaten beendet, nachdem nachgewiesen worden war, dass die A. carotis interna wieder normal durchflossen wurde.

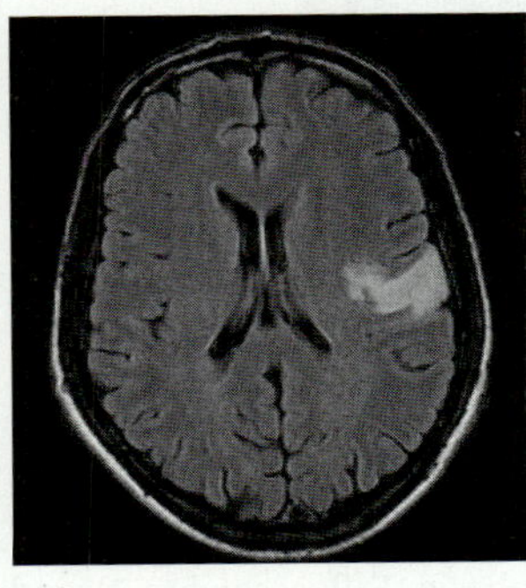

c

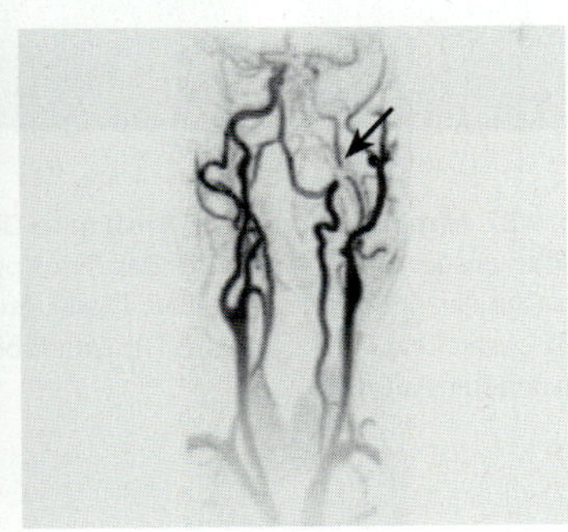

d

Fortsetzung Abb. 9.**27** **Hirninfarkt im Broca-Areal nach Dissektion der A. carotis interna links.** **c** Axialschnitt, T2-gewichtete FLAIR-Sequenz. Der Infarkt ist im Vergleich zum angrenzenden Parenchym hyperintens. **d** Kontrastmittelangehobene MR-Angiographie. Man erkennt eine hochgradige Flussverminderung im Stromgebiet der A. carotis interna links (Pfeil).

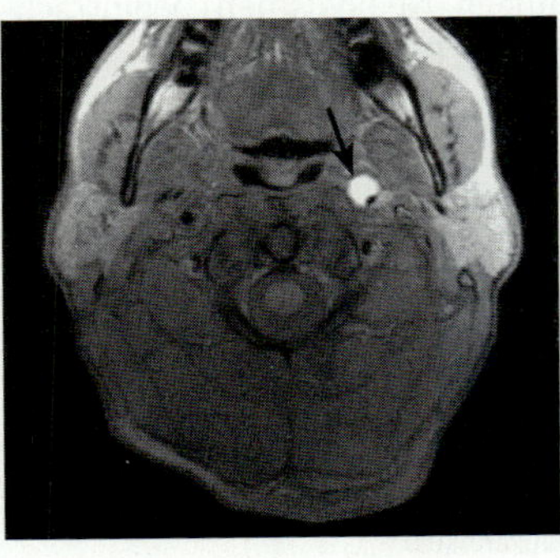

e

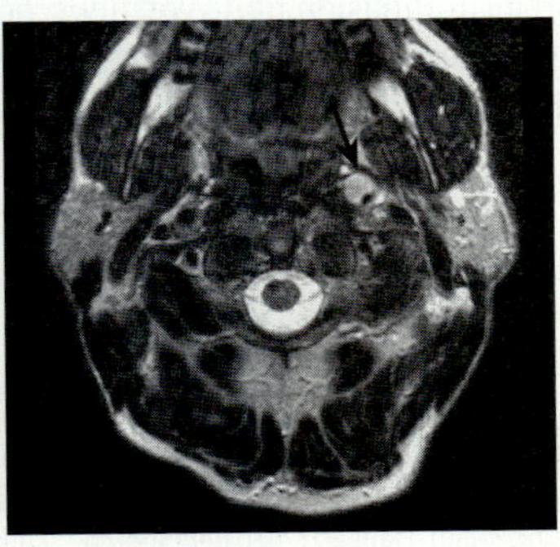

f

Fortsetzung Abb. 9.**27** **Hirninfarkt im Broca-Areal nach Dissektion der A. carotis interna links.** **e** Axialschnitt auf Höhe HWK 2, T1-gewichtet und **f** Axialschnitt auf Höhe HWK 2, T2-gewichtet. Auf beiden Bildern erkennt man ein hyperintenses Wandhämatom der linken A. carotis interna als Zeichen einer Dissektion (Pfeil).

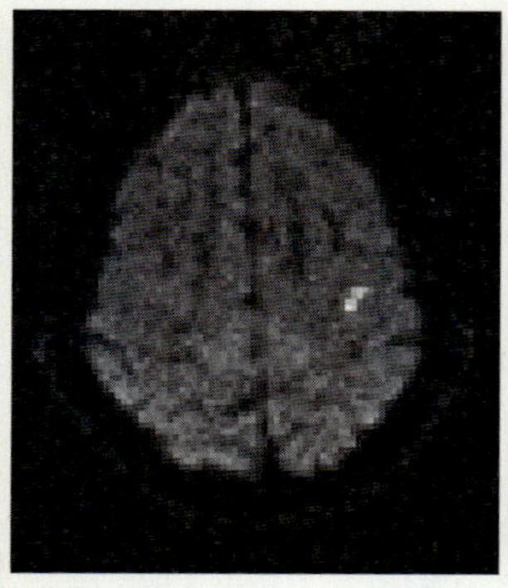
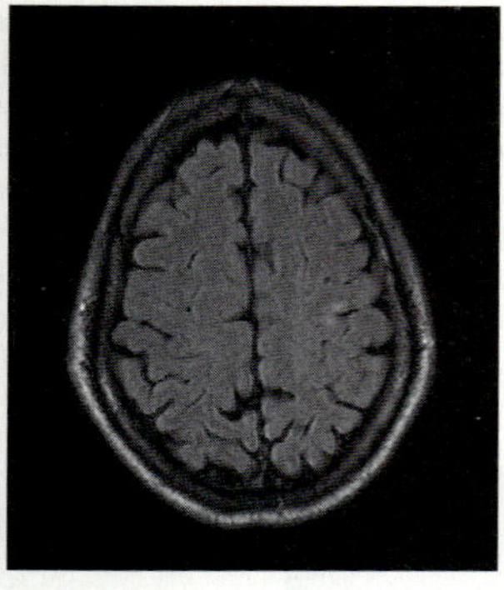

g h

Fortsetzung Abb. 9.**27** **Hirninfarkt im Broca-Areal nach Dissektion der A. carotis interna links.** **g** Axialschnitt, diffusionsgewichtet. Im Bereich des Gyrus praecentralis li. lässt sich ein zweites Infarktareal als Ursache der Armparese darstellen. Dieses Areal wird von der A. rolandica versorgt. **h** Axialschnitt, T2-gewichtete FLAIR-Sequenz. Der Infarktbezirk im Gyrus praecentralis stellt sich hier als kleine Hyperintensität dar.

Wernicke-Aphasie. Bei der klassischen Wernicke-Aphasie (Fallgeschichte **2**) sind Sprachproduktion und Prosodie (Sprachmelodie und -rhythmus) normal, es finden sich jedoch schwere *semantische Paraphasien* (Verwechslungen bzw. fehlerhafte Anordnungen von Wörtern innerhalb eines Satzes/Satztteils) und schwere *Störungen des Sprachverständnisses.* In Extremfällen ist die Sprache so stark durch Paraphasien und Wortneuschöpfungen (Neologismen) beeinträchtigt, dass sie nicht mehr verständlich ist. In solchen Fällen spricht man von *Jargon-Aphasie* oder Wortsalat.

Fallgeschichte 2: Wernicke-Aphasie

Bei einer 54-jährigen Hausfrau war es nach einer Myokarditis zu dauerhaften Herzrhythmusstörungen gekommen, wegen der sie sich in regelmäßiger internistischer Behandlung befand. Bei einem EKG anlässlich einer Routine-Untersuchung beim Hausarzt fiel der Sprechstundenhilfe auf, dass die Patientin ihren Anweisungen nicht folgte. Statt dessen redete sie in einem fort, produzierte aber nur ein unverständliches Kauderwelsch und wirkte dabei zugleich erregt und hilflos. Die Sprechstundenhilfe informierte den Praxisarzt, der eine neurologische Untersuchung der Patientin vornahm und zusätzlich zur Sprachstörung eine leichte armbetonte Halbseitenschwäche rechts feststellte. Er überwies die Patientin notfallmäßig ins Krankenhaus.

Der aufnehmende Arzt erhob den Neurostatus und führte eine gründliche neuropsychologische Testung der Patientin durch: Gestische Aufforderungen zur Imitation von Bewegungen oder zum Händeschütteln konnten von der Patientin gut befolgt werden. Eine sprachliche Kommunikation war durch die schwere Jargon-Aphasie aber kaum mehr möglich. Auf die Frage ‚Wie geht es Ihnen' antwortete sie ‚Eher mörge waren'; zum Namen befragt antwortete sie ‚Sei geb mit demm Dannerter'. Das Benennen von Gegenständen wie Kugelschreiber (Vatterdas), Buch (Sooller diesem heier) oder Lampe (Hier das scheller) war ihr nicht möglich. Offene Fragen (‚Wie geht es Ihnen') wurden mit längeren Ausführungen ‚Das von einem Fledre, wo ist hier das, sind da, was tut das so runter, er sagt, ist zu wo lang' beantwortet. Aufforderungen, die nicht mithilfe der *gesprochenen* Sprache erteilt wurden – wie z. B. das Eintragen des Namens in einen Aufnahmebogen für die Klinik, das Kopieren von vorgeschriebenen Sätzen und von Zeichnungen oder die schriftliche Beantwortung von Rechenaufgaben – wurden umgehend und korrekt befolgt. Interessanterweise wurden auch längere Sätze beim Nachschreiben richtig kopiert, sie konnten aber nicht abgelesen oder nachgesprochen werden.

Als Ursache der Sprachstörung sowie der leichtgradigen Hemisymptomatik ließ sich im MRT ein links-hemisphärischer Infarkt parietal im Bereich der Wernicke-Region (Abb. 9.**28a–d**) nachweisen. In Anbetracht der bei der Patientin bereits langjährig bestehenden Herzrhythmusstörungen war in erster Linie an ein kardioembolisches Geschehen zu denken – tatsächlich ließen sich in einem transösophagealen Echokardiogramm thrombotische Vegetationen im linken Vorhof darstellen. Zur Verhinderung eines Embolierezidivs wurde die Patientin vollheparinisiert und überlappend marcumarisiert. Unter intensiver logopädischer Behandlung wurde die Spontansprache der Patientin verständlicher, gewisse Residualsymptome (semantische Paraphasien und Sprachverständnisstörungen) blieben jedoch bis zum Tag ihrer Entlassung aus dem Krankenhaus bestehen.

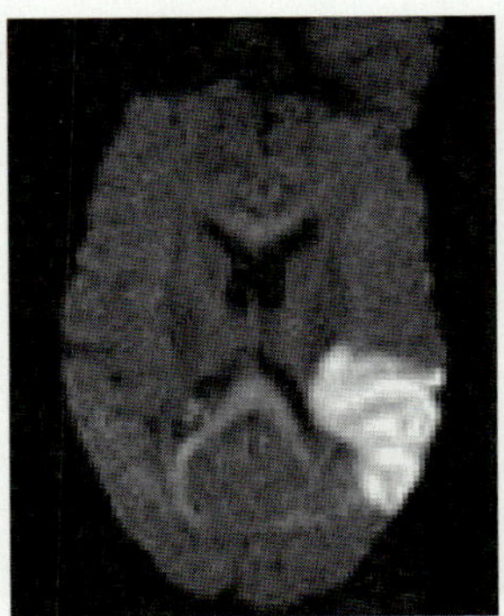

a

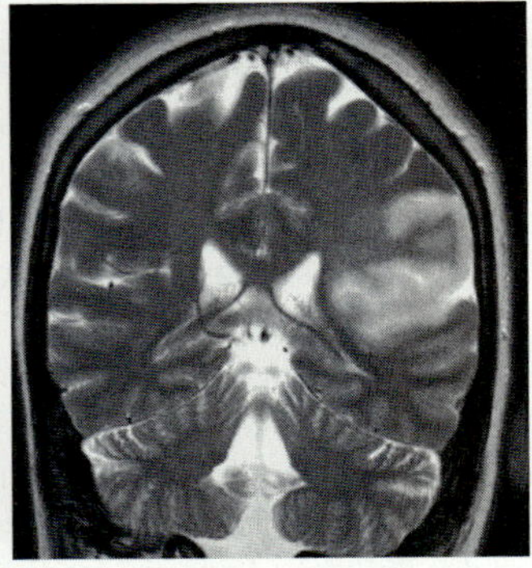

b

Abb. 9.**28** **Hirninfarkt im Wernicke-Areal**, MRT-Aufnahmen. **a** Axialschnitt, diffusionsgewichtet. Das infarzierte Hirngewebe stellt sich heller als das normale Parenchym dar. Der Infarktbezirk liegt im hinteren, mehr parietookzipital gelegenen Versorgungsareal der A. cerebri media, hauptsächlich im Bereich des Gyrus supramarginalis und Gyrus angularis. Dieses Areal wird von den Arteriae gyri angularis und parietalis posterior versorgt. **b** Koronarschnitt, T2-gewichtet. Im Vergleich zum normalen Hirngewebe stellt sich das Infarktareal hyperintens dar. Es liegt in dieser Schicht über der Sylvischen Fissur. Man erkennt den schwerpunktmäßigen Befall der Hirnrinde.

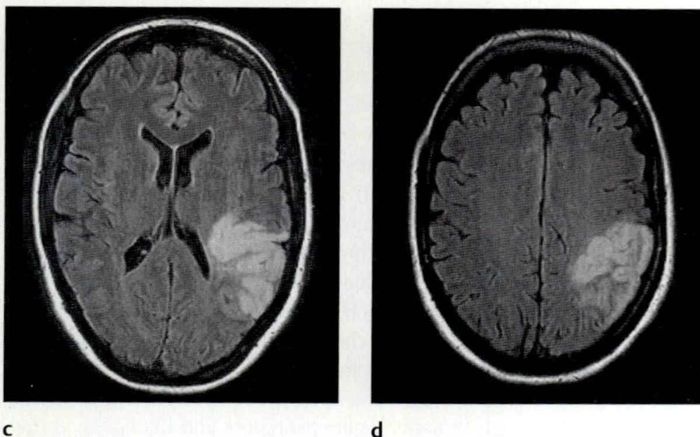

c d

Fortsetzung Abb. 9.**28** **Hirninfarkt im Wernicke-Areal.** **c** und **d** Axialschnitte, T2-gewichtete FLAIR-Sequenzen. Das Infarktareal ist hier ebenfalls hyperintens, es betrifft bevorzugt die Rinde, weniger das Marklager. Der Infarkt liegt vor allem im Bereich des Parietallappens und schließt das parietale Operculum (Pars opercularis) sowie die Gyri supramarginalis und angularis mit ein. In den apikalen Anteilen liegt der Infarkt ebenfalls überwiegend parietal und postzentral. Man kann erkennen, dass darüber hinaus die Rinde des Gyrus praecentralis mit betroffen ist, was die Hemiparese erklärt. Da die Infarzierung, wie in c zu erkennen, den Rand des Seitenventrikels erreicht, ist zusätzlich eine Schädigung der Sehstrahlung in der Meyer-Schleife anzunehmen, was einen Gesichtsfeldausfall zur Gegenseite zur Folge hat.

Diskonnektionssyndrome

Diskonnektionssyndrome entstehen durch **Unterbrechung der Verbindungsbahnen zwischen kortikalen Arealen**, die Kortexareale selbst sind intakt. Die Unterbrechungen können die 3 verschiedenen Fasersysteme betreffen: Assoziationsfasern, die Projektionsfasern und/oder die Kommissurenfasern (S. 365 ff.).

Wichtige Erkenntnisse über die Funktionen dieser Verbindungsbahnen, speziell der Kommissurenfasern, wurden durch Untersuchungen an Patienten gewonnen, denen wegen einer medikamentös nicht beherrschbaren Epilepsie der Balken durchtrennt wurde (*Split-Brain-Patienten*) oder die unter einer Entwicklungsstörung des Balkens (*Agenesie des Corpus callosum*) leiden.

Aus Übersichtsgründen ist es sinnvoll, die Auswirkungen von Läsionen der Verbindungsbahnen für verschiedene funktionelle Systeme getrennt zu betrachten.

Diskonnektion im olfaktorischen System. Im Gegensatz zu anderen sensorischen Systemen verlaufen die Fasern der Geruchsbahn ungekreuzt: rechter und linker Riechnerv enden jeweils in der ipsilateralen Hemisphäre (vgl. S.

130). Die primären Riechzentren beider Seiten sind über Kommissurenfasern miteinander verbunden, die durch die anteriore Kommissur des Balkens ziehen. Bei einer Läsion in diesem Bereich können Gerüche, die über die rechte Nasenmuschel wahrgenommen werden, nicht mehr benannt werden, da das linkshemisphärische Sprachzentrum keinen Zugriff auf diese Informationen hat: der Geruch kann weder spontan einem Objekt (z. B. Zimtgeruch einer Zimtstange) noch einer vorgegebenen Auswahl von Objekten zugeordnet werden. Geruchspräsentation an der linken Nasenmuschel führt hingegen zur sofortigen Identifikation des entsprechenden Objektes.

Diskonnektion im visuellen System. Da die aus der nasalen Retinahälfte stammenden Nervenfasern der Sehbahn im Chiasma kreuzen (vgl. S. 133), werden rechte und linke Hälfte des Gesichtfeldes – jedes für sich – in der jeweils gegenüberliegenden Sehrinde abgebildet (also die linke Hälfte des Gesichtsfeldes in der rechten Hemisphäre und umgekehrt). Bei Unterbrechung der Verbindungsbahnen zwischen linker und rechter Hirnhälfte sind Seheindrücke, die nur in der linken Hälfte des Gesichtsfeldes wahrgenommen werden, von der Verarbeitung in der sprachdominanten linken Hemisphäre abgeschnitten, und Objekte oder auch geschriebene Wörter können nicht korrekt identifiziert werden (**selektive Aphasie und Alexie**). Umgekehrt können komplexe räumliche Gebilde, die im rechten Gesichtsfeld präsentiert werden, nicht korrekt analysiert werden, da diese Leistung hauptsächlich von der rechten Hirnhälfte vollbracht wird. So können beispielsweise komplexe geometrische Figuren nicht kopiert werden (**Acopia**).

Diskonnektion im somatosensiblen System. Somatosensible Informationen einer Körperhälfte werden ebenso wie die visuellen Eindrücke in der kontralateralen Hemisphäre verarbeitet. In Analogie zum visuellen System können Split-Brain-Patienten Objekte bei blindem Betasten mit der linken Hand nicht korrekt benennen. Selbst bestimmte Handhaltungen der einen Hand können von der anderen nicht kopiert werden, was Gesunden problemlos gelingt. Die Funktionen des auditorischen und des motorischen Systems sind wegen des Vorhandenseins von gekreuzten und ungekreuzten Verbindungen bei Läsionen des Balkens sehr viel weniger beeinträchtigt.

Komplexe Bewegungen – Apraxien

Der Begriff Apraxie wurde bereits in den 70er Jahren des 19. Jahrhunderts von Hughlings-Jackson geprägt. Er beschrieb aphasische Patienten, die völlig unfähig waren, bestimmte Willkürbewegungen auszuführen (z. B. Herausstrecken der Zunge), obwohl keine relevanten Paresen nachgewiesen werden konnten und beispielsweise Zungenbewegungen beim Lecken der Lippen möglich waren. Eine systematische Beschreibung der Apraxien erfolgte dann im frühen 20. Jahrhundert durch Liepmann. Seit dieser Zeit unterscheidet man die hauptsächlich das motorische System betreffenden *ideatorischen* und *ideomotorischen* Apraxien sowie die eher das visuell-gestaltende System betreffenden *konstruktiven* Apraxien. Mit dem Begriff Apraxie wird also eine komplexe Störung der Willkürmotorik beschrieben, die nicht durch eine Parese oder andere Defizite in den primären motorischen Arealen bzw. nicht durch Motivations- oder Verständnisprobleme zu erklären ist. Generell äußern sich Apraxien in der Unfähigkeit, einzelne Bewegungselemente zu komplexeren Bewegungssequenzen und/oder diese wiederum zu Handlungsabfolgen zu kombinieren. Dabei ist die Fähigkeit, die jeweiligen Einzelbewegungen für sich auszuführen, erhalten.

Motorische Apraxie. Bei schweren Formen einer motorischen Apraxie können basale Bewegungsmuster wie z. B. Greifbewegungen nicht ausgeführt werden, obwohl bei einer isolierten Kraftprüfung keine Parese der notwendigen Arm- und Handmuskeln festzustellen ist.

Ideomotorische Apraxien treten bei Läsionen der sprachdominanten (linken) Hemisphäre auf, entweder infolge von Läsionen in den motorischen Assoziationskortizes und/oder bei Schädigung von Assoziations- und Kommissurenfasern, die zu den motorischen Kortizes ziehen bzw. diese miteinander verbinden. Typischerweise ist der Ablauf einer Bewegung entstellt, da einzelne Komponenten dieser Bewegung weggelassen oder verfrüht abgebrochen werden. Manchmal kann man auch Bewegungsperseverationen beobachten, also Wiederholungen von Einzelkomponenten einer vorangegangenen Bewegung. Diese setzen zu einem falschen Zeitpunkt ein und stören bzw. unterbrechen den Ablauf der „neuen" Bewegung.

Bittet man Patienten mit weiter parietal gelegenen Läsionen und motorischer Apraxie, Bewegungen zu kopieren (z. B. einen militärischen Gruß), können diese nicht korrekt nachgeahmt werden. Ausdrucksbewegungen des Gesichtes sind bei Läsionen in dieser Region häufig noch möglich, wohingegen Patienten mit Läsionen des linken Frontallappens komplexe Armbewegungen nachmachen, aber Gesichtsbewegungen nicht kopieren können.

Ideatorische Apraxie. Bei dieser selteneren Apraxieform führen temporo-parietale Läsionen der sprachdominanten (linken) Hemisphäre zu Störungen der Planung und Initiierung komplexer Handlungen: Die Patienten sind zwar prinzipiell fähig, eine komplexe Handlungsabfolge durchzuführen, sie scheinen deren Sinn oder Ziel aber nicht zu verstehen. Deshalb beginnen sie die Bewegung erst gar nicht oder brechen sie frühzeitig ab.

Konstruktive Apraxie. Konstruktiv-apraktische Patienten haben Probleme, räumliche Gebilde wie geometrische Figuren oder Objekte zu zeichnen. Diese Störung ist meist mit einer Läsion im Parietallappen der nicht-sprachdominanten (rechten) Gehirnhälfte assoziiert.

In der überwiegenden Zahl der Fälle sind apraktische Patienten auch aphasisch. Je nach Ort und Ausmaß einer kortikalen Läsion können ideomotorische, ideatorische und konstruktive Apraxien gleichzeitig bei ein und demselben Patienten auftreten.

Wahrnehmungsintegration – Agnosien und Neglect

Während anteriore Teile des Parietallappens für die Verarbeitung von somatosensiblen Signalen zuständig sind, befassen sich der posteriore Teil des Parietallappens sowie visuelle Assoziationskortizes mit der Integration somatosensibler, visueller und motorischer Informationen. Tätigkeiten wie z. B. das Einschenken von Getränken während eines Gespräches setzen die Integration verschiedener komplexer Wahrnehmungs- und Bewegungsvorgänge voraus: die entsprechenden Objekte (Flasche, Glas) müssen erkannt werden, wozu wiederum konjugierte Augenbewegungen und visuelle Verarbeitungsprozesse notwendig sind. Gleichzeitig müssen gezielte Greifbewegungen ausgeführt und die Aufmerksamkeit auf das Gespräch mit dem Gegenüber gerichtet werden.

Um diese Aufgaben zu lösen, benötigt das Gehirn interne Repräsentationen des eigenen Körpers, Informationen über die Stellung seiner Gliedmaßen und ein Konzept des externen Raumes. Diese Repräsentationen müssen ihrerseits mit visuellen und akustischen Signalen aus der Umgebung und Plänen intendierter Bewegungen vernetzt werden. Bei diesen komplexen Verarbeitungsprozessen spielen die jeweiligen Assoziationskortizes und der posteriore Parietallappen eine entscheidende Rolle. Er wird z. B. bei den durch visuelle Stimuli ausgelösten intendierten Greifbewegungen ebenso aktiviert wie beim Betasten eines Objektes, das nicht im Gesichtsfeld wahrgenommen wird.

Läsionen der visuellen Assoziationskortizes und des Parietallappens können zu einer Vielzahl von komplexen Störungen der Wahrnehmung, den Agnosien, führen. Bei einer Agnosie können trotz intakter Sinnesfunktion bzw. trotz intakter primärer Wahrnehmung (normale Sehschärfe, normales Hörvermögen, Fehlen von Sensibilitätsstörungen) und Motorik (keine Paresen) Objekte und raum-zeitliche Zusammenhänge nicht erkannt werden. Agnosien werden in visuelle Agnosien, akustische Agnosien, somatosensorische Agnosien und räumliche Agnosien unterteilt.

Visuelle Objektagnosie. Nach Läsionen visueller Assoziationsareale können Gegenstände des täglichen Lebens zwar in ihrer räumlichen Struktur erfasst, aber nicht mehr identifiziert werden – so kann z. B. eine Flasche korrekt nachgezeichnet werden, sie wird aber nicht als Flasche erkannt. Komplexere Formen visueller Agnosien sind die **Prosopagnosie** (Unfähigkeit Gesichter zu erkennen) oder die **Alexie** (Unfähigkeit zu lesen).

Somatosensorische Agnosien. Bei der **Astereognosie** gelingt es dem Patienten nicht, ein Objekt durch Betasten zu erkennen, obwohl keine Beeinträchtigung des Berührungsempfindens und keine Benennungsstörung vorliegen. Bei der **Asomatognosie** ist die Wahrnehmung des eigenen Körpers generell vermindert oder aufgehoben. Beim **Gerstmann-Syndrom** kommt es simultan zu einer Wahrnehmungsstörung der eigenen Finger (Finger-Agnosie) sowie zu einer Beeinträchtigung des Schreibens (Dys- oder Agraphie), des Rechnens (Dys- oder Akalkulie) und der Rechts-Links-Unterscheidung. Diese Störung wurde von Gerstmann erstmals 1924 bei einem Patienten mit einem linkshemisphärischen Mediainsult im Bereich des Parietallappens beschrieben.

Balint-Syndrom. Diese komplexe Agnosieform kann Folge von bilateralen parieto-occipitalen Läsionen sein: Der erstbeschriebene Patient war nicht mehr in der Lage, seine Augen willkürlich auf bestimmte Punkte im Raum zu richten, um diese zu fixieren. Wenn seine Aufmerksamkeit auf ein Objekt gelenkt wurde, konnte er daneben keine weiteren visuellen Stimuli wahrnehmen. Er war außerdem nicht mehr in der Lage, Augenfolgebewegungen durchzuführen (**optische Ataxie**).

Neglect. Wird die zu einem kortikalen Läsionsort kontralaterale Körperseite oder das kontralaterale Gesichtsfeld vernachlässigt oder in seiner Existenz ignoriert, spricht man von einem Neglect. Diese Störung kann von einer Verneinung des Defizites (**Anosognosie**) begleitet sein. Meist sind gleichzeitig Sehen, Hören, Somatosensibilität, Motorik und Raumwahrnehmung gestört. Häufigster Läsionsort ist der Parietallappen der nicht-sprachdominanten (rechten) Hemisphäre. Bei der klinischen Untersuchung fällt auf, dass die Patienten eine Körperseite weniger oder gar nicht bewegen, obwohl keine Lähmung vorliegt. Ferner kann man ein so genanntes **Extinktionsphänomen** beobachten: trotz allseits intakten Berührungsempfinden wird ein spiegelbildlich an beiden Armen in gleicher Intensität gesetzter Berührungsreiz einseitig nicht wahrgenommen. Ähnlich werden simultan angebotene akustische oder visuelle Reize auf dieser Körperseite ignoriert. Bei isolierter Berührung des betroffenen Armes wird diese wahrgenommen, manchmal aber fälschlich dem gegenüberliegenden Arm zugeordnet (**Allästhesie**).

Fallgeschichte 3: Neglect

Der allein lebende 69-jährige Rentner litt schon seit Jahren unter einem erhöhten Blutdruck, der trotz medikamentöser Behandlung nicht recht in den Griff zu bekommen war. In den letzten Monaten hatte er zweimal eine kurzzeitige Schwäche seines linken Armes bemerkt. Ein anderes Mal hatte er auf seinem rechten Auge für wenige Minuten nichts sehen können. Da er sich aber ansonsten wohl fühlte, hatte er diesen Erscheinungen keine weitere Aufmerksamkeit geschenkt. Eines Nachts fiel der Rentner beim Aufstehen zu Boden und war danach nicht mehr fähig, sich aus eigener Kraft zu erheben. Er rief laut um Hilfe. Eine Nachbarin, die einen Ersatzschlüssel zur Wohnung des Rentners besaß, verständigte den Notarzt, der den Patienten in die Klinik brachte.

Der Bereitschaftsarzt nahm eine gründliche neurologische Untersuchung des Patienten vor und stellte eine leichte Hemisymptomatik links mit Absinken von Arm und Bein in den Halteversuchen sowie eine gestörte Feinmotorik der linken Hand fest. Berührungen seiner linken Körperhälfte bemerkte der Patient nicht, wenn gleichzeitig die andere Köperhälfte berührt wurde (Extinktion). Auf Ansprache von links reagierte er nicht. Als der Arzt ihn aufforderte, Häuser oder Bäume zu zeichnen, brachte er nur die rechten Hälften der genannten Objekte zu Papier. Der Patient hatte eine generelle Tendenz zur Blickwendung nach rechts und schien nur die rechte Raumhälfte bewusst wahrzunehmen. Ursache der akut aufgetretenen Symptomatik war eine ca. 80 %ige Stenose der A. carotis interna rechts, die zu einem rechts-hemisphärischen Media-Insult geführt hatte (Abb. 9.**29**).

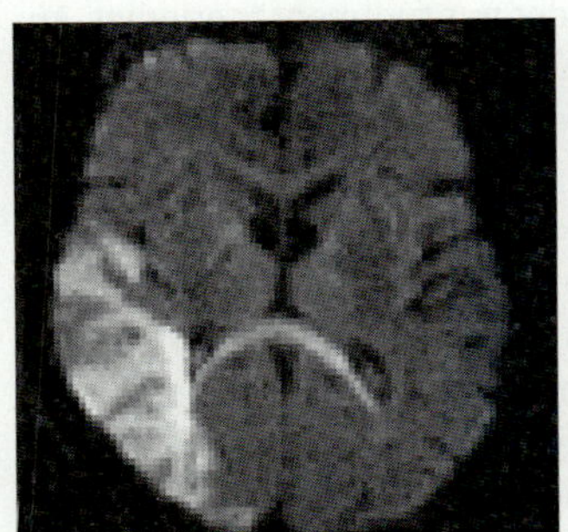

a

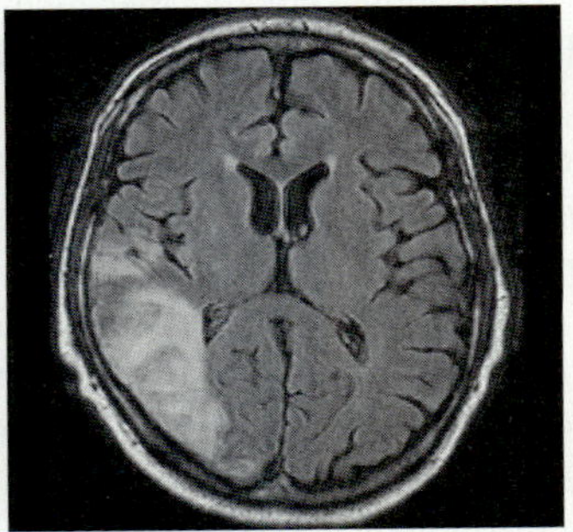

b

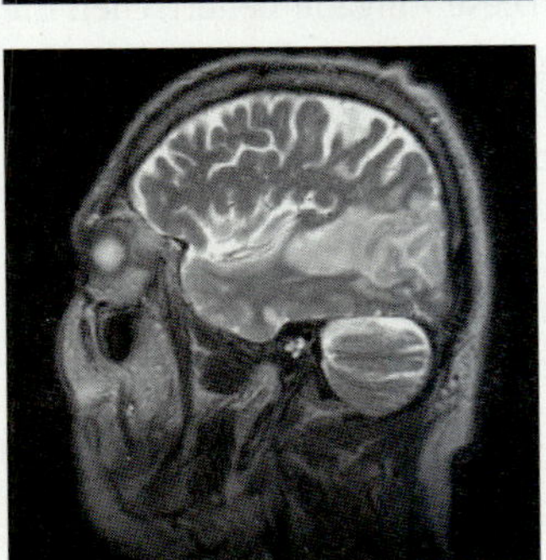

c

Abb. 9.**29** **Hirninfarkt im Mediastromgebiet rechts mit Neglect**, MRT-Aufnahmen. **a** Axialschnitt, EPI-Sequenz und **b** Axialschnitt, T2-gewichtete FLAIR-Sequenz. Auf beiden Schichten erkennt man einen hinteren Mediateilinfarkt rechts, der in diesem Fall weit nach okzipital und bis an den Seitenventrikel heran reicht. Mit betroffen sind unter anderem der Temporallappen, der Gyrus supramarginalis und angularis des Parietallappens sowie der Okzipitallappen. Die Hemianopsie erklärt sich durch die Beschädigung der Sehstrahlung (Meyer-Schleife) sowie des Okzipitallappens. **c** Sagittalschnitt, T2-gewichtet. Man erkennt das hyperintense Infarktareal hinter und unter der Sylvischen Fissur.

Verhaltenssteuerung, Sozialverhalten und deren Störungen

Präfrontaler Kortex. Kognition und Verhaltenssteuerung sind vornehmlich Leistungen der multimodalen Assoziationsareale des Frontallappens, die in ihrer Gesamtheit den präfrontalen Kortex (Abb. 9.**18**) bilden. Von der präfrontalen Rinde kann man bei Reizung keine motorischen Effekte erzielen, sie hat bei den Primaten und insbesondere beim Menschen eine außerordentliche Vergrößerung erfahren. Deshalb vermutete man hier schon früh ein Gebiet höherer psychischer Leistungen. Die frontalen Rindenfelder stehen in doppelläufiger Verbindung mit dem Nucleus medialis des Thalamus (vgl. S. 267). Sie erhalten dadurch Zuflüsse vom Hypothalamus und über sehr ausgiebige Faserverbindungen auch von allen übrigen Hirnrindengebieten.

Aufgabe des präfrontalen Kortex ist die kurzzeitige Speicherung und Analyse von gegenständlichen und zeitlichen Informationen. Die dorsolateralen Anteile des präfrontalen Kortex sind wesentlich an der Verhaltensplanung und -steuerung, die orbitalen Anteile an der des Sexualverhaltens beteiligt.

Läsionen der Stirnhirnkonvexität. Patienten mit bilateralen Läsionen des präfrontalen Kortex können sich nur schlecht auf Aufgaben konzentrieren und sind extrem leicht ablenkbar, sobald ein neuer Stimulus wahrgenommen wird. Dadurch werden komplexere Aufgaben nicht oder nur rudimentär erledigt. Außerdem fehlt den Betroffenen jedes Gefühl für eine vorausschauende Planung. Zukünftige Ereignisse oder mögliche Probleme bei der Ausführung eines Planes werden nicht einkalkuliert. Sie halten oft stur an einem Konzept fest und sind nicht in der Lage, dieses den neuen Gegebenheiten anzupassen. Im Extremfall **perseverieren** die Patienten, d. h. sie wiederholen eine Aufgabe immer wieder mit den gleichen Fehlern. Dieses Defizit wird besonders im *Wisconsin-Karten-Sortier-Test* (*engl.: Wisconsin Card Sorting Test*) deutlich, bei dem Karten mit verschiedenen Symbolen und Farben zunächst nach einer Kategorie (z. B. nach Formen) sortiert werden müssen. Wurde die Aufgabe korrekt erledigt, wird dies vom Untersucher positiv bestätigt. Diese Aufgabe beherrschen die Patienten relativ normal. Im zweiten Durchgang wird jedoch die Aufgabe geändert (z. B. Sortieren der Karten nach Farbe), ohne dass dies explizit mitgeteilt wird. Gesunde, aber auch Patienten mit Frontalhirnläsionen erkennen sehr schnell, dass die Aufgabenstellung verändert wurde. Im Gegensatz zu Gesunden halten Letztere unbeirrbar an ihrer ursprünglichen Sortierstrategie fest, obwohl sie den Fehler laufend mitgeteilt bekommen.

Weitere charakteristische klinische Zeichen bei Frontalhirngeschädigten sind ein deutlich **reduzierter Antrieb** und eine **verminderte Spontaneität**. Fordert man die Patienten auf, innerhalb einer kurzen Zeitspanne möglichst viele Wörter zu nennen, die mit einem bestimmten Buchstaben beginnen (engl.

,*Word-Fluency-Test*' – zu deutsch etwa *Test zur Prüfung der Wortgewandtheit*), zeigen die Patienten signifikante Defizite und nennen nur einen Bruchteil der Wörter, die sie aufgrund ihres Wortgedächtnisses kennen müssten. Ähnliche Defizite finden sich auch in nicht sprachlichen Bereichen: Gesunde Probanden zeichnen ca. 35 Bilder innerhalb von 5 Minuten, Patienten mit links-frontalen Läsionen 24, solche mit rechts-frontalen Läsionen 15. Da diese Aspontaneität sämtliche Bereiche der Kommunikation betrifft, wirken die Patienten auf den Betrachter faul, lethargisch und ohne eigenen Antrieb. Viele Verrichtungen des täglichen Lebens werden vernachlässigt, die Kranken bleiben morgens im Bett liegen, waschen und pflegen sich nicht mehr, ziehen sich nicht selbstständig an und gehen keiner geregelten Arbeit mehr nach. Gleichzeitig sind aber formaler IQ und das Altgedächtnis weitgehend intakt!

Läsionen der fronto-orbitalen Region. Soziales und sexuelles Verhalten unterliegen hochkomplexen Steuerungs- und Regulationsprozessen. Auch hier führen Läsionen des frontalen Kortex zu Verhaltensauffälligkeiten. Speziell bei fronto-orbitalen Läsionen finden sich zwei charakteristische Muster von Persönlichkeitsveränderungen, **pseudo-depressive** und **pseudo-psychopathische** Störungen: Die Patienten sind entweder apathisch, indifferent mit deutlich reduziertem Antrieb, reduziertem sexuellen Verlangen und reduzierter oder aufgehobener emotionaler Schwingungsfähigkeit; oder sie sind hypoman, motorisch unruhig, distanz- und hemmungslos. Solche Patienten haben einen deutlich gesteigerten Antrieb sowie ein übermäßiges sexuelles Verlangen. Sie sind unfähig oder nicht willens, sich entsprechend irgendwelcher für sie vor Krankheitsbeginn völlig unbestrittener Konventionen zu verhalten.

Fallgeschichte 4: Frontalhirnläsion

Das nachfolgende Fallbeispiel dokumentiert einen Krankheitsverlauf bei einem Patienten mit einer Frontalhirnläsion. Es datiert aus einem weiter zurückliegenden Zeitraum – das diagnostische Vorgehen entspricht nicht den heutigen Standards. Die Krankengeschichte selbst hat jedoch nichts an Aktualität verloren.

Ein 57-jähriger Pfarrer bemerkte im Anschluss an eine Erkältung, dass er nicht mehr riechen konnte. Die Beeinträchtigung seines Geruchsempfindens blieb in den folgenden drei Jahren bestehen. Darüber hinaus bemerkte er ein sukzessives Nachlassen seiner Sehkraft und eine zunehmende Arbeitsunlust. Er erledigte nicht mehr die Schreibarbeiten, die ihm als Gemeindevorsteher oblagen. Briefe von seinen Vorgesetzten ließ er unbeantwortet liegen und erhielt deswegen viele Mahnungen. Gleichzeitig fiel er dadurch auf, dass er bei der Beerdigung von einem seiner Freunde eine scherzhafte und wenig passende Rede hielt. Da er seine Arbeit immer mehr vernachlässigte, erhielt er ein halbes Jahr vor seiner stationären Aufnahme eine Hilfskraft, wurde aber bald beurlaubt und schließlich in eine psychiatrische Krankenanstalt eingewiesen. Seine Sehschärfe ließ weiter nach, und es traten anfallsweise Kopfschmerzen auf. Schließlich gesellten sich auch noch optische Halluzinationen hinzu. Der Priester sah Schlangen und dergleichen, wollte aber sein Kranksein nicht wahrhaben. Er hielt sich vielmehr für ganz gesund und meinte, dass er nur auf Wunsch seiner Vorgesetzten in der Klinik sei. Seine Urteilskraft war schwer beeinträchtigt, ebenso sein Antrieb. Seine Stimmungslage war stark euphorisch, er machte andauernd Witze, zuweilen auch recht unpassende. Den Ärzten gegenüber verhielt er sich misstrauisch.

Da die Kopfschmerzen des Patienten in der Folgezeit zunahmen und er sich morgens wiederholt erbrach, wurde er zusätzlich einem Neurologen vorgestellt. Dieser erhob den Neurostatus und stellte bei dem Patienten eine Anosmie, ein absolutes zentrales Skotom rechts und einen oberen temporalen Gesichtsfeldausfall nach rechts fest. Die Papillen waren nasal etwas unscharf. Unter dem Verdacht einer intrakraniellen Raumforderung im Frontalhirnbereich überwies der Konsiliararzt den Patienten an eine Nervenklinik in Oslo. Intraoperativ fand sich, ganz verdeckt von den Frontallappen, ein typisches Siebbeinmeningeom. Der Tumor konnte ausgeschält werden, der weitere postoperative Verlauf war komplikationslos. Interessant war die rasche Restitution des psychischen Zustandes des Patienten: Schon wenige Tage nach der Operation stellte sich eine klare Krankheitseinsicht ein. Der Patient schämte sich seines früheren Benehmens sehr, von dem er dunkle Vorstellungen hatte, dass es nicht ganz passend gewesen sei. Der früher geschwätzige, misstrauische und im Auftreten und in seiner Kleidung sehr saloppe Kranke verwandelte sich in wenigen Tagen in einen ruhigen freundlichen Mann, der nicht ohne priesterliche Würde war. Zwei Monate nach der Entlassung aus der Klinik trat er sein Amt, das er jetzt ohne die geringsten Schwierigkeiten wieder ausführen konnte, erneut an.

10 Gehirn- und Rückenmarkshäute, Liquor- und Ventrikelsystem

10 Gehirn- und Rückenmarkshäute, Liquor- und Ventrikelsystem

Gehirn und Rückenmark werden von mehreren Häuten mesodermalen Ursprungs umgeben: Außen liegt die derbe **Dura mater**, darunter folgt die **Arachnoidea** und zuletzt die **Pia mater**. Die Pia mater liegt der Oberfläche von Gehirn und Rückenmark direkt an. Zwischen Dura und Arachnoidea liegt der *Subduralraum*, zwischen Arachnoidea und Pia mater der *Subarachnoidalraum*. Im Subarachnoidalraum befindet sich der Liquor cerebrospinalis.

Der **Liquor** wird in den Plexus choroidei der vier Hirnventrikel (rechter und linker Seitenventrikel, III. Ventrikel, IV. Ventrikel) gebildet. Er durchfließt des Ventrikelsystem (innerer Liquorraum) und gelangt anschließend in den Subarachnoidalraum von Gehirn und Rückenmark (äußerer Liquorraum). Er wird entlang der Arachnoidalzotten des Sinus sagittalis superior und den Perineuralscheiden des Rückenmarks resorbiert. Bei einer **Erhöhung der zirkulierenden Liquormenge** (entweder durch eine verminderte Resorption oder – seltener – durch eine vermehrte Produktion) kommt es zu einer Erhöhung des Liquordrucks und dadurch zu einer Vergrößerung der Ventrikel (**Hydrocephalus**).

10.1 Gehirn- und Rückenmarkshäute

Die drei Häute von Gehirn und Rückenmark (*Dura mater, Arachnoidea, Pia mater*) sind in der Abb. 10.**1** und 10.**2** skizziert. Die Dura mater wird auch harte Hirnhaut oder *Pachymeninx* genannt, Arachnoidea und Pia mater bilden die weichen Hirnhäute und werden gemeinsam als *Leptomeninx* bezeichnet.

Dura mater

Die Dura besteht aus zwei Schichten von festem, faserigen Bindegewebe.

Lamina externa und interna. Die äußere Schicht liegt dem Schädelknochen als Periost an. Die innere Schicht ist die eigentliche meningeale Schicht und grenzt an den sehr engen Subduralraum. Sie ist von der äußeren Schicht an den Stellen separiert, wo sich durale Sinus formen. Entlang dem Sinus longitudinalis superior und dem Sinus transversus verdoppelt sich die innere Schicht und un-

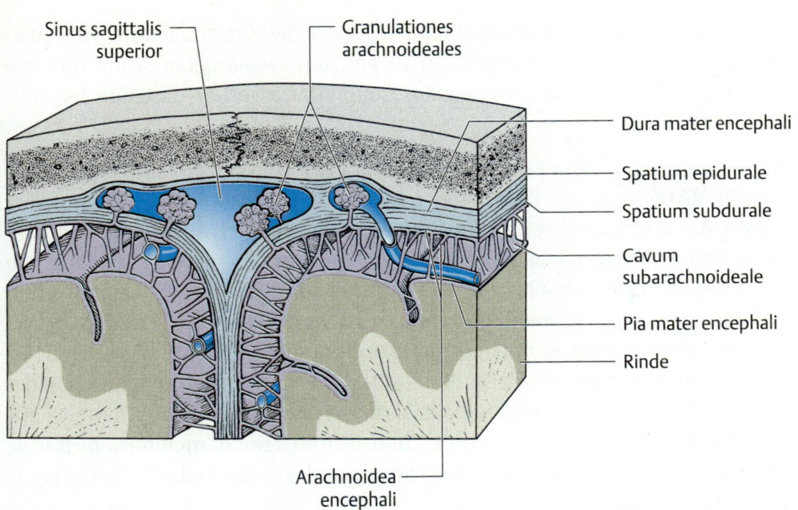

Abb. 10.1 **Gehirnhäute**, schematische Darstellung im Frontalschnitt.

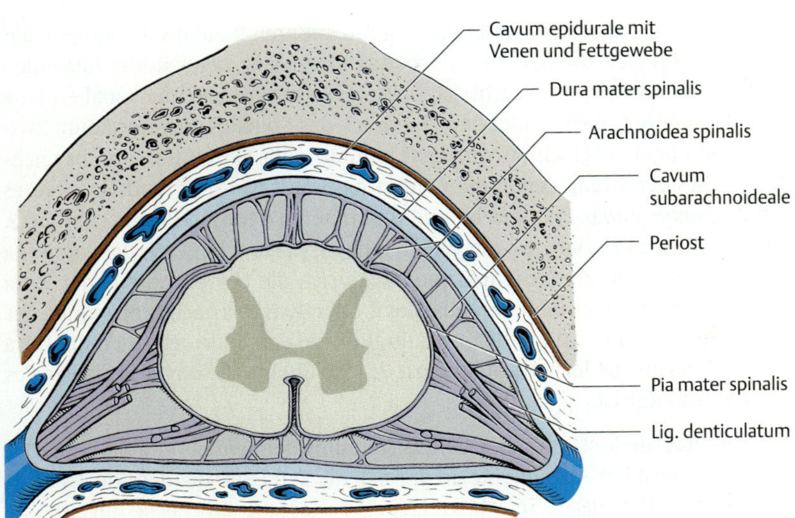

Abb. 10.2 **Rückenmarkshäute**, schematische Darstellung im Transversalschnitt.

terteilt die Schädelhöhle als *Falx* und *Tentorium*. Sie formt auch die *Falx cerebelli*, die die Kleinhirnhemisphären trennt, das *Diaphragma sellae* und die *Wandung des Meckel-Raumes*, der das Ganglion Gasseri (= Ganglion trigeminale) enthält.

Blutversorgung der Dura mater. Die duralen Arterien sind relativ kaliberkräftig, weil sie nicht nur die Dura, sondern auch den Schädelknochen mit Blut versorgen. Am kräftigsten ist die **A. meningea media**, die sich über die gesamte laterale Konvexität des Schädels ausbreitet. Sie ist ein Ast der A. maxillaris, die aus der A. carotis externa hervorgeht, und tritt durch das Foramen spinosum in den Schädel ein. Die **A. meningea anterior** ist vergleichsweise schmächtig und versorgt den mittleren Anteil der frontalen Dura sowie den frontalen Anteil der Falx. Sie tritt durch den vorderen Abschnitt der Lamina cribrosa in den Schädel ein. Sie ist ein Ast der A. ethmoidalis anterior, die von der A. ophthalmica abgeht und daher Blut aus der A. carotis interna führt. Die **A. meningea posterior** versorgt die Dura der hinteren Schädelgrube und tritt durch das Foramen jugulare in den Schädel ein.

Die A. meningea media hat in der Augenhöhle eine Verbindung zur A. lacrimalis, einem Ast der A. ophthalmica. Diese zweigt von der A. carotis interna in der Nähe der inneren Öffnung des Canalis opticus ab. Aufgrund dieser Anastomose ist es möglich, dass die A. centralis retinae Blut erhält, selbst wenn die A. ophthalmica verschlossen ist.

Dura im Bereich des Rückenmarkkanals. Am äußeren Rand des Foramen magnum trennen sich die beiden im Schädelinneren eng beieinander liegenden Durablätter. Die äußere Schicht setzt sich als Periost den Wirbelkanal entlang fort, die innere Schicht bildet den Duralsack des Spinalmarks. Der Raum zwischen den beiden Schichten wird als Epidural- oder Extraduralraum bezeichnet, er ist aber streng genommen ein intraduraler Raum. Er enthält lockeres Bindegewebe, etwas Fettgewebe und den inneren venösen Plexus (Abb. 10.**2**, Abb. 11.**20**, S. 444). Dort, wo die Wurzeln des Spinalmarks durch die Foramina intervertebralia hindurchziehen, vereinigen sich die beiden Anteile der Dura wieder. Der Duralsack endet in Höhe des 2. Sakralwirbels nach Umrundung der Cauda equina (Abb. 3.**22**, S. 86 f.). An ihrem kaudalen Ende setzt sich die Dura als Filum terminale fort, das am Periost des Steißbeins als fibröses kokzygeales Ligament fixiert ist.

Dura im Bereich der Orbita. Die gleiche Trennung der beiden Durablätter findet sich im Bereich der Augenhöhle, in die sich die Dura entlang des Canalis opticus fortsetzt. Die äußere Schicht kleidet als Periost die knöcherne Augenhöhle aus, die innere Schicht umhüllt den Sehnerv mitsamt seiner Pia, der Arachnoidea sowie dem periorbitalen subarachnoidalen Raum, der mit dem des Gehirns in Verbindung steht.

Stauungspapille. Bevor die Durahülle in die Sklera des Augapfels übergeht, kann sie gedehnt werden. Dies geschieht, wenn ein gesteigerter intrakranieller Druck auf den perioptischen Liquorraum übergreift. Die retrobulbäre Dehnung der Durascheide ist ein wesentlicher Faktor bei der Entwicklung einer Stauungspapille. Diese kann auch bei einer akuten intrakraniellen subarachnoidalen Blutung (Aneurysma, Angiom) auftreten, die sich in den perioptischen Raum ausdehnt.

Innervation. Die Dura oberhalb des Tentoriums wird von *Ästen des N. trigeminus* innerviert, während der infratentorielle Anteil von den *Ästen der oberen zervikalen spinalen Nerven* und dem *N. vagus* versorgt wird. Die Nerven der Dura sind teils markhaltig, teils marklos. Die terminalen Strukturen reagieren offensichtlich auf Dehnung, da jeder Zug an der Dura sehr schmerzhaft ist. Besonders schmerzempfindlich sind die sensiblen Fasern, die die Arterien begleiten.

Arachnoidea

Die Arachnoidea encephali ist, wie auch die Arachnoidea spinalis, eine zarte, dünne, gefäßlose Haut, die der Dura mater anliegt und durch Bindegewebsfasern mit der Pia mater in Verbindung steht. Der Subarachnoidalraum (Cavum subarachnoideale) ist der Raum zwischen Arachnoidea und Pia mater. Da die Pia mater in alle Gehirnfurchen hineinzieht, ist seine Ausdehnung starken Schwankungen unterworfen. Größere Räume werden als Zisternen bezeichnet. Der Subarachnoidalraum ist mit Liquor cerebrospinalis gefüllt. Die Subarachnoidalräume des Schädels sowie des Wirbelkanals stehen miteinander unmittelbar in Verbindung. Die Stämme der hirnversorgenden Gefäße sowie die Hirnnerven verlaufen überwiegend durch den Subarachnoidalraum.

Zisternen. Im Bereich des Schädels erweitert sich der Subarachnoidalraum an mehreren Stellen und bildet liquorgefüllte Zisternen (Cisternae subarachnoideales), wie z. B. die Cisterna cerebellomedullaris. Die wichtigsten Zisternen sind in Abb. 10.**4** (S. 410) dargestellt.

Pia mater

Die Pia besteht aus dünnen, endothelähnlichen Lagen von mesodermalen Zellen. Im Gegensatz zur Arachnoidea bedeckt sie nicht nur alle von außen sichtbaren, sondern auch die in den Windungstälern versteckten Oberflächen des

Gehirns und des Rückenmarks (Abb. 10.**1** und 10.**2**). Sie ist auf der Innenseite allseits an eine ektodermale Membran fixiert, die aus marginalen Astrozyten gebildet wird (*Pia-Glia-Membran*). Die Pia umgibt als Trichter die Blutgefäßäste, die vom Subarachnoidalraum aus in Gehirn und Rückenmark eintreten oder Gehirn und Rückenmark verlassen. Der Raum zwischen der Pia und den Gefäßen heißt Virchow-Robin-Raum.

Im Gegensatz zu den duralen Nerven sind die sensiblen Nerven der Pia nicht gegen mechanische oder thermische Einwirkungen empfindlich, womöglich aber gegen Zug- und Tonusveränderungen in den Wandungen der Gefäße.

10.2 Liquor- und Ventrikelsystem

Aufbau des Ventrikelsystems

Das Ventrikelsystem (Abb. 10.**3**) besteht aus den **zwei Seitenventrikeln** (jeweils mit Vorderhorn, Pars centralis = Cella media, Hinterhorn und Unterhorn), aus dem schmalen **III. Ventrikel** im Zwischenhirn und aus dem **IV. Ventrikel**, der sich von der Brücke (Pons) bis in die Medulla oblongata erstreckt. Die Seitenventrikel stehen über die Foramina interventricularia (Foramina Monroi) mit dem III. Ventrikel und dieser wiederum über den Aquaeductus cerebri mit dem IV. Ventrikel in Verbindung. Der IV. Ventrikel hat zum Subarachnoidalraum hin drei Öffnungen, und zwar zwei seitliche Aperturae laterales ventriculi quarti (Foramina Luschkae) sowie die kaudale Apertura mediana ventriculi quarti (Foramen Magendii).

Liquorzirkulation und -resorption

Eigenschaften des Liquors. Der Liquor ist *wasserklar*, enthält *wenig Zellen* (maximal bis 4 Zellen/µl), *wenig Eiweiß* (Liquor/Serum-Quotient für Albumin 6,5 +/- 1,9 x 10^{-3}). Er weist auch sonst gegenüber dem Blut Unterschiede auf. Der Liquor ist also kein Ultrafiltrat des Blutes, sondern wird von den Plexus aktiv sezerniert, vor allem im Bereich der Seitenventrikel. Das kapillare Blut des Plexus ist vom Liquorraum durch die sog. *Blut-Liquor-Schranke* getrennt. Sie besteht aus Gefäßendothel, Basalmembran und Plexusepithel. Diese Schranke ist durchlässig für H_2O, O_2 sowie CO_2, für Elektrolyte hingegen nur in geringem Maße und für korpuskuläre Anteile so gut wie gar nicht.

Das **zirkulierende Liquorvolumen** beträgt durchschnittlich 130 – 150 ml. Da angenommen wird, dass etwa 400 – 500 ml Liquor in 24 h produziert werden, kann das zirkulierende Volumen in dieser Zeit mehrmals ausgetauscht werden. Der **Liquordruck** beträgt im Liegen etwa 70 – 120 mm H_2O.

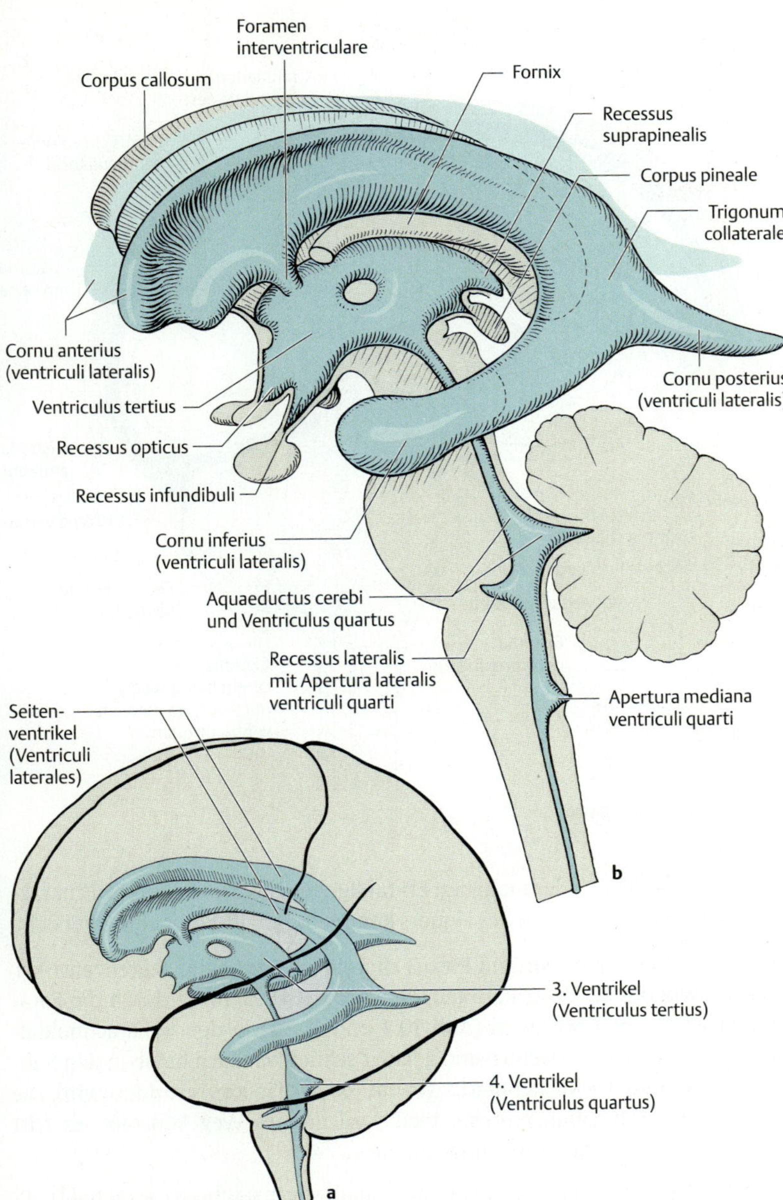

Abb. 10.3 **Ventrikelsystem. a** Lage des Ventrikelsystems im Gehirn. **b** Anatomischer Aufbau.

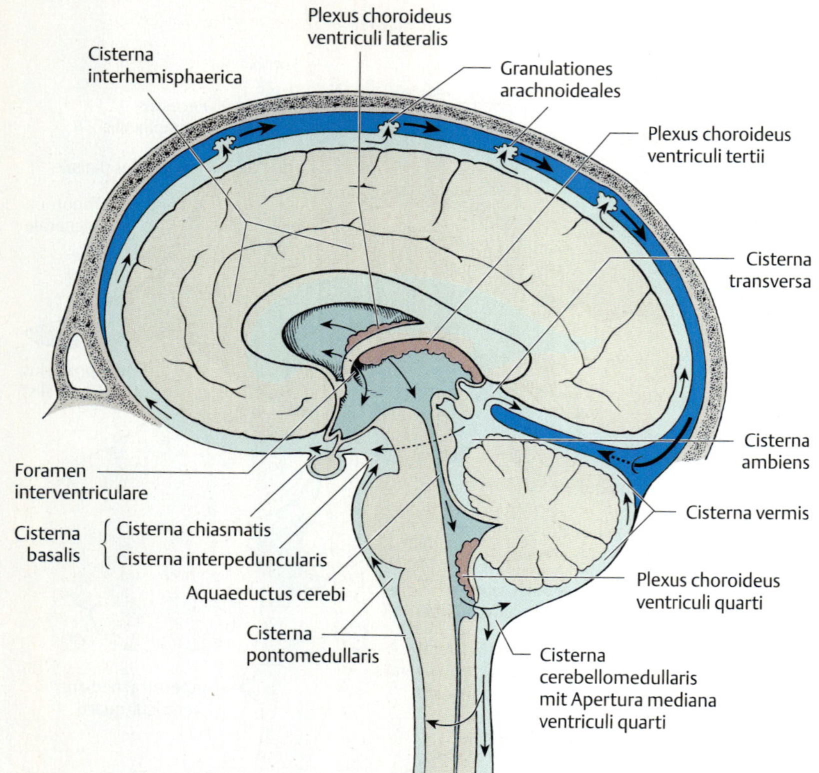

Abb. 10.**4** **Liquorzirkulation**

Bei entzündlichen oder malignen Erkrankungen des ZNS kann es zu charakteristischen Veränderungen des Liquors kommen. Tab. 10.**1** gibt eine Übersicht.

Zirkulation. Der Liquor wird im Plexus choroideus der beiden Seitenventrikel, des III. sowie des IV. Ventrikels gebildet (Abb. 10.**4**). Er fließt durch die Foramina Luschkae und Magendii (Abb. 10.**4** und 10.**3b**) in den Subarachnoidalraum, zirkuliert um das Gehirn und gelangt schließlich auch hinab in den Subarachnoidalraum des Rückenmarks, wo ein Teil des Liquors resorbiert wird. Die Konzentration der Liquorproteine bleibt auf diesem Weg konstant, es tritt keine Verdünnung oder Konzentration ein.

Resorption. Die Resorption des Liquors findet im Schädelinneren und entlang des Rückenmarks statt: An vielen Stellen stülpt sich der Subarachnoidalraum

Tabelle 10.1 Liquorbefunde bei einigen Erkrankungen des Zentralnervensystems

Verdachtsdiagnose	*Aussehen*	*Pandy-Reaktion*	*Zellzahl/ Zytologie*	*Liquorchemie*	*Weitere Befunde*
Normaler Liquor lumbal	wasserklar, farblos	-	bis zu 4 Zellen/µl, vorwiegend Lymphozyten (85 %)	Laktat < 2,1 mmol/l Albuminquotient: Erw. > 40 J. < 8 Erw. < 40 J. < 7 Kinder < 15 J. < 5	Glucose 50–60 % des Blutspiegels
Eitrige (bakterielle) Meningitis	trübe	+++	mehrere Tausend/µl, vorwiegend Neutrophile	Laktat > 3,5 mmol/l Albuminquotient > 20×10^{-3}	Bakteriennachweis
Hirnabszess	wasserklar, evtl. getrübt	+/-	einige Hundert/µl, Mononukleäre und/oder Neutrophile	Albuminquotient normal oder leicht erhöht	Glucose erniedrigt, u. U. Bakteriennachweis, lokale IgA-Synthese
Enzephalitis (Herpes-simplex)	wasserklar, farblos	+/-	normal oder mononukleäre Pleozytose (Lymphozyten)	Albuminquotient > 10×10^{-3}	IgG, IgM, IgA erhöht, Nachweis spezifischer AK, HSV-PCR positiv
Virale Meningitis	klar	+	bis mehrere Hundert mononukleäre Zellen, z. T. aktivierte B-Lymphozyten	Albuminquotient bis 20×10^{-3} Laktat < 3,5 mmol/l	
Tuberkulöse Meningitis	gelblich tingiert	+++	bis 1500/µl, buntes Zellbild mit überwiegend mononukleären Zellen	Albuminquotient > 20×10^{-3} Glucose < 50 % der Serumglucose	IgG und IgA *erhöht, Bakteriennachweis (Kultur und PCR)*
Neurolues	klar bis trüb	+/-	mononukleäre Pleozytose		Immunglobuline erhöht, TPHA positiv

Tabelle 10.1 Liquorbefunde bei einigen Erkrankungen des Zentralnervensystems (Fortsetzung)

Verdachts-diagnose	*Aussehen*	*Pandy-Reaktion*	*Zellzahl/ Zytologie*	*Liquor-chemie*	*Weitere Befunde*
Multiple Sklerose	wasserklar u. farblos	+/-	bis 40 Mono-nukleäre/µl	Albuminquotient $< 20 \times 10^{-3}$	oligoklonale Banden in iso-elektrischer Fokussierung
Akute Neuro-borreliose	klar		bis mehrere Hundert mo-nonukleäre Zellen/µl	Albuminquotient $< 50 \times 10^{-3}$	Immunglobu-line erhöht, AK-Nachweis
Pilzmeningitis	klar		bis mehrere Hundert mo-nonukleäre Zellen/µl		Immunglobu-line er-höht,Pilznach-weis in Kultur und Spezial-färbungen
Polyradikulitis (Guillain–Barré-Syn-drom)	klar		allenfalls dis-krete Pleozy-tose	Albuminquotient bis 50×10^{-3} (zytalbuminäre Dissoziation)	

mit zottenähnlichen gefäßlosen Gebilden in den Sinus sagittalis superior sowie in die Diploevenen des Schädels vor (**Granulationes arachnoideales**). Hier tritt ein Teil des Liquors in die Blutbahn über. Der Rest wird entlang der **Perineuralscheiden** der aus dem Hirnstamm bzw. Rückenmark austretenden Hirn- und Spinalnerven sowie über das Ependym und die Kapillaren der weichen Hirnhäute resorbiert.

Es wird also ständig Liquor in den Plexus choroidei der Ventrikel produziert und in den Subarachnoidalräumen resorbiert.

Engstellen der Liquorzirkulation. Auf seinem Weg durch das Ventrikelsystem hat der neu gebildete Liquor verschiedene Engstellen zu passieren: die *Foramina interventricularia*, den schmalen *III. Ventrikel*, insbesondere den *Aquaeductus cerebri*, den *IV. Ventrikel* mit seinen Öffnungen sowie den *Tentoriumschlitz.*

Störungen der Liquorzirkulation – Hydrocephalus

Allgemeines zur Pathogenese des Hydrocephalus. Durch eine Reihe sehr unterschiedlicher Erkrankungen kann es zu einem **Ungleichgewicht von Liquorproduktion und Liquorresorption** kommen. Überwiegt die Produktion oder ist die Resorption vermindert, nimmt das Volumen des Ventrikelsystems zu (Hydrocephalus). Der erhöhte Liquordruck in den Ventrikeln hat eine Verdrängung und langfristig eine Atrophie der periventrikulären weißen Substanz zur Folge. (Die graue Substanz hingegen ist – zumindest initial – meist nicht betroffen.) Tierversuche zeigen, dass infolge des Durchtritts (Diapedese) von Liquor durch das Ventrikelependym in die periventrikuläre weiße Substanz ein erhöhter hydrostatischer Druck im Gewebe entsteht, der die Durchblutung beeinträchtigt. Die lokale Hypoxie führt ihrerseits zur Schädigung der bemarkten Nervenbahnen und im weiteren Verlauf zu einer irreversiblen Gliose. Nur bei einer rechtzeitigen Normalisierung der Druckverhältnisse sind die histologischen und klinischen Veränderungen reversibel.

Hydrocephalusarten

Unter pragmatischen Gesichtspunkten teilt man einen Hydrocephalus nach der Ätiologie, der Lokalisation der Abflussbehinderung und dem dynamischen Status ein (z. B. aktiver Hydrocephalus bei kongenitaler Aquäduktstenose).

Einteilung in Abhängigkeit von Pathogenese und Ätiologie. Ein Hydrocephalus infolge einer Behinderung des Liquorabflusses wird **Hydrocephalus occlusus** gennant, bei einer gestörten Liquorresorption spricht man von einem **Hydrocephalus malresorptivus** (Abb. 10.6). Charakteristische Ursachen für den Hydrocephalus occlusus sind intrakranielle Raumforderungen (z. B. Tumoren, Infarkte, Blutungen, insb. im Bereich der hinteren Schädelgrube) sowie Fehlbildungen (z. B. Aquäduktstenose, Kolloidzysten im dritten Ventrikel). Der Hydrocephalus malresorptivus tritt häufig nach subarachnoidalen Blutungen und Meningitiden auf, in deren Folge es zu einer Verklebung der Arachnoidalzotten kommen kann. Auch ein durchgemachtes Schädel-Hirn-Trauma oder eine Ventrikelblutung können einen Hydrocephalus zur Folge haben. Seltener entsteht ein Hydrocephalus aufgrund einer Überproduktion von Liquor (**Hydrocephalus hypersecretorius**), z. B. durch einen Tumor des Plexus choroideus (Plexuspapillom).

Alternativ bzw. ergänzend zu den drei genannten Formen kann man zwischen einem kommunizierenden und einem nicht-kommunizierenden Hydrocephalus unterscheiden: Beim **kommunizierenden Hydrocephalus** kann der Liquor frei vom Ventrikelsystem bis zu den subarachnoidalen Zisternen zirkulieren. Beim **nichtkommunizierenden Hydrocephalus** hingegen liegt ein Passagehindernis innerhalb des Ventrikelsystems vor, weshalb die Verbindung zu den Liquor-resorbierenden Strukturen unterbrochen ist oder nur mit erhöhtem Druck offen gehalten werden kann.

Einteilung in Abhängigkeit von der Dynamik. Von einem **aktiven Hydrocephalus** spricht man dann, wenn der intraventrikuläre Druck dauerhaft erhöht ist. Der aktive Hydrocephalus kann in zwei Gruppen unterteilt werden: Bei gleich bleibender Ventrikelweite und Konstanz der klinischen Symptome spricht man von einem *kompensierten aktiven Hydrocephalus*. Verschlechtert sich die klinische Symptomatik und werden die Ventrikel beständig weiter, spricht man von einem *unkontrollierten Hydrocephalus*. Vom aktiven Hydrocephalus ist der Normaldruck-Hydrocephalus zu unterscheiden, bei dem es nur *intermittierend* zu einer Erhöhung des Liquordrucks kommt (s. u.).

Normaldruck-Hydrocephalus (NPH). Der NPH ist ein Sonderfall. Es handelt sich in der Regel um einen kommunizierenden Hydrocephalus mit gestörter Dynamik des Liquorflusses und nur intermittierend erhöhtem Liquordruck. Klinisch macht er sich durch eine typische Symptomtrias bemerkbar: apraktische Gangstörung, demenzielle Entwicklung und Urininkontinenz (Fallbeispiel **1**). Die Ursache der Erkrankung ist unklar, möglicherweise verbergen sich unterschiedliche Ätiologien dahinter (z. B. Aquäduktstenosen, Hydrocephalus malresorptivus etc.).

Differenzialdiagnose: „Hydrocephalus e vacuo". Degenerative Erkrankungen des Gehirns wie eine Alzheimer-Demenz oder ein Morbus Pick gehen mit einer Hirnatrophie und auf diese Weise mit einer sekundären Vergrößerung der inneren sowie der äußeren Liquorräume einher. Fälschlicherweise kann hierdurch der Eindruck eines Hydrocephalus (e vacuo) entstehen. Der Begriff „Hydrocephalus" sollte in diesem Kontext vermieden werden. Anders als beim NPH, bei dem es zu einer schwerpunktmäßigen Aufweitung der inneren Liquorräume kommt, findet man bei Patienten mit einer degenerativen Hirnerkrankung eine symmetrische Aufweitung der inneren *und* der äußeren Liquorräume.

Fallgeschichte 1: Normaldruck-Hydrocephalus

Der 80-jähriger Rentner litt seit einigen Monaten unter einer Dranginkontinenz, die zunächst auf seine Prostatahypertrophie zurückgeführt wurde. In der Folge traten allerdings noch weitere Beschwerden hinzu: der Rentner fühlte sich beim Gehen unsicher, er ging breitbeinig und stürzte mehrfach zu Boden. Manchmal beschwerte er sich, dass er die Füße überhaupt nicht mehr vom Boden hochbekäme. Der behandelnde Hausarzt veranlasste eine MRT-Aufnahme des Kopfes (Abb. 10.**5**) und wies den Patienten nach Sichtung der Bilder in die Klinik ein. Bei Aufnahme berichtete die Ehefrau auf explizites Nachfragen des Neurologen hin auch von einer zunehmenden Vergesslichkeit und von Merkfähigkeitsstörungen ihres Mannes. Bei der neurologischen Untersuchung fiel vor allem das unsicher-apraktische Gangbild auf. In Zusammenhang mit dem MRT-Bild wurde die Diagnose eines Normaldruck-Hydrocephalus gestellt.

Als zusätzlicher diagnostischer „Beweis" eines NPH gilt die vorübergehende Besserung der Gangstörung nach Entnahme einer größeren Menge Liquors. Auch bei dem 80-jährigen Rentner konnte nach lumbaler Liquorpunktion (40 ml) eine deutliche Besserung seiner Gangstörung und eine völlige Rückbildung der Inkontinenz beobachtet werden. Die Merkfähigkeitsstörungen wurden hingegen nur wenig beeinflusst.

Der Patient wurde zur Shuntanlage in die Neurochirurgie überwiesen. In den Folgemonaten verschwanden seine Gangstörung und die Urininkontinenz weitestgehend. Die Gedächtnisstörungen blieben bestehen, verschlechterten sich aber nicht mehr.

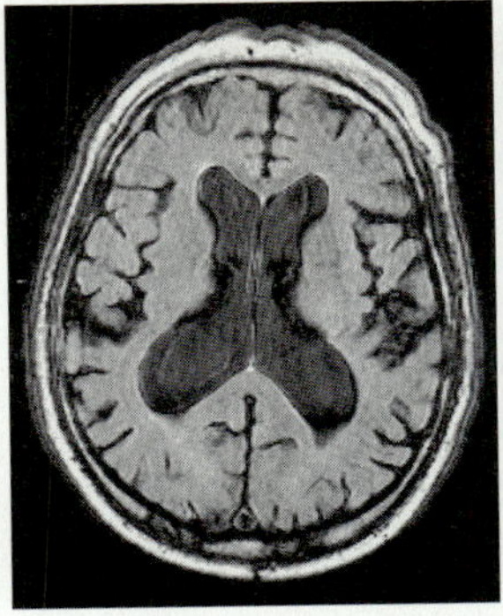

a

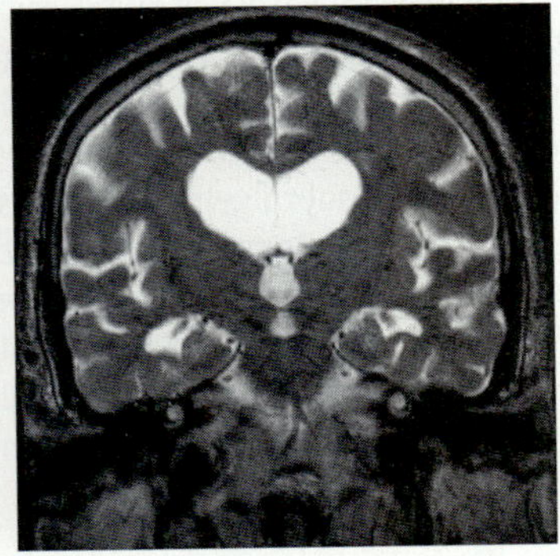

b

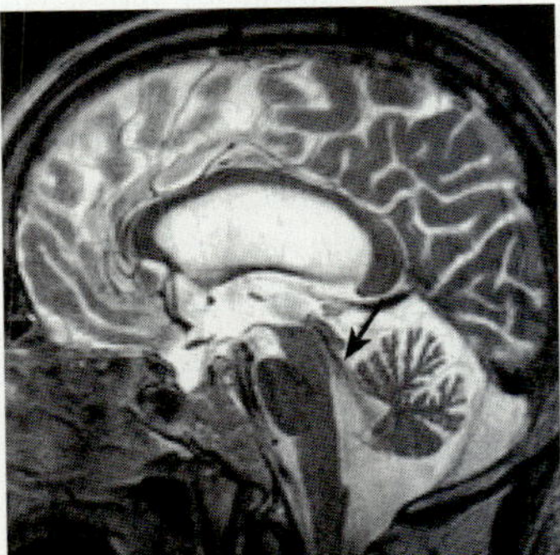

c

Abb. 10.**5** **Normaldruck-Hydrocephalus** (kommunizierender Hydrcoephalus), MRT-Aufnahme. Abgebildet sind eine T2-gewichtete transversale FLAIR-Aufnahmen (**a**), sowie koronare (**b**) und sagittale (**c**) T2-gewichtete Spinechoaufnahmen. Man erkennt eine Aufweitung der inneren Liquorräume, die verglichen mit dem Subarachnoidalraum überproportional weit sind. In der sagittalen Ebene (**c**) erkennt man durch Beschleunigung des Liquorflusses bedingte Signalauslöschungen im Aquädukt sowie in den angrenzenden Anteilen des dritten und vierten Ventrikels (Pfeil). Nach neueren Erkenntnissen aus MRT-Studien ist eine verstärkte Pulsatilität des Liquors bei Patienten mit NPH regelmäßig vorhanden. Die leichte Bildunschärfe entsteht durch Patientenbewegungen. Die Untersuchung von Patienten mit einem Normaldruck-Hydrocephalus wird aufgrund der demenziellen Symptomatik häufig durch eine schlechte Kooperation beeinträchtigt.

Allgemeines zu klinischem Bild, Diagnostik und Therapie des Hydrocephalus

Epidemiologie. Viele Hydrocephalus-Formen manifestieren sich bereits im frühen Kindesalter, meist in Zusammenhang mit anderen Fehlbildungen wie einer Chiari-Malformation, Spina bifida oder Meningo(myelo)zele. Die Häufigkeit des Hydrocephalus in den ersten drei Lebensmonaten beträgt ca. 0,1 – 4 %.

Symptomatik beim Kind. Beim Neugeborenen und im ersten Lebensjahr sind die Schädelnähte noch nicht verschlossen; der Schädel kann dem erhöhten intrakraniellen Druck nachgeben, indem die Schädelknochen auseinander weichen. Auffälligstes klinisches Zeichen eines Hydrocephalus im Kindesalter ist also ein *übermäßiges Kopfwachstum* mit einer überproportionalen Größenzunahme des Hirnschädels im Vergleich zum Gesichtsschädel; ferner beobachtet man ein Klaffen der Schädelnähte, eine Stauung der Hautvenen am Kopf, eine vorgewölbte Stirn (Balkonstirn) sowie eine pralle Vorwölbung der Fontanelle. Beim Beklopfen des Kopfes kann man ein schepperndes Geräusch (MacEwen-Zeichen) auslösen. Den Kindern geht es zunächst recht gut, da durch die Vergrößerung des Schädels der intrakranielle Druck nur leicht ansteigt. Erst im weiteren Verlauf kommt es bei Dekompensation des Hydrocephalus schließlich zu *Hirndruckzeichen* mit Erbrechen (auch Nüchternerbrechen oder Erbrechen im Schwall). Daneben kann man manchmal das *Sonnenuntergangsphänomen* (Blickheberparese) und eine *Verschlechterung des Allgemeinzustandes* beobachten.

Diagnostik beim Kind. Die Diagnose einer Ventrikelerweiterung wird mittlerweile durch die routinemäßige *pränatale Ultraschalldiagnostik* oft schon vor der Geburt gestellt, post partum dienen regelmäßige *Messungen des Kopfumfanges* und die Dokumentation auf den dafür vorgesehenen Wachstumskurven der Verlaufsbeurteilung und der rechtzeitigen Planung einer evtl. erforderlichen Intervention. Die Ultraschalldiagnostik wird postpartal durch *CT oder MRT* ergänzt, um behandelbare Ursachen des Hydrocephalus zu erkennen und andere Ursachen des überproportionalen Kopfwachstums wie subdurale Hämatome und Hygrome oder die familiäre Makrozephalie abzugrenzen.

Symptomatik beim Erwachsenen. Nach Schluss der Schädelnähte oder im Erwachsenenalter macht sich ein Hydrocephalus durch *Zeichen des erhöhten intrakraniellen Druckes* mit Kopfschmerzen, Übelkeit, Erbrechen (vor allem morgendliches Nüchternerbrechen und Erbrechen im Schwall) sowie *Zeichen der meningealen Reizung* bemerkbar: Nackensteifigkeit, Fehlhaltungen des Kopfes, Opisthotonus, Empfindlichkeit und Lichtscheu. Im weiteren Verlauf können eine zunehmende Müdigkeit, Leistungsabfall, Gangunsicherheit, Ausfälle der

Hirnnerven (besonders häufig des N. abducens), ein Parinaud-Syndrom, Stauungspapillen und Bewusstseinsstörungen hinzutreten.

Diagnostik beim Erwachsenen. Durch eine *computer- oder kernspintomographische Untersuchung* kann die Ventrikelerweiterung leicht nachgewiesen und eine mögliche Ursache des Hydrocephalus festgestellt werden.

Therapie. Falls keine behandelbare Ursache nachgewiesen werden kann, ist die Therapie der Wahl die *Anlage eines Shunts.* Dafür stehen eine Vielzahl von Systemen mit sehr unterschiedlichen Techniken zur Verfügung (s. Lehrbücher der Neurochirurgie).

Fallgeschichte 2: Hydrocephalus malresorptivus nach Subarachnoidalblutung (SAB)

Der 52-jährige Patient wurde mit einem akut aufgetretenem Kopfschmerz von bisher unbekannter Intensität („Vernichtungskopfschmerz") sowie einer leichten Bewusstseinstrübung in die Klinik eingewiesen. Ursächlich ließ sich in der CCT eine SAB nachweisen (Abb. 10.**6**), angiographisch wurde ein Mediaaneurysma links als Blutungsquelle identifiziert. Infolge der Blutansammlung im Subrachnoidalraum war es zu einer Abflussstauung des Liquors und einer Aufweitung der Ventrikel gekommen (Abb. 10.**6**). Das Aneurysma wurde operativ ausgeschaltet. Zuvor wurde der Hydrocephalus durch eine (temporäre) externe Ventrikeldrainage entlastet.

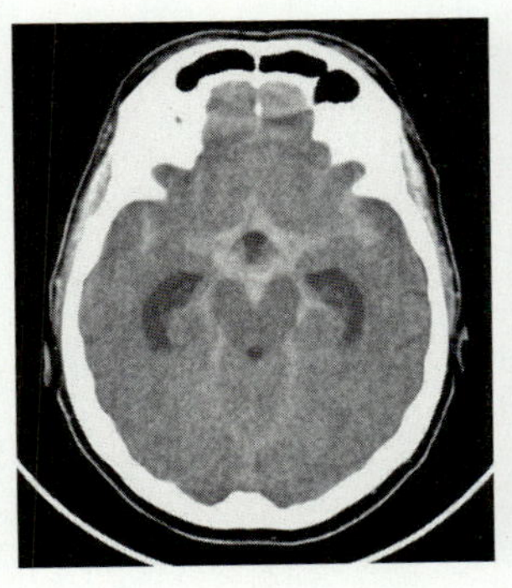
a

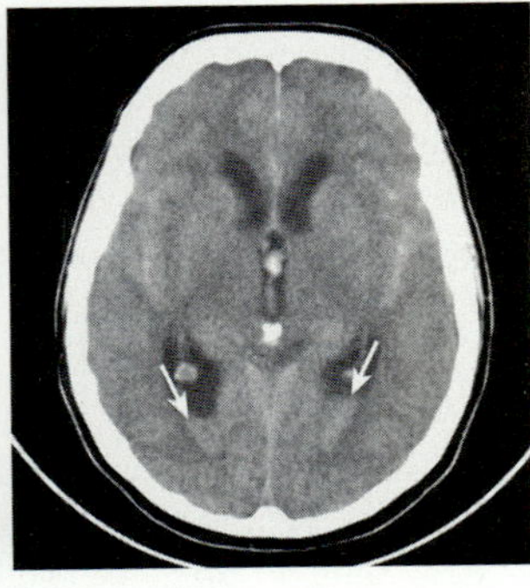
b

Abb. 10.**6** **Hydrocephalus malresorptivus nach aneurysmatischer Subarachnoidalblutung (SAB)**, kraniales Computertomogramm (CCT). Die äußeren Liquorräume sind weitgehend mit hyperdensem (hellem) Blut ausgefüllt (**a**). Dadurch werden Liquorzirkulation und -resorption behindert. Die Ventrikel sind dilatiert, insbesondere die Temporalhörner (**b**). Da sich in den Ventrikeln nur sehr wenig Blut findet, werden die Ventrikel dunkel abgebildet. Eine geringe Blutmenge ist durch Reflux in die Ventrikel gelangt. Daher sieht man einen Blut-Liquor-Spiegel in den Hinterhörnern der Seitenventrikel (Pfeile in **b**).

11 Gefäßversorgung und Gefäßerkrankungen des ZNS

11 Gefäßversorgung und Gefäßerkrankungen des ZNS

Das Gehirn wird von den **Aa. carotides internae** und den **Aa. vertebrales** durchblutet. Die Aa. carotides internae versorgen mit ihren Hauptästen A. choroidea anterior, A. cerebri anterior und A. cerebri media die Strukturen der vorderen und mittleren Schädelgrube (**Karotisstromgebiet**). Die Aa. vertebrales beider Seiten vereinigen sich am kaudalen Rand der Pons zur A. basilaris. Sie versorgen Hirnstamm, Kleinhirn und über ihren Endast, die A. cerebri posterior, die Großhirnanteile im Bereich der hinteren Schädelgrube (**vertebrobasiläres Stromgebiet**). Karotis- und Vertebralisstromgebiet stehen über den Circulus arteriosus Willisii an der Hirnbasis in Verbindung. Auch sonst existieren zahlreiche Anastomosen zwischen den hirnversorgenden Arterien, z. T. auch zwischen intra- und extrakraniellen Arterien, sodass bei einem Gefäßverschluss bis zu einem gewissen Maß eine kollaterale Blutversorgung gewährleistet ist.

Das **venöse Blut** des Gehirns gelangt zunächst in tiefe und oberflächliche Hirnvenen, die in venöse Blutleiter (Sinus durae matris) und schließlich in die Vv. jugulares internae einmünden.

Bei einer länger andauernden Unterbrechung der zerebralen Blutzufuhr kommt es zu einem Funktionsverlust und schließlich zu einer Nekrose des Hirngewebes (**ischämischer Hirninfarkt**). Klinisch macht sich die Ischämie zumeist durch schlagartig, gelegentlich auch protrahiert auftretende neurologische Defizite bemerkbar, die den Ort der Läsion repräsentieren („Schlaganfall"). Die häufigsten Ursachen für eine arterielle Durchblutungsstörung sind **Embolien** (zumeist kardial oder aus einem atheromatösen Plaque, beispielsweise der Aorta oder der Karotisbifurkation) oder direkte Verschlüsse kleiner oder mittlerer Arterien auf dem Boden einer Arteriolosklerose (**zerebrale Mikroangiopathie**, zumeist hypertensiv bedingt). Ischämien der Hirnsubstanz können auch infolge venöser Abflussstörungen entstehen (Hirnvenen- oder Sinusvenenthrombose).

Ein Schlaganfall kann auch Folge einer **intrakraniellen Blutung** sein. Hier kommen Blutungen in die Hirnsubstanz selbst (intrazerebrale Blutungen) oder in die angrenzenden Kompartimente der harten und weichen Hirnhäute in Frage (subarachnoidale und epidurale Blutungen).

Die **Blutversorgung des Rückenmarks** erfolgt hauptsächlich über die unpaare A. spinalis anterior sowie die paarigen Aa. spinales posterolaterales. Die A. spinalis anterior erhält segementale Zuflüsse aus zahlreichen Gefäßen. Das Rückenmark kann analog zum Hirngewebe durch Blutungen, Ischämien oder venöse Abflussstörungen geschädigt werden.

11.1 Arterielle Blutversorgung des Gehirns

Extraduraler Verlauf der hirnversorgenden Gefäße

Die Blutversorgung des Gehirns erfolgt über vier große Gefäße: über die jeweils paarig angelegten **Aa. carotides internae** und die **Aa. vertebrales.** Während die A. carotis interna keine Seitendifferenzen im Kaliber aufweist, sind die Gefäßdurchmesser der linken und rechten Vertebralarterie bei ein und demselben Individuum häufig sehr unterschiedlich. Die hirnversorgenden Arterien sind intrakraniell durch den Circulus arteriosus Willisii verbunden. Extrakraniell gibt es Verbindungen über kleine Äste in der Muskulatur und im Bindegewebe, die bei pathologischen Gefäßprozessen Bedeutung erlangen können, normalerweise jedoch nicht nachweisbar sind.

Die Strukturen der vorderen und mittleren Schädelgrube werden vorwiegend von den Aa. carotides internae versorgt (sog. **vorderes** oder **Karotisstromgebiet**), die Strukturen der hinteren Schädelgrube sowie die hinteren Großhirnanteile von den Aa. vertebrales (sog. **hinteres** oder **vertebrobasiläres Stromgebiet**).

A. carotis communis. Die A. carotis interna ist einer der beiden Endäste der A. carotis communis, die rechts gemeinsam mit der A. subclavia in einem Truncus brachiocephalicus aus dem Aortenbogen entspringt (Abb. 11.**1**). Die linke A. carotis communis geht meist direkt aus dem Aortenbogen ab. Varianten sind hier aber häufig. Bei 20% der Bevölkerung entspringt auch die linke A. carotis communis aus einem Truncus brachiocephalicus.

Die *A. carotis interna* entsteht aus der Teilung der A. carotis communis in Höhe des Schildknorpels und verläuft ohne Abgabe größerer Äste zur *Schädelbasis.* Sie zieht durch den *Canalis caroticus* des Felsenbeins am Mittelohr vorbei, von dem sie nur durch eine dünne knöcherne Wand getrennt ist, und gelangt dann zum *Sinus cavernosus* (Abb. 11.**1**). Zum weiteren intrakraniellen Verlauf s. S. 423.

Verbindungen der hirnversorgenden Gefäße zur A. carotis externa. Der zweite Ast der A. carotis communis, die A. carotis externa, versorgt *Hals- und Gesichtsweichteile.* Es bestehen zahlreiche Anastomosen mit der Gegenseite, den Vertebralarterien (Abb. 11.**11**, S. 435) und dem intrakraniellen Stromgebiet der A. carotis interna (beispielsweise über die A. ophthalmica [Abb. 11.**11**] oder den inferolateralen Truncus, s. S. 434). Diese Verbindungen können bei langsam entstandenen Einengungen oder Verschlüssen der A. carotis interna im Halsbereich dilatieren und die Blutversorgung des Gehirns übernehmen.

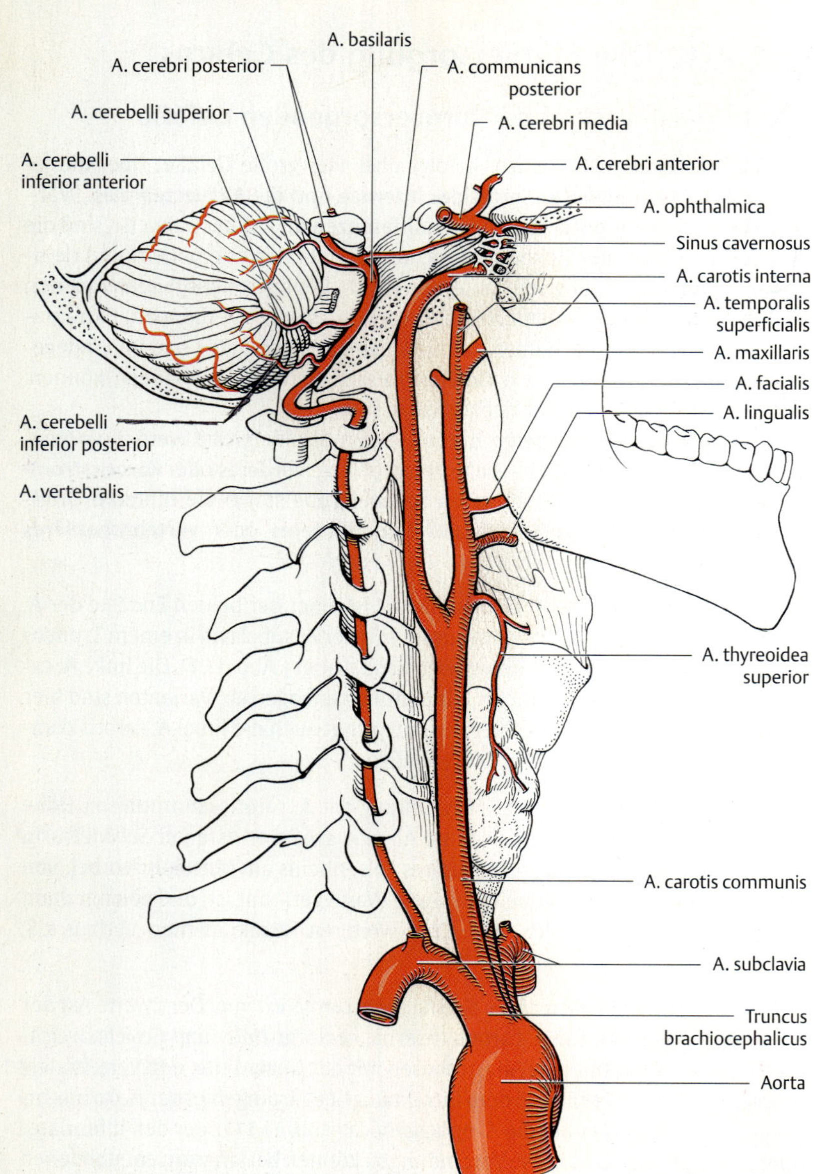

Abb. 11.1 **Extraduraler Verlauf der großen zuführenden Hirnarterien** (A. carotis communis, A. vertebralis).

A. vertebralis. Die häufig unterschiedlich kaliberkräftigen Vertebralarterien gehen beiderseits aus der A. subclavia ab. Selten entspringt die linke Vertebralarterie direkt aus dem Aortenbogen. Die Aa. vertebrales ziehen ab Höhe des sechsten Halswirbelkörpers in dem durch die Foramina transversaria gebildeten Knochenkanal nach kranial (Abb. 11.**1**). Auf Höhe des Atlas verlässt die Arterie den Kanal und zieht um die Massa lateralis des Atlas herum nach dorsal und medial. Über den hinteren Atlasbogen, der an dieser Stelle den *Sulcus arteriae vertebralis* aufweist, zieht die Arterie zwischen Hinterhaupt und Atlas nach ventral und passiert dabei die Membrana atlanto-occipitalis. Der Duradurchtritt liegt gewöhnlich auf Höhe des Hinterhauptslochs. Im Subarachnoidalraum verläuft das Gefäß um den Hirnstamm herum nach ventral und kranial. Die Vertebralarterien beider Seiten vereinigen sich vor der unteren Brücke zur **A. basilaris.** Die A. vertebralis gibt zahlreiche kleinere Äste zur Muskulatur und zu den Weichteilen des Nackens ab, als größere Äste entlässt sie die hintere untere Kleinhirnarterie (**A. cerebelli posterior inferior,** kurz PICA genannt) und die **A. spinalis anterior** (Abb. 11.**2**). Die PICA (vgl. auch S. 429) entspringt unmittelbar nach dem Duradurchtritt im Subarachnoidalraum. Ein Gefäßaneurysma im Bereich dieser Abgangsstelle kann deshalb extrakraniell liegen und trotzdem zu einer subarachnoidalen Blutung führen. Die **rückenmarkversorgenden Gefäße** der A. vertebralis sind variabel ausgebildet. Sie durchbluten das obere Halsmark und anastomosieren mit spinalen Zuflüssen aus dem proximalen Abschnitt der A. vertebralis und den Nackenarterien.

Intradurale Gefäße der vorderen und mittleren Schädelgrube

Arteria carotis interna (ACI)

Nach Passage des Canalis caroticus verläuft die A. carotis interna unter der Dura neben dem Clivus nach rostral zum Sinus cavernosus. Sie biegt im Sinus cavernosus nach oben und hinten um, wobei sie einen nach hinten offenen Bogen beschreibt (*Karotissiphon*) (Abb. 11.**1**). Extradural ziehen feine Äste der A. carotis interna zum *Boden der Paukenhöhle*, zur *Dura im Bereich des Clivus*, zum *Ganglion semilunare* und zur *Hypophyse*.

Verletzungen oder Rupturen der A. carotis interna im kavernösen Abschnitt führen zu einer arterio-venösen Kurzschlussverbindung zwischen der Arterie und dem venösen Blut des Sinus cavernosus (**Sinus cavernosus-Fistel**). Rupturiert ein *Aneurysma der ACI* im kavernösen Abschnitt, resultiert aufgrund der extraduralen Lage keine subarachnoidale Blutung, sondern ein Exophthalmus. Im weiteren Verlauf kommt es aufgrund einer Abflussbehinderung und progredienten Stauung der Retina-Venen zu einem Visusverlust.

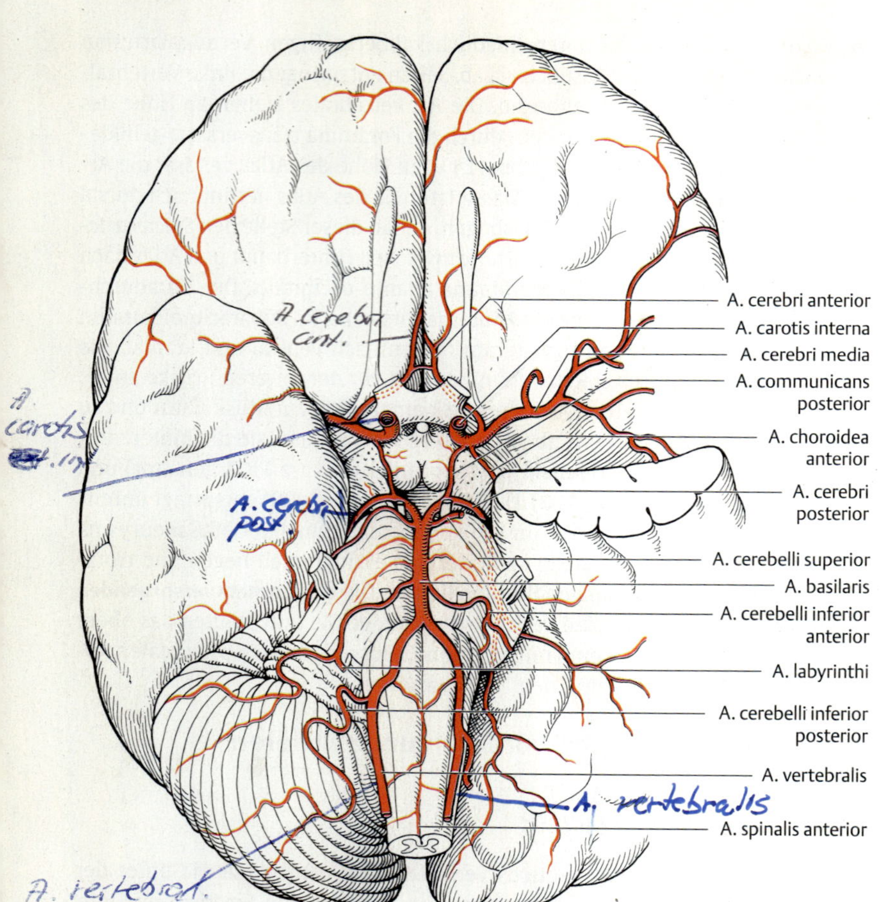

Abb. 11.2 **Arterien der Gehirnbasis**

A. ophthalmica. Medial des vorderen Klinoidfortsatzes tritt die A. carotis interna in den Subarachnoidalraum ein. An dieser Stelle, also bereits intradural, verlässt die A. ophthalmica die A. carotis interna (Abb. 11.**1**). Sie gelangt mit dem Sehnerv in die Orbita und versorgt neben der *Augenhöhle* die *Keilbeinhöhle*, die *Siebbeinzellen*, die *Nasenschleimhaut*, die *Dura der vorderen Schädelgrube* sowie die *Haut der Stirn, der Nasenwurzel* und *der Augenlider*. Die zuletzt genannten Äste anastomosieren mit Ästen der A. carotis externa, die bei Stenosen oder Verschlüssen der A. carotis interna Kollateralen bilden (Ophthalmica-

Kollaterale). Aneurysmen oder Gefäßverletzungen der ACI, die distal des Abgangs der A. ophthalmica liegen, verursachen subarachnoidale Blutungen.

A. communicans posterior. Der nächstgrößere, angiographisch nachweisbare Ast der ACI ist die A. communicans posterior (Abb. 11.**1**, Abb. 11.**2**). Entwicklungsgeschichtlich handelt es sich um den Anfangsabschnitt der A. cerebri posterior, die ursprünglich aus dem Karotisstromgebiet hervorgegangen ist und erst ab dem späten Fetalstadium aus dem vertebrobasilären Stromgebiet versorgt wird. In ca. 20 % der Fälle bleibt die A. communicans posterior Hauptzufluss der A. cerebri posterior (dies kommt einem Direktabgang der A. cerebri posterior aus der ACI gleich, sog. *fetales Abgangsmuster*). Meist persistiert der fetale Typ nur auf einer Seite und der Basilariskopf wirkt asymmetrisch. Gelegentlich gehen aber auch beide Aa. cerebri posteriores über kräftig ausgebildete Aa. communicantes posteriores direkt aus der ACI hervor. In diesen Fällen ist der Basilariskopf sehr schmächtig; die A. basilaris scheint sich in den Aa. cerebelli superiores zu erschöpfen.

Die A. communicans posterior erreicht den proximalen Abschnitt der A. cerebri posterior ca. 10 mm lateral des Basilariskopfes. Sie ist Bestandteil des Circulus arteriosus Willisii und stellt die *wichtigste Verbindung zwischen vorderem und hinterem intrakraniellen Stromgebiet* dar.

Aus der A. communicans posterior gehen feine, perforierende Äste ab, die das *Tuber cinereum*, die *Corpora mamillaria*, die *rostralen Thalamuskerne*, den *Subthalamus* und *Teile der Capsula interna* versorgen.

Der Abgang der A. communicans posterior aus der ACI ist eine bevorzugte Stelle für die Ausbildung von Aneurysmen (Communicans posterior-Aneurysma) (S. 483). Es handelt sich dabei meist um Seitwandaneurysmen der A. carotis interna. Nur gelegentlich ist die A. communicans posterior selbst betroffen.

A. choroidea anterior. Unmittelbar distal der A. communicans posterior entspringt die A. choroidea anterior (Abb. 11.**2**). Sie verläuft mit dem Tractus opticus nach okzipital und versorgt durch die Fissura choroidea hindurch den *Plexus choroideus des Temporalhorns des Seitenventrikels*. Zum Versorgungsgebiet der A. choroidea anterior gehören der *Tractus opticus*, der *Uncus*, der *Hippocampus*, das *Corpus amygdaloideum*, *Teile der Stammganglien sowie der Capsula interna*. Klinisch bedeutsam ist, dass die A. choroidea anterior auch *(Teile) der Pyramidenbahn* versorgt. Es bestehen Anastomosen mit der A. choroidea posterior lateralis (Abb. 11.**10**, S. 433).

Endäste. Die A. carotis interna endet als T-förmige Verzweigung oberhalb des Klinoidfortsatzes. Die mediale Fortsetzung ist die **A. cerebri anterior**, die laterale die **A. cerebri media.**

A. cerebri media

Die Arteria cerebri media („Media“) ist der größte Ast der A. carotis interna (Abb. 11.**2**). Nach ihrem Abgang aus der A. carotis interna oberhalb des Processus clinoideus anterior verläuft sie in der Sylvischen Fissur (Sulcus lateralis) nach lateral. Aus dem Hauptstamm der A. cerebri media ziehen zahlreiche *perforierende Äste zu den Stammganglien* und zum *vorderen Abschnitt der Capsula interna* bis hin zum *Kapselknie*. Auch die *Capsula externa* und das *Claustrum* werden über diese perforierenden Äste versorgt (Abb. 11.**3**).

Die Aufteilung in die kortikalen Hauptäste geschieht in der Inselzisterne. Versorgt werden *große Teile des Frontal-, Parietal- und Temporallappens.*

Die **Hauptäste der A. cerebri media** (Abb. 11.**4**) sind im Einzelnen: A. orbitofronatlis (I), A. praerolandica (II), A. rolandica (III), A. parietalis anterior (IV), A. parietalis posterior (V), A. gyri angularis (VI), A. temporo-occipitalis, A. temporalis posterior (VII) und die A. temporalis anterior (VIII). Die von der A. cerebri media versorgten Kortexareale umfassen unter anderem die sensomotorische Rinde mit Ausnahme der Mantelkante, die sprachrelevanten Rindenabschnitte, die Hörwindungen und die Geschmacksrinde.

Die A. cerebri media anastomosiert über kortikale Anastomosen mit der A. cerebri anterior und der A. cerebri posterior.

A. cerebri anterior

Die A. cerebri anterior („Anterior“) verläuft von der Teilungsstelle der A. carotis interna aus nach medial und rostral. Vor der Lamina terminalis des dritten Ventrikels biegen die jetzt nahe beieinander liegenden Aa. cerebri anteriores nach oben und hinten um. In diesem Bereich sind beide Seiten durch den *Ramus communicans anterior* verbunden, der einen weiteren wichtigen Teil des Circulus arteriosus Willisii (Abb. 11.**12**, S. 436) darstellt. Am Ramus communicans anterior oder an den angrenzenden Abschnitten der Aa. cerebri anteriores bilden sich bevorzugt Aneurysmen aus (Anterior-Aneurysma) (S. 483).

Äste der A. cerebri anterior. Aus den vorderen, basisnahen Abschnitten gehen zahlreiche kleine perforierende Arterien hervor. Sie versorgen unter anderem die *Paraseptalregion*, die *rostralen Stammganglien* und den *vorderen Anteil der Capsula interna.* Auch die *rostralen Zwischenhirnanteile* erhalten von hier aus Zuflüsse (Abb. 11.**3**). Ein größerer Ast, der von der proximalen A. cerebri anterior zu den Stammganglien zieht und gelegentlich angiographisch sichtbar ist, wird als *A. recurrens Heubneri* bezeichnet (Abb. 11.**12**, S. 436).

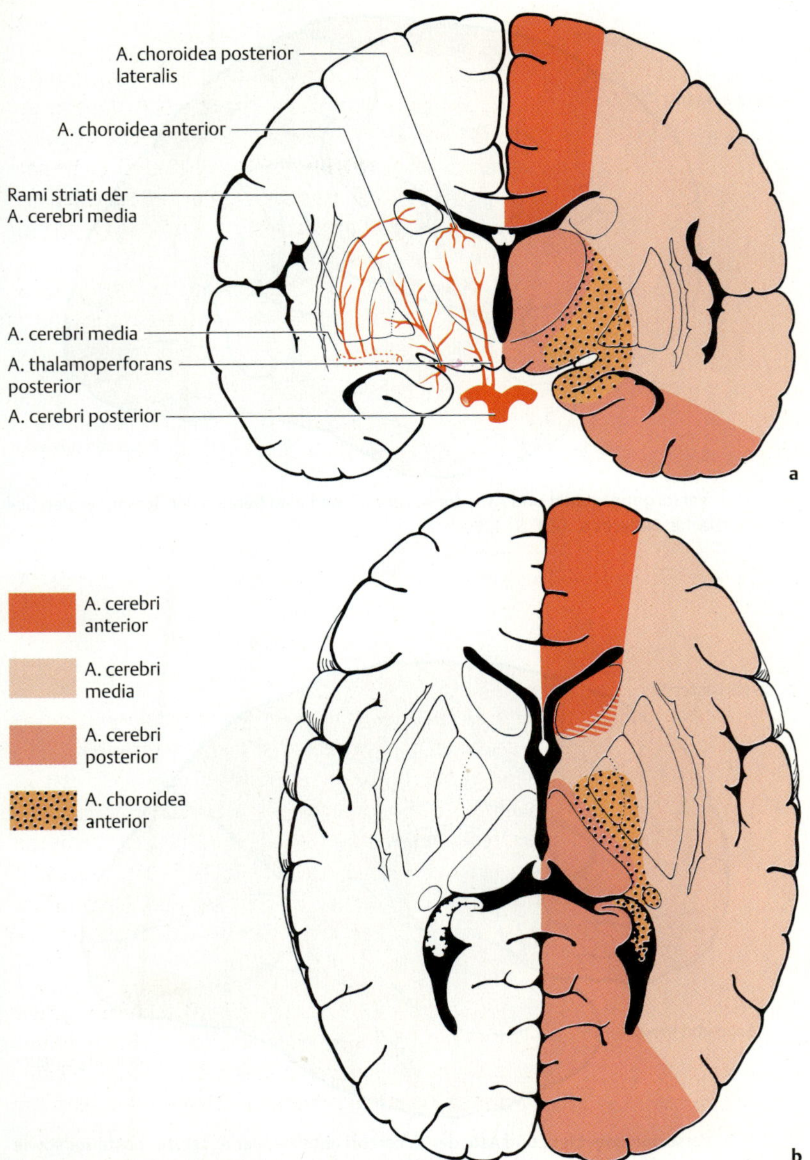

Abb. 11.3 **Arterielle Versorgung der inneren Gehirnstrukturen**. **a** Frontalschnitt. **b** Horizontalschnitt.

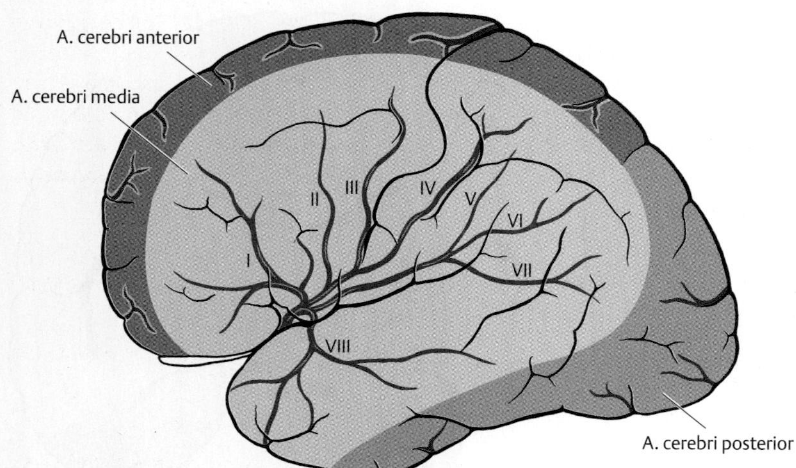

Abb. 11.**4** **Versorgungsgebiet und Äste der A. cerebri media im Bereich der dorsolateralen Gehirnoberfläche.** Näheres s. Text, S. 426.

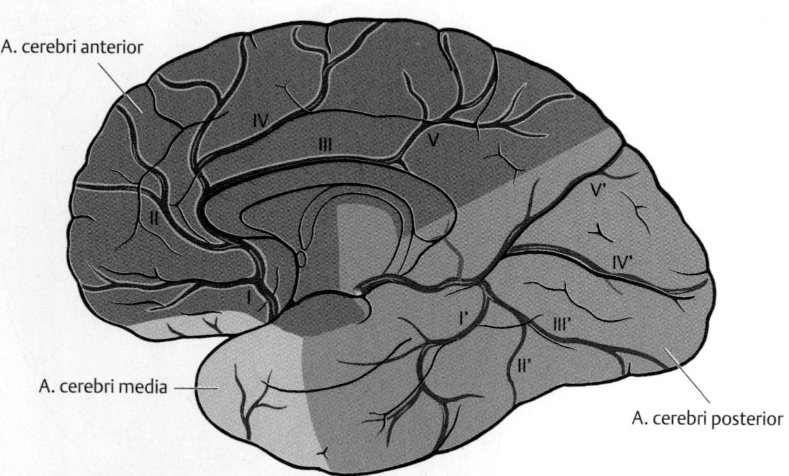

Abb. 11.**5** **Versorgungsgebiete und Äste der A. cerebri anterior, der A. cerebri posterior sowie der A. cerebri media im Bereich der Medianseite des Gehirns.** I' A. temporalis anterior. II' A. temporalis posterior. III' A. occipitalis posterior. IV' A. calcarima. V' A. parietooccipitalis. Übrige Gefäßbezeichnungen s. Text, S. 429.

Im weiteren Verlauf umrunden die Aa. cerebri anteriores das Balkenknie und erreichen schließlich die Zentralregion, wo sie mit der A. cerebri posterior anastomosieren. Auf ihrem Weg dorthin entlassen sie versorgende Gefäße zum *Balken*, zu den *medialen Hemisphärenanteilen* und zur *Mantelkante.* Zu den von der A. cerebri anterior durchbluteten Hirnabschnitten gehört auch der *Gyrus cinguli.* Es bestehen kortikale Anastomosen mit der A. cerebri media und der A. cerebri posterior.

Die **kortikalen Hauptäste** (Abb. 11.**5**) sind die A. orbitalis (I), A. frontopolaris (II), A. frontalis, A. pericallosa (III), A. callosomarginalis (IV) und die A. parietalis interna (V).

Intradurale Gefäße der hinteren Schädelgrube

A. vertebralis

Nach dem Duradurchtritt entlässt die A. vertebralis *versorgende Gefäße zum Halsmark*. In diesem Gebiet ist die Gefäßanatomie relativ variabel. Der **Hauptzufluss zur A. spinalis anterior** entspringt jedoch in recht konstanter Weise aus dem intraduralen Abschnitt der A. vertebralis.

A. cerebelli inferior posterior (PICA). Die PICA ist der größte Ast der A. vertebralis (Abb. 11.**1**, 11.**2**, 11.**6**–11.**8**). Sie entspringt gleichfalls aus dem intraduralen Gefäßabschnitt der A. vertebralis, kurz bevor diese sich mit dem Gefäß der Ge-

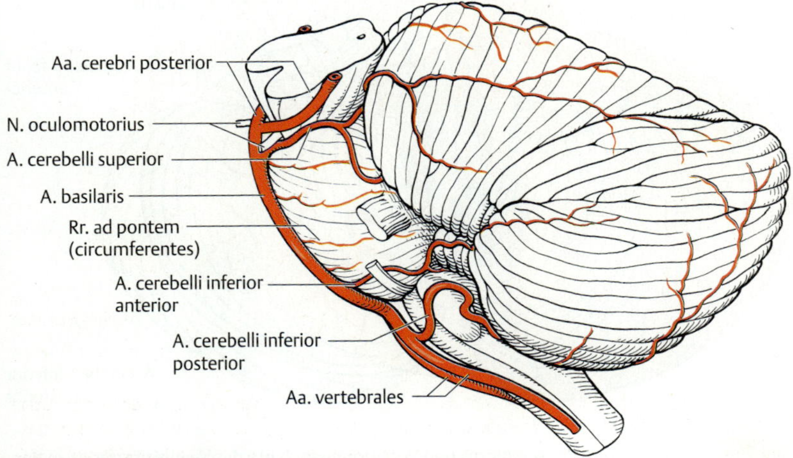

Abb. 11.**6** **Blutversorgung des Kleinhirns, seitliche Ansicht**

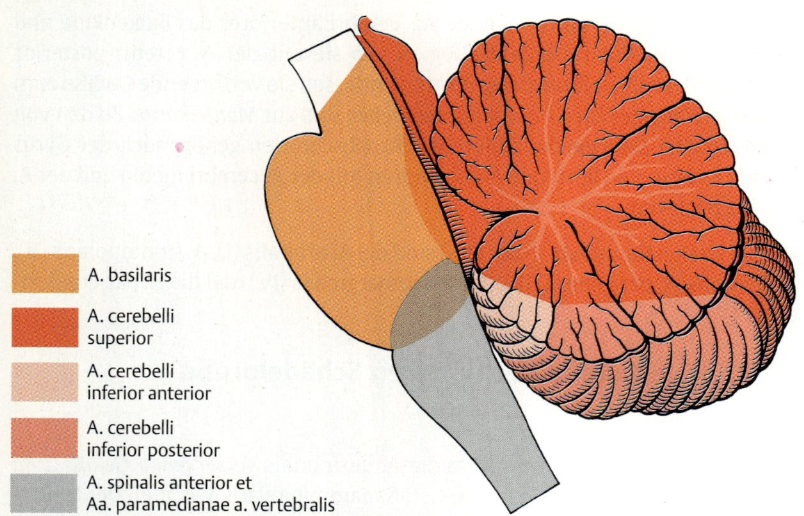

Abb. 11.7 **Versorgungsgebiete der Kleinhirn- und Hirnstammarterien im Längsschnitt**

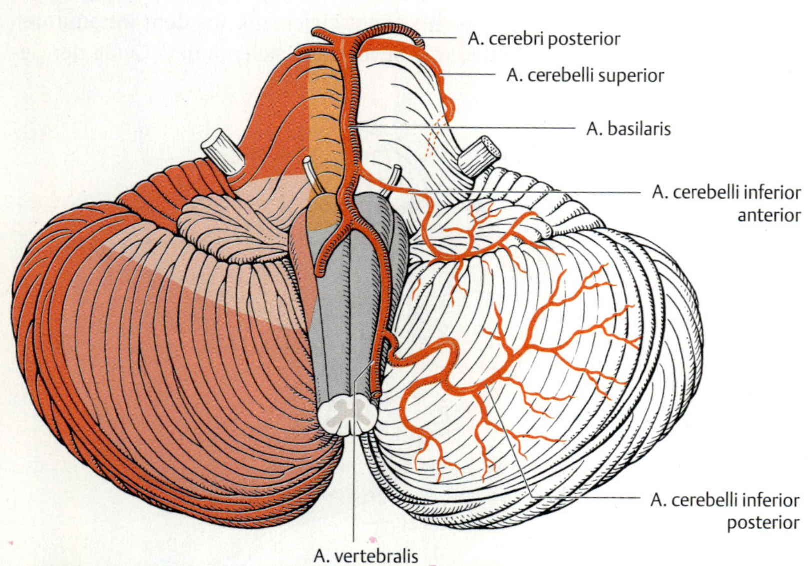

Abb. 11.8 **Blutversorgung des Kleinhirns und Versorgungsgebiete der Kleinhirnarterien in der Ansicht von unten**

genseite zur A. basilaris vereinigt. Die PICA versorgt die *basalen Anteile der Kleinhirnhemisphären*, den *Kleinhirnunterwurm*, *Teile der Kleinhirnkerne* und den *Plexus choroideus des vierten Ventrikels*. Sie steht über zahlreiche Anastomosen mit den Versorgungsgebieten der übrigen Kleinhirnarterien in Verbindung. Zusätzlich versorgt die PICA die *dorsolateralen Anteile der Medulla oblongata*.

Die Ausdehnung des PICA-Territoriums steht in einem reziproken Verhältnis zum Versorgungsgebiet der A. cerebelli inferior anterior (AICA). Die PICA kann stark seitendifferent ausgebildet sein. Die basalen Kleinhirnanteile werden bei einer einseitig kleinen PICA von der kräftigeren kontralateralen PICA und der ipsilateralen AICA versorgt. Eine anlagebedingt kleine A. vertebralis („*hypoplastische Vertebralis*") kann sich in der PICA erschöpfen und keinen nachweisbaren Anteil an der Versorgung der hinteren Strombahn haben. Die kontralaterale A. vertebralis ist dann sehr kaliberkräftig. Diese Variante ist nicht selten und kein Hinweis auf pathologische Veränderungen der schmächtigen Vertebralarterie.

A. basilaris

Die A. basilaris („Basilaris") entsteht aus der Vereinigung der rechten und linken A. vertebralis vor dem Hirnstamm in Höhe der unteren Brücke (Abb. 11.**2**). Aus der A. basilaris entspringen zwei paarige Kleinhirnarterien und die A. cerebri posterior. Zusätzlich versorgen zahlreiche kleine perforierende Äste den Hirnstamm. Man unterscheidet hier die *Rami paramedianes* sowie die *Rami circumferentes breves* und *longae* (Abb. 4.**58**, S. 225). Verschlüsse dieser Gefäßäste führen zu den im Kapitel 4 ausgeführten Hirnstammsyndromen (S. 223 ff.).

A. cerebelli inferior anterior (AICA). Der erste große Ast der A. basilaris ist die AICA (Abb. 11.**1**, 11.**2**, 11.**6** – 11.**8**). Sie durchblutet den *Flocculus* und die *vorderen Anteile der Kleinhirnhemisphären*. Die Größe ihres Versorgungsgebietes ist reziprok zu demjenigen der PICA: gelegentlich erhält das hemisphärische PICA-Territorium Blut aus der AICA (vgl. oben). Die AICA entlässt auch die *A. labyrinthi*, die das Innenohr versorgt.

A. cerebelli superior (SCA). Die A. cerebelli superior (Abb. 11.**1**, 11.**2**, 11.**6** – 11.**8**) verlässt die A. basilaris unterhalb der Basilarisspitze. Sie versorgt die *oberen Anteile der Kleinhirnhemisphären* und den *Oberwurm*. Auf ihrem Weg um das Mittelhirn gibt sie *Äste zum Tegmentum* ab.

Die **Basilarisspitze**, das Ende der A. basilaris, wird durch die Aufzweigung in die Aa. cerebri posteriores markiert (Abb. 11.**2**).

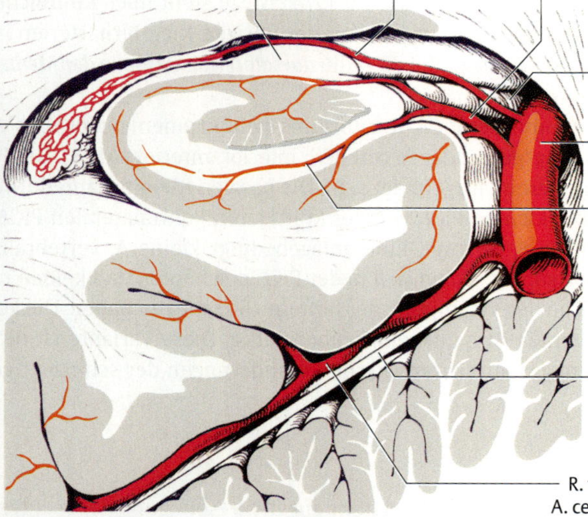

Abb. 11.**9** **Beziehung der A. cerebri posterior zum Tentoriumrand;** Gefäßversorgung des Ammonshorns.

A. cerebri posterior

Die Arteria cerebri posterior („Posterior“) hat sowohl Verbindungen zum Karotis- als auch zum vertebrobasilären Stromgebiet. In der Regel erhält sie ihr Blut hauptsächlich aus der Basilarisspitze, über die A. communicans posterior zu einem kleineren Anteil auch aus der A. carotis interna, die ontogenetisch der eigentliche Ursprung der A. cerebri posterior ist (Abb. 11.**1**) (vgl. S. 425). Die A. communicans posterior erreicht die A. cerebri posterior ca. 10 mm distal des Basilariskopfes. Nach Fischer wird der proximal der Einmündung der A. communicans posterior gelegene Abschnitt der A. cerebri posterior P1, der distal gelegene P2 genannt. Sowohl aus der A. cerebri posterior als auch aus der A. communicans posterior gehen *perforierende Äste zu Mittelhirn und Thalamus* ab (Abb. 11.**3**).

Nach ihrem Ursprung aus der A. basilaris zieht die A. cerebri posterior um das Mittelhirn herum in die Cisterna ambiens. Sie hat hier eine enge Lagebeziehung zum Tentoriumrand (Abb. 11.**9**). In der Cisterna ambiens teilt sich die A. cerebri posterior in die großen kortikalen Äste auf. Man unterscheidet

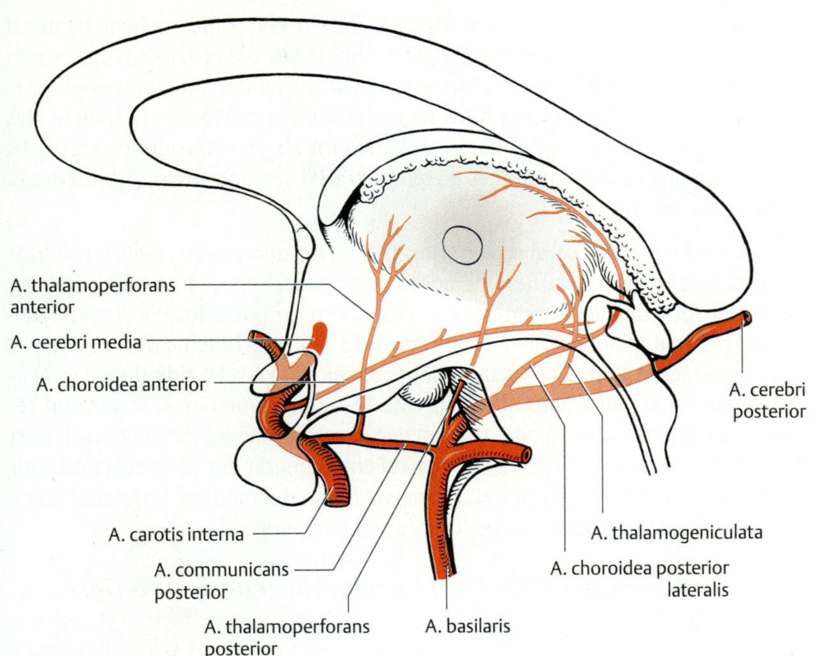

Abb. 11.**10** **Arterielle Blutversorgung des Thalamus**

eine *A. calcarina*, eine *A. occipito-temporalis* und die *Rami temporales* (Abb. 11.**5**).

A. thalamoperforans anterior (thalamotuberale Arterie) **und posterior** (thalamoperforante Arterien) (Abb. 11.**10**). Die thalamotuberale Arterie entspringt aus der A. communicans posterior und versorgt vor allem den *rostralen Thalamus.* Die thalamoperforanten Arterien entspringen aus der A. cerebri posterior proximal der Einmündung der A. communicans posterior. Sie versorgen den *basalen und medialen Thalamus* sowie das *Pulvinar thalami.* Alternativ können die thalamoperforanten Arterien beider Seiten aus einem gemeinsamen Stamm hervorgehen (*Arterie von Percheron*). Dieses Abgangsmuster tritt bei einseitiger Hypoplasie eines P1-Segmentes auf, wie es bei einem fetalen Abgangstyp der A. cerebri posterior vorkommt (vgl. S. 425).

Die **A. thalamogeniculata** entspringt distal der A. communicans posterior (Abb. 11.**10**). Sie versorgt die *lateralen Anteile des Thalamus.*

Die **Aa. choroideae posterior medialis et lateralis** entspringen ebenfalls distal der A. communicans posterior (Abb. 11.**9**, Abb. 11.**10**). Sie versorgen die *Corpora geniculata*, die *medialen und posteromedialen Nuclei des Thalamus* sowie das *Pulvinar thalami*. Die A. choroidea medialis zieht zum Plexus choroideus des dritten Ventrikels und gibt *Äste zum Mittelhirn* ab. Die A. choroidea lateralis zieht zum Plexus choroideus des Seitenventrikels und anastomosiert mit der A. choroidea anterior.

Kortikale Äste der A. cerebri posterior. Die Territorien von A. cerebri posterior und A. cerebri media variieren stark in ihrer Ausdehnung. In manchen Fällen erstreckt sich das Versorgungsgebiet der A. cerebri posterior bis an die Sylvische Fissur, in anderen Fällen übernimmt die A. cerebri media die Versorgung der konvexen Anteile des Okzipitallappens bis hin zum Okzipitalpol. Die *Sehrinde am Sulcus calcarinus* erhält ihre Zuflüsse stets von der A. cerebri posterior. Da die Sehstrahlung aber oft von der A. cerebri media versorgt wird, lässt eine Hemianopsie nicht zwangsläufig auf einen Infarkt der A. cerebri posterior schließen. Neben dem Okzipitallappen wird auch der mediale Temporallappen von der A. cerebri posterior versorgt (*Rami temporales*).

Anastomosen bei Stenosen hirnversorgender Arterien

Externa-Interna-Kollateralen

Bei Stenosen der A. carotis interna wird Blut über Äste der A. carotis externa in die A. carotis interna bzw. in deren Stromgebiet umgeleitet. Die A. facialis oder temporalis superficialis können beispielsweise über die A. angularis Anschluss an die **A. ophthalmica** gewinnen, die dann retrograd durchflossen wird und in den Karotissiphon mündet (Abb. 11.**11**). Kollateralen zur A. ophthalmica können auch aus der A. buccalis gespeist werden. Weitere Verbindungen zwischen extra- und intrakraniellem Karotisstromgebiet bestehen zwischen der A. pharyngea ascendens und meningealen Ästen der ACI. Die kleinen, meist angiographisch nicht sichtbaren Arterien werden in ihrer Gesamtheit als **inferolateraler Truncus** bezeichnet.

Externa-Vertebralis-Kollateralen

Das Stromgebiet der A. vertebralis und dasjenige der A. carotis externa stehen über Gefäßäste in Verbindung, welche die Hals- und Nackenmuskulatur versorgen. Die **A. occipitalis** ist in diesen Zusammenhang der führende Ast der A. carotis externa. Kollateralen können sich in beide Richtungen ausbilden (Abb. 11.**11**): ein proximaler Verschluss der A. vertebralis wird über die zur Nackenmuskulatur ziehenden Äste der A. occipitalis kompensiert. Umgekehrt

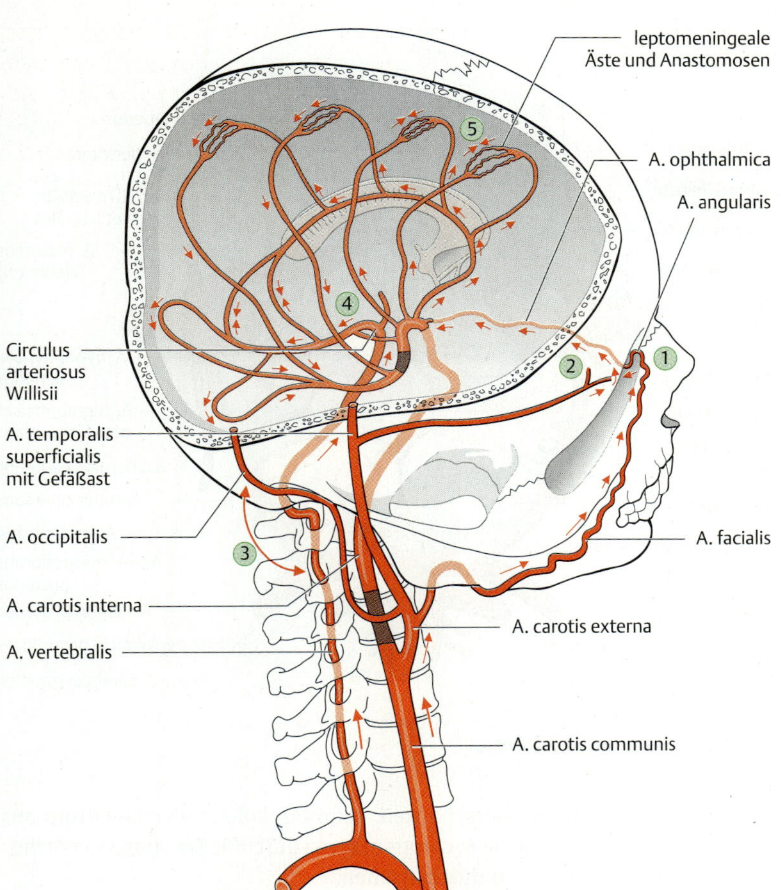

Abb. 11.**11** **Anastomosen der hirnversorgenden Arterien**. Skizziert sind folgende Kollateralwege: **Externa-Interna-Kollateralen: 1**. A. carotis externa – A. facialis – A. angularis – A. carotis interna. **2**. A. carotis externa – A. temporalis superficialis – A. angularis – A. carotis interna. **3. Externa-Vertebralis-Kollateralen**: A. carotis externa – A. occipitalis – A. vertebralis. **4. Circulus arteriosus Willisii**. **5. Leptomeningeale Kollateralen** zwischen Aa. cerebri media, cerebri posterior und anterior. Nach: Poeck, K., W. Hacke: Neurologie. 11. Aufl., Springer, Berlin/Heidelberg 2001.

führt ein Verschluss der A. carotis communis oder der proximalen A. carotis externa dazu, dass Blut aus den Muskelästen der A. vertebralis über die A. occipitalis in das Karotisstromgebiet gelangt. Sind beispielsweise bei einem proximal gelegenen Verschluss der A. carotis communis die A. carotis externa *und* in-

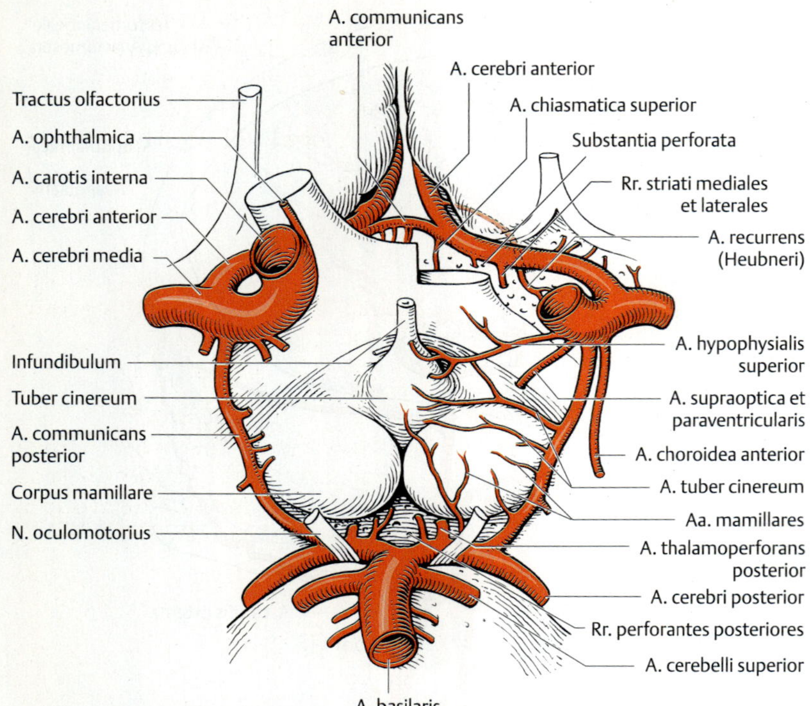

Abb. 11.**12** **Circulus arteriosus Willisii**

terna von der Blutzufuhr abgeschnitten, kann ein kollateraler Blutstrom aus der A. vertebralis retrograd die A. carotis externa durchfließen, um dann orthograd die A. carotis interna zu durchströmen.

Circulus arteriosus Willisii

Die Hirnarterien sind durch einen Gefäßkranz an der Basis des Gehirns miteinander verbunden, den sog. Circulus arteriosus Willisii. Er ist eine wichtige anatomische Struktur zur Sicherstellung der Hirnperfusion bei Stenosen oder Verschlüssen der Halsgefäße. Der vollständige Kreis wird aus sog. **kommunikanten Arterien** und den **angrenzenden Abschnitten der großen Hirngefäße** gebildet: beteiligt sind die *A. communicans anterior*, die angrenzenden *Anteile der Aa. cerebri anteriores*, der *distale Abschnitt der A. carotis interna*, die *A. communicans posterior*, der *proximale Abschnitt der A. cerebri posterior* und die *Spitze der A. basilaris* (Abb. 11.**12**). Über den Circulus arteriosus werden langsam fortschreitende Einengungen der proximalen Abschnitte der hirnversorgenden Gefäße in aller Regel so kompensiert, dass hämodynamische Infarkte (s. u.) ausbleiben. Varianten des Gefäßkranzes mit Hypo- oder Aplasien einzelner Gefäßabschnitte sind aber häufig. Sie sollen der Grund dafür sein, dass bei Stenosen der großen hirnversorgenden Gefäße auch hämodynamische Infarkte auftreten können (S. 447 und Abb. 11.**21**).

Balkenanastomosen

Die Stromgebiete der A. cerebri anterior und der A. cerebri posterior sind über Anastomosen der Balkenarterien verbunden (Abb. 11.**11**). Diese können bei Infarkten der A. cerebri anterior u. a. die Zentralregion versorgen.

Leptomeningeale Anastomosen

Die Stromgebiete von A. cerebri anterior und A. cerebri posterior stehen ferner über die Gefäßäste zur weichen Hirnhaut mit dem Stromgebiet der A. cerebri media in Verbindung (Abb. 11.**11**). Auch am Kleinhirn können sich leptomeningeale Anastomosen zwischen den Territorien der Kleinhirnarterien ausbilden.

11.2 Venöser Abfluss des Gehirns

Äußere und innere Hirnvenen

Im Gegensatz zur Körperperipherie verlaufen die venösen Blutleiter des Gehirns getrennt von den Arterien. Arterielle Gefäßterritorien und venöse Drainageareale sind daher verschieden. Aus dem Hirnparenchym wird das venöse Blut über kurze **kortikale Venen** durch den Subarachnoidalraum und den Subduralraum geleitet. Die Anatomie der kortikalen Venen ist relativ variabel. Man unterscheidet nach der Lokalisation die frontale *Vena anastomotica superior (Trollard)*, die *Venae cerebri superiores dorsales*, die *Vena cerebri media superficialis* und die *Vena anastomotica interior Labbé* im Temporallappen (Abb. 11.**13**).

Die zentralen Hirnabschnitte wie Stammganglien und Thalami drainieren in die paarigen **inneren Hirnvenen** und die paarige **Vena basalis Rosenthal**. Die paarige Vena cerebri interna entsteht aus dem Zusammenfluss der Vena septi pellucidi mit der Vena thalamostriata. Diese vier Venen beider Seiten vereinigen sich hinter dem Splenium zur **Vena magna Galeni**. Von dort gelangt das venöse Blut in den Sinus rectus und weiter zum Confluens sinuum (Torcula Herophili), dem Zusammenfluss von Sinus rectus, Sinus sagittalis superior und den Sinus transversi (Abb. 11.**14**, 11.**15** und 11.**16**).

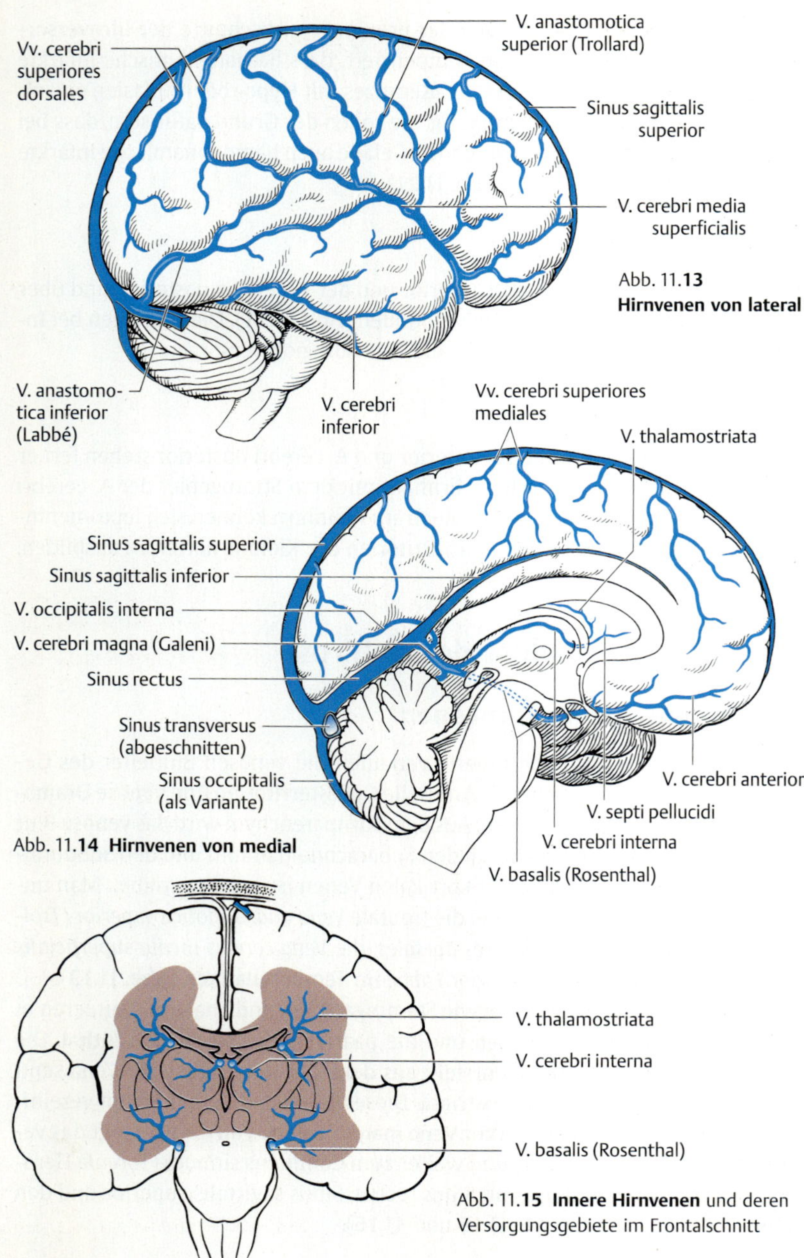

Abb. 11.**13** **Hirnvenen von lateral**

Abb. 11.**14** **Hirnvenen von medial**

Abb. 11.**15** **Innere Hirnvenen** und deren Versorgungsgebiete im Frontalschnitt

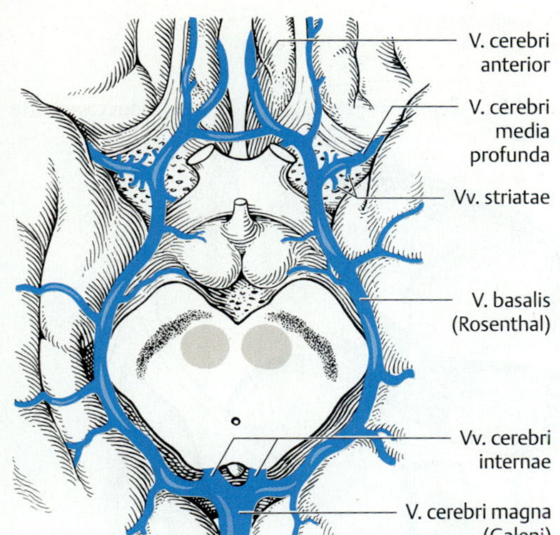

Abb. 11.**16** **Venen der Hirnbasis**

Venöser Abfluss des Hirnstamms. Der venöse Abfluss des Hirnstamms erfolgt über ein feines Netzwerk von Anastomosen, z. T. in den Sinus transversus (Abb. 11.**14**) oder Sinus petrosus superior und z. T. auch über die basalen Venen (Rosenthal) in die V. magna (Galeni) (Abb. 11.**16**).

Sinus durae matris

Innere und äußere Hirnvenen leiten das venöse Blut in Duplikaturen des inneren Durablatts, die venösen Sinus des Schädels (Abb. 11.**17**). Die Hauptdrainage der Konvexitäten erfolgt über den **Sinus sagittalis superior** am Ansatz der Falx cerebri nach dorsal. An der gemeinsamen Ansatzstelle von Falx cerebri und Tentorium cerebelli am Schädelknochen (Torcular Herophili) mündet der **Sinus rectus** ein, der am Ansatz des Tentoriums an der Falx verläuft und das Blut der zentralen Hirnareale aufnimmt. **Sinus transversus** und **Sinus sigmoideus** leiten das venöse Blut dann zum Foramen jugulare, wo sich der Sinus sigmoideus in die V. jugularis interna fortsetzt. Diese Sinus sind oft asymmetrisch angelegt. Neben der Drainage über die Venae jugulares internae gibt es weitere Drainagewege über den Plexus pterygoideus zum venösen System des Viszerokraniums. Zur venösen Drainage der basalen Hirnareale trägt auch der **Sinus cavernosus** bei, eine paarige Duraduplikatur an der Hirnbasis, die Blut vor allem aus dem Temporallappen und der Orbita aufnimmt und über verschiedene venöse Kanäle weiterleitet. Der Sinus cavernosus steht über die **Sinus petrosus supe-**

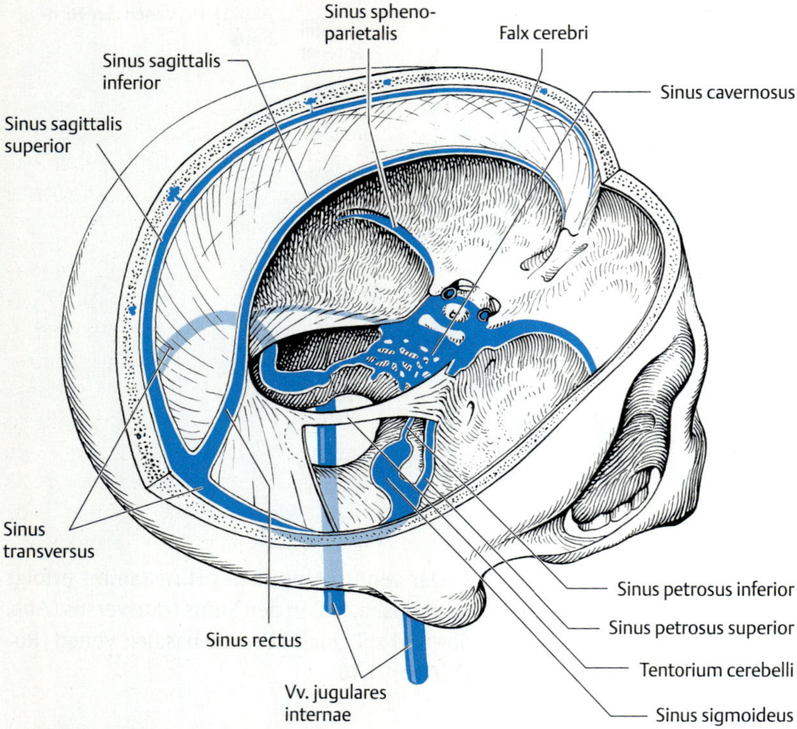

Abb. 11.**17** **Sinus durae matris**

rior et inferior mit dem Sinus sigmoideus in Verbindung, leitet Blut in den Plexus pterygoideus ab und nimmt über die Vena ophthalmica superior und inferior das Blut der Orbita auf.

Bei einer pathologischen Drucksteigerung im Sinus cavernosus, zum Beispiel infolge einer arterio-venösen Fistel durch Ruptur der A. carotis in ihrem kavernösen Segment, kommt es zu einer Flussumkehr dieser Venen mit Ausbildung einer Chemosis und eines Exophthalmus.

11.3 Blutversorgung des Rückenmarks

Arterielles medulläres Gefäßnetz

Die Blutversorgung des Rückenmarks erfolgt über ein Gefäßnetz auf der medullären Oberfläche. Man unterscheidet drei Längsgefäße, die jedoch eher kettenförmig hintereinander geschalteten Anastomosen als eigenständigen durchgehenden Gefäßen entsprechen.

A. spinalis anterior. An der ventralen Seite des Rückenmarks verläuft am Vorderrand der Fissura mediana anterior die unpaare A. spinalis anterior. Sie erhält segmentale Zuflüsse aus verschiedenen Arterien (s. u.) und versorgt über perforierende Äste – die *Aa. sulcocommissurales* – die ventralen Anteile der grauen Rückenmarkssubstanz. Die Aa. sulcocommissurales entspringen ihrerseits segmental aus der A. spinalis anterior, verlaufen in transversaler Richtung durch die Fissura mediana und dringen von dort aus in die Rückenmarkssubstanz ein. Sie versorgen jeweils eine Rückenmarkshälfte. Wichtige Strukturen im Versorgungsgebiet der A. spinalis anterior sind unter anderem die *Vorderhörner*, der *Tractus spinothalamicus lateralis* sowie *Teile der Pyramidenbahn* (Abb. 11.**18**).

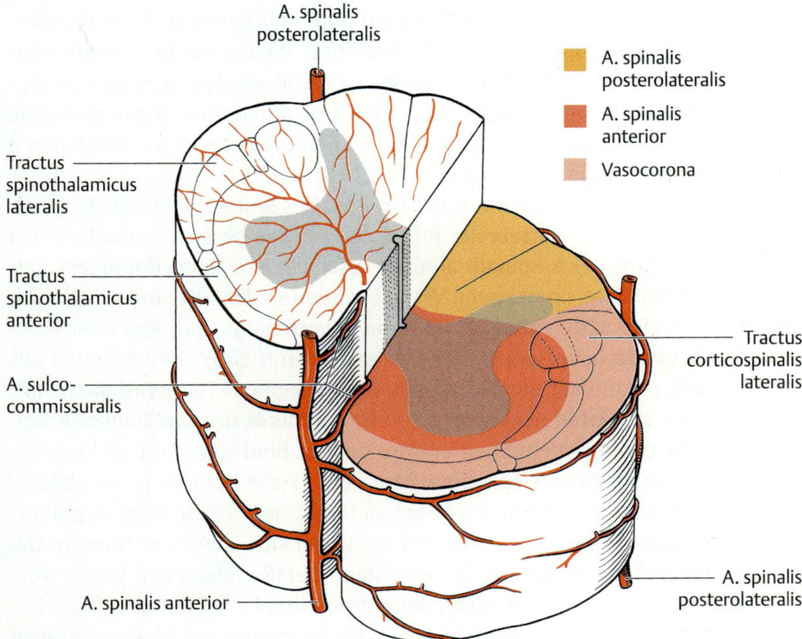

Abb. 11.**18** **Medulläres arterielles Gefäßnetz**

Aa. spinales posterolaterales. Auf der Dorsalseite des Myelons liegen die dominierenden longitudinalen Gefäße als paarige Gebilde zwischen Hinterwurzeln und Seitensträngen. Sie werden als Aa. spinales posterolaterales bezeichnet. Wie die vordere Spinalarterie entstehen sie durch Fusion segmentaler Arterien. Diese Fusion kann regional unvollständig sein. Über die posterolateralen Arterien werden die *Hinterstränge* und die *Hinterwurzeln* versorgt, ferner die *dorsalen Anteile der grauen Substanz* (Abb. 11.**18**). Die Längsachsen sind durch radikuläre Anastomosen verbunden. Diese versorgen über perforierende Äste die Vorder- und Seitenstränge.

Die Rückenmarksgefäße anastomosieren vielfach miteinander. Proximale Stenosen und Verschlüsse bleiben aus diesem Grund in der Regel symptomlos. In der Peripherie sind die Rückenmarksarterien funktionell Endarterien. So resultiert bei einem intramedullär gelegenen embolischen Verschluss einer Sulcocommissuralarterie ein *Rückenmarksinfarkt.*

Arterielle Zuflüsse zum medullären Gefäßnetz

Die Zuflüsse zum Rückenmark werden im Embryonalstadium entsprechend der metameren Gliederung der Rumpfwand segmental angelegt. Im Laufe der weiteren ontogenetischen Entwicklung atrophiert ein Großteil dieser Arterien. Es bleiben wenige größere spinale Zuflüsse übrig. Welche der ursprünglich angelegten Segmentalarterien rückenmarkversorgend werden, lässt sich im Einzelfall nicht vorhersagen. Diese Frage kann nur durch eine angiographische Darstellung geklärt werden. Es gibt aber Segmente, aus denen die medullären Zuflüsse relativ häufig entspringen (Abb. 11.**19**):

Im oberen Halsbereich stammt der Großteil des Blutzuflusses zur A. spinalis anterior aus der **A. vertebralis**. Prinzipiell können beide Vertebralarterien an der Versorgung der A. spinalis anterior beteiligt sein, häufig dominiert aber das Gefäß einer Seite. Im weiteren Verlauf werden sowohl die vordere als auch die hintere Gefäßachse entweder über die A. vertebralis und/oder über Halsäste der **A. subclavia** versorgt. Die Rückenmarksarterien gehen bevorzugt aus dem *Truncus costo- oder thyreocervicalis* ab. Ab Segment Th 3 wird die A. spinalis anterior aus **Ästen der Aorta** gespeist: die *thorakalen und lumbalen Segmentarterien* geben neben Ästen zu Muskulatur, Bindegewebe und Knochen auch vereinzelt Äste zur A. spinalis anterior oder zur A. spinalis posterolateralis ab (*Rr. spinales*). Bei den Rr. spinales handelt es sich um die nicht atrophierten segmentalen Rückenmarksarterien. Sie teilen sich jeweils in einen *vorderen* und einen *hinteren Ast* auf. Die anterioren Gefäße folgen den Vorderwurzeln, die posterioren Gefäße liegen der Hinterwurzel an. Die radikulären Zuflüsse erreichen das Rückenmark wegen der Aszension des Myelons kranial

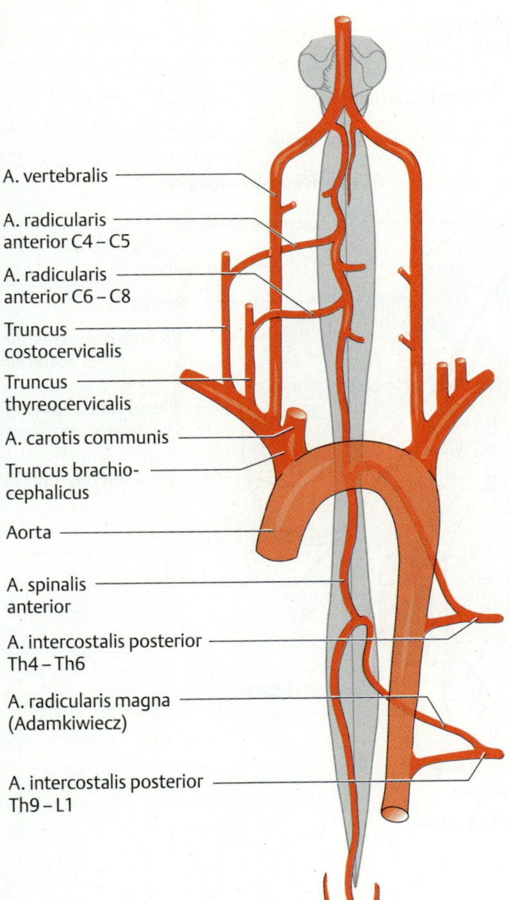

Abb. 11.**19** **Arterielle Zuflüsse zum medullären Gefäßnetz**. (Nach A. Thron in: Poeck K., W. Hacke: Neurologie. 11. Aufl., Springer, Berlin/Heidelberg 2001).

der Abgangsstelle der Segmentalarterie. Eine besonders kaliberkräftige Segmentalarterie wird **A. radicularis magna** genannt (in Anlehnung an den Erstbeschreiber ist auch die Bezeichnung *Adamkewiecz-Arterie* gebräuchlich). Die Einmündung der A. radicularis magna in die A spinalis anterior ist wegen des ansteigenden Verlaufs der spinalen Zuflüsse spitzwinkelig (Haarnadelkonfiguration).

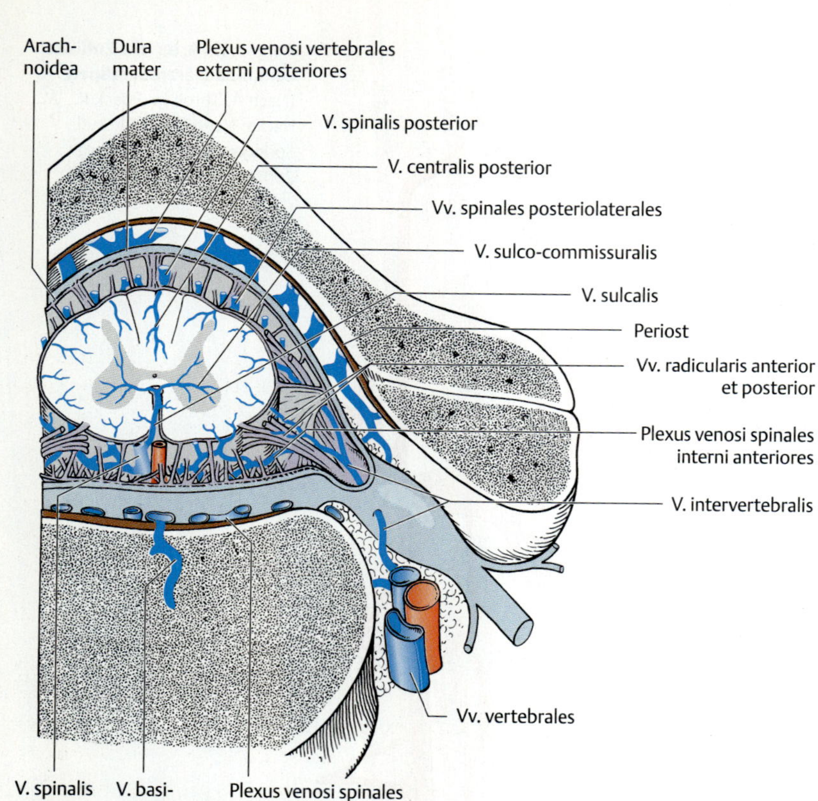

Abb. 11.**20** **Venöser Abfluss des Rückenmarks**

Venöser Abfluss des Rückenmarks

Das venöse Blut des Rückenmarks wird von epimedullären Venen aufgenommen, die ein Venennetz im Subarachnoidalraum bilden (innerer Venenplexus [Plexus venosus spinalis internus] oder **epimedulläres Venennetz**). Über Wurzelvenen (Vv. radiculares) kommunizieren die epimedullären venösen Gefäße mit dem **epiduralen Venenplexus** (äußerer Venenplexus [Plexus venosus vertebralis externus anterior et posterior]). Aus dem epiduralen Venenplexus gelangt das venöse Blut dann in große Körpervenen. Die venösen Gefäße des Rückenmarks sind detailliert in Abb. 11.**20** dargestellt.

Die Fähigkeit der Wurzelvenen, Blut aus den epimedullären Venen abzuleiten, ist begrenzt. Daher können arteriovenöse Malformationen mit geringen Shuntvolumina rasch eine Steigerung des Venendrucks verursachen. Das Rückenmarksgewebe wird bereits durch geringe venöse Drucksteigerungen beeinträchtigt (siehe Kapitel venöse Durchblutungsstörungen, S. 492).

11.4 Zerebrale Ischämie

Ischämische Läsionen der Hirnsubstanz entstehen durch länger anhaltende Unterbrechungen der Blutzirkulation: ursächlich liegt zumeist eine **Blockade der zuführenden (arteriellen) Gefäße** zugrunde, seltener kommt es im Rahmen einer **venösen Abflussbehinderung** zu einem Blutrückstau und damit sekundär zu einer Unterbrechung der Sauerstoff- und Substratzufuhr.

Arterielle Durchblutungsstörungen

Allgemeine Pathophysiologie der zerebralen Ischämie

Das Zentralnervensystem hat einen **sehr hohen Energiebedarf**, der nur durch die ununterbrochene Zufuhr von Substraten gedeckt werden kann. Unter normalen Bedingungen wird die Energie ausschließlich durch die aerobe Metabolisierung von Glucose gewonnen. Das Gehirn besitzt keine Energiespeicher, die eine Unterbrechung der Substratzufuhr überbrücken könnten. Werden nicht ständig Glucose und Sauerstoff zugeführt, kommt es bereits nach wenigen Sekunden zu einem Funktionsverlust der Nervenzellen.

Im Gehirn besteht ein erheblicher Unterschied des Energiebedarfs für die Erhaltung von Funktion und Struktur. Der Blutbedarf für die **Strukturerhaltung** beträgt in der ersten Stunde ca. 5–8 ml/100 g/min. Für die **Funktionserhaltung** sind dagegen 20 ml/100 g/min erforderlich. Ein Funktionsausfall der Nervenzellen ist nicht zwingend mit einer Hirngewebsnekrose verbunden. Bei einer raschen Wiederherstellung der Perfusion, zum Beispiel durch eine spontane oder therapieinduzierte Thrombolyse, bleibt das Hirngewebe unbeschadet – eventuelle neurologische Ausfälle bilden sich vollständig zurück. Man spricht in diesem Fall von einer **transienten ischämischen Attacke (TIA)**, die klinisch als ein nicht länger als 24 Stunden dauerndes, reversibles neurologisches Defizit definiert ist. 80% aller TIAs dauern weniger als 30 Minuten. Die klinischen Symptome richten sich nach dem Gefäßterritorium. Da TIAs häufig das Stromgebiet der A. cerebri media betreffen, berichten die Patienten von passageren kontralateralen Parästhesien und Sensibilitätsstörungen. Flüchtige Paresen der kontralateralen Körperhälfte kommen ebenfalls häufig vor. Die Differenzialdiagnose gegenüber fokalen Anfällen ist gelegentlich schwierig. Durchblutungsstörungen im vertebrobasilären Stromgebiet verursachen Schwindel und passagere Hirnstammsymptome.

Auch länger als 24 Stunden anhaltende klinische Defizite können sich wieder zurückbilden. Man spricht dann von einem **PRIND (Passageres Reversibles Ischämisches Neurologisches Defizit).**

Dauert die Mangelperfusion länger an, tritt der Zelltod ein. Der **ischämische Schlaganfall** ist dann nicht mehr reversibel. Infolge des Zelluntergangs mit Zusammenbruch der Blut-Hirn-Schranke kommt es zu einem starken Flüssigkeitseinstrom in das infarzierte Parenchym (begleitendes **Hirnödem**). Die Schwellung des Infarktareals beginnt bereits wenige Stunden nach der Ischämie, erreicht nach mehreren Tagen ein Maximum und bildet sich danach langsam wieder zurück.

Bei großen Infarkten mit ausgedehntem Ödem kommt es häufig zu einer lebensbedrohlichen **Steigerung des Hirndrucks**. Das in dieser Hinsicht kritische Infarktvolumen richtet sich nach Alter und Hirnvolumen des Patienten. Jüngere Patienten mit normaler Hirngröße sind bereits bei einem ausgedehnten Infarkt der A. cerebri media gefährdet. Bei älteren Menschen tritt eine lebensbedrohliche Drucksteigerung aufgrund der zumeist vorhandenen Hirnatrophie häufig erst dann ein, wenn zwei Hirnarterien am Infarktgeschehen beteiligt sind. Eine rechtzeitige operative Entfernung eines ausgedehnten Areals der Schädelkalotte oder eine rasche antiödematöse Hirndrucktherapie sind in solchen Fällen manchmal die einzigen lebensrettenden Maßnahmen.

Das infarzierte Hirngewebe wird anschließend kolliquiert und abgeräumt. Im chronischen Stadium verbleibt ein **zystischer, liquorgefüllter Hohlraum** mit einzelnen Gefäßen und Bindegewebssträngen sowie angrenzenden reaktiven Gliaveränderungen (Astrogliose). Eine Narbe im eigentlichen Sinne, also eine Proliferation von kollagenem Gewebe, tritt nicht auf.

Bedeutung der kollateralen Blutversorgung. Zeitlicher Verlauf und Ausdehnung einer Hirngewebsischämie sind nicht nur von Erkrankungen der „regulären" Zuflusswege abhängig. Eine weitere Einflussgröße stellt die kollaterale Blutversorgung über nichtverschlossene Gefäße dar: Hirnarterien sind funktionelle Endarterien, d. h. die Kollateralen reichen unter normalen Umständen nicht aus, den plötzlichen Verschluss eines arteriellen Gefäßes zu kompensieren. Wird eine Arterie hingegen langsam eingeengt, kann die Kapazität der kollateralen Gefäße zunehmen. Bei chronischer vorbestehender leichter Hypoxie und hierdurch „trainierten" Kollateralen kann der Energiebedarf für die Strukturerhaltung eines Hirnareals nach Unterbrechung der regulären Zuflusswege oft noch längere Zeit gedeckt werden. Die Größe eines Infarktareals bzw. die Höhe des Neuronenverlustes sind dann deutlich geringer als es normalerweise bei einem akuten Verschluss der entsprechenden Arterie zu erwarten wäre.

Eine kollaterale Blutversorgung kann über den basalen Gefäßring (Circulus arteriosus Willisii) oder über oberflächliche, leptomeningeale Anastomosen der Hirnarterien erfolgen. Die Qualität der kollateralen Blutversorgung nimmt in der Regel zum Randgebiet des Infarkts zu. Ein Hirnareal, das aufgrund der kollateralen Blutversorgung noch nicht irreversibel geschädigt ist, im weiteren Verlauf aber absterben kann, wird **Penumbra** (Halbschatten) genannt. Die Rettung dieses Areals ist u. a. Ziel der Lysetherapie (vgl. Fallgeschichten 4 und 5, S. 458 ff.).

Ursachen für zerebrale Ischämien: Infarkttypen

Embolische Infarkte

Schlaganfälle entstehen in 80% der Fälle durch Embolien. Blutgerinnsel oder verschleppte Partikel atheromatöser Gefäßwandveränderungen werden mit dem Blutstrom in das Gehirn transportiert und verlegen dort eine funktionelle Endarterie. Bei einem weit proximal gelegenen Gefäßverschluss resultieren ausgedehnte Infarkte im Versorgungsgebiet der betroffenen Arterie, so genannte **Territorialinfarkte**.

Ursprung der meisten Emboli sind **atheromatöse Veränderungen der Karotisgabel** und das **Herz**. Selten können Emboli auch aus dem venösen Stromgebiet in das Gehirn verschleppt werden (sog. *paradoxe Embolien*). Dies setzt ein offenes Foramen ovale voraus, also eine Verbindung zwischen venösem und arteriellem Gefäßsystem auf Vorhofniveau. Im Normalfall werden venöse Thromben jedoch in der Lungenstrombahn abgefiltert, sodass sie nicht in den arteriellen Kreislauf übertreten.

Thromben können durch die fibrinolytische Aktivität des Blutes spontan lysiert werden. Geschieht dies schnell, ist der neurologische Defekt reversibel. Wird der Thrombus erst nach Stunden oder Tagen aufgelöst, kommt es zum Zelluntergang und das neurologische Defizit bleibt meist irreversibel.

Hämodynamische Infarkte

Ein hämodynamischer Infarkt resultiert aus einem **kritischen Abfall des Perfusionsdrucks** in einem distalen Gefäßabschnitt infolge einer proximal gelegenen Stenose. Betroffen ist vor allem das Stromgebiet langer, perforierender Marklagerarterien. Die resultierenden Infarkte liegen kettenförmig in der weißen Substanz des Centrum semiovale (**Endstrominfarkt**). Hämodynamische Infarkte sind selten. Dem scheint die Tatsache zu widersprechen, dass die Wahrscheinlichkeit eines Schlaganfalls mit dem Grad einer Stenose der A. carotis interna zunimmt. Tatsächlich kommt es jedoch nur bei einem kleinen Teil der Patienten mit einem langsam progredienten Karotisverschluss zu hämodynamischen Infarkten. Die Blutversorgung des Gehirns wird in diesen Fällen nämlich über die A. carotis interna der Gegenseite sowie über die Vertebralarterien gesichert. Zusätzlich bilden sich Umgehungskreisläufe von der A. carotis externa zu intrakraniellen Ästen der A. carotis interna aus (vgl. S. 434). Grund für die zunehmende Schlaganfallhäufigkeit bei progredienten Stenosen der A. carotis interna ist, dass die Loslösung eines Embolus aus dem atheromatös veränderten Gefäß immer wahrscheinlicher wird.

Hämodynamische Infarkte treten vor allem im **Marklager der Hemisphären** auf (Endstrominfarkte) (Abb. 11.**21**). Sie erscheinen kettenförmig von frontal nach okzipital angeordnet. Kortikale Ischämien sind dagegen fast immer embolisch bedingt. Es konnte gezeigt werden, dass ein unvollständig geschlossener Circulus arteriosus infolge hypoplastischer Gefäßabschnitte eine Voraussetzung für das Auftreten hämodynamischer Infarkte ist. Bei einem intakten Circulus arteriosus reicht manchmal eine einzige große Halsarterie zur Versorgung des gesamten Gehirns aus.

Hämodynamische Infarkte weisen gegenüber embolischen Ischämien Besonderheiten auf, die ihre Diagnose erleichtern. Sie führen häufig zu **fluktuierenden neurologischen Defiziten**, korrespondierend zur jeweiligen Perfusionsstärke in dem der Stenose nachgeschalteten Gefäßabschnitt. Weil bei dieser Art der Mangelperfusion die Gesamtdurchblutung nur langsam sinkt, verbleibt das Hirnparenchym länger in einem Stadium, in dem der Funktionsstoffwechsel gestört, der Strukturstoffwechsel aber noch erhalten ist. Bei embolischen Infarkten sinkt dagegen – zumindest im Infarktkern – die Perfusion sofort unter den Bedarf der Strukturerhaltung ab. Aus diesem Grund sind neurologische Defizite durch hämodynamisch bedingte Mangelperfusion häufig länger reversibel als bei embolischen Infarkten.

Fallgeschichte 1: Hämodynamischer Infarkt

Der 72-jährige Rentner litt schon seit Jahren unter einer arteriellen Hypertonie und einem Diabetes mellitus. Bei der letzten Routineuntersuchung hatte der Hausarzt zusätzlich einen erhöhten Cholesterinspiegel festgestellt. Ansonsten fühlte sich der Rentner aber wohl. Eines Nachmittags bemerkte er bei einem Spaziergang mit seiner Familie ein Schweregefühl in seinem linken Arm,. Beim Gehen fühlte er sich plötzlich unsicher. Die besorgte Tochter brachte den Rentner ins Krankenhaus. Der aufnehmende Arzt stellte eine armbetonte Hemiparese links mit einem Absinken von Arm und Bein in den Halteversuchen fest. Das Gangbild war infolge der Beinparese unsicher, Sensibilitätsstörungen bestanden nicht. Der Arzt veranlasste eine MRT-Untersuchung des Kopfes. In der diffusionsgewichteten Sequenz wurden akute Ischämien nachgewiesenen (Abb. 11.**21a**, 11.**21b**), die kettenförmig im Marklager angeordnet waren. Diese sogenannten Endstrominfarkte werden als Zeichen einer hämodynamischen Infarzierung angesehen. Mittels einer MR-Angiographie (Abb. 11.**21c,** 11.**21d**) und dopplersonographisch (Abb. 11.**21e**) wurde eine 90–95 %-ige hämodynamisch wirksame Stenose der Arteria carotis interna rechts nachgewiesen. Bei dem Patienten wurde nach Abschluss der Diagnostik eine komplikationslose Thrombendarteriektomie der Stenose durchgeführt. Der weitere klinische Verlauf war problemlos, die leichte Hemisymptomatik bildete sich wieder komplett zurück. Der Patient konnte nach einer Woche wieder entlassen werden.

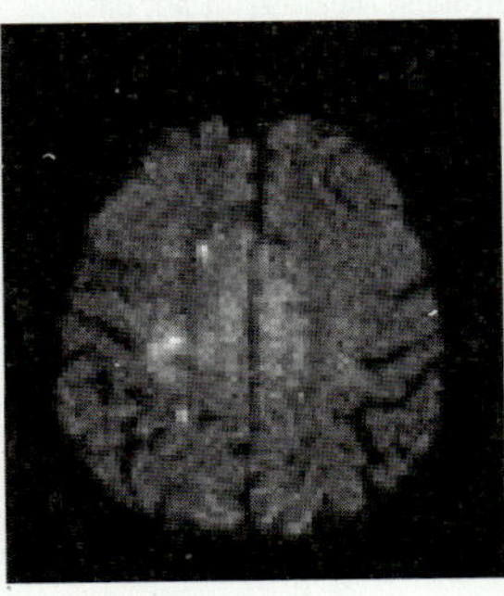

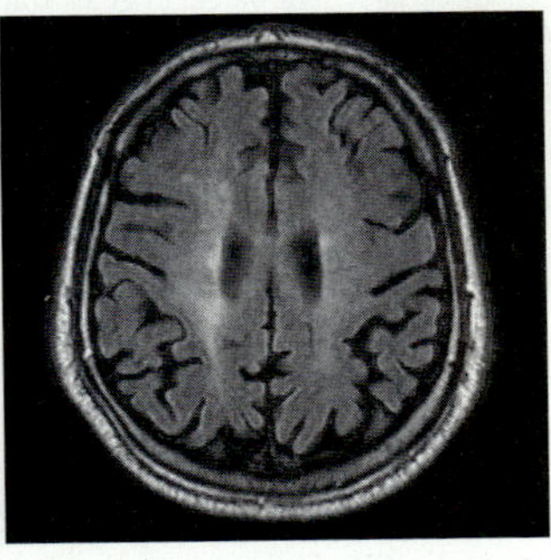

Abb. 11.**21** **Hämodynamischer Infarkt bei hochgradiger Stenose der A. carotis interna rechts.** **a** Diffusionsgewichtete Sequenz. Im tiefen Marklager finden sich kettenförmig angeordnete Läsionen mit hellem Signal. Diese entsprechen frischen Ischämien. **b** Die T2-gewichtete FLAIR-Sequenz zeigt lateral des rechten Ventrikels hyperintense Läsionen, die unter gleichzeitiger Beachtung der diffusionsgewichteten Bilder akuten Infarkten entsprechen.

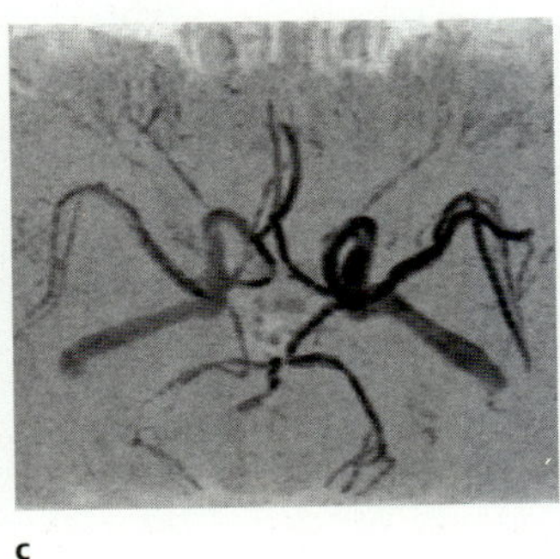

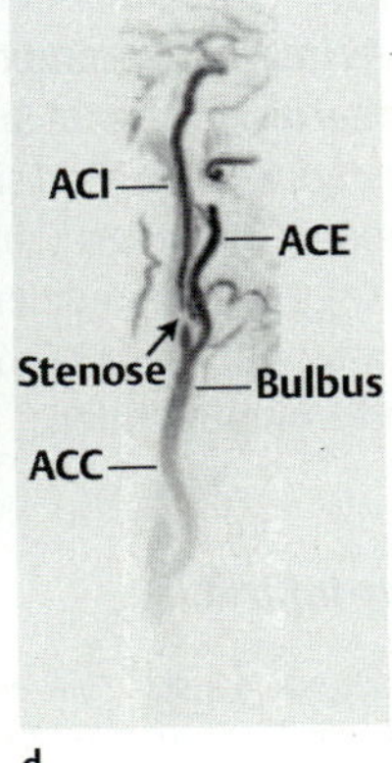

Fortsetzung Abb. 11.**21** **Hämodynamischer Infarkt bei hochgradiger Stenose der A. carotis interna rechts.** **c** MRT-Angiographie der basalen Hirnarterien. Die rechte A. carotis interna ist in dem flusssensitiven Bild schwächer sichtbar als auf der Gegenseite. Dieser Befund spricht dafür, dass dem schwächer dargestellten Gefäß eine hämodynamisch relevante Stenose vorgeschaltet ist. **d** Kontrastmittelangehobene MR-Angiographie.

Ursächlich für den hämodynamischen Infarkt war eine hochgradige extrakranielle Stenose der A. carotis interna rechts.

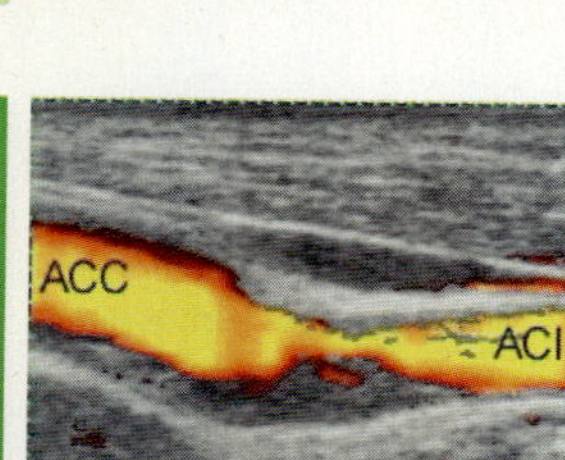

e

Fortsetzung Abb. 11.**21 Hämodynamischer Infarkt bei hochgradiger Stenose der A. carotis interna rechts.**
e Farbduplexsonographische Darstellung der hochgradigen Abgangsstenose der A. carotis interna mit Ulzeration. Das Blut fließt von links nach rechts aus der A. carotis communis in die A. carotis interna. Der Farbton zeigt die Flussgeschwindigkeit an. Ein Plaque ist hinter dem durchströmten Lumen als dunkle Struktur sichtbar. Das rote Farbareal in einer kraterförmigen Mulde zeigt an, dass dort gleichfalls ein Blutfluss vorhanden ist. Dieser Befund spricht für eine Ulzeration (Pfeil). (Abbildung Dr. H. Krapf, Tübingen).

Lakunäre Infarkte

Lakunäre Infarkte resultieren aus **mikroangiopathischen Veränderungen kleiner Arterien** mit progredienter Verengung des Lumens und nachfolgendem Gefäßverschluss. Wichtigster Risikofaktor ist die *arterielle Hypertonie*, die zur Hyalinose der Gefäßwand kleiner Arterien führt. Hiervon sind v. a. die perforierenden, langen und sehr dünnen lentikulostriatären Arterien betroffen. Lakunäre Infarkte sind demnach häufig im Bereich der *inneren Kapsel*, den *Stammganglien*, dem *Marklager der Hemisphären* und der *Brücke* lokalisiert. Es handelt sich charakteristischerweise um **tubuläre** oder **kugelförmige Läsionen**, die in der CT rund erscheinen. Der Durchmesser dieser Läsionen beträgt meist weniger als 10 mm. Lakunäre Infarkte kommen auch im Versorgungsgebiet der perforierenden Hirnstammarterien vor. Da lakunäre Infarkte durch einen arteriellen Hypertonus begünstigt werden, sind sie häufig mit einer mikroangiopathischen Marklagererkrankung assoziiert (*„mikroangiopathische Leukenzephalopathie"* oder *Leukoaraiose*). Die Differenzierung zwischen frischen Infarkten und älteren Läsionen gestattet nur die MRT mit diffusionsgewichteten Sequenzen oder der Vergleich mit Voraufnahmen.

Fallbeispiel 2: **Lakunärer Infarkt**

Bei dem 58-jährigen Rechtsanwalt war bereits seit zahlreichen Jahren eine arterielle Hypertonie bekannt. Nachdem diese über viele Jahre hinweg medikamentös gut eingestellt gewesen war, war es in den letzten Monaten immer wieder zu länger andauernden Blutdruckentgleisungen gekommen. Eines Nachts erwachte der Rechtsanwalt mit einem Schwächegefühl im rechten Bein. Die Schwäche hielt nur wenige Minuten an und bildete sich dann komplett zurück. Am nächsten Morgen war der Rechtsanwalt zunächst beschwerdefrei und ging wie gewohnt seiner Arbeit nach. Während eines Gesprächs mit einem Klienten bemerkte er auf einmal, wie ihm beim Trinken Kaffee aus dem rechten Mundwinkel lief. Er hatte Schwierigkeiten, Wörter korrekt zu artikulieren. Zeitgleich bemerkte er ein ausgeprägtes Schwächgefühl im rechten Arm. Da er nicht mehr in der Lage war, sich aus eigener Kraft zu erheben und zu gehen, rief seine Sekretärin einen Krankenwagen. Der aufnehmende Neurologe im Krankenhaus diagnostizierte eine brachiofazial betonte, überwiegend motorische Hemiparese rechts. Als Ursache konnte in der MRT-Untersuchung ein kleiner Infarkt im Bereich der Capsula interna gesichert werden. Dabei wies die Diffusionsstörung einen frischen Prozess nach (Abb. 11.**22a**), der mittels T2-gewichteter Sequenz anatomisch zugeordnet werden konnte (Abb. 11.**22b**). Die kardiale Diagnostik war unauffällig. Während des zweiwöchigen stationären Aufenthaltes wurde der Blutdruck des Patienten medikamentös neu eingestellt. Als Reinsultprophylaxe erhielt er einen Thrombozytenaggregationshemmer. Die Halbseitensymptomatik bildete sich in dieser Zeit deutlich, wenn auch nicht vollständig zurück. Aus diesem Grund wurde der Patient nach 14 Tagen in die stationäre Rehabilitation verlegt.

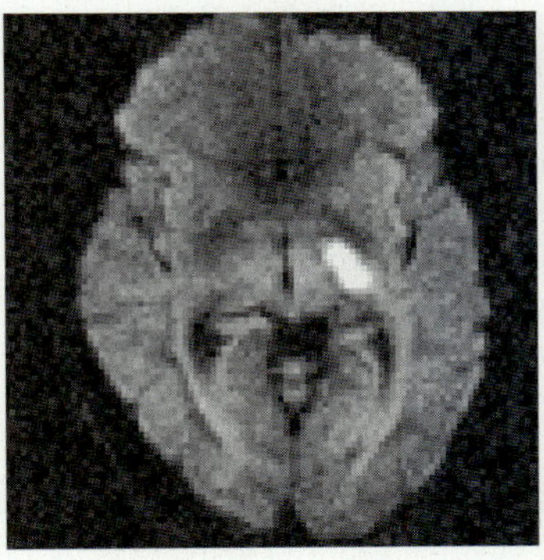

a

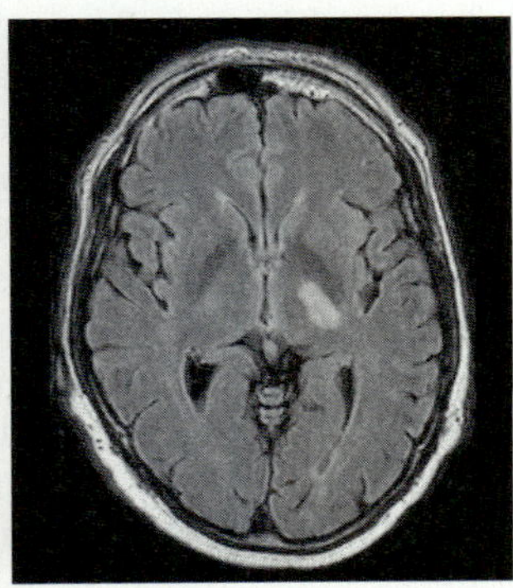

b

Abb. 11.**22** **Lakunärer Infarkt im Bereich der Capsula interna links.** **a** Diffusionsgewichtete Aufnahme. Der Infarkt im hinteren Anteil der inneren Kapsel und des Thalamus ist stark hyperintens. Dies zeigt eine frische Infarzierung an, im vorliegenden Fall erfolgte die Aufnahme nach 24 Stunden nach Symptombeginn. **b** T2-gewichtete FLAIR-Aufnahme. Man erkennt das gleichfalls hyperintense Infarktareal in Capsula interna und Thalamus. Dieses Signalverhalten in der T2-Sequenz bleibt lange erhalten. Eine Altersbestimmung des Infarktes anhand einer T2-gewichteten Aufnahme allein ist daher nicht möglich.

Diagnostik der zerebralen Ischämie

Ziel der diagnostischen Bemühungen ist es, die **anatomische Lokalisation und Ausdehnung** und vor allem die **Ursache** einer zerebralen Ischämie zu klären. Erst die genaue ätiologische Zuordnung erlaubt es im günstigen Fall, die Progression eines ischämischen Infarktes zu verhindern und einem eventuellen Rezidiv gezielt vorzubeugen.

Den genannten Zielen dienen eine exakte **Anamnese** sowie eine **klinisch-neurologische** und **allgemein-internistische Untersuchung**, ergänzt durch eine Reihe von laborchemischen und apparativen Zusatzuntersuchungen. Hier kommen vor allen Dingen **CT** und **MRT** zum Einsatz, die dem Nachweis der Ischämie und deren Abgrenzung von einer Blutung dienen (s. u.). Ferner können aus Lokalisation und „optischer Gestalt" des Infarktes erste Hinweise auf den Infarkttyp (embolisch/territorial, hämodynamisch, lakunär, vgl. S. 447 ff.) und damit auf die Ursache gewonnen werden: ein Territorialinfarkt im Stromgebiet der A. cerebri media ist beispielsweise am ehesten embolisch bedingt, wobei der Embolus wiederum am ehesten aus der Karotisbifurkation oder aus dem Herzen stammt. Die Ursachenabklärung wird durch Untersuchungen des kardiovaskulären Apparates weiter vorangetrieben: **EKG** und **Herzultraschall** geben Hinweise auf kardiale Grunderkrankungen, die eine zerebrale Minderperfusion begünstigen können (z. B. ungenügende kardiale Pumpleistung aufgrund von Herzrhythmusstörungen oder aufgrund einer Herzinsuffizienz mit all ihren möglichen Ursachen, intrakardiale Thromben als Emboliequelle). Mithilfe der **extra- und transkraniellen Sonographie** sowie der **Angiographie** kann man Erkrankungen der hirnversorgenden Gefäße nachweisen – z. B. Gefäßstenosen oder arteriosklerotische Plaques als Ursprungsherd einer arterio-arteriellen Embolie. Häufig reicht die MR-Angiographie (in Kombination mit dem sonographischen Befund) zum Nachweis einer Gefäßpathologie aus. Gelegentlich kann aber auch eine digitale Subtraktionsangiographie (DSA) erforderlich werden.

Nachfolgend seien die wichtigsten apparativen Zusatzuntersuchungen kurz vorgestellt.

Apparative Untersuchungen bei zerebraler Ischämie

Die **Computertomographie (CT)** bildet ischämische Areale *frühestens* 2 Stunden nach Einsetzen der Minderperfusion ab. Der Nachweis einer intrakraniellen Blutung als weitere mögliche Ursache eines schlagartig oder subakut aufgetretenen neurologischen Defizits ist jedoch sofort und mit hoher Zuverlässigkeit möglich. Jeder Patient mit eine Schlaganfall sollte daher schnellstmöglich ein CT erhalten. Ein weiterer Vorteil der Computertomographie ist die rasche Verfügbarkeit. Ein Nachteil der Methode ist die schlechte Darstellung von Ischämien im Akutstadium, also zu einem Zeitpunkt, wo eine kausale Therapie ggf. noch möglich ist. Auch Infarkte in der hinteren Schädelgrube sowie kortikale Ischämien werden in der CT aus technischen Gründen (Artefakte) häufig erst spät oder gar nicht sichtbar. Wenn in der initialen Untersuchung keine Läsion festgestellt werden kann, ist eine CT-Kontrolle nach ca. 24 Stunden sinnvoll, die dann häufig den Infarktnachweis erbringt. Alternativ kann eine MRT-Untersuchung angeschlossen werden.

In letzter Zeit sind CT-Techniken entwickelt worden, die bereits im Akutstadium einen Gefäßverschluss darstellen können (*CT-Angiographie*) oder eine Unterbrechung der Blutzirkulation in einem sonst noch normal erscheinenden Areal belegen (*CT-Perfusion*). Der klinische Nutzen dieser Methoden wird zur Zeit evaluiert.

Anders als früher angenommen gibt es keine Hinweise darauf, dass eine Kontrastmittelgabe das Infarktareal vergrößert. Der Einsatz von intravenösem Kontrastmittel ist im subakuten Stadium jedoch nur selten erforderlich. Beginnend ab dem vierten bis sechsten Tag kommt es zu einem starken Kontrastmittelübertritt in die Infarktregion aufgrund einer Störung der Blut-Hirn-Schranke. Dies kann bei unklarer Anamnese zu Fehldiagnosen führen (Tumor, Lymphom).

Die **magnetische Resonanztomographie (MRT)** weist Ischämien bereits nach wenigen Minuten nach. Ein Energiemangel der Gehirnzellen führt zu einem nach intrazellulär gerichteten Flüssigkeitseinstrom, da die Funktion der energieabhängigen Membranpumpen zusammenbricht (zytotoxisches Ödem). Durch den vermehrten Flüssigkeitsübertritt wird die Fortbewegungsgeschwindigkeit der Wassermoleküle in den Blutgefäßen des Infarktareals verlangsamt, was unmittelbar und sehr schnell mittels **diffusionsgewichteter MRT-Sequenzen** dargestellt werden kann. In Kombination mit konventionellen MRT-Sequenzen lassen sich durch diese Methode Ischämien jeglicher Lokalisation sehr zuverlässig diagnostizieren. Die MRT hat zerebrale Infarkte auch bei Patienten mit transienten oder leichten neurologischen Defiziten nachgewiesen, die dem computertomographischen Nachweis entgangen waren (beispielsweise rein kortikale Infarkte in so genannten nichteloquenten Hirnarealen – frontaler Assoziationskortex oder rechtsseitige Inselregion). Auch Hirnstamminfarkte sind darstellbar. Weiterhin lassen sich die Hirngefäße und Halsarterien abbilden. Im Gegensatz zur Angiographie mit intraarterieller Kontrastmittelgabe ist eine MRT-Untersuchung komplikationsfrei. Die Qualität erreicht bisher jedoch noch nicht den Standard der intraarteriellen digitalen Subtraktionsangiographie. Ein Nachteil der Methode ist die begrenzte Verfügbarkeit in der Notfallsituation und die lange Untersuchungszeit. Hierdurch wird sie anfälliger für Bewegungsartefakte.

Die **digitale Subtraktionsangiographie (DSA)** (also die Darstellung der Hirngefäße mit Röntgenkontrastmitteln, die intraarteriell injiziert werden) ist weiterhin die Methode mit der besten morphologischen Darstellung von pathologischen Veränderungen der Hals- und Hirnarterien. Da mit der Anwendung jedoch ein – wenn auch geringes – Infarktrisiko einhergeht, ist die Indikation zunehmend auf spezielle Fragestellungen beschränkt. Mit modernen Ultraschall- und MRT-Verfahren stehen risikoarme Alternativen zur Verfügung. Da das Hirngewebe nicht mit abgebildet wird, können Infarkte nur indirekt nachgewiesen werden.

Die **Sonographie** wird zur Abklärung von zerebralen Durchblutungsstörungen routinemäßig durchgeführt. Die verschiedenen modernen Methoden mit Farbkodierung ermöglichen eine schnelle, risikolose und preiswerte Beurteilung der Halsarterien und die Quantifizierung von eventuellen Gefäßstenosen in diesem Gebiet (Abb. 11.**21e**). Sogar einige intrakranielle Gefäße können durch die Schädelknochen hindurch mittels Dopplerultraschall untersucht werden. Die Zuverlässigkeit dieses Verfahrens ist jedoch beschränkt.

Nuklearmedizinische Verfahren. Neben den bisher genannten Methoden, welche die morphologische Gestalt von Hirnparenchym und Gefäßen wiedergeben, existieren technische Verfahren, die funktionelle Parameter abbilden, beispielsweise die regionale Hirndurchblutung. Diesem Zweck dienen nuklearmedizinische Verfahren, besonders die **Positronenemissionstomographie (PET)** und die **Single Photon Emission Computer Tomography (SPECT).** Auch mittels MRT und CT sind neuerdings Messungen der Hirndurchblutung möglich. Da Hirninfarkte in der Mehrzahl der Fälle jedoch nicht auf vorbestehende Unregelmäßigkeiten der Hirndurchblutung zurückgehen, sondern embolisch bedingt sind, sind Messungen der Hirndurchblutung zur Abschätzung eines individuellen Ischämierisikos in der Regel nutzlos. Die Beurteilung der Hirnperfusion ist speziellen Fragestellungen vorbehalten.

Fallgeschichte 3: ***Nutzen der apparativen Zusatzdiagnostik für die Lösung eines neurologischen Problems***

Das vorliegende Fallbeispiel verdeutlicht, wie wichtig eine genaue Korrelierung von Anamnese, klinischem Untersuchungsbefund und Ergebnissen der Zusatzdiagnostik zur Lösung eines neurologischen Problems ist. Zwar kann der Neurologe anhand einer exakt erhobenen Anamnese und der körperlichen Untersuchung häufig schon auf den Ort einer Läsion schließen – die genaue ätiologische Deutung gelingt jedoch in der Regel erst mit Hilfe weiterführender laborchemischer und apparativer Untersuchungen: Der 59-jährige Lehrer erlitt aus voller Gesundheit heraus plötzlich eine hochgradige beinbetonte Parese der rechten Körperhälfte, die sich jedoch schnell zurückbildete. Außerdem beklagte er passagere Sensibilitätsstörungen *beider* Beine. In der MRT-Untersuchung des Gehirns mit diffusions- und T2-gewichteten Sequenzen (hier nicht abgebildet) konnte ein kleiner frischer Infarkt links parietal nachgewiesen werden (Abb. 11.**23a**). In der MR-Angiographie (Abb. 11.**23b** und **c**) und der intraarteriellen DSA (Abb. 11.**23d** und **e**) wurde eine hochgradige, verkalkte Stenose der linken ACI gesichert. Diese

Stenose hatte offensichtlich zu einer vorübergehenden Durchblutungsstörung der linken A. cerebri anterior und damit zum Infarkt geführt. Der Infarkt erklärte die passagere Parese der rechten Körperhälfte, nicht jedoch die Sensibilitätsstörung des *linken* Beines. Hier musste ursächlich von einer vorübergehenden Durchblutungsstörung der rechten A. cerebri anterior ausgegangen werden – unter „normalen" Bedingungen keine direkte Folge einer linksseitigen ACI-Stenose. Zu klären war damit die Frage, ob hier womöglich noch eine zweite Ursache für eine zerebrale Minderperfusion wirksam geworden war.

Während links eine hochgradige Karotisstenose bestand, waren die Gefäßverhältnisse auf der rechten Seite unauffällig. In der MR-Angiographie wurde jedoch erkennbar, dass beide Aa. cerebri anteriores von der linken Seite aus mit Blut versorgt wurden (Abb. 11.**23b**), da der rechte A1-Abschnitt hypoplastisch war. Die passagere Durchblutungsstörung der rechten A. cerebri anterior ließ sich damit auch auf die linksseitige Stenose der A. carotis interna zurückführen. Ohne die Befunde der Bildgebung wäre diese Interpretation nicht ohne weiteres möglich gewesen.

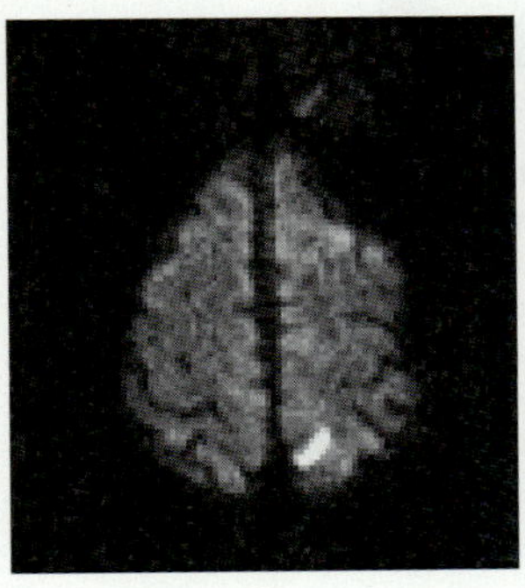

a

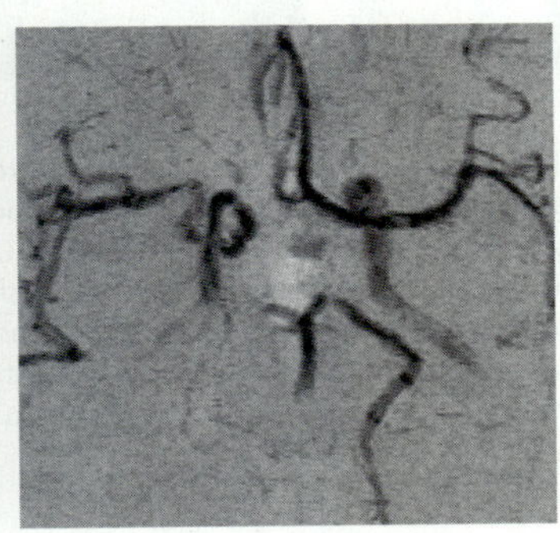

b

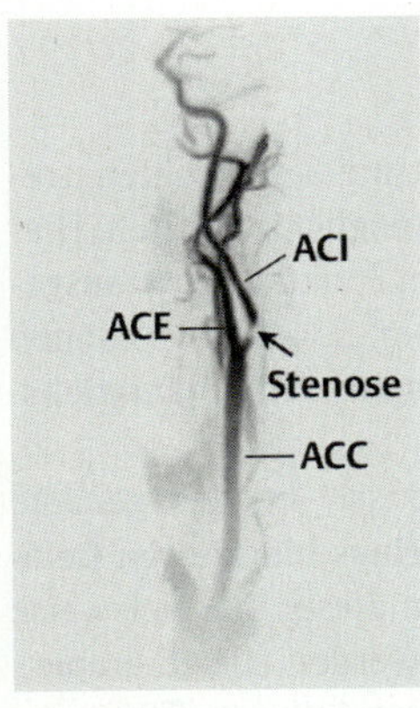

c

Abb. 11.**23** **Infarkt im A. cerebri anterior-Stromgebiet links und passagere Durchblutungsstörung im Anterior-Stromgebiet rechts bei hochgradiger A. carotis interna-Stenose links.** **a** Diffusionsgewichtetes MRT. Im linken Gyrus postcentralis ist im Bereich der Mantelkante ein helles, abnormales Areal erkennbar. Dieses entspricht einer akuten Ischämie im Versorgungsgebiet der A. cerebri anterior links. **b** MRT-Angiographie der basalen Hirnarterien. Beide Aa. cerebri anteriores werden über die linke A. carotis interna mit Blut versorgt. **c** Kontrastmittelunterstützte MR-Angiographie der Halsarterien. Man sieht eine hochgradige Stenose am Abgang der A. carotis interna links. Diese ist die wahrscheinliche Ursache des embolisch bedingten Infarktes im Anterior-Stromgebiet links und damit der beinbetonten Hemiparese rechts. Zusätzlich hatte bei dem Patienten eine passagere Sensibilitätsstörung des linken Beines bestanden, die am ehesten auf eine vorübergehende Durchblutungsstörung der rechten A. cerebri anterior zurückzuführen ist. Da beide Aa. cerebri anteriores ihr Blut aus der linken A. carotis interna erhalten, können die bihemisphärischen Symptome des Patienten auf *eine* gemeinsame Ursache (also auf die ACI-Stenose) zurückgeführt werden.

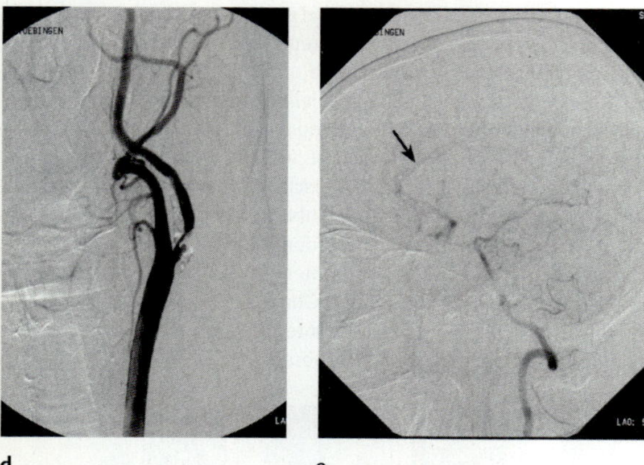

Fortsetzung Abb. 11.**23** **Infarkt im A. cerebri anterior-Stromgebiet links und passagere Durchblutungsstörung im Anterior-Stromgebiet rechts bei hochgradiger A. carotis interna-Stenose links. d** Intraarterielle DSA. Die hochgradige Stenose der ACI links kommt hier besonders eindrücklich zur Darstellung. **e** Als Zeichen der Karotisstenose lässt sich intrakraniell eine Flussumkehr in der A. communicans posterior feststellen: Die A. communicans wird von der A. basilaris aus retrograd durchflossen, und auch die A. pericallosa (Pfeil) gelangt retrograd zur Darstellung. Normalerweise ist die Flussrichtung in der A. communicans posterior genau umgekehrt: vom Karotisstromgebiet in die A. cerebri posterior.

Therapie des ischämischen Schlaganfalls

Akuttherapie

In der Akutphase eines Schlaganfalls ist man in erster Linie bestrebt, den irreversiblen Zelluntergang im Infarktareal so gering wie möglich zu halten. Hier interessieren vor allem diejenigen Gewebsanteile, deren Funktion zwar ausgefallen, deren Struktur aber noch erhalten ist (Penumbra, S. 447). Sie können durch eine **möglichst frühzeitige Wiederherstellung „normaler" Zirkulationsverhältnisse** gerettet werden.

Der unter diesem Gesichtspunkt – zumindest theoretisch – naheliegendste therapeutische Ansatz ist die rasche **Rekanalisierung eines blockierten Gefäßes**. Liegt dieser Blockade ein Embolus zugrunde, kann dieser beispielsweise durch eine Beschleunigung der Fibrinolyse aufgelöst werden (**Lysetherapie**). Dazu werden Plasminogenaktivatoren (*Tissue Plasminogen Activator*, TPA) oder *Urokinase* eingesetzt. Das Lytikum kann intravenös, also systemisch, oder intraarteriell verabreicht werden. Bei jedem Patienten mit einem akuten Schlaganfall ist die Indikation zur Lysetherapie zu prüfen. Allerdings kommen nur wenige Patienten für dieses Therapieverfahren in Betracht (ca. 5–7%), da die Therapie nach Studienkriterien innerhalb von 3 h nach Symptombeginn bei systemischer und innerhalb von 6 h nach Symptombeginn bei lokaler Lyse abgeschlossen sein muss, um wirksam zu sein. Eine Blutung muss definitiv ausgeschlossen sein.

Bei allen Patienten mit einem akuten Schlaganfall – ob nach einer Lysetherapie oder nicht –, müssen eine Reihe von Faktoren kontrolliert werden, die einen signifikanten Einfluss auf die Prognose des Patienten haben. So ist generell darauf zu achten, dass im Infarktgebiet ein **ausreichender Perfusionsdruck aufrechterhalten** wird. Diesem Zweck dienen eine strenge *Kontrolle des arteriellen Blutdrucks*, der systolisch nur bei Werten über 180 mmHg gesenkt werden sollte, sowie eine optimale *Stabilisierung der Herz-Kreislauf-Funktionen* (ausreichende Hydratation, Behandlung hämodynamisch wirksamer Herzrhythmusstörungen oder einer hämodynamisch wirksamen Herzinsuffizienz). Weiterhin müssen pathologische **energie- und sauerstoffkonsumierende Stoffwechselprozesse unterbunden werden**: sowohl eine Erhöhung der Blutzuckerwerte als auch der Körpertemperatur verschlechtern die Prognose des Patienten deutlich. Die Vitalfunktionen und die Serumelektrolyte sind zu überwachen. Bei Patienten mit Schluckstörungen muss frühzeitig eine parenterale Ernährung begonnen werden, bevor es zu einer Aspiration und dadurch zu einer Pneumonie mit Beeinträchtigung der Lungenfunktion kommt. Für die schnelle Durchführung dieser Maßnahmen und für die rasche Diagnostik hat sich das Konzept einer speziellen Schlaganfallstation („*Stroke-Unit*") bewährt.

Bei großen Infarkten müssen **klinische Zeichen einer intrakraniellen Drucksteigerung beachtet und behandelt** werden (Kopfschmerzen, Übelkeit, Erbrechen, schließlich Bewusstseinseintrübung und ggf. Anisokorie). Dem erhöhten Hirndruck kann man durch *Kopfhochlagerung* (30°), *Hyperventilation* (bei Beatmung des Patienten) und *Mannitol-Infusionen* begegnen, sofern das Infarktvolumen nicht zu groß ist. Bei jüngeren Patienten mit ausgedehnten Infarkten sollte frühzeitig eine Hemikraniektomie erwogen werden, bevor es durch den gesteigerten Hirndruck zu einer weiteren Verschlechterung der zerebralen Perfusion kommt.

Die Hoffnung, durch Gabe so genannter Neuroprotektiva die Infarktausdehnung in der Akutphase zu reduzieren, hat sich, anders als im Tierversuch, in der klinischen Anwendung bisher nur in Einzelfällen erfüllt. Dies liegt aber u. U. an der Rekrutierung von Patienten, die für eine solche Therapie gar nicht geeignet waren, sodass in Zukunft unter Einbeziehung des MRT hier ebenfalls positive Ergebnisse zu erwarten sind. Auch für die Vollheparinisierung und Hämodilution konnte ein positiver Effekt, außer in Spezialfällen, bislang nicht gesichert werden.

Fallgeschichte 4: Media-Lyse

Der 69 Jahre alte Patient war zu einer Netzhaut-Operation in der Universitätsaugenklinik aufgenommen worden. Dort trat während der präoperativen Diagnostik akut eine Hemiplegie links auf. Ein sofort durchgeführtes CT war normal, eine Kernspintomographie mit Gefäßdarstellung und diffusionsgewichteten Sequenzen wurde innerhalb von 15 Minuten angeschlossen. Als Ursache der neurologischen Symptome fand sich ein distaler Media-Hauptstammver- ▷

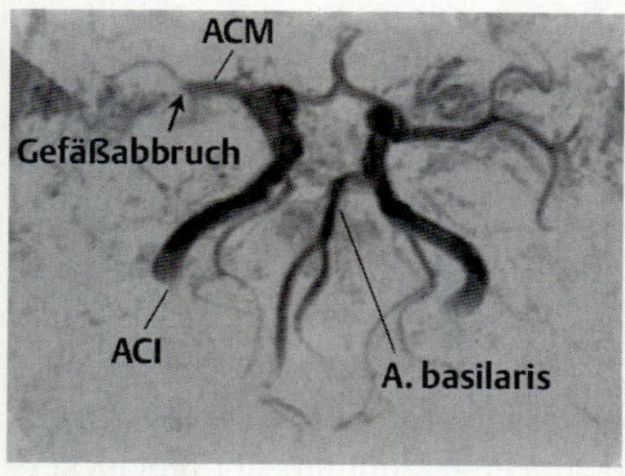

a

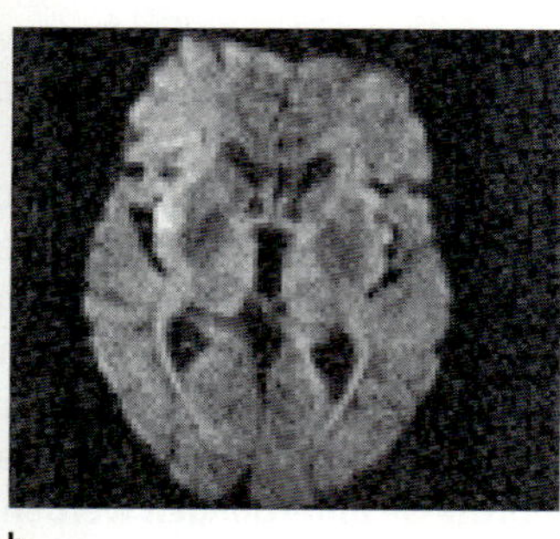

b

Abb. 11.**24** **Media-Lyse bei akutem Stammverschluss der A. cerebri media rechts. a** MR-Angiographie der basalen Hirngefäße. Man erkennt den Verschluss der A. cerebri media (ACM) auf der rechten Seite als Gefäßabbruch. **b** Diffusionsgewichtetes MRT-Bild. In der rechten Inselrinde ist nur eine geringe hyperintense Diffusionsstörung erkennbar. Es gibt damit keine sicheren Zeichen einer irreversiblen ischämischen Hirnschädigung.

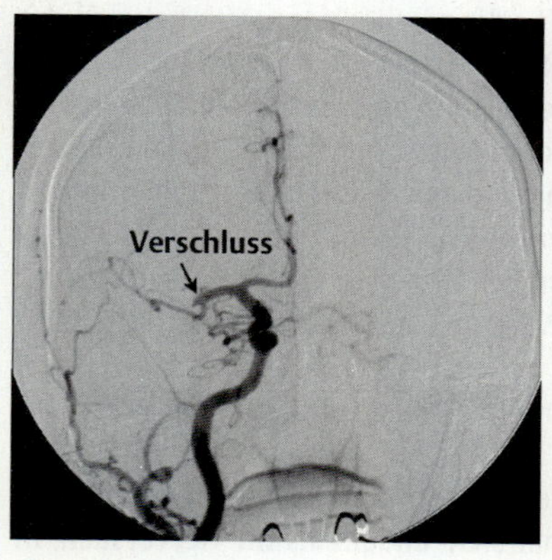

c

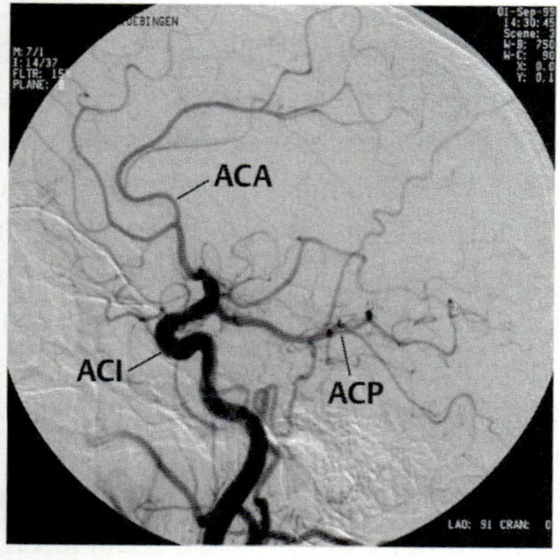

d

Fortsetzung Abb. 11.**24** **Media-Lyse bei akutem Stammverschluss der A. cerebri media rechts. c und d** Intraarterielle DSA im a.-p. (c) und seitlichen (d) Strahlengang. Injektion des Kontrastmittels in die A. carotis communis rechts. Man erkennt den Verschluss der A. cerebri media im distalen Anteil des Mediastamms nach Abgabe eines größeren temporalen Astes. Durch die fehlende Überlagerung der Mediaäste sind die A. cerebri anterior (ACA) und die A. cerebri posterior (ACP) im seitlichen Strahlengang gut sichtbar.

▷ schluss (Abb. 11.**24a**). Die Diffusionssequenz ergab keinen Anhalt für eine irreversible Hirngewebsnekrose (Abb. 11.**24b**).

Da die Ursache der akuten Symptomatik innerhalb des 3-Stunden-Fensters diagnostiziert worden war und zum Zeitpunkt der Aufnahme in die Neurologische Universitätsklinik noch keine größere Hirnsubstanzschädigung vorlag, war die Indikation für eine lokale Lysetherapie gegeben. Zunächst wurde der Gefäßverschluss angiographisch dargestellt (Abb. 11.**24c.**, 11.**24d**). Mittels eines Mikrokatheters wurde der Thrombus sondiert und 1 Million Einheiten Urokinase infundiert (Abb. 11.**24e**). Hierunter kam es zu einer vollständigen Auflösung des Thrombus (Abb. 11.**24f**, 11.**24g**). Die Hemiplegie bildete sich komplett zurück, obwohl in der MRT-Kontrolluntersuchung ein kortikaler Infarkt der Inselregion nachweisbar blieb (Abb. 11.**24h**). Der Patient konnte 8 Tage nach dem akuten Ereignis in die ambulante Weiterbehandlung entlassen werden.

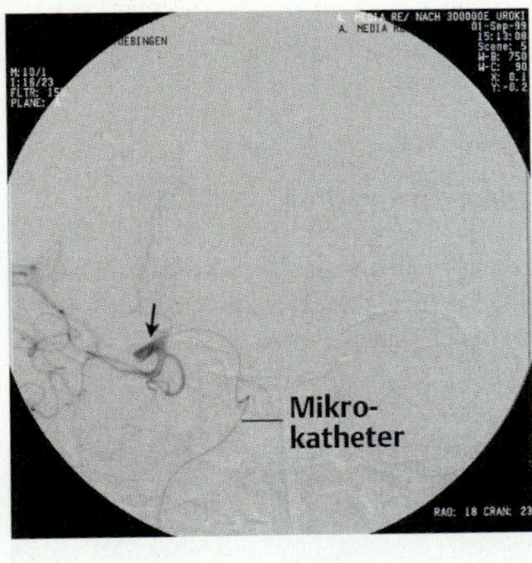

e

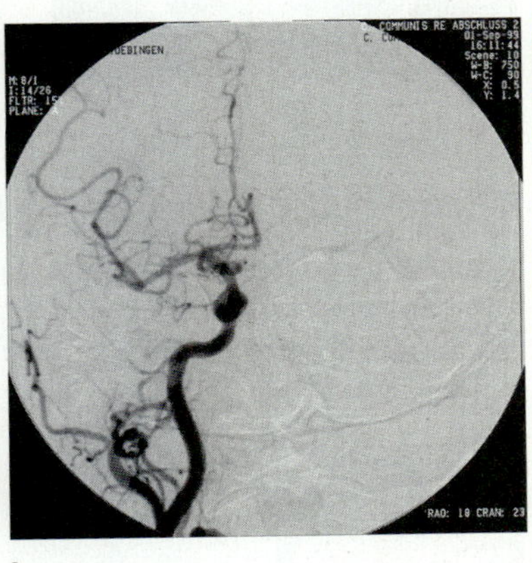

f

Fortsetzung Abb. 11.**24** **Media-Lyse bei akutem Stammverschluss der A. cerebri media rechts.**
e Die Spitze des über die A. carotis interna eingeführten Mikrokatheters liegt unmittelbar vor dem Thrombus (Pfeil). Über diesen Katheter wird Urokinase infundiert. **f** Kontrollangiographie nach erfolgreicher Lysetherapie ca. 90 Minuten später. Die A. cerebri media ist wieder gut kontrastiert.

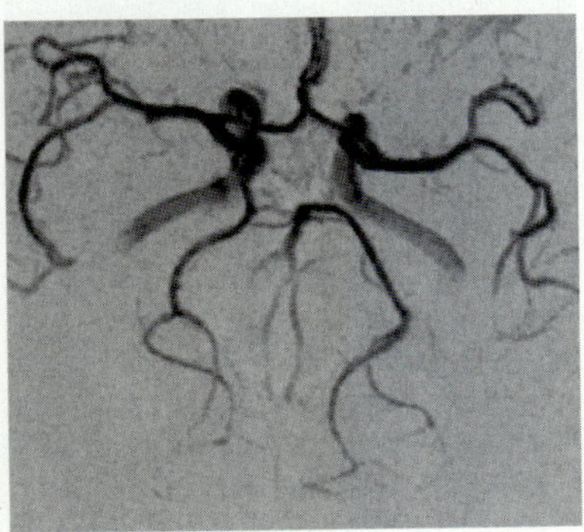

g

g Die MRT-Angiographie zeigt gleichfalls die erfolgte Rekanalisation der A. cerebri media rechts (vgl. Voraufnahme b).

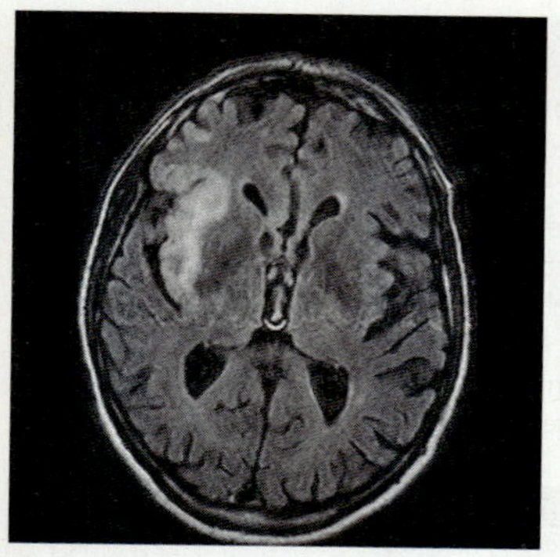

h

Fortsetzung Abb. 11.**24** **Media-Lyse bei akutem Stammverschluss der A. cerebri media rechts.** **h** T2-gewichtetes FLAIR-Bild. Trotz rascher Rekanalisation der rechten A. cerebri media ist es zu einer Teilinfarzierung der Inselrinde gekommen. Eine wesentliche Mitbeteiligung des Marklagers ist nicht nachweisbar. Ein weitaus größerer Infarkt konnte mit hoher Wahrscheinlichkeit verhindert werden.

Fallgeschichte 5: Lysetherapie bei Basilaristhrombose

Die 27 Jahre alte Studentin war mit dem Fahrrad unterwegs, als sie auf einmal ein „flaues Gefühl" bemerkte. Sie konnte nicht mehr richtig geradeaus fahren, stieg vom Rad ab und setzte sich an den Straßenrand. Kurze Zeit später wurde ihr übel, sie musste sich mehrfach über- ▷

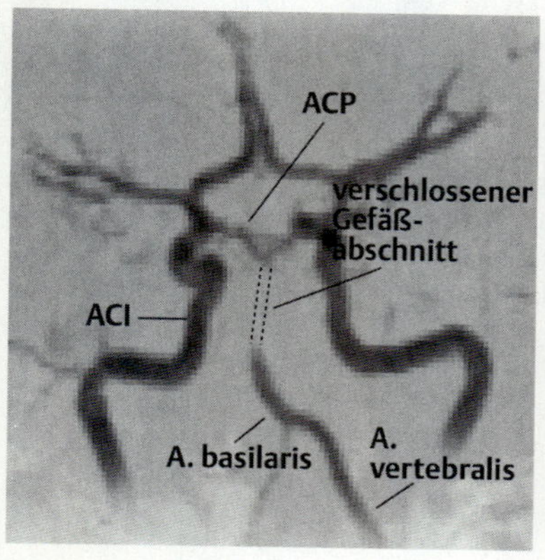

a

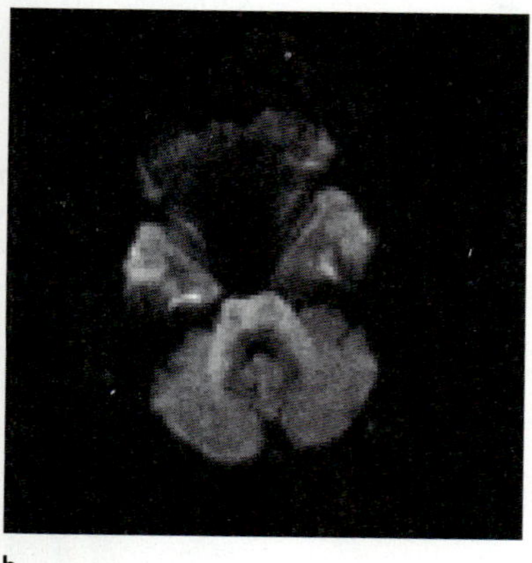

b

Abb. 11.**25** **Lysetherapie bei Basilaristhrombose.** **a** Die initial durchgeführte MR-Angiographie zeigt den Flussdefekt der distalen A. basilaris (der „eigentliche" Verlauf des verschlossenen Gefäßabschnittes ist gestrichelt skizziert). Die Basilarisspitze wird aus dem Karotisstromgebiet versorgt. **b** Die diffusionsgewichtete Aufnahme des Gehirns ist unauffällig. Trotz des Verschlusses der A. basilaris ist noch kein Infarkt eingetreten. Das relativ hohe Signal in der Brücke entsteht durch die mittleren Kleinhirnstiele und ist normal. Die hellen Bereiche in den Temporallappen entsprechen Artefakten.

▷ geben. Der Fahrer eines vorbeikommenden Fahrzeugs hielt an und stieg aus. Als er die junge Frau ansprach, reagierte sie nicht mehr adäquat, sondern murmelte nur noch unverständlich vor sich hin. Wenige Minuten später verlor sie das Bewusstsein. Der Autofahrer verständigte den Notarzt. Beim Eintreffen in die Klinik war die Studentin nach wie vor bewusstlos. Auf Schmerzreize hin reagierte sie nur rechtsseitig mit Abwehrbewegungen, sodass sich der Verdacht auf eine Hemiparese links ergab. Eine Anisokorie lag nicht vor. Der Ambulanzarzt ordnete zum Ausschluss einer intrakraniellen Blutung sofort ein CT an, das normal war. Deswegen wurde unmittelbar darauf eine MRT-Untersuchung mit Gefäßdarstellung (Abb. 11.**25a**) und einem diffusionsgewichteten Bild (Abb. 11.**25b**) angefertigt. Hier wurde eine Basilaristhrombose als Ursache der klinischen Symptomatik gesichert (Abb. 11.**25a**). Auch bei dieser Patientin war noch keine bleibende Parenchymschädigung eingetreten (Abb. 11.**25b**). Die konventionelle transfemorale Katheter-Angiographie bestätigte den distalen Verschluss der A. basilaris (Abb. 11.**25c**, 11.**25d**). Die Spitze der A. basilaris und die Aa. cerebri posteriores wurden noch über die A. communicans posterior aus der A. carotis versorgt (Abb. 11.**25e**, 11.**25f**). Der Thrombus wurde mit einem Mikrokatheter sondiert (Abb. 11.**25g**). Nach Infusion von 100 mg rtPA war der größte Teil des Thrombus verschwunden (Abb. 11.**25h**).

Die neurologischen Symptome der Patientin bildeten sich innerhalb von zwei Tagen vollständig zurück, obwohl in einem Kontroll-MRT kleinere ischämische Läsionen in Pons und Kleinhirn nachweisbar wurden (Abb. 11.**25i**, 11.**25j**). Trotz intensiver Diagnostik war die Ursache der Basilaristhrombose nicht fassbar. Die Patientin wurde nach 15 Tagen beschwerdefrei aus dem Krankenhaus entlassen.

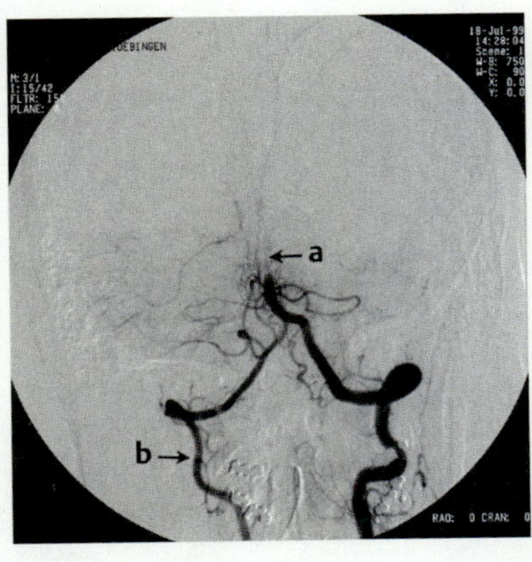

c

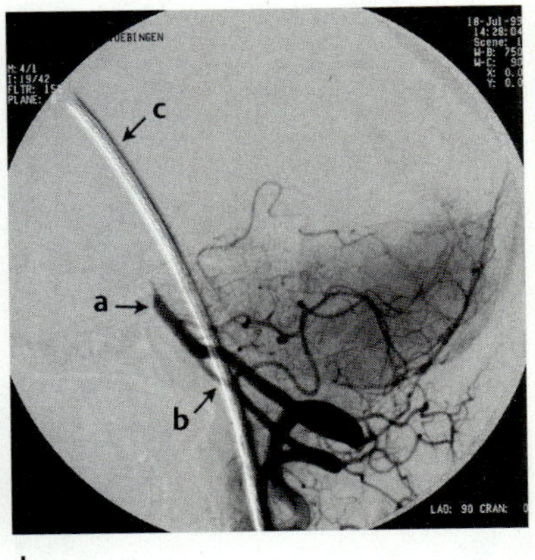

d

Fortsetzung Abb. 11.**25** **Lysetherapie bei Basilaristhrombose. c und d** Intraarterielle DSA in a.-p. (c) und seitlicher (d) Projektion. Das Kontrastmittel wurde in die A. vertebralis links injiziert. Der distale Anteil der A. basilaris ist verschlossen (Pfeil a). Durch den hohen Widerstand kommt es zu einem Reflux von Kontrastmittel in die rechte A. vertebralis (Pfeil b). Die hinteren Kleinhirnarterien sind offen, weshalb das Parenchym der basalen Kleinhirnanteile angefärbt ist. Die oberen Kleinhirnabschnitte stellen sich dagegen nicht dar. Abbildung d beinhaltet ein Artefakt durch ein EKG-Kabel, das den Strahlengang bei der Untersuchung kreuzte (Pfeil c).

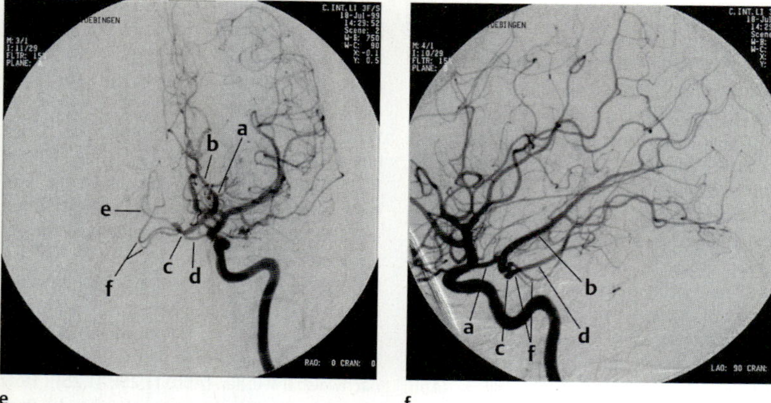

Fortsetzung Abb. 11.**25** **Lysetherapie bei Basilaristhrombose. e und f** Intraarterielle DSA. Das Kontrastmittel wurde in die A. carotis interna links injiziert. Über den kräftigen Ramus communicans posterior (a) wird die linke A. cerebri posterior (b) mit Blut versorgt. Zusätzlich kontrastiert sich über den Anfangsteil der A. cerebri posterior retrograd die Spitze der A. basilaris (c). Aus der A. basilaris füllen sich zusätzlich die linke A. cerebelli superior (d), die rechte A. cerebri posterior (e) und die gedoppelte rechte A. cerebelli superior (f). Die schwache Kontrastierung der rechten A. cerebri posterior deutet auf einen Zufluss aus dem rechten Ramus communicans posterior hin. Dies wurde durch Darstellung der rechten A. carotis interna bestätigt (nicht abgebildet).

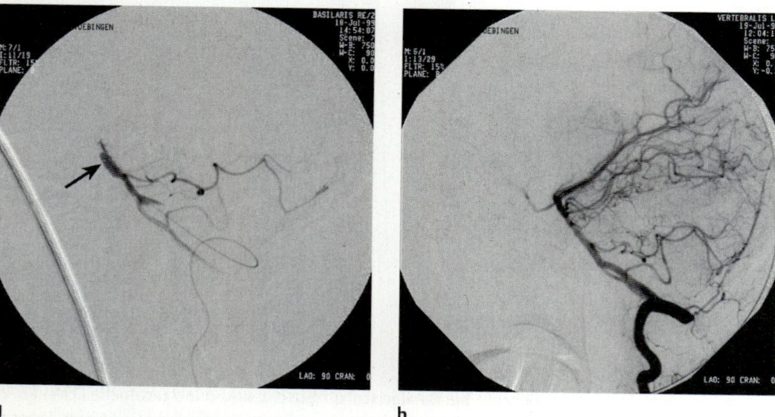

Fortsetzung Abb. 11.**25** **Lysetherapie bei Basilaristhrombose. g** Superselektive Sondierung der A. basilaris mit einem Mikrokatheter. Die Spitze liegt in der A. basilaris vor dem Thrombus (Pfeil). Es wurden 100 mg rtPA (rekombinanter Gewebsplasminogen-Aktivator) infundiert. **h** Abschlusskontrolle nach Beendigung der Therapie 90 Minuten später. Die A. basilaris ist vollständig rekanalisiert (vgl. Abb. d).

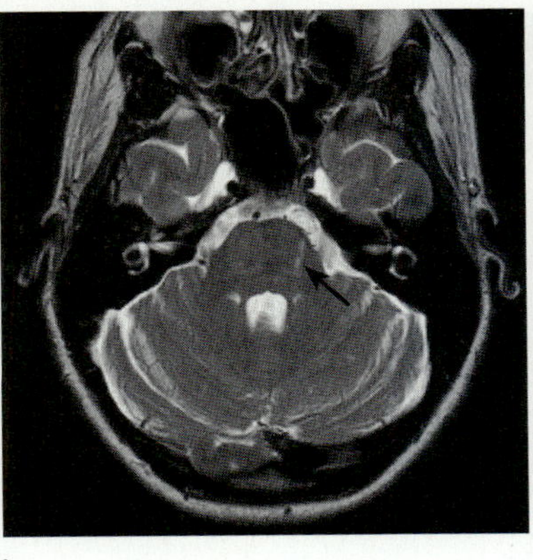
i

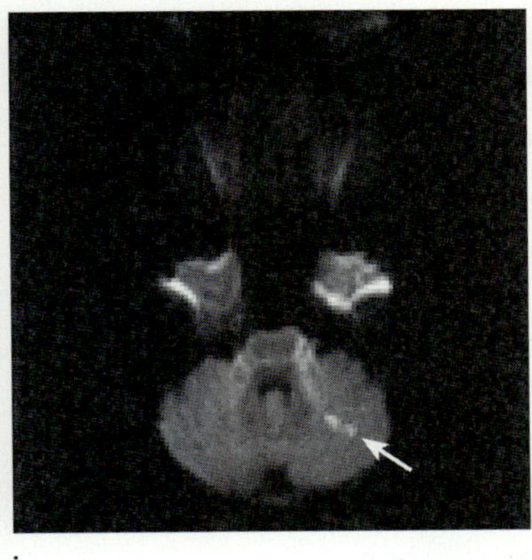
j

Fortsetzung Abb. 11.**25** **Lysetherapie bei Basilaristhrombose. i und j** MRT-Kontrolle nach zwei Tagen. Die Patientin war zu dieser Zeit symptomfrei. **i** In der T2-gewichteten Sequenz erkennt man eine kleine pontine Läsion links (Pfeil). Ein größerer Infarkt ist nicht eingetreten. **j** Die diffusionsgewichtete Aufnahme zeigt zusätzlich eine kleine Läsion der linken Kleinhirnhemisphäre (Pfeil).

Primär- und Sekundärprophylaxe

Neben den Maßnahmen zur Therapie einer akuten zerebralen Ischämie gibt es eine Reihe von Behandlungsstrategien, die das primäre oder nochmalige Auftreten eines Hirninfarktes verhindern sollen.

Primärprophylaxe. Ziel der Primärprophylaxe ist es, durch eine Therapie von Risikofaktoren (Tab. 11.**1**) das erstmalige Auftreten eines Hirninfarktes zu verhindern. Dazu gehört v.a. die wirksame **Behandlung eines arteriellen Hypertonus**, denn neben dem Lebensalter ist die Hypertonie der größte Risikofaktor für einen Schlaganfall. Der Bluthochdruck steigert zudem die Risiken für intrazerebrale und subarachnoidale Blutungen. Die Normalisierung des Blutdrucks reduziert das Risiko eines ischämischen Infarktes um 40%. Weitere beeinflussbare Risikofaktoren sind *Nikotinkonsum*, *Diabetes mellitus* und *Vorhofflimmern.* Die Einnahme von Thrombozytenaggregationshemmern (ASS) ist kein Mittel der Primärprophylaxe.

Die Operation von asymptomatischen Stenosen der A. carotis interna wird ebenfalls als Maßnahme der Primärprophylaxe durchgeführt. Ihr Wert ist statistisch nicht belegt. Sie kommt jedoch häufig bei rasch progredienten, hämodynamisch wirksamen Stenosen der A. carotis interna oder bei einseitigem Karotisverschluss und gleichzeitiger hochgradiger Stenose der Gegenseite zum Einsatz.

Tabelle 11.1 Risikofaktoren für den ischämischen Hirninfarkt

Risikofaktor	*Relatives Risiko**
Alter 65–74 Jahre	6
Alter 75–80 Jahre	12
Hypertonus	7
Rauchen	2
Diabetes mellitus	2
Adipositas	2
Hyperlipidämie	2
Vorhofflimmern	10

* Derjenige Faktor, um den die Wahrscheinlichkeit eines Hirninfarktes im Vergleich zu einem Kollektiv ohne den jeweils genannten Risikofaktor erhöht ist.

Sekundärprophylaxe. Ziel der Sekundärprophylaxe ist es, nach einer Ischämie einen erneuten Schlaganfall zu verhindern. Maßnahmen der Sekundärprophylaxe sind medikamentöse und invasive Therapien: Niedrig dosierte Gaben von **Acetylsalicylsäure** (100 mg pro Tag) senken das Risiko eines Infarktrezidivs um ca. 25 %. Der Wert einer höheren Dosierung als 100 mg pro Tag ist nicht gesichert. Andere Thrombozytenaggregationshemmer wie *Ticlopidin* und *Clopidogrel* haben eine etwas bessere protektive Wirkung als ASS, die aber durch höhere Kosten und teilweise schwerwiegende Nebenwirkungen aufgewogen wird. Sehr hoch ist der Nutzen einer gerinnungshemmenden Therapie mit **Marcumar** bei Vorhofflimmern und absoluter Arrhythmie (bei dieser Form der Herzrhythmusstörung besteht eine erhöhte Gefahr kardialer Thrombenbildung mit nachfolgender Embolisierung in das Gehirn). Die Risikoreduktion beträgt in diesem Fall 60–80 %.

Große Studien haben belegt, dass eine **Operation einer Karotisstenose** nur bei symptomatischen Stenosen über 70–80 % zu einer Risikoreduktion von ca. 50 % in der Folgezeit führt, wenn die Operation in einem Zentrum mit niedriger perioperativer Morbidität und Mortalität durchgeführt wurde. Ein neues Therapieverfahren zur Behandlung von Karotisstenosen ist die **endoluminale Dilatation und Stenteinlage**. Diese Methode wird bei anderen Gefäßen, beispielsweise den Nieren- oder Herzkranzarterien, bereits seit längerer Zeit eingesetzt. Der Wert dieser Methode im Vergleich mit der Operation wird zur Zeit in Studien geprüft.

Der Nutzen einer Operation oder einer medikamentösen Therapie besteht immer in der *Reduktion des Infarktrisikos*. Im Einzelfall kann ein Schlaganfall nie sicher vorausgesagt werden. Da die Infarkte meist durch Embolien entstehen und nicht durch langsam zunehmende Gefäßverschlüsse mit fortschreitender Minderperfusion eines Hirnareals, ist die operative Anlage von Kollateralen zur Verbesserung der Hirndurchblutung (*Bypass-Operationen*) in nur sehr wenigen Ausnahmefällen sinnvoll.

Spezielle zerebrale Gefäßsyndrome

Während die Verlaufsdynamik einer zerebralen Ischämie vor allem vom Infarkttyp abhängt (vgl. oben), sind die neurologischen Ausfälle in erster Linie vom Ort der Läsion bestimmt. Im Folgenden seien die wichtigsten Gefäßsyndrome einzelner Hirnabschnitte vorgestellt.

Gefäßsyndrome des Großhirns

Ischämische Syndrome im Versorgungsgebiet der A. carotis interna

Zerebrale Durchblutungsstörungen treten am häufigsten im Versorgungsgebiet der A. carotis interna auf. Ursache sind kardiale Embolien oder arterio-arterielle Embolien infolge arteriosklerotischer Wandveränderungen an der Teilungsstelle der A. carotis communis. Weiterhin kommen Gefäßwanderkrankungen der ACI (wie fibromuskuläre Dysplasien) und Traumen vor, die zu Dissektionen der Gefäßwand mit nachfolgendem Verschluss führen. Dissektionen sind eine häufige Ursache von Karotisverschlüssen im jüngeren Lebensalter. Es bleibt in diesen Fällen zumeist unklar, wie es zu der Dissektion gekommen ist.

Ischämische Läsionen können in allen Versorgungsgebieten der nachgeschalteten Gefäße auftreten. Die neurologischen Ausfälle variieren entsprechend und seien für jedes Gefäß im Folgenden kurz beschrieben.

Arteria ophthalmica. Kleine Emboli können über die A. ophthalmica in die A. centralis retinae gelangen. Die hierdurch bedingte retinale Ischämie führt zu einem ipsilateralen Visusverlust (*Amaurosis fugax*). Dieser bleibt meist zeitlich begrenzt, da der Embolus in der Regel spontan lysiert wird. Bleibende Erblindungen sind die Ausnahme. Ein proximaler Verschluss der A. ophthalmica verursacht keine vorübergehende Erblindung, da die A. centralis retinae über Kollateralen aus der A. carotis externa versorgt wird.

Arteria communicans posterior. Die nächsten Äste der A carotis interna sind die Arteria communicans posterior und die Arteria choroidea anterior. Embolien der A. communicans posterior führen zu Ischämien der A. cerebri posterior

(s. u.) oder des Thalamus. Symptome sind ein *homonymer Gesichtsfeldausfall zur Gegenseite* und/oder *Ausfälle seitens des Thalamus* (vgl. S. 470).

Arteria choroidea anterior. Das Versorgungsgebiet der A. choroidea anterior umfasst den medialen Temporallappen mit der Hippocampusformation, das Knie der inneren Kapsel sowie Teile des Tractus opticus und der Sehstrahlung. Symptome eines Infarktes sind eine *kontralaterale Hemiparese und Hemihypästhesie* sowie eine *Hemianopsie zur Gegenseite*. Infarkte der A. choroidea anterior sind von lentikulostriatären Ischämien schwer abgrenzbar. Möglicherweise ist ihre Häufigkeit bisher überschätzt worden. Ein sicheres Zeichen eines choroidalen Infarktes ist die Beteiligung des medialen Temporallappens, was computertomographisch schlecht abgebildet, magnetresonanztomographisch aber mit hoher Sensitivität nachgewiesen werden kann.

Teilung der A. carotis interna („Karotis-T"). Ein embolischer Verschluss der distalen A. carotis interna mit Beteiligung der proximalen Anteile von A. cerebri anterior und A. cerebri media ist eine schwere, lebensbedrohliche Erkrankung. Durch die Unterbrechung des Circulus arteriosus Willisii resultieren meist *ausgedehnte Infarkte im Versorgungsgebiet der A. cerebri media* mit entsprechenden Ausfällen (s. u.). Wenn der Ramus communicans anterior hypoplastisch ist oder embolisches Material in die A. cerebri anterior distal des Ramus communicans anterior gelangt, tritt ein *Infarkt im Versorgungsgebiet der A. cerebri anterior* hinzu (s. u.). Gleichzeitig nimmt die Ausdehnung des Mediainfarktes zu, da eine kollaterale Blutversorgung über die oberflächlichen leptomeningealen Anastomosen nicht mehr möglich ist.

Neben zahlreichen neurologischen Defiziten (s. u.) resultiert aus dieser Konstellation eine rasch progrediente Hirnschwellung mit *intrakraniellem Druckanstieg*. Unbehandelt ist ein dauerhafter „T-Verschluss" in der Regel tödlich. Allerdings ist hier, wie bei allen embolischen Infarkten, der Schlaganfall als dynamisches Geschehen zu betrachten. Spontane Lyse des Thrombus durch das körpereigene Plasmin und fortschreitende intravasale Gerinnung durch fehlenden Blutfluss stehen im Wettstreit miteinander. Überwiegt die Thrombolyse, kommt es zur spontanen Rekanalisation, eventuell mit Dislokation des verkleinerten Thrombus in die Peripherie.

Arteria cerebri media. Embolien im Stromgebiet der Arteria cerebri media sind die häufigste Ursache zerebraler Durchblutungsstörungen. Die Symptome werden von der Lokalisation des Gefäßverschlusses bestimmt:

Verschluss des Mediahauptstammes. Aus dem Hauptstamm der A. cerebri media gehen rechtwinklig die lentikulostriatären Arterien ab, die zu den Stammganglien und der inneren Kapsel ziehen. In der Sylvischen Fissur teilt sich die A. cerebri media in ihre Haupttäste, die große Teile von Temporallappen, Frontallappen und Parietallappen versorgen (vgl. Abb. 11.**4**, S. 428).

Ein Verschluss des Mediahauptstammes führt rasch zu einer Nekrose der Neurone der Stammganglien, wenig später gehen auch die Neurone der inneren Kapsel zugrunde. Ein Grund für die geringe Ischämietoleranz der Stammganglien ist die fehlende kollaterale Blutversorgung dieser Region. Die regional unterschiedlichen Ischämietoleranzen werden aber auch von den Eigenschaften der Neurone selbst beeinflusst.

Da die A. cerebri media ein ausgedehntes Großhirnareal versorgt, kann ein Verschluss des Gefäßstammes eine Fülle von neurologischen Ausfällen hervorrufen: eine *kontralaterale, brachiofazial betonte Hemiparese und Hemihypästhesie*, evtl. eine *Hemianopsie zur Gegenseite* sowie verschiedene *neuropsychologische Defizite* (eine motorische/sensorische Aphasie, Akalkulie, Agraphie und motorische Apraxie bei Läsion der dominanten Hemisphäre, eine konstruktive Apraxie sowie ggf. eine Anosognosie bei Läsion der nichtdominanten Hemisphäre). Im Akutstadium kann es zusätzlich zu einer *Kopfwendung* und einer *fixierten Blickwendung zur Gegenseite* (*Déviation conjuguée)* kommen.

In der Regel führen große Mediainfarkte aufgrund des begleitenden Hirnödems zu einer *intrakraniellen Drucksteigerung*, die ohne Therapie zum Tode führen kann.

Periphere Verschlüsse der Media haben kleinere Infarkte in den Versorgungsgebieten der nachgeschalteten Gefäßabschnitte zur Folge. Die neurologischen Symptome variieren entsprechend und sind insbesondere bei Infarkten der Zentralregion eindrücklich (*kontralaterale fokale motorische und/oder sensorische Ausfälle*). Linkshemisphärische Ischämien in der Inselregion, vor allem im Gyrus frontalis inferior und im Gyrus angularis, führen zu einer *motorischen* bzw. einer *sensorischen Aphasie* (S. 388 ff.). Die neuropsychologischen Defizite bei rechtshemisphärischen Infarkten der Inselregion (*konstruktive Apraxie, Anosognosie*) sind weniger leicht erkennbar. Da die A. cerebri media aufgrund ihres variablen Grenzverlaufs zur A. cerebri posterior Teile der Sehstrahlung versorgen kann, tritt ggf. auch eine *homonyme Hemianopsie zur Gegenseite* auf. Frontale und rostrale temporale Infarkte bleiben klinisch stumm.

Arteria cerebri anterior. Im Stromgebiet der A. cerebri anterior kommt es nur verhältnismäßig selten zu Infarkten (10–20% aller Hirninfarkte). Diese können in Abhängigkeit von Varianten der Gefäßanatomie *einseitig oder bilateral* auftreten. Bilaterale Infarkte entstehen häufig dann, wenn beide Aa. cerebri anteriores aus nur einer A. carotis interna hervorgehen. Emboli aus atheromatösen Plaques der entsprechenden Karotisbifurkation können dann in nah benachbarten Zeitabständen in beide Aa. cerebri anteriores verschleppt werden (vgl.

Fallgeschichte 3, S. 454). Seltener existiert anlagebedingt nur eine einzelne (azygote) A. cerebri anterior. Ursachen von A. cerebri anterior-Infarkten sind weiterhin Aneurysmen des Ramus communicans anterior oder entzündliche Gefäßstenosen, die sich ebenfalls häufig am perikallösen Abschnitt der A. cerebri anterior manifestieren.

Einseitige Infarkte der A. cerebri anterior sind häufig klinisch stumm. Wegen der seitenübergreifenden Anastomosen sind weit rostral gelegene Infarkte der A. cerebri anterior selten. Weiter okzipital werden die Versorgungsgebiete der beiden Aa. cerebri anteriores jedoch durch die Falx cerebri getrennt, was eine wirksame Kollateralisierung von einer Seite auf die andere verhindert. Mögliche Folgen eines Infarktes in diesem Bereich sind eine *beinbetonte Hemiparese* oder eine *isolierte Beinparese* (*Paraparese*). Aufgrund des kollateralen Blutzuflusses über die A. cerebri posterior persistieren diese Ausfälle jedoch nur selten. Eine einseitige Schädigung des medialen Frontallappens verursacht im Allgemeinen keine gravierenden Ausfälle, bilaterale Läsionen jedoch haben *schwerste Antriebsstörungen* zur Folge: Die Patienten nehmen nicht mehr am aktiven Leben teil, sie sind völlig apathisch und liegen teilnahmslos im Bett. Häufig gesellen sich weitere *psychische Symptome*, *neuropsychologische Defekte* (apraktische Störungen), *Blasenstörungen* (Inkontinenz) sowie *pathologische Reflexe* (sog. „primitive Reflexe" wie orale Greifreflexe, Palmomentalreflex) hinzu.

Ischämische Syndrome im Versorgungsgebiet der Arteriae vertebrales

Analog dem Karotisstromgebiet sind Ischämien im vertebrobasilären Stromgebiet am häufigsten **embolisch** bedingt. Die Emboli entstammen in der Mehrzahl der Fälle atheromatösen Wandveränderungen der Vertebralarterien, für die es – anders als bei den Aa. carotides – keine ausgesprochenen Prädilektionsstellen gibt: Die Vertebralarterien können über die gesamte Länge von atherosklerotischen Veränderungen betroffen sein.

Eine genaue **Lokalisierung der Emboliequelle** ist aus diesem Grunde problematisch. Erschwerend kommt hinzu, dass atheromatöse Plaques der Vertebralarterien sowohl von der rechten als auch von der linken Seite in die A. basilaris und/oder in die Aa. cerebri posteriores *beider* Seiten embolisieren können. Seitenlokalisatorische Hinweise auf den Ursprung eines Embolus können sich im Falle einer Beteiligung der A. cerebelli posterior inferior ergeben, die aus dem Endabschnitt der A. vertebralis entspringt. Auch der Nachweis eines frischen Vertebralisverschlusses kann in diesem Zusammenhang hilfreich sein. Analog zur A. carotis interna führt in der Mehrzahl der Fälle nicht die durch den Verschluss bedingte Minderperfusion zum Infarkt, sondern die Verschleppung von thrombotischem Material aus dem stenosierten Gefäß. Der Anteil der kardiogenen Embolien an den Infarkten des hinteren Stromgebiets ist unklar.

Da das vertebrobasiläre Stromgebiet u. a. für die Versorgung des Hirnstamms zuständig ist, der sich durch eine Bündelung wichtiger Strukturen unter Einschluss der lebenswichtigen Zentren für Atmung und Kreislauf auszeichnet, haben **Infarkte im Hirnstamm** bei gleicher Größe oft sehr viel gravierendere Symptome als im Karotisstromgebiet. Ein kompletter Verschluss der A. basilaris unter Einbeziehung der Basilarisspitze ist immer tödlich. Wegen der engen räumlichen Verhältnisse in der hinteren Schädelgrube können **Kleinhirninfarkte** bereits bei einem relativ geringen Volumen zu einer lebensbedrohlichen Erhöhung des intrakraniellen Druckes führen. Die Kompression des Aquädukts oder des vierten Ventrikels kann einen Hydrocephalus occlusus hervorrufen, durch den die Drucksymptomatik noch verstärkt wird. Lebensrettende Maßnahme ist in solchen Fällen die externe Ableitung des Liquors über eine Ventrikeldrainage.

A. basilaris. Vor dem Hirnstamm vereinigen sich die Vertebralarterien zur A. basilaris. Dieses Gefäß gibt zahlreiche kleine Äste zum Hirnstamm und die übrigen Kleinhirnarterien (SCA, AICA, S. 431) ab, bevor sie sich auf Höhe des Mittelhirns in die Aa. cerebri posteriores teilt (Basilariskopf). Die Gefäßsyndrome bei einem Verschluss perforierender oder zirkumferenter Arterien wurden im Hirnstammkapitel eingehend beschrieben (S. 223 ff.). Die Symptome bei einem Verschluss der Kleinhirnarterien sind auf S. 472 dargestellt.

A. cerebri posterior. Die Gefäße in der Umgebung des Basilariskopfes sind von besonderer klinischer Bedeutung, da sie über perforierende Äste die wichtigen Strukturen von *Mittelhirn und Thalamus* versorgen. Ein Verschluss des Basilariskopfes mit Mittelhirnnekrose ist immer tödlich.

Ischämische Läsionen in der Peripherie des A. cerebri posterior-Stromgebietes sind bei einem embolischen Verschluss der A. basilaris sowie der proximalen Abschnitte der Aa. cerebri posteriores jedoch keinesfalls obligat. Da eine kollaterale Blutversorgung aus dem Karotisstromgebiet über die Aa. communicantes posteriores gewährleistet ist, kann ein normaler Blutfluss in der Peripherie der Aa. cerebri posteriores bestehen bleiben. Normale Befunde in den dopplersonographischen und computertomographischen Untersuchungen schließen also eine Basilaristhrombose nicht aus! Aus der großen Zahl perforierender Arterien dieser Region werden einzelne größere Gefäße gesondert bezeichnet:

- *A. choroidea posterior medialis und lateralis.* Über spezifische Ausfallsyndrome bei Verschlüssen dieser Arterien ist relativ wenig bekannt, da meist begleitende Infarkte der A. cerebri posterior vorliegen. Beschrieben worden sind eine homonyme Quadrantenanopsie durch Schädigung des Corpus geniculatum laterale, hemisensorische Ausfälle und neuropsychologische Störungen (transkortikale Aphasie, Gedächtnisstörungen). Diese Angaben beziehen sich auf die A. choroida posterior lateralis. Infarkte der A. choroidea medialis, die noch seltener isoliert auftreten, führen zu Störungen der Okulomotorik infolge einer Mittelhirnschädigung.

- *Kortikale Äste der A. cerebri posterior.* Da die kortikalen Gefäßäste sehr variabel verlaufen und die Grenze zum Media-Stromgebiet individuell unterschiedlich ausgebildet ist, können Infarkte der kortikalen Äste eine Vielzahl von neurologischen Ausfällen hervorrufen. Bei jedem kortikal gelegenen Infarkt ist nach Möglichkeit zu klären, ob er im Stromgebiet der A. cerebri media oder der A. cerebri posterior liegt. Diese Zuordnung ist im Hinblick auf die Suche nach der Emboliequelle bedeutsam: Gehört das geschädigte Kortexareal zum Versorgungsgebiet der A. cerebri media, stammt der Embolus mit großer Wahrscheinlichkeit aus den Aa. carotides, gehört es hingegen zum Versorgungsgebiet der A. cerebri posterior, entstammt der Embolus am ehesten den Aa. vertebrales.
- *A. calcarina.* Der klinisch bedeutsamste Ast der A. cerebri posterior versorgt die Sehrinde. Ein einseitiger Infarkt verursacht eine *homonyme Hemianopsie zur Gegenseite.* Bilaterale Läsionen können zu einer *Rindenblindheit* führen. Häufig resultiert aus einem Infarkt der A. calcarina jedoch nur eine partielle Beeinträchtigung des Gesichtsfeldes (*Quadrantenanopsie* oder ein fleckförmiger Gesichtsfeldausfall, sog. *Skotom*), da die Sehrinde über leptomeningeale Kollateralen aus der A. cerebri media mitversorgt wird.

Gefäßsyndrome des Thalamus

A. thalamoperforans anterior (thalamotuberale Arterie). Die Arterie entspringt aus der A. communicans posterior und versorgt vor allem den rostralen Thalamus.

Bei einem Gefäßverschluss kommt es zu einem *Ruhe- oder Intentionstremor* sowie einer *choreatisch-athetotischen Bewegungsunruhe mit Thalamushand* (unphysiologisch anmutende Kontrakturstellung der Hand). Sensibilitätsstörungen und Schmerzen fehlen typischerweise.

A. thalamoperforans posterior (thalamoperforante Arterie). Gelegentlich gehen die Aa. thalamoperforantes beider Seiten aus einem gemeinsamen Stamm hervor (Arterie von *Percheron*, vgl. S. 433). Kommt es in diesem Bereich zu einem Gefäßverschluss, resultiert aufgrund der bilateralen Läsion der intralaminären Thalamuskerne eine *schwere Bewusstseinstrübung.*

A. thalamogeniculata. Die lateralen Anteile des Thalamus werden überwiegend aus der A. thalamogeniculata versorgt. Diese entspringt aus dem P2-Abschnitt der A. cerebri posterior, also distal der A. communicans posterior. Infarkte der A. cerebri posterior führen häufig auch zu Ischämien im Gebiet der A. thalamogeniculata. Die resultierenden Ausfälle wurden zuerst von Déjérine und Roussy beschrieben: *passagere kontralaterale Hemiparese*, persistierende *kontralaterale Hemianästhesie für Berührung und Tiefensensibilität*, weniger für Schmerz und Temperatur, *spontane Schmerzen*, leichte *Hemiataxie* und *Astereognose*, *kontralaterale choreatisch-athetotische Bewegungsunruhe*.

Die kontralaterale Hemiparese bildet sich meist schnell zurück und wird auf eine ödembedingte Kompression der angrenzenden inneren Kapsel zurückgeführt. Die Capsula interna selbst wird nicht aus der A. thalamogeniculata versorgt.

Fallgeschichte 6: Thalamusinfarkt

Bei dem 45-jährigen Büroangestellten traten aus heiterem Himmel Übelkeit und Erbrechen auf. Zusätzlich verspürte er ein starkes Schwindelgefühl und er sah alles doppelt. Unter der Annahme eines akuten Magen-Darm-Infektes verließ der Mann das Büro und legte sich zu Hause ins Bett. Nach einigen Stunden wollte er aufstehen und einen Bekannten anrufen. Weiterhin litt er unter starkem Schwindel und Doppelbildern. Beim Telefonieren bemerkte er, dass er die Wörter nur noch unter größter Mühe hervorbringen konnte – der Bekannte hatte schon sein Erstaunen über die Einsilbigkeit seines Gesprächpartners geäußert. Beunruhigt begab sich der Büroangestellte in die Notaufnahme des nahe gelegenen Krankenhauses. Der aufnehmende Arzt stellte eine vertikale Fehlstellung der Augen (*Skew-Deviation*) und eine Unsicherheit in den Gangproben fest. Paresen bestanden nicht. Es fand sich ferner eine Sprachstörung im Sinne einer Leitungsaphasie (s. Tab. 9.**1**, S. 389). Zum Ausschluss eines A. basilaris-Prozesses wurde eine MRT durchge-

▷

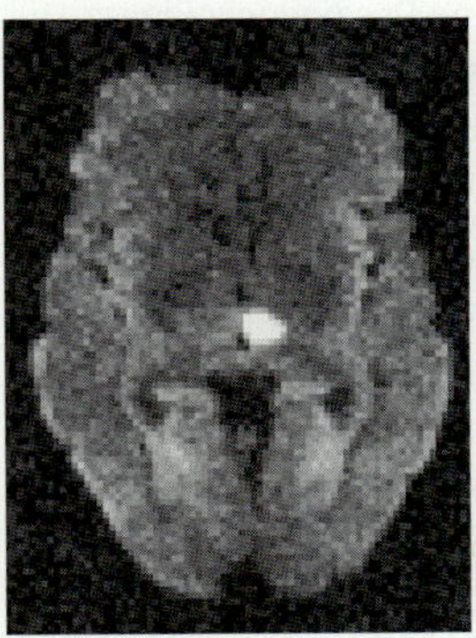

a

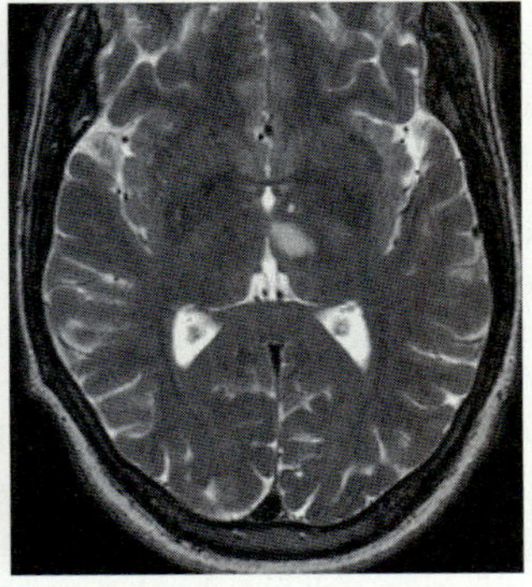

b

Abb. 11.**26** **Thalamusinfarkt.** Diffusionsgewichtete (**a**) und T2-gewichtete (**b**) Aufnahmen. Man erkennt einen akuten Infarkt im Versorgungsgebiet der A. thalamoperforans posterior links. Es besteht ein akutes Ödem sowie eine deutliche Diffusionsstörung. Bilaterale Infarkte in diesem Areal haben schwere Bewusstseinsstörungen zur Folge (vgl. Fallgeschichte 3 in Kap. 7, S. 327).

führt. Hier konnte ein linksseitiger Thalamusinfarkt gesichert werden.
Liegt die Läsion weiter rostral unter Einbeziehung der subthalamischen Region und der pallido-thalamischen Bahnen zum ventro-lateralen Kerngebiet, kann es zu einem (meist transienten) Hemiballismus oder eher zu choreatiformen Bewegungsstörungen kommen (vgl. Fallgeschichte 3 im Kap. 8, S. 346). Im weiteren Krankheitsverlauf kommt es in diesen Fällen manchmal zur Ausbildung einer sogenannten Thalamushand. Die betroffene Hand nimmt dann eine im Handgelenk gebeugte und in den Fingern überstreckte Fehlstellung ein. Der Daumen wird dabei entweder abduziert oder gegen die Handfläche gepresst.

Gefäßsyndrome des Kleinhirns

Aufgrund der zahlreichen Kollateralen zwischen den verschiedenen Kleinhirnarterien kommt es bei Verschlüssen einzelner Gefäße oft nur zu kleinen Erweichungsherden, die klinisch stumm bleiben können. Größere Ischämien sind seltener und haben vor allem im akuten Zustand zerebelläre Ausfälle zur Folge. Ein begleitendes Hirnödem kann zu einer rasch progredienten Kompression des 4. Ventrikels mit daraus resultierendem Verschlusshydrozephalus und drohender Hirnstammeinklemmung führen.

A. cerebelli posterior inferior (PICA). Bei einem proximal gelegenen Gefäßverschluss der PICA kommt es zu einer Minderperfusion der dorsolateralen Medulla oblongata, was in der Regel ein komplettes oder inkomplettes *Wallenberg-Syndrom* (S. 227 ff.) zur Folge hat. Da der Anteil der PICA an der Versorgung des Kleinhirns stark variiert (S. 431), treten in wechselndem Ausmaß *Symptome seitens des Kleinhirns* hinzu: Mögliche klinische Zeichen sind eine *Hemiataxie*, eine *Dysmetrie*, eine *Lateropulsion* und eine *Dysdiadochokinese*. Die Kleinhirnsymptome manifestieren sich stets homolateral zum Ort des Infarktes und werden häufig von Übelkeit und Erbrechen begleitet. Letzteres kann im Falle einer Fehldeutung lebensgefährlich werden (siehe Fallgeschichte 7).

Gelegentlich können bei einem weit proximal gelegenen PICA-Verschluss Kleinhirnsymptome gänzlich fehlen. Umgekehrt können bei einem distal gelegenen Gefäßverschluss Zeichen der Hirnstammbeteiligung fehlen.

Ist ein initiales CT normal, weil es sehr früh nach dem Infarkt durchgeführt wurde oder durch Artefakte gestört ist, können selbst große Kleinhirninfarkte dem Nachweis entgehen, bis durch die zunehmende Schwellung der geschädigten Hirnsubstanz druckbedingt ein *Funktionsausfall von Hirnstammstrukturen* eintritt. Klinisch manifestiert sich dies durch *Bewusstseinseintrübung, Erbrechen, Kreislauf- und Atemstörungen* bis hin zur *Atemlähmung*. Bei allen Patienten mit Verdacht auf einen Kleinhirn- oder Hirnstamminfarkt und initial unauffälligem CT sollte daher eine Kontroll-Aufnahme nach einigen Stunden erfolgen, entweder per CT oder besser noch per MRT mit diffusionsgewichteten Sequenzen.

Fallgeschichte 7: Kleinhirninfarkt

Der 63-jährige Schreinermeister veranstaltete anlässlich seines 30-jährigen Betriebsjubiläums ein großes Fest im Kreis der gesamten Belegschaft. Natürlich wurde der besondere Anlass angemessen begossen.

In der darauffolgenden Nacht erwachte der Schreiner mit einem starken Schwindelgefühl, Kopfschmerzen und Übelkeit. Bei dem Versuch aufzustehen, fiel er sofort zu Boden und konnte sich nur mit großer Mühe zurück ins Bett ziehen. Etwa eine halbe Stunde später begann er sich in kurzen Abständen zu übergeben. Die Ehefrau verständigte den Bereitschaftsarzt, obwohl der Schreiner wiederholt beteuerte, dass er sicher nur zu viel getrunken habe. Kurze Zeit später traf der diensthabende Arzt ein, der den Patienten zur Vorgeschichte befragte und eine orientierende allgemein-internistische sowie neurologische Untersuchung vornahm. Bei den gängigen Tests – insbesondere bei der Überprüfung der Reflexe, der Sensibilität und der groben Kraft – konnte der Arzt keine Auffälligkeiten feststellen. Die Halte- und Zeigeversuche der Extremitäten waren – soweit untersuchbar – unauffällig. Allerdings war der Patient nach wie vor nicht in der Lage, sich aus dem Bett zu erheben, frei zu sitzen oder gar zu stehen und zu gehen. Der Arzt deutete dies als eine durch das starke Erbrechen bedingte Kreislauffunktionsstörung, diagnostizierte des weiteren einen akuten gastrointestinalen Infekt, verabreichte Metoclopramid, empfahl reichliche Flüssigkeitszufuhr und riet dem Patienten, am nächsten Morgen sofort den Hausarzt aufzusuchen. Im weiteren Verlauf sistierte das Erbrechen des Patienten nicht. Gegen Morgen wurde er zusehends benommen. Als die Ehefrau ihn gegen 4 Uhr morgens selbst auf lautes Rufen hin nicht mehr richtig wecken konnte, verständigte sie den Notarzt.

Beim Eintreffen in die Klinik wurde der Patient zunächst in der internistischen Ambulanz behandelt, die dort durchgeführten Untersuchungen, insbesondere ein EKG, brachten keinen wegweisenden pathologischen Befund. Konsiliarisch wurde ein Neurologe hinzugezogen. Obwohl der Patient nur sehr schlecht kooperierte und Anweisungen kaum noch wahrzunehmen schien, konnte der Neurologe mithilfe einer Taschen- ▷

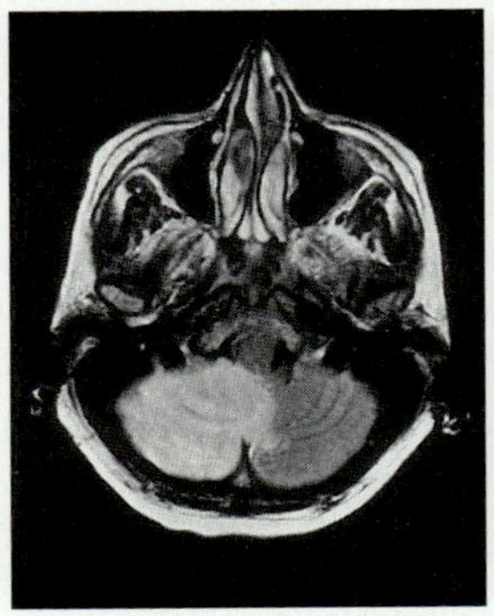
a

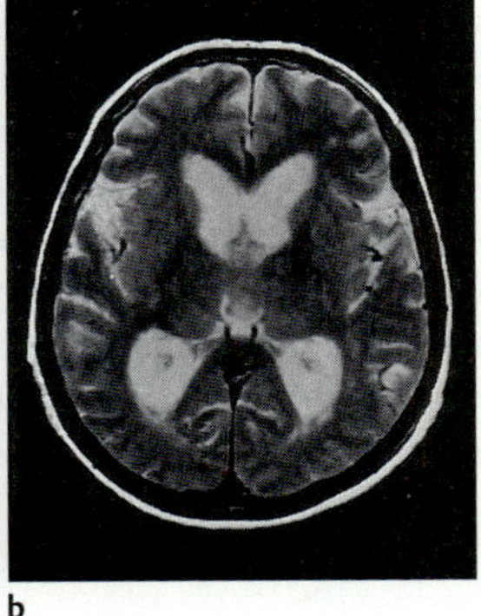
b

Abb. 11.**27** **Kleinhirninfarkt,** MRT-Aufnahme. **a** Die T2-gewichteten transversalen Schichten zeigen den hyperintensen (hellen) Infarkt der rechten basalen Kleinhirnhemisphäre mit Beteiligung des Unterwurms. **b** Eine Schicht auf Höhe der Seitenventrikel lässt die bereits deutlich dilatierten inneren Liquorräume erkennen. Die Liquorabflussstörung ist durch die Druckerhöhung im Bereich der hinteren Schädelgrube bedingt. Der Nachweis von Kleinhirninfarkten in der Frühphase wird heute durch die diffusionsgewichtete MRT erleichtert.

lampe Augenfolgebewegungen induzieren, wobei er einen Blickrichtungsnystagmus feststellte. Er veranlasste ein Kernspintomogramm des Kopfes. Hier ließ sich ein großer Infarkt im Bereich der rechten Kleinhirnhemisphäre mit begleitendem Hirnödem diagnostizieren, das bereits raumfordernde Wirkungen entfaltet hatte. Unter forcierter antiödematöser Therapie klarte das Bewusstsein des Patienten nicht nennenswert auf. Aus diesem Grund wurde er in die Neurochirurgie verlegt, wo man eine operative Dekompression der hinteren Schädelgrube und Einlage einer Ventrikeldrainage durchführte. Hierunter stabilisierte sich der Patient rasch.

Tückischerweise ist die Extremitätenataxie bei einem Kleinhirninfarkt häufig wesentlich weniger ausgeprägt als die Rumpfataxie. Halte- und Zeigeversuche ergeben dann kein pathologisches Bild. Eine neurologische Ursache der gastrointestinalen Symptome wird nicht in Betracht gezogen, und die erforderliche bildgebende Diagnostik unterbleibt, bis die Patienten aufgrund des zunehmenden Hirndrucks eintrüben. Auch in der Frühphase der Erkrankung angefertigte Computertomogramme können normal sein. Hier gibt die Kernspintomographie mit diffusionsgewichteten Aufnahmen Aufschluss über die Ursache der Durchblutungsstörung (Abb. 11.**27**).

A. cerebelli inferior anterior (AICA). Analog der PICA sind auch bei einem Verschluss dieses Gefäßes die klinischen Symptome aufgrund der großen Varianz des Gefäßverlaufes variabel. Es können eine *ipsilaterale Hemiataxie* und ein *Nystagmus* auftreten. Zusätzlich kommen *Läsionen der Hirnnerven VII und VIII* vor. Bei einem Verschluss der aus der AICA entspringenden A. tympanica kann eine *plötzliche Ertaubung* auftreten.

A. cerebelli superior (SCA). Ein Verschluss der A. cerebelli superior führt zu einer starken *Ataxie* durch Schädigung der oberen Kleinhirnstiele, ferner zu einer *Astasie* und *Abasie.* Durch die Schädigung der Brückenhaube kommt es zu einer ipsilateralen *Sensibilitätsstörung* im Gesicht sowie einer kontralateralen Sensibilitätsstörung an Rumpf und Extremitäten. Es sind alle sensiblen Qualitäten betroffen (Syndrom der oralen Brückenhaube, vgl. S. 2.**34**).

Bei einer Elongation der SCA kann der N. trigeminus komprimiert werden (neurovaskulärer Konflikt), wodurch es zu intermittierenden, blitzartig einschießenden Schmerzen im Gesicht kommen kann, einer sog. *Trigeminusneuralgie.* Bei unwirksamer medikamentöser Behandlung (z. B. mit Carbamazepin) ist eine neurochirurgische Dekompression angezeigt (Operation nach Janetta).

Gefäßsyndrome des Hirnstamms

Die Gefäßsyndrome des Hirnstamms sind vielfältiger Natur. Da zu ihrem Verständnis eine differenzierte Kenntnis der topographischen Anatomie des Hirnstamms erforderlich ist, sind die Gefäßsyndrome an der entsprechenden Stelle des Buches im Hirnstammkapitel (S. 223 ff.) beschrieben.

Venöse Abflussstörungen des Gehirns

Neben den (weitaus häufigeren) arteriellen Durchblutungsstörungen können auch venöse Abflussstörungen zu Ischämien der Hirnsubstanz führen: Ist ein venöses Gefäß blockiert, erhöhen sich Blutmenge und damit der venöse Druck im Quellgebiet des stenosierten Gefäßes, was zu einer Abnahme des kapillären Druckgradienten führt. Dies bedingt einen vermehrten Flüssigkeitsübertritt aus den Kapillargefäßen in die Hirnsubstanz (vasogenes Ödem). Gleichzeitig wird die arterielle Blutzufuhr und damit die Sauerstoff- und Substratzufuhr gedrosselt. **Verminderte Perfusion** und **längere Diffusionsstrecken** ziehen schließlich eine Funktionsstörung und nachfolgend einen Untergang der Nervenzellen im Quellgebiet der blockierten Vene nach sich. Im weiteren Verlauf rupturieren kleine, wahrscheinlich venöse Gefäße, und es entstehen intraparenchymatöse Blutungen (Stauungsblutungen).

Akute venöse Abflussstörungen

Akute Hirnvenen- und Sinusthrombose

Ursachen. Die häufigste Ursache einer akuten venösen Abflussstörung des Gehirns ist eine Thrombose der duralen Blutleiter und der einmündenden parenchymatösen Venen (Sinusthrombose). Ausgelöst werden kann eine Sinusthrombose durch zahlreiche Faktoren. Beschrieben wurden Gerinnungsstörungen wie Protein S-Mangel, Faktor V-Mangel, Cardiolipin-Antikörper, aber auch orale Antikonzeptiva und Rauchen, Steroidmedikation, Exsikkose, autoimmunologische Erkrankungen wie M. Behçcet oder M. Crohn und das Wochenbett.

Symptome. Die Symptome einer Sinusthrombose sind vielfältig und richten sich nach Ausdehnung und Lokalisation des Gefäßverschlusses sowie der individuellen kollateralen Drainage. So können relativ umschriebene Verschlüsse bei einem Patienten große intraparenchymatöse Blutungen zur Folge haben, während ausgedehnte Verschlüsse bei einem anderen Patienten fast symptomlos bleiben. Die prospektive Einschätzung ist im Einzelfall meist nicht möglich.

Allgemeine klinische Zeichen einer Sinusthrombose sind *Kopfschmerzen* und *Krampfanfälle*. Treten noch *fokale neurologische Defizite* hinzu, die sich nicht schlagartig, sondern *protrahiert* über wenige Stunden entwickeln, besteht ein hochgradiger Verdacht auf eine Sinusthrombose. Dieser wird durch *Zeichen einer intrakraniellen Drucksteigerung*, z. B. Stauungspapillen, weiter untermauert.

Generell gilt, dass eine massive Verschlechterung der Symptomatik innerhalb sehr kurzer Zeit, manchmal innerhalb einer Stunde, eintreten kann. In diesen Fällen sind meist die inneren Hirnvenen am Krankheitsgeschehen beteiligt oder es ist zu ausgedehnten stauungsbedingten Blutungen in die Hirnsubstanz gekommen.

Diagnostik. Trotz moderner Methoden der Bildgebung ist die Diagnose oder der Ausschluss einer Sinusthrombose häufig schwierig. Eingesetzt werden CT, MRT und intraarterielle DSA.

CT. Klassische, akute Fälle sind bereits im CT gut erkennbar, insbesondere wenn eine kontrastangehobene CT-Phlebographie durchgeführt wird. Probleme entstehen bei anlagebedingten Varianten des Gefäßverlaufs, kleineren Sinusverschlüssen und Thrombosen des Sinus rectus und der inneren Hirnvenen. Auch ältere Sinusthrombosen sind mit der CT schwer einzuschätzen.

MRT. Die MRT gilt heute als wichtigstes diagnostisches Verfahren zur Beurteilung der venösen Abflusswege des Gehirns. Sie gestattet die multiplanare Darstellung der venösen Blutleiter und ist in der Lage, den venösen Blutfluss mit flusssensitiven Sequenzen abzubilden. Wegen der sehr guten Kontrastauflösung können auch die inneren Hirnvenen dargestellt werden.

Zusätzlich erlaubt die MRT die Darstellung des Hirnparenchyms. Lokalisation und Morphologie einer Hirngewebsläsion können indirekte Hinweise auf den Ort einer venösen Abflussstörung liefern: So führt beispielsweise ein Verschluss der inneren Hirnvenen zu charakteristischen Läsionen im Thalamus, Thrombosen des Sinus transversus ziehen Stauungsläsionen in der Temporalregion nach sich. Aber auch die Aussagekraft der MRT wird behindert durch anatomische Varianten der Gefäßverläufe sowie durch Flussphänomene, die noch nicht vollständig geklärt sind. Sie weist daher nicht alle Thrombosen nach oder liefert manchmal falsch positive Befunde. Die Untersuchung bewusstloser oder unkooperativer Patienten kann darüber hinaus sehr schwierig sein und häufig nur einen geringen diagnostischen Wert haben. Im Extremfall muss sie in Narkose erfolgen.

Intraarterielle DSA. Die intraarterielle Angiographie oder DSA war früher die einzige Methode, eine Sinusthrombose sicher zu diagnostizieren. Leider ist die Aussagekraft dieser Methode auch in jenen Fällen eingeschränkt, in denen die übrigen Verfahren nicht konklusiv sind. Die DSA wird heute nur noch ausnahmsweise eingesetzt, da sie mit einem deutlich höheren Komplikationsrisiko verbunden ist als die MRT.

Fallgeschichte 8: **Sinusthrombose**

Die 37-jährige Sekretärin erlitt bei der Arbeit einen generalisierten Krampfanfall. Nach einer postiktalen Dämmerphase von 20 Minuten klarte sie auf und klagte über starke, holokranielle Kopfschmerzen. Bei Aufnahme in die Klinik war die Patientin wach, aber verlangsamt. Weiterhin berichtete sie über starke Kopfschmerzen. Es wurde sofort ein MRT angefertigt. In der T2-gewichteten Sequenz ließ sich links frontal eine Hirnparenchymläsion nachweisen (Abb. 11.**28a**). In der MR-Phlebographie (Abb. 11.**28b**, 11.**28c**) konnte man einen thrombotischen Verschluss der rostralen Anteile des Sinus sagittalis superior erkennen. Die Sinusthrombose wurde mit initialer Vollheparinisierung und nachfolgender Marcumarisierung behandelt. Zur Prophylaxe weiterer Anfälle erhielt die Patientin Antikonvulsiva. Die Kopfschmerzen bildeten sich unter analgetischer Therapie schnell zurück, auch sonstige Beschwerden verschwanden innerhalb weniger Tage. In der erweiterten Diagnostik konnten bei der Patientin keine Gerinnungsstörungen festgestellt werden. Einziger Risikofaktor für venöse Durchblutungsstörungen war die Einnahme von Antikonzeptiva.

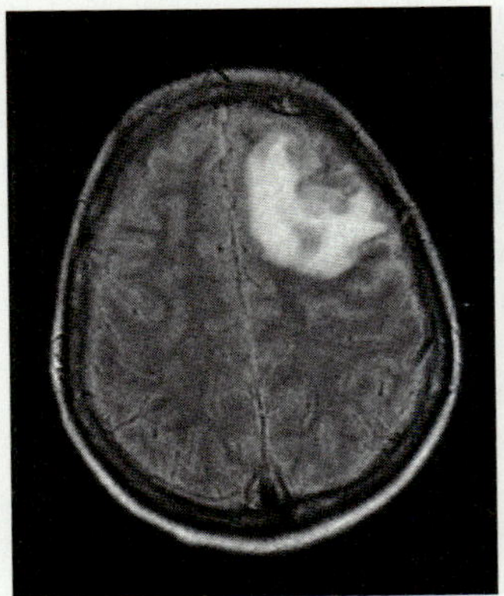

a

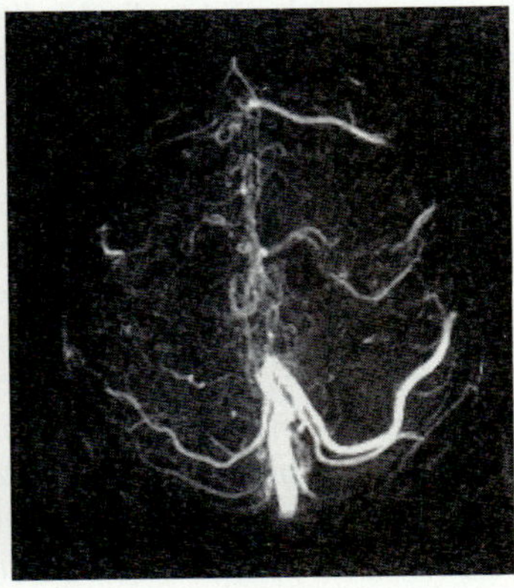

b

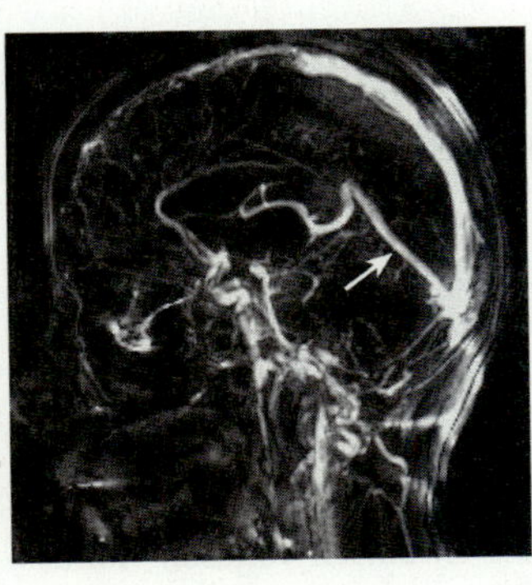

c

Abb. 11.**28** **Sinusthrombose**. **a** T2-gewichtete FLAIR-Sequenz. Man erkennt eine hyperintense Läsion links frontal, einen Stauungsinfarkt. **b** Die MRT-Phlebographie zeigt einen kräftigen Fluss im hinteren Abschnitt des Sinus sagittalis superior (hell) sowie in den großen zuführenden Brückenvenen in diesem Bereich. Der rostrale Abschnitt des Sinus sagittalis superior ist hingegen nicht durchflossen. Zahlreiche zuführende Brückenvenen sind nur gering durchströmt. **c** Die MR-Phlebographie in sagittaler Orientierung weist ebenfalls eine Durchströmung des Sinus sagittalis superior im hinteren Anteil nach. Auch der Sinus rectus (Pfeil) und die inneren Hirnvenen sind gut abgrenzbar. Der rostrale Anteil des Sinus sagittalis superior hingegen gelangt nicht zur Darstellung.

Verlauf, Therapie und Prognose. Der spontane Verlauf einer Sinusthrombose ist unklar. Früher nahm man an, die Mehrzahl der Fälle verliefe tödlich. Dies ist teilweise darauf zurückzuführen, dass kleinere Thrombosen früher nicht nachgewiesen werden konnten und nur die klinisch ungünstigen Verläufe richtig diagnostiziert wurden. Besonders gefährlich ist ein Verschluss des Sinus rectus und/oder der inneren Hirnvenen. Die Letalität dieser Form der venösen Abflussstörung ist immer noch hoch, da die resultierende Zerstörung der dienzephalen Strukturen mit dem Leben nicht vereinbar ist. Zusätzlich kann es zu raumfordernden Kleinhirnblutungen kommen. Verschlüsse des Sinus rectus und der inneren Hirnvenen können isoliert, häufiger jedoch bei ausgedehnteren Thrombosen weiterer Sinus vorkommen.

Die Prognose der Sinusthrombose hat sich durch die **antikoagulatorische Therapie mit Heparin** stark verbessert. Eine Antikoagulation wird auch bei intrazerebralen Blutungen durchgeführt, die durch eine Sinusthrombose bedingt sind. Die korrekte Interpretation der Blutung als Folgeerscheinung der Thrombose ist in diesem Fall essenziell, da eine intrazerebrale Blutung ansonsten eine strenge Kontraindikation für eine Antikoagulation ist. Fibrinolytische Verfahren haben sich bei der Therapie der Sinusthrombose bisher nicht durchgesetzt. Die operative Entfernung eines stauungsbedingten Hämatoms wird ebenfalls abgelehnt.

Durch die Antikoagulationstherapie soll ein Fortschreiten der Sinusthrombose verhindert und die Ausbildung kollateraler Drainagewege sowie die Mikrozirkulation gefördert werden. Daher wird auch nach Beendigung der intravenösen Heparintherapie eine orale Antikoagulation für ca. 6 Monate angeschlossen. Verlaufskontrollen sollen ein Rezidiv rechtzeitig erkennen helfen, insbesondere wenn die Risikofaktoren persistieren. Bei bekannten Gerinnungsstörungen mit erhöhter Thromboseneigung muss lebenslang antikoaguliert werden.

Chronische venöse Abflussstörungen

Die Symptomatik einer chronischen venösen Abflussstörung unterscheidet sich erheblich von einer akuten Thrombose.

Die **Ursachen** einer chronischen venösen Drucksteigerung können vielfältig sein. Neben medikamentösen Nebenwirkungen sind bilaterale Stenosen der venösen Blutleiter beschrieben worden. In einem Fall wurde bei einer asymmetrischen Anlage der Sinus transversi der kaliberkräftigere Blutleiter durch ein Meningeom der Sinuswand langsam eingeengt.

Symptomatik. Charakteristische Symptome der chronisch-venösen Abflussstörung sind *Kopfschmerzen* und *Stauungspapillen*, eventuell in Kombination mit *Visusstörungen.* Fokale neurologische Defizite oder Krampfanfälle gehören normalerweise nicht zu diesem Krankheitsbild.

Diagnostik. Im Gegensatz zur akuten venösen Abflussstörung lassen sich Hirnparenchymläsionen nicht nachweisen. Man sieht in der **MRT** gelegentlich erweiterte Optikusscheiden als Folge der intrakraniellen Drucksteigerung und druckbedingte Sellaveränderungen. Die Ursache der venösen Abflussbehinderung ist aber auch mittels MRT nicht regelmäßig darstellbar. Zum Nachweis umschriebener Stenosen und zur Beurteilung der venösen Dynamik ist in diesen Fällen die **intraarterielle DSA** unverzichtbar. Die Sicherung der Diagnose erfolgt durch eine **Liquordruckmessung.**

Therapie. Ist eine kausale Therapie nicht möglich, wird bei chronischer Liquordrucksteigerung eine **permanente Liquorableitung** durchgeführt (Lumbaldrainage oder Ventrikelshunt).

Differenzialdiagnostik. Chronische intrakranielle Drucksteigerungen kommen auch gehäuft bei übergewichtigen jungen Frauen von, ohne dass sich eine Abflussbehinderung der venösen Blutleiter findet. Die Ursache dieser Erkrankung ist unklar. Sie wird historisch als *Pseudotumor cerebri* bezeichnet.

11.5 Intrakranielle Blutungen

Spontane, d. h. nichttraumatische Blutungen in die Hirnsubstanz (**intrazerebrale Blutungen**) oder die umgebenden Kompartimente der weichen und harten Hirnhäute (**subarachnoidale, subdurale** und **epidurale Blutungen**) sind Ursache für 15–20 % der klinischen Schlaganfälle. Obwohl Kopfschmerzen und Bewusstseinseintrübungen bei einer Blutung häufiger auftreten als bei Infarkten, gibt es keine sicheren klinischen Hinweise zur Differenzierung zwischen einem Infarkt und einer Blutung. Das diagnostische Verfahren der Wahl ist die CT.

Für das Verständnis der subarachnoidalen, subduralen und epiduralen Blutungen ist die Anatomie der Hirnhäute ausschlaggebend. Diese ist auf S. 404 ff. beschrieben.

Intrazerebrale Blutungen (nichttraumatisch)

Hypertensive Blutung

Ätiologie. Die häufigste Ursache einer intrazerebralen Blutung ist eine **arterielle Hypertonie.** Der pathologisch gesteigerte Blutdruck schädigt die Wand

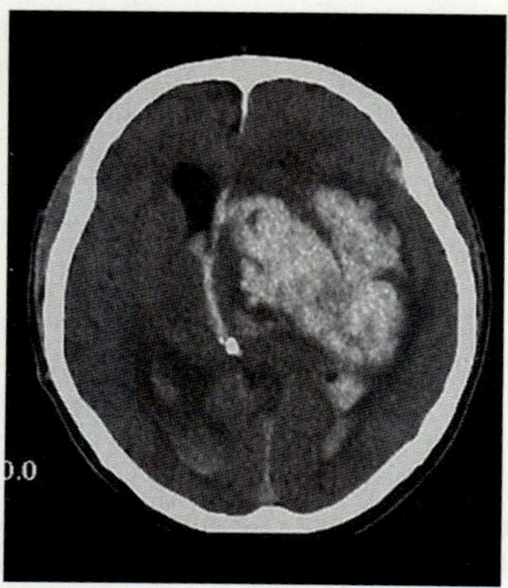

Abb. 11.**29** **Große linksseitige Stammganglienblutung** mit Mittellinienverlagerung und Ventrikeleinbruch.

kleiner Arterien. Es entstehen **Mikroaneurysmen** (Charcot-Aneurysmen), die spontan rupturieren können. Prädilektionsorte für eine hypertensive Blutung sind die *Stammganglien* (Abb. 11.**29**), die *Thalami*, die *Kleinhirnkerne* und der *Pons*. Das Marklager der Hemisphären hingegen ist nur selten betroffen.

Symptomatik. Die Symptome richten sich nach der Blutungslokalisation. Eine Stammganglienblutung mit Destruktion der inneren Kapsel verursacht eine meist *hochgradige kontralaterale Hemiparese*, eine Schädigung der Brücke *Hirnstammsymptome*.

Die Hauptgefahr einer intrazerebralen Blutung ist die *intrakranielle Drucksteigerung* durch den raumfordernden Effekt des Hämatoms. Im Gegensatz zum Infarkt bildet sich die intrakranielle Drucksteigerung sehr rasch aus. Ein eventueller *Ventrikeleinbruch* verursacht eine Liquorzirkulationsstörung durch Verklebung der Ventrikel oder durch eine Liquor-Resorptionsstörung. Dies verstärkt die intrakranielle Druckerhöhung zusätzlich. Wegen der räumlichen Enge führen Blutungen in die hintere Schädelgrube schnell zu Einklemmungssymptomen und haben bei gleicher Größe eine schlechtere Prognose als supratentorielle Hämatome.

Prognose und Therapie. Im Gegensatz zum Infarkt wird das Hirnparenchym im Bereich der Blutung meist nicht vollständig zerstört. Zwischen dem extravasierten Blut ist häufig noch vitales Gewebe nachweisbar. Aus diesem Grund bilden sich die neurologischen Ausfälle nach Resorption des Hämatoms in der Regel besser zurück als bei einer Ischämie.

Ziel der therapeutischen Bemühungen ist es daher, (noch) intaktes Hirngewebe im Blutungsherd zu erhalten. Zu diesem Zweck muss einem fortgesetzten **intrakraniellen Druckanstieg entgegengewirkt werden**, der nicht nur das vitale Hirngewebe im Blutungsherd selbst, sondern auch weiter entfernt liegende Hirnareale sekundär schädigen kann. Zur Drucksenkung kommen **medikamentöse Maßnahmen** und/oder die **operative Hämatomausräumung** in Betracht. Allerdings ist die Indikation zur Hämatomausräumung sehr streng und in Abhängigkeit vom Alter des Patienten, der Blutungslokalisation und der Hämatomgröße zu stellen. Große Studien haben gezeigt, dass die Prognose des Patienten durch eine Operation nur dann verbessert wird, wenn es sich um eine große (> 20 cm³) Blutung handelt. Bei kleineren Blutungen kann durch eine Operation vitales Hirngewebe in der Blutungsregion zerstört werden, sodass der iatrogen gesetzte Schaden möglicherweise gravierendere Auswirkungen hat als der blutungsbedingte. Liegt das Hämatom nicht oberflächlich, muss zudem im Zugangsbereich Hirngewebe entfernt werden. Bei einer kleineren Blutung beschränkt man sich daher auf die Behebung der Liquorzirkulationsstörung, die durch eine **Liquordrainage** relativ schonend erfolgen kann. Zusätzlich erfolgt eine medikamentöse Therapie des Hirndrucks. Patienten mit sehr großen Hämatomen (> 60 cm³) profitieren wegen der bereits primär sehr ausgedehnten Hirnsubstanzschädigung nicht mehr von einer Operation.

Nichthypertensive intrazerebrale Blutungen

Neben der arteriellen Hypertonie gibt es zahlreiche andere Ursachen für intrazerebrale Blutungen. Zu nennen sind insbesondere: *Gefäßmalformationen*, *Tumoren*, *Aneurysmen*, *Gefäßerkrankungen* wie Vaskulitis und Amyloidangiopathie, *Kavernome* oder auch *venöse Abflussstörungen*. Eine nichthypertensiv bedingte Genese einer intrazerebralen Blutung ist dann besonders wahrscheinlich, wenn das Hämatom nicht an einer der genannten Prädilektionsstellen lokalisiert ist oder kein ausgeprägter arterieller Hypertonus vorliegt. Zumindest in diesen Fällen sollte eine MRT nach Resorption des Hämatoms durchgeführt werden, je nach Umständen zusätzlich eine intraarterielle DSA.

Kleinhirnblutungen

Die Kleinhirnkerne gehören zum Versorgungsgebiet der A. cerebelli superior. Ein besonderer Ast, der zum Nucleus dentatus zieht, kann rupturieren. Speziell bei Hypertonikern kommt es im Verlauf dieses Gefäßes häufiger zu einer Blutung als zu einer Ischämie (Abb. 11.**30**).

Blutungen im genannten Bereich führen oft zu einer akuten Raumforderung im Bereich der hinteren Schädelgrube mit allen möglichen Folgen (Einklemmung der basalen Hirnabschnitte im Tentoriumschlitz sowie im Foramen magnum). Klinisch kommt es zu heftigen *Hinterkopfschmerzen*, *Übelkeit und Erbre-*

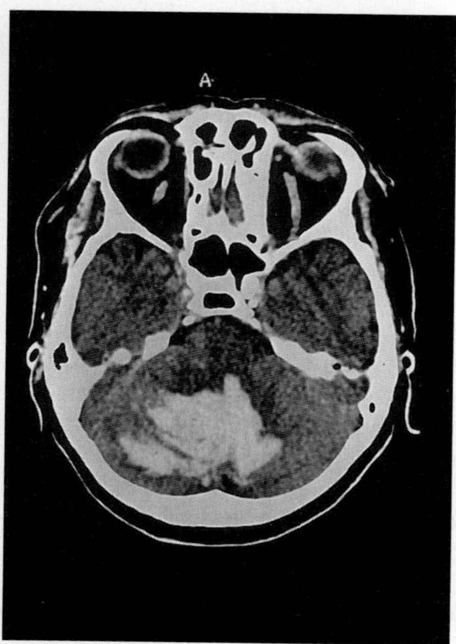

Abb. 11.**30** **Kleinhirnblutung.** Computertomographische Aufnahme eines Patienten mit bekanntem arteriellen Hypertonus, der plötzlich starke Kopfschmerzen und eine Bewusstseinsstörung entwickelte. Man sieht eine große hyperdense (helle) Blutung im Bereich der Kleinhirnkerne. Der Hirnstamm ist nach ventral verlagert und wird gegen die Hinterkante des Clivus gedrängt. Die präpontine Zisterne ist deutlich eingeengt.

chen sowie *Schwindel*, ferner entwickeln sich im Allgemeinen eine *Gangunsicherheit*, eine *Dysarthrie* sowie eine *Kopf- und Blickdeviation zur Gegenseite* der Läsion. Bei großen Blutungen kommt es rasch zu einer Bewusstseinstrübung bis hin zum Koma. Es folgen Streckkrämpfe, Kreislaufregulationsstörungen und schließlich eine Atemlähmung, sofern nicht eine operative Entlastung der hinteren Schädelgrube möglich ist.

Bei kleineren Blutungen, insbesondere im Bereich der Kleinhirnhemisphären, finden sich herdseitige Symptome mit *Extremitätenataxie, Fallneigung und Gangabweichung zur Seite der Läsion*. Diese Symptome bilden sich nur unvollständig zurück, wenn die Kerne geschädigt sind.

Weitere Ursachen einer Kleinhirnblutung können die Ruptur einer arteriovenösen Missbildung, eines arteriellen Aneurysmas oder Tumoreinblutungen, insbesondere in Metastasen, sein.

Blutungen in den Subarachnoidalraum

Aneurysmen

Häufigste Ursache spontaner Blutungen in den Liquorraum sind rupturierte Aneurysmen der basalen Hirnarterien. Man unterscheidet verschiedene Aneurysma-Typen.

Sakkuläre Aneurysmen treten an **Gefäßteilungsstellen** auf. Sie entstehen durch Läsionen der Gefäßwand, entweder auf dem Boden einer (meist angeborenen) Störung des Wandaufbaus oder infolge einer Hypertonie. Häufigste **Lokalisationen** sind der *Ramus communicans anterior* (Anterior-Aneurysma 40 %), die *Teilung der A. cerebri media in der Sylvischen Fissur* (Media-Aneurysma 20 %), die *Seitenwand der A. carotis interna* (Ophthalmica- und Communicans-posterior-Aneurysma 30 %) und die *Basilarisspitze* (Basilaris-Aneurysma 10 %) (Abb. 11.**31**). Andere Lokalisationen wie der Abgang der PICA, der P2-Abschnitt der A. cerebri posterior oder der perikallöse Abschnitt der A. cerebri anterior sind selten betroffen. Aneurysmen können durch Druck auf

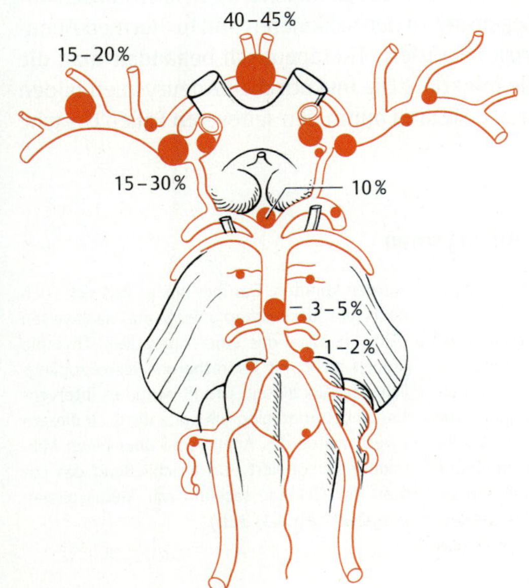

Abb. 11.**31** **Häufigste Lokalisationen der Hirngefäßaneurysmen**

Nachbarstrukturen Symptome verursachen, auch wenn (noch) keine Ruptur eingetreten ist. Ein Aneurysma der A. communicans posterior kann beispielsweise durch Kompression des N. oculomotorius oder des N. abducens durch Doppelbilder in Erscheinung treten.

Fusiforme Aneurysmen. Eine längerstreckige, spindelförmige Erweiterung eines Gefäßes wird als fusiformes Aneurysma bezeichnet. Diese bilden sich bevorzugt am *intrakraniellen Abschnitt der A. carotis interna*, am *Stamm der A. cerebri media* und an der *A. basilaris* aus. Ursachen sind meist eine Arteriosklerose und/oder ein Hypertonus. Nur gelegentlich kommt es zu Blutungen aus diesen Aneurysmen. Große fusiforme Basilarisaneurysmen können den Hirnstamm komprimieren. Durch die Flussverlangsamung im Aneurysma-Bereich kann es insbesondere in den Randbezirken zur Thrombenbildung mit nachfolgenden embolischen Infarkten oder zum Verschluss perforierender Arterien kommen. Eine operative Therapie ist nur selten möglich, da es sich bei fusiformen Aneurysmen um längerstreckige Aufweitungen von normalen Gefäßen handelt und nicht, wie bei den sakkulären Aneurysmen, um pathologische Strukturen, die keine Parenchymversorgung gewährleisten.

Mykotische und traumatische Aneurysmen. Aneurysmatische Gefäßerweiterungen können auch infolge einer Sepsis durch bakterielle Gefäßwandschädigung auftreten. Sie sind im Gegensatz zu den sakkulären und fusiformen Aneurysmen an *kleinen Hirnarterien* lokalisiert. Therapeutisch behandelt man die zugrunde liegende bakterielle Infektion. Die mykotischen Aneurysmen bilden sich gelegentlich spontan zurück. Sie sind nur in den seltensten Fällen Ursache einer SAB.

Fallgeschichte 9: Multiple Aneurysmen

Der 43-jährige, bis dahin gesunde Monteur war nach einem Auto-Auffahrunfall kurz bewusstlos gewesen. Zur Überwachung wurde er in die Klinik eingewiesen. Zum Ausschluss einer intrakraniellen Verletzung wurde ein CCT durchgeführt. Hier ergab sich in der Sequenz mit Kontrastmittel der Verdacht auf ein Media-Aneurysma. Bei der zerebralen Pan-Angiographie fanden sich ein Media-Bifurkationsaneurysma rechts und ein A. carotis interna-Aneurysma links, die beide operativ ausgeschaltet werden konnten. Darüber hinaus ließ sich auch noch ein Basilariskopfaneurysma nachweisen (Abb. 11.**32a**), das einer operativen Therapie jedoch nicht mit vertretbarem Risiko zugänglich war. Aus diesem Grund wurde es interventionell neuroradiologisch behandelt. Zu diesem Zweck wurde das Aneurysma über einen Mikrokatheter sondiert und anschließend das Lumen der Gefäßaussackung mit Metallspiralen ausgelegt (Abb. 11.**32b**).

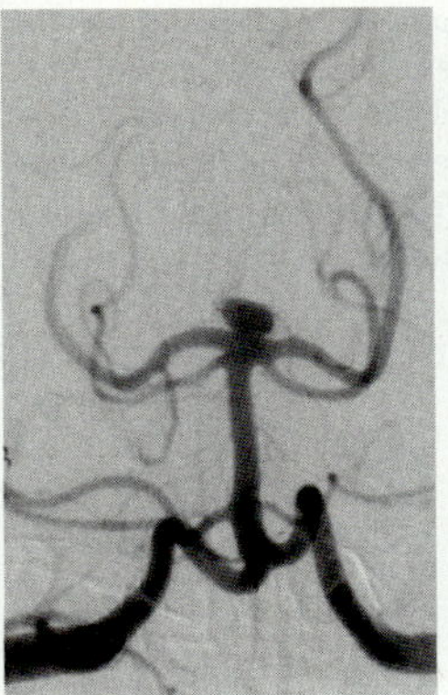
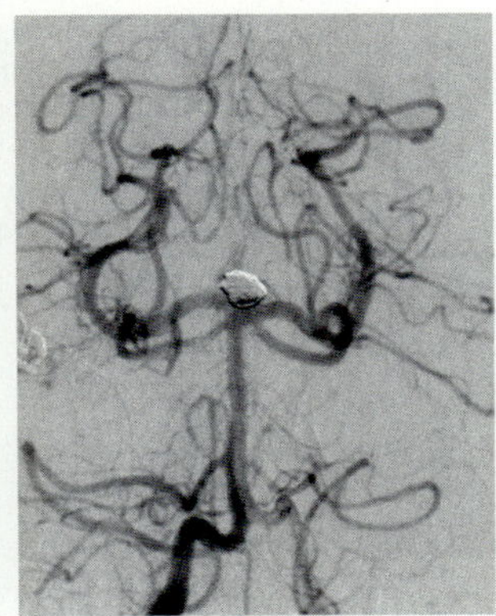

a b

Abb. 11.**32** **Basilarisspitzenaneurysma**, intraarterielle DSA vor (**a**) und nach Coilanlage (**b**). Das Basilarisspitzenaneurysma ist gut sichtbar und weist eine basale Einengung (Hals) auf. Nach Coileinlage ist das Aneurysma vom Blutstrom ausgeschaltet. (Aufnahme PD Dr. Skalej, Dr. Siekmann, Tübingen)

Akute nichttraumatische SAB

Die nichttraumatische SAB entsteht durch **spontane Ruptur eines meist sakkulären Aneurysmas** und nachfolgender Einblutung in den Subarachnoidalraum.

Symptome. Leitsymptom einer subarachnoidalen Blutung sind **plötzliche starke Kopfschmerzen** („Vernichtungskopfschmerz" Schmerzen „wie noch nie"). Die meningeale Reizung verursacht eine **Nackensteife** (DD Meningitis). Eine **Bewusstseinstrübung** kann sofort oder im Verlauf weniger Stunden eintreten. *Symptome seitens der Hirnnerven* und *neurologische Herdzeichen* kommen je nach Lokalisation und Ausdehnung der Blutung hinzu. Eine für den klinischen Alltag wichtige prognostische Stadieneinteilung der subarachnoidalen Blutungen wurde von Hunt und Hess 1968 vorgeschlagen (Tab. 11.**2**).

Tabelle 11.**2** **Stadieneinteilung der Subarachnoidalblutung nach Hunt und Hess**

- Stadium I: keine Symptome, leichte Kopfschmerzen, leichte meningeale Reizung
- Stadium II: mäßige oder starke Kopfschmerzen (Vernichtungskopfschmerz), Meningismus, Hirnnervenparesen (häufig VI)
- Stadium III: leichte Bewusstseinstrübung (Somnolenz), leichte neurologische Herdsymptome, Desorientierung
- Stadium IV: schwere Bewusstseinstrübung, ausgeprägte neurologische Ausfälle (z. B. Hemiparese), vegetative Symptome
- Stadium V: Koma, Dezerebrationszeichen

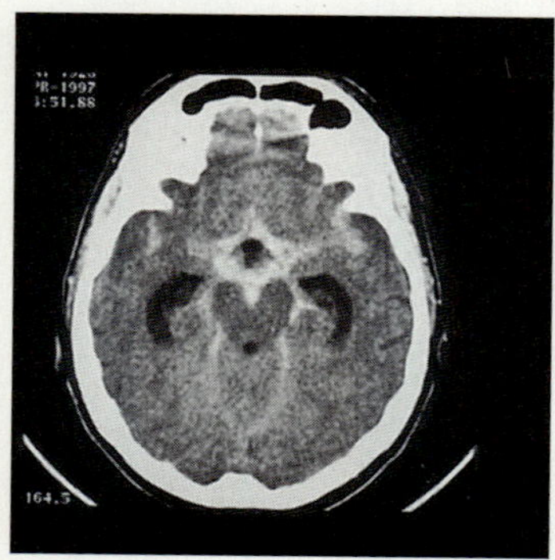

Abb. 11.**33** **Akute subarachnoidale Blutung.** Die basalen Liquorräume sind mit hyperdensem Blut ausgefüllt. Es besteht eine Erweiterung der Temporalhörner der Seitenventrikel durch einen Liquoraufstau. Da in den Ventrikeln kein Blut ist, stellen sich die inneren Liquorräume dunkel dar, die äußeren dagegen hell.

Diagnostik. Akute subarachnoidale Blutungen sind mit hoher Sensitivität computertomographisch nachweisbar (Abb. 11.**33**). Liegt das Ereignis länger zurück, kann die CT jedoch negativ sein. In diesem Fall muss bei fortbestehendem klinischen Verdacht auf eine SAB eine *Lumbalpunktion* erfolgen. Sie ermöglicht den direkten Nachweis von Blut oder von Siderophagen im Liquor.

Zur Lokalisierung der Blutungsquelle ist weiterhin eine *intraarterielle DSA* erforderlich. Diese sollte jedoch nur bei bestehender Operationsfähigkeit des Patienten vorgenommen werden. Allein mit dieser Methode können Aneurysmen sicher nachgewiesen und ihre Lagebeziehung zu benachbarten Gefäßen abgebildet werden. Bei der Angiographie werden alle Hirnarterien dargestellt, da sich bei ca. 20 % der Patienten multiple Aneurysmen finden.

Therapie. Operativ kann ein *Gefäßclip* von außen auf das Aneurysma platziert werden. Hierdurch kann das Aneurysma endgültig ausgeschaltet werden, eine aufwändige Operation mit Eröffnung des Schädels und eventuelle Komplikationen müssen jedoch in Kauf genommen werden. Die Operation sollte vor Einsetzen der Vasospasmen (s. u.) innerhalb der ersten 72 Stunden nach Symptombeginn erfolgen. Der Nutzen einer frühen Operation wurde für die Hunt und Hess Stadien 1 bis 3 ist durch Studien belegt. Sie ist wichtigste therapeutische Maßnahme zur Verhinderung einer Rezidivblutung.

Ein minimal-invasives therapeutisches Verfahren ist die *Einlage von Metallspiralen* in den Aneurysmasack. Dies erfolgt über einen Angiographiekatheter, der von der Leiste aus vorgeschoben wird. Eine Eröffnung der Schädelhöhle ist in diesem Fall nicht erforderlich. Der Nachteil dieser Methode ist die möglicherweise geringere permanente Verschlussrate.

Prognose und Komplikationen. Subarachnoidale Blutungen sistieren meist spontan, wahrscheinlich durch intrakraniellen Druckanstieg. Nur Patienten, bei denen die Blutung spontan zum Stillstand gekommen ist, erreichen die Klinik. Die initiale Letalität der SAB vor Erreichen des Krankenhauses beträgt etwa 35%.

Nach dem akuten Ereignis sind die Patienten durch drei lebensbedrohliche Komplikationen gefährdet:

- Hydrozephalus,
- Gefäßspasmen,
- Rezidivblutungen.

Störungen der Liquorzirkulation und der -resorption treten sehr schnell auf, wenn die initiale SAB überlebt wurde. Durch den intrakraniellen Druckanstieg verschlechtert sich häufig die Vigilanz der Patienten, und es können fokale neurologische Defizite hinzutreten. Eine wirksame Therapie ist die Liquorableitung, meist über einen Ventrikelkatheter, seltener über eine lumbale Drainage.

Gefäßspasmen entstehen nach einigen Tagen, wahrscheinlich durch vasoaktive Substanzen, die vom extravasalen, subarachnoidalen Blut freigesetzt werden. Neben einer möglichst vollständigen Entfernung des subarachnoidalen Blutes im Rahmen einer eventuellen Operation wird therapeutisch eine medikamentöse Erhöhung des Blutdruckes angestrebt. Die gefürchteten vasospastischen Infarkte können auf diese Weise meist vermieden werden. Gefäßspasmen erschweren Diagnostik und Therapie der Aneurysmen erheblich.

Rezidivblutungen haben eine höhere Letalität (50%) als die initialen Subarachnoidalblutungen. Ihre Inzidenz beträgt ca. 20% in den ersten 14 Tagen und 50% in den ersten 6 Monaten, wenn das Aneurysma nicht ausgeschaltet wird. Im Gegensatz zur initialen SAB verursachen Rezidivblutungen häufig intraparenchymatöse Wühlblutungen, da der Subarachnoidalraum um das Aneurysma herum nach der ersten Blutung verklebt ist. Symptomatik und Verlauf der Rezidivblutungen entsprechen dann denjenigen der spontanen intrazerebralen Hämatome.

Fallgeschichte 10: Akute SAB

Der vorher gesunde, 46-jährige Patient erlitt aus voller Gesundheit heraus plötzlich stärkste Kopfschmerzen wie noch nie zuvor, ferner verspürte er ein ausgeprägtes Angst- und Vernichtungsgefühl. Schließlich klagte er auch noch über Doppelbilder, insbesondere beim Blick nach rechts. Der aufnehmende Arzt im Krankenhaus stellte eine Abduzensparese rechts und einen Meningismus fest, weitere neurologische Ausfälle bestanden nicht. CT und Lumbalpunktion belegten eine akute Subarachnoidalblutung. Da der Patient klinisch ausreichend stabil für eine OP war, wurde eine intraarterielle Angiographie angeschlossen. Hier wurde ein Aneurysma der A. carotis interna am Abgang der A. communicans posterior gefunden (Abb.

11.**34a**). Die Therapie erfolgte endovaskulär durch Einlage von Platinspiralen in das Aneurysma (Abb. 11.**34b**, 11.**34c**).

Da sich das Volumen des Aneurysmas durch die Coileinlage nicht sofort vermindert, war auch keine spontane Besserung der Hirnnervenparese zu erwarten. Im weiteren Verlauf kann es jedoch zum Schrumpfen des Aneurysmas mit Symptombesserung kommen. Dies geschah im vorliegenden Fall nach 6 Wochen.

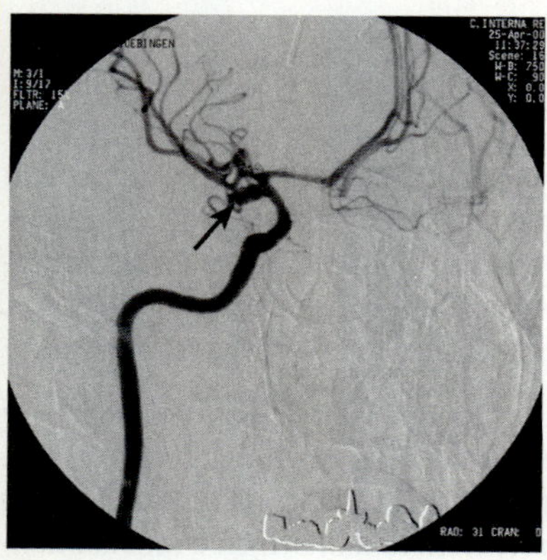

a

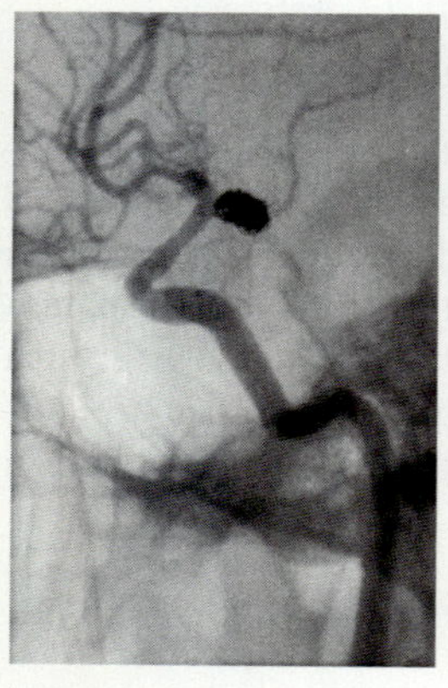

b

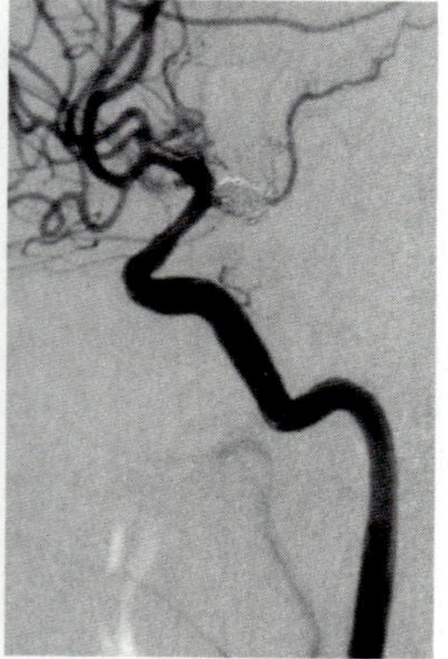

c

Abb. 11.**34** **Akute nichttraumatische Subarachnoidalblutung bei Aneurysma der A. carotis interna am Abgang der A. communicans posterior**. **a** Konventionelle Angiographie in Seitenansicht. Man erkennt das Aneurysma der A. carotis interna am Abgang der A. communicans posterior. **b** Nach Coilanlage ist das Aneurysma vom Blutstrom ausgeschlossen. Die Spiralen absorbieren die Röntgenstrahlen stark und stellen sich daher in den nichtsubtrahierten Aufnahmen dunkel dar. **c** In der subtrahierten Darstellung sind die Coils wesentlich schlechter sichtbar, man sieht jedoch deutlicher, dass das Aneurysma nicht mehr durchblutet ist (Aufnahme PD Dr. Skalej, Dr. Siekmann, Tübingen).

Blutungen in Subdural- und Epiduralräume

Subdurale Hämatome

Beim subduralen Hämatom liegt die Blutansammlung zwischen Dura und Arachnoidea. Es ist zumeist traumatisch bedingt.

Akutes Subduralhämatom

Akute subdurale Hämatome (Abb. 11.**35**) entstehen bei schweren Kopftraumen. Ihre Prognose ist wegen der immer assoziierten Hirnverletzungen schlecht. Die Letalität wurde mit bis zu 50 % angegeben. Die Symptome werden ebenfalls von der traumatischen Hirnverletzung bestimmt.

Die **Therapie** erfolgt durch Behandlung der Hirnverletzungen und des subduralen Hämatoms. Ist eine operative Entlastung erforderlich, muss häufig auch kontusioniertes Hirngewebe entfernt werden. Zunehmend wird eine intrakranielle Druckreduktion durch Entfernung der Kalotte und Duraplastik durchgeführt, wie dies auch in zunehmendem Maße bei großen Infarkten geschieht.

Chronisches Subduralhämatom

Die **Ätiologie** chronischer subduraler Hämatome ist letztlich nicht vollständig geklärt. Häufig sind kleinere Traumen in der Vorgeschichte eruierbar. Die Flüssigkeitsansammlungen liegen zwischen Durainnenseite und Arachnoidea und gehen ursprünglich am ehesten aus Blutungen der Brückenvenen hervor. Im chronischen Stadium findet man Granulationsgewebe in der Wand der Häma-

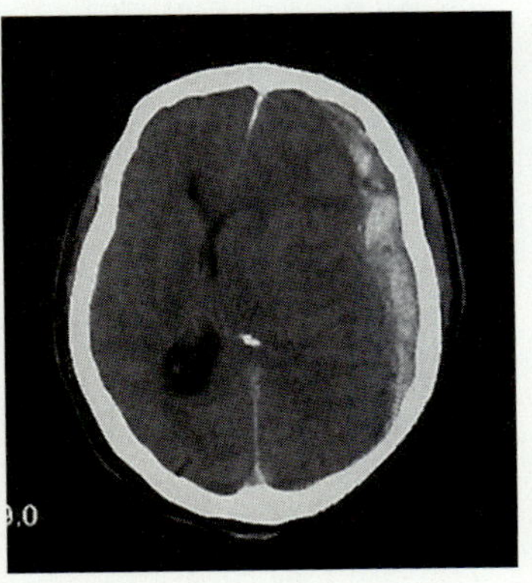

Abb. 11.**35** **Akutes subdurales Hämatom.** Die Raumforderung ist konkav und unscharf gegenüber dem Hirngewebe abgegrenzt. Es besteht eine massive Raumforderung mit Mittellinienverlagerung.

tome. Dieses soll Ursprung rezidivierender Einblutungen in den Flüssigkeitssaum sein, die für chronische Subduralhämatome charakteristisch sind.

Die **Symptome** entstehen durch Druck auf das Hirngewebe und sind von der Lokalisation des Blutungsherdes abhängig. Ein subdurales Hämatom der Zentralregion kann klinisch nicht von einen Infarkt unterscheidbar sein.

Die **Therapie** besteht in **operativer Entfernung** oder in **perkutaner Drainage.** Wegen der hohen Rezidivneigung kann die Behandlung langwierig sein. Subdurale Hämatome sind Kontraindikationen für eine antikoagulatorische Therapie, da diese zu raumfordernden Einblutungen führen kann.

Epiduralhämatom

Bei den epiduralen Hämatomen liegt die Blutansammlung zwischen Dura und Periost (Abb. 11.**36**). Sie entstehen klassischerweise durch die Ruptur meningealer Arterien. Da die Dura als Periost sehr fest am Knochen haftet, ist ein hoher Druck erforderlich, um eine Blutkollektion an dieser Stelle zu erzeugen. Ursache ist fast immer eine Schädelfraktur mit Zerreißung der A. meningea media, der größten meningealen Arterie. Da eine derartige Fraktur auch ohne schwere Hirnverletzung auftreten kann, sind die Patienten nach dem Trauma oft nicht bewusstlos, sondern trüben erst nach einiger Zeit ein. Die Erkennung der Blutung und ihre operative Entfernung sind lebensrettend.

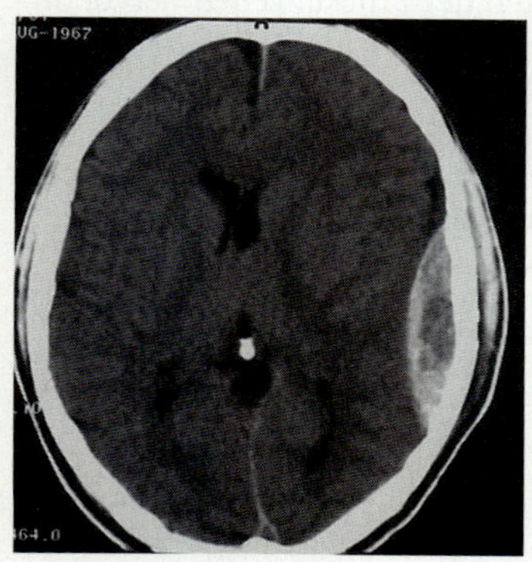

Abb. 11.**36** **Akute epidurale Blutung links.** Das Hämatom ist konvex geformt und zentral hypodens durch noch nicht geronnene Blutanteile. Es besteht eine deutliche raumfordernde Wirkung.

11.6 Spinale Gefäßsyndrome

Arterielle Durchblutungsstörungen

Verglichen mit zerebralen Ischämien sind spinale Infarkte selten. Die Ursache hierfür ist die gute Kollateralisierung der medullären Zuflüsse. Große Emboli gelangen nicht in die kleinen medullären Arterien, sehr kleine Partikel führen nicht zu relevanten neurologischen Defiziten. Selbst Aortenaneurysmen oder Verschlüsse verursachen nur selten medulläre Syndrome.

Die Symptome eines spinalen Infarktes sind von der betroffenen Gefäßregion abhängig.

Infarkte der A. spinalis anterior. Die Symptome richten sich nach der Höhe der Läsion. Bei einem Infarkt im oberen Halsmark resultieren folgende Ausfälle: die Schädigung der Vorderhörner und der Vorderwurzeln verursacht eine *schlaffe Parese der Arme*, die Beschädigung der kreuzenden Fasern des Tractus spinothalamicus lateralis eine *Analgesie und Thermanästhesie der oberen Extremitäten.* Die Affektion der Pyramidenbahn hat eine *spastische Paraparese* zur Folge. *Blasen- und Mastdarmstörungen* sind häufig. Da die Hinterstränge nicht im Versorgungsgebiet der A. spinalis anterior liegen, ist eine Störung der epikritischen und propriozeptiven Sensibilität nicht obligat. Charakteristischerweise treten die Ausfälle schlagartig auf und sind von Schmerzen begleitet.

Infarkte im Stromgebiet der A. spinalis posterolateralis verursachen Ausfälle im Bereich der Hinterstränge, der Hinterwurzeln und der Hinterhörner. Auch die Pyramidenseitenstrangbahn kann betroffen sein. Es resultieren *Störungen der epikritischen Sensibilität und der Propriozeption unterhalb der geschädigten Rückenmarksebene.* Auf Läsionshöhe kommt es durch Schädigung der Hinterwurzeln zu einem *segmentalen Sensibilitätsausfall.* Ist die Pyramidenbahn mit betroffen, resultiert eine spastische Paraparese.

Diagnostik. Die Diagnose eines spinalen Infarktes ist meist schwierig. Selbst mit der *MRT* ist eine Abgrenzung von anderen Ursachen einer Myelopathie oft nicht zweifelsfrei möglich. Neben entsprechender Klinik und Symptomatik ist der *Nachweis ischämischer Veränderungen eines Wirbelkörpers* ein starkes Indiz, da Wirbelkörper und Rückenmark aus derselben radikulären Arterie versorgt werden. Eine Schrankenstörung ist in der Akutphase nicht nachweisbar, tritt aber nach einigen Tagen auf. Der Ausschluss einer entzündlichen Erkrankung durch eine Liquoruntersuchung rundet die Diagnostik ab.

Die diffusionsgewichtete Magnetresonanztomographie, die im Gehirn den Nachweis einer frischen Ischämie zuverlässig gestattet, ist aus technischen Gründen bei medullären Erkrankungen schwierig.

Venöse Abflussstörungen

Die häufigste Ursache einer venösen Drucksteigerung in den spinalen Venen ist eine arteriovenöse Fistel im Bereich der Dura.

Kongestive Myelopathie

Ätiologie. Die Ursache der kongestiven Myelopathie (*Foix-Alajouaninesche Erkrankung*), die vorwiegend ältere Männer betrifft, wurde erst vor 20 Jahren erkannt: eine **arteriovenöse Fehlverbindung**, die meist an einer Nervenwurzel lokalisiert ist. Über diese Fistel gelangt arterielles Blut in die intraduralen Venen. Solange die Drainagekapazität der Venen nicht überschritten wird, bleibt die Fistel klinisch stumm. Steigt der Venendruck an, weil das Shuntvolumen zu groß oder der venöse Abfluss über die Wurzelvenen vermindert ist, tritt eine Schädigung des Rückenmarks ein, das sehr empfindlich auf einen gesteigerten Venendruck reagiert.

Symptomatik. Es fallen zunächst *Gangstörungen* und eine *spastische Paraparese* auf. Auch *radikuläre Schmerzen* können auftreten. Schreitet die Erkrankung fort, treten *vegetative Symptome* wie Blasen-, Mastdarmstörungen und Impotenz hinzu. Die *Sensibilitätsstörungen* betreffen zu Beginn vorwiegend die protopathischen Qualitäten, später auch die epikritische Sensibilität sowie die Propriozeption. Eine nochmalige Krankheitsprogression mit einer Nekrose der Vorderhornneurone führt zur Umwandlung der spastischen in eine *schlaffe Parese.*

Diagnostik. Im *MRT* erkennt man dilatierte Venen sowie ein Ödem des Rückenmarks. Die Fistel selbst ist nicht sichtbar. Die Darstellung der Fistel kann auch *angiographisch* sehr schwierig sein, da teilweise nur geringe Shuntvolumina bestehen und die klinischen Symptome der kongestiven Myelopathie vorwiegend auf die gestörte venöse Drainage zurückgehen.

Die Fistel wird auch heute noch häufig erst dann erkannt, wenn die Symptome bereits irreversibel sind. Dies ist insofern von Nachteil, als es sich um eine potenziell behandelbare Ursache einer progredienten Querschnittslähmung handelt.

Therapie. Die Therapie besteht in der operativen Fistelausschaltung nach angiographischer Lokalisation.

Fallgeschichte 11: Spinale durale arteriovenöse Fistel

Die 53-jährige Patientin bemerkte über mehrere Monate hinweg ein zunehmendes Schwächegefühl in den Beinen. Schmerzen hatte sie keine, sie klagte aber darüber, dass sich die Beine „pelzig" anfühlten. Ferner hatte sie zunehmend Schwierigkeiten bei der Blasen- und Darmentleerung. Zunächst wurde eine periphere Neuropathie als Ursache der Symptome angenommen. Da die Parese der Beine jedoch beständig zunahm, wurde schließlich in einem auswärtigen Krankenhaus eine MRT-Untersuchung angefertigt (Abb. 11.**37**). Der Befund wurde zunächst als Tumor gedeutet.

Die Patientin wurde in die Neurochirurgie überwiesen. Dort befand man, dass sowohl klinische Symptomatik als auch MRT-Befund eher für eine arteriovenöse Fistel sprachen. Diese wurde angiographisch lokalisiert und anschließend operiert. Bis auf eine residuale Blasenfunktionsstörung bildeten sich die klinischen Symptome komplett zurück.

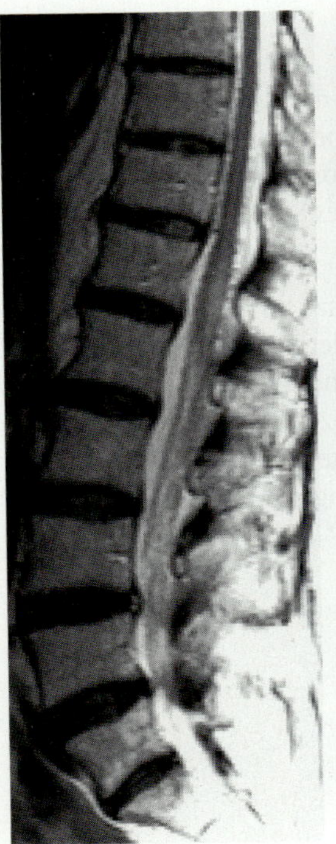

a

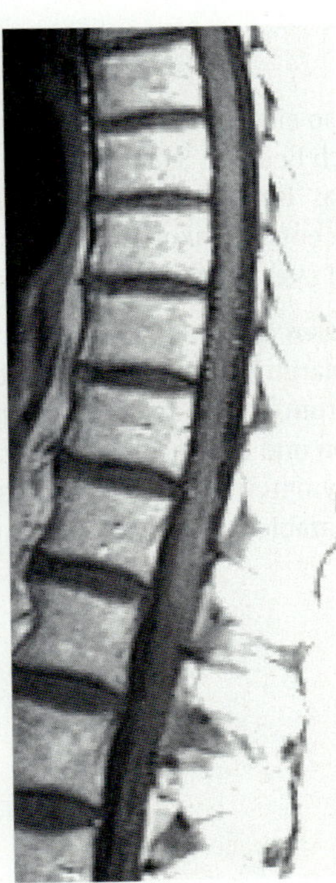

b

Abb. 11.**37** **Spinale arteriovenöse Fistel. a** Sagittale T2-gewichtete Sequenz. Man erkennt ein intramedulläres Ödem des Conus terminalis und des darüber gelegenen Rückenmarks. Epimedullär sieht man dilatierte Venen als schwarze rundliche Strukturen. **b** In der T1-gewichteten Aufnahme nach Kontrastmittelgabe erscheinen die Gefäße teils hell, teils dunkel. Im Rückenmark besteht keine KM-Anreicherung.

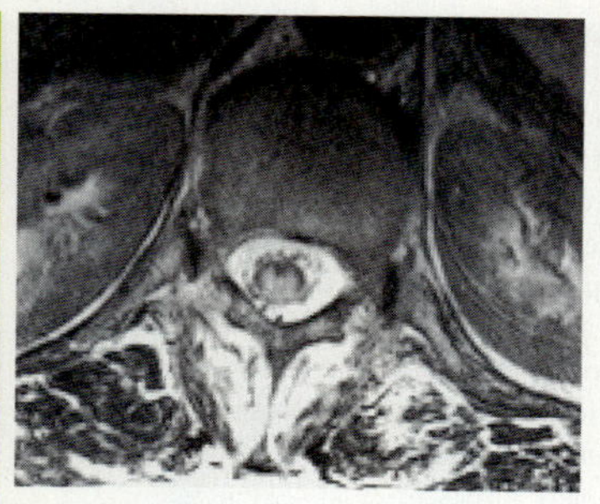

c

Fortsetzung Abb. 11.**37** **Spinale arteriovenöse Fistel.** **c** Die axiale T2-gewichtete Aufnahme oberhalb des Conus medullaris zeigt ein intramedulläres Ödem unter Aussparung der ventralen medullären Zirkumferenz. Neben dem klinischen Bild und dem Nachweis von dilatierten epimedullären Venen im MRT-Bild ist dies ein wichtiges differenzialdiagnostisches Kriterium gegenüber einer arteriellen Ischämie.

Spinale Blutungen

Eine **Hämatomyelie** – also ein Hämatom innerhalb der Rückenmarkssubstanz – ist zumeist traumatisch bedingt. Selten ist ein Aneurysma oder ein Angiom die Ursache. Da sich das Blut im Allgemeinen longitudinal innerhalb der grauen Substanz ergießt, entsteht akut ein klinisches Syndrom, das jenem der Syringomyelie entspricht (vgl. S. 74).

Bei der **spinalen epiduralen Blutung**, zumeist dorsal im thorakalen Bereich, kommt es akut zu radikulären Schmerzen in Höhe der Blutung und subakut zu einem Querschnittssyndrom, beginnend mit Parästhesien, sensiblen Ausfällen und Paresen in den Zehen und Füßen, die rasch bis zur Höhe der Blutung aufsteigen. Bei den ersten Symptomen ist eine sofortige operative Entlastung erforderlich, um eine irreparable Querschnittslähmung zu vermeiden.

Weiterführende Literatur

Barth, A., J. Bogousslavsky, F. Regli: The Clinical and Topographic Spectrum of Cerebellar Infarcts: A Clinical-Magnetic Resonance Imaging Correlation Study. Annals of Neurology 33 (1993) 451-456

Bartholow, R.: Experimental investigations into the functions of the human brain. Amer. J. med. Sci 67 (1874) 305-313

Bassetti, C., J. Bogousslavsky, A. Barth, F. Regli: Isolated infarcts of the pons. Neurology 46 (1996) 165-175

Beck, E.: Zur Exaktheit der myeloarchitektonischen Felderung des Cortex cerebri. J. Psychol. Neurol. 31 (1925) 5

Beck, E.: Die Myeloarchitektonik der dorsalen Schläfenlappenrinde beim Menschen. J. Psychol. Neurol. 41 (1930) 129-262

Beevor, C. E., V. A. Horsley: An experimental investigation into the arrangement of th exitable fibres of the bonnet monkey. Phil. Trans. 181 B (1890) 49-68

Beringer, K., I. Stein: Analyse eines Falles von „reiner Alexie". Z. ges. Neurol. Psychiat. 123 (1930) 472-478

Bookheimer, S.: Functional MRI of Language. New Approaches to Understanding the Cortical Organization of Semantic Processing. Annual Rev. of Neuroscience 25 (2002) 151-188

v. Braitenberg, V.: Gehirngespinste, Neuroanatomie für kybernetisch Interessierte. Springer, Berlin 1973

Brandt T., Kaplan, J. Dichgans, H. C. Diener, C. Kennard: Neurological Disorders, Course and Treatment. 2nd ed., Academic Press 2003

Brandt, T., J. Dichgans, H. C. Diener (Hrsg.): Therapie und Verlauf neurologischer Erkrankungen. 4. Aufl., Kohlhammer, Berlin, Stuttgart 2003

Brazis, P. W., I. C. Masdeu, I. Biller: Localization in Clinical Neurology. Little Brown & Co., Boston, New York, Toronto, London 1996

Broca, P.: Rémarques sur le siège de la faculté du langage articulé. Bull. Soc. anat. Paris 36 (1861) 330-357

Broca, P.: Recherches sur la localisation de la faculté du langage articulé. Exposé des titres et travaux scientifiques 1868

Broca, P.: Anatomie comparée circonvolutions cérébrales. Le grand lobe limbique et la scissure limbique dans la série des mamniféres. Rev. anthropol. Ser. 2, 1 (1878) 384-498

Brodal, A.: Neurological Anatomy. Oxford University Press, Oxford 1981.

Brodmann, K.: Vergleichende Lokalisationslehre der Großhirnrinde in ihren Prinzipien dargestellt auf Grund des Zellaufbaus. Barth, Leipzig 1909; Neudruck 1925

Bucy, P. C.: Cortical extirpation in the treatment of involuntary movements. Res. Publ. Ass. nerv. ment. Dis. 21 (1942) 551

Bucy, P. C.: The Precentral Motor Cortex. University of Illinois Press, Urban/Ill. 1944

Burnstock, G., M. Costa: Adrenergic Neurons. Chapman & Hall, London 1975

Cajal, S. R.: Histologie du système nerveux de l'homme et des vértèbres. Maloine, Paris 1909-1911

Cajal, S. R.: Die Neuronenlehre. Ref. in: Handbuch der Neurologie. Vol. I, ed. by O. Bumke, O. Foerster. Springer, Berlin 1935

Campbell, A. W.: Histological Studies on the Localisation of Cerebral Function. Cambridge University Press, Cambridge 1905

Carpenter, M. B.: Core Text of Neuroanatomy. Williams & Wilkins, Baltimore 1978

Chan-Palay, V., C. Köhler (eds.): The Hippocampus - New Vistas. Neurology and Neurobiology. Vol. 52, Alan R. Liss, Inc. New York 1989

Clara, M.: Das Nervensystem des Menschen. Barth, Leipzig 1959

Creutzfeld, O. D.: Cortex Cerebri. Springer, Berlin, Heidelberg, New York, Tokyo 1983

Cushing, H.: The field defects produced by temporal lobe lesions. Brain 44 (1922) 341-396

Cushing, H.: Intracranial Tumors: Notes upon a Series of Two Thousand Verified Cases. Thomas, Springfield/Ill, 1932

Duane, E., E. Haines: Fundamental Neuroscience. Churchill Livingstone 1997

Dejérine, J., G. Roussy: Le syndrome talamique. Rev. neurol. 14 (1906) 521-532

Denny-Brown, D.: The nature of apraxia. J. nerv. ment. Dis. 126 (1958) 9-32

Dudel, J., R. Menzel, R. F. Schmidt: Neurowissenschaft. Vom Molekül zur Kognition. Springer, Berlin, Heidelberg, New York 1996

Dusser de Barenne, I. G.: Experimental researches on sensory localisations in the cerebral cortex. Quart. J. exp. Physiol. 9 (1916) 355-390

Duvernoy, H. M.: Human Brainstem Vessels. Springer, Berlin 1978

Eccles, J. C.: Das Gehirn des Menschen. Piper, München 1973

Eccles, J. C.: The physiology of synapses. Springer, Berlin, Göttingen, Heidelberg, New York 1964

Eccles, J. C., M. Ito, J. Szentágothai: The Cerebellum as a Neuronal Machine. Springer, Berlin 1967

v. Economo, C.: Zellaufbau der Großhirnrinde des Menschen. Springer, Berlin 1927

v. Economo, C., G. N. Koskinas: Die Cytoarchitektonik der Hirnrinde des erwachsenen Menschen. Springer, Wien 1925

Edinger, L.: Bau der nervösen Zentralorgane des Menschen und der Tiere. Bd. I und II, 7. Aufl., Vogel, Leipzig 1904

Felgenhauer, K., W. Beuche: Liquordiagnostik neurologischer Erkrankungen - Liquoranalytik und Zytologie, Diagnose und Prozessmarker. Thieme, Stuttgart 1999

Feneis, H., W. Dauber: Anatomisches Bildwörterbuch der internationalen Nomenklatur. 8. Aufl., Thieme, Stuttgart 1998

Fetter, M., J. Dichgans: Oculomotor Abnormalities in Cerebellar Degeneration. In: Cerebellar Degenerations: clinical Neurobiology. A. Plaitakis (ed.), Kluwer Academic Publishers, Boston 1992

Flechsig, F.: Anatomie des menschlichen Gehirns und Rückenmarks auf myelogenetischer Grundlage. Bd. I., Thieme, Leipzig 1920

Flourens, P.: Recherches expérimentales sur les propriétés et les fonctions du système nerveux dans les animaux vertébrés. Crevot, Paris 1824

Foerster, O.: Motorische Felder und Bahnen. In Bumke, O., O. Foerster: Handbuch der Neurologie, Bd. VI, Springer, Berlin 1936

Freeman, W., I. W. Watts: Psychosurgery. Thomas, Springfield/Ill. 1942

Freeman, W., J. W. Watts: Psychosurgery in the Treatment of Mental Disorders and Intractable Pain. Thomas, Springfield/Ill. 1950

Freund, T. F., G. Buzsáki (eds.): Interneurons of the Hippocampus. Hippocampus 6 (1996) 347-473

Friede, R. L.: Developmental Neuropathology. Springer, Berlin 1975

Frotscher, M., P. Kugler, U. Misgeld, K. Zilles: Neurotransmission in the Hippocampus. Advances in Anatomy, Embryology and Cell Biology, Vol. 111, Springer, Berlin, Heidelberg 1988

Gazzaniga, M. S., I. E. Bogen, R. W. Sperry: Observation on visual perception after disconnection of the cerebral hemispheres in man. Brain 88 (1965) 221-236

Gazzaniga, M. S., R. W. Sperry: language after section of the cerebral commissures. Brain 90 (1967) 131-148

Gerstmann, J.: Fingeragnosie. Wien klin. Wschr. 37 (1924) 1010-12

Gerstmann, J.: Syndrome of finger agnosia, disorientation for right or left, agraphia and acalculia: local diagnostica value. Arch. Neurol. Psychiat. (Chic.) 44 (1940) 389-408

Geschwind, N.: Disconnection syndrome in animals and man, Part. I., Part II. brain 88 (1965) 237-294, 585-644

Geschwind, N.: W. Levitsky: Human brain, left-right asymmetries in temporal speech region. Science 16 (1968) 168-187

Geschwind, N.: Language and the brain. Sci. Amer. 226 (1972) 76-83

Gilman, S., J. R. Bloedel, R. Lechtenberg: Disorders of the Cerebellum. Davis, Philadelphia 1981

Goldstein, K.: Die Lokalisation in der Großhirnrinde. In Bethe-Bergmann, J.: Handbuch der normalen und pathologischen Physiologie (S. 600-842), Bd. X., Springer, Berlin 1927

Grünbaum, A. S. F., C. S. A. Sherrington: Observations on the physiology of the cerebral cortex of some of the higher apes. Proc. roy. Soc. Ser. B. 69 (1901) 206-209

Gudden, B.: Experimentaluntersuchungen über das periphere und centrale Nervensystem. Arch. Psychiat. Nervenkr. 1870, 693-723

Guillain, G., P. Mollaret : Deux cas de myoclonies synchrones et rythmées vélopharyngolaryngo-oculo-diaphragmatiques. Rev. neurol. 2 (1931) 245-566

Hamann, G. F., M. Siebler, W. von Scheid (Hrsg.): Schlaganfall. Klinik, Diagnostik und Therapie. Interdisziplinäres Handbuch. Ecomed Verlag 2002

Hassler, R.: Motorische und sensible Effekte umschriebener Reizungen und Ausschaltungen im menschlichen Zwischenhirn. Dtsch. Z. Nervenheilk. 183 (1961) 148-171

Hassler, R.: Fiber connections within the extrapyramidal system. Confin. neurol. 36 (1974) 237-255

Hassler, R., T. Riechert: Klinische und anatomische Befunde bei stereotaktischen Schmerzoperationen im Thalamus. Arch. Psychiat. Nervenkr. 200 (1959) 93-122

Heiss, W. D. et al.: Atlas der Positronen-Emissions-Tomographie des Gehirns. Springer, Berlin, Heidelberg 1985

Hirsch, M. C., T. Kramer (Hrsg.): Neuroanatomy 3 D, Stereoscopy. Atlas of the Human Brain. Springer, Berlin, Heidelberg 1999

Hopf, H. C., G. Deuschl, H. C. Diener, H. Reichmann (Hrsg.): Neurologie in Praxis und Klinik. Band I und II, Thieme, Stuttgart 1999

Hubel, D. H., T. N. Wiesel: Ferrier lecture: Functional architecture of macaque monkey visual cortex. Proc. roy. Soc. Serv. B 198 (1977) 1-59

Hubel, D. H., T. N. Wiesel: Die Verarbeitung visueller Informationen. Spektrum der Wissenschaft, November 1979

Hubel, D. H., T. N. Wiesel, P. M. Stryker: Anatomical demonstration of orientation columns in macaque monkey. J. comp. Neurol. 177 (1978) 361-397

Jacobsen, C. F. : Functions of frontal association areas in primates. Arch. Neurol. Psychiat. (Chic.) 33 (1935) 558-569

Jannetta, P. J.: Arterial compression of the trigeminal nerve at the pons in patients with trigeminal neuralgia. J. Neurosurg. 26 (1967) 150-162

Jannetta, P. J., M. H. Benett: The Pathophysiology of Trigeminal Neuralgia. In: The Cranial Nerves, ed. by M. Samii and P. J. Jannetta, Springer 1981, 312-315

Jannetta, P. J.: Vascular Decompression in the Trigeminal Neuralgia. In: The Cranial nerves, ed. By M. Samii and P. J. Jannetta, Springer 1981, 331-340

Jones, E. G., A. Peters: Cerebral Cortex. Vol. 1-6, Plenum, New York 1984-1987

Jung, R., R. Hassler: The extrapyramidal motor system. In: Handbook of Physiology, Section 1, Bd. 2, hrsg. von J. Field, H. W. Magoun, V. E. Hall, American Physiological Society, Washington 1960

Kandel, E. R., J. H. Schwartz, T. M. Jessell: Principles of Neural Science. 3rd Edition, Appleton & Lange 1991

Kahle, W., M. Frotscher: Taschenatlas der Anatomie. Bd. 3, Nervensystem und Sinnesorgane. 8. Aufl., Thieme, Stuttgart 2002

Kettenmann, H., M. Gibson (Hrsg.): Kosmos Gehirn. Für die Neurowissenschaftliche Gesellschaft und das Bundesministerium für Bildung und Forschung (BMBF). 2. Aufl. 2002

Kleist, K.: Gehirnpathologie. In: Handbuch der ärztlichen Erfahrungen im Weltkrieg 1914/18. Bd. IV, Barth, Leipzig 1922-1934

Klüver, H.: „The temporal lobe syndrome" produced by bilateral ablations. In: Neurological Basis of Behaviour (pp. 175-182), Ciba Found. Symp. Churchill, London 1958

Klüver, H., P. Bucy: Preliminary analysis of functions of the temporal lobes in monkeys. Arch. Neurol. Psychiat. (Chic.) 42 (1939) 979-1000

Kolb, B., I. Whishaw (Hrsg.): Fundamentals of Human Neuropsychology. 4. Aufl., W. H. Friedman & Company, New York 1996

Kretschmann, H. J., W. Weinrich: Klinische Neuroanatomie und kranielle Bilddiagnostik, Computertomographie und Magnetresonanztomographie. 2. Aufl., Thieme, Stuttgart 1991

Lang, J.: Topographical Anatomy of the Cranial Nerves. In: The Cranial Nerves, ed. by M. Samii and P. J. Jannetta, Pringer, 1981, 6-15

Lang, J., R. Baldauf: Beitrag zur Gefäßversorgung des Rückenmarks. Gegenbaurs morph Jb. 129 (1983) 57-95

Leonhardt, H.: Ependym und Circumventrikuläre Organe. Handbuch der mikroskopischen Anatomie, Bad IV/III., Springer, Berlin 1980

Luria, A.: Higher Cortical Function in Man. Basic Books, New York 1966

Masur, H.: Skalen und Scores in der Neurologie. 2. Aufl., Thieme, Stuttgart 2000

Milner, B.: Brain mechanisms suggested by studies of temporal lobes. In Millikan, C. H., F. L. Darley: Brain Mechanism Underlying Speech and Language. Grune & Stratton, New York 1967

Milner, B., W. Penfield: The effect of hippocampal lesion on recent memory. Trans. Amer. neurol. Asso. 80 (1955) 42-48

Minkowski, M.: Zur Physiologie der vorderen und hinteren Zentralwindung. Neurol. Zbl. 36 (1917) 572-576

Mishkin, M.: Memory in monkeys severely impaired by combined but not by separate removal of amygdala and hippocampus. Nature 273 (1978) 297-298

v. Monakow, C.: Die Lokalisation im Großhirn. Bergamnn, Wiesbaden 1914

Mumenthaler, M.: Klinische Untersuchung und Analyse neurologischer Syndrome. Thieme, Stuttgart 1988

Mumenthaler, M. Stöhr, H. Müller-Vahl (Hrsg.): Läsionen peripherer Nerven und radikuläre Syndrome. 8. Aufl., Thieme, Stuttgart 2003

Netter, F. H.: Farbatlanten der Medizin, Band 5: Nervensystem I und Band 6: Nervensystem II. Thieme, Stuttgart 1987 und 1989

Nieuwenhuys, R., J. Voogd, Chr. van Huizen: Das Zentralnervensystem des Menschen. Springer, Berlin 1991

Nissl, F.: Experimentalergebnisse zur Frage der Hirnrindenschichtung. Mschr. Psychiat. Neurol. 23 (1908) 186-188

Ojemann, G. A., P. Fedio, J. M. van Buren: Anomia from pulvinar and subcortical parietal stimulation. Brain 91 (1968) 99-116

Orrison, W. W. jun.: Atlas of Brain Functions. Thieme, Stuttgart 1995

Papez, J. W.: A proposed mechanism of emotion. Arch. Neurol. Psychiat. (Chic.) 38 (1937) 725-43

Penfield, W., B. Milner: Memory deficit produced by bilateral lesions in the hippocampal zone. Arch. Neurol. Psychiat. (Chic.) 79 (1958) 475-497

Penfield, W., T. Rasmussen: The Cerebral Cortex of Man. Macmillan, New York 1950

Penfield, W., L. Roberts: Speech and Brain Mechanisms. Princeton University Press, Princetown/N.J. 1959

Peters, A., S. L. Palay, H. F. Webster: The Fine Structure of the Nervous System. Oxford University Press, New York 1991

Pritzel, M., M. Brandt, H. J. Markowitsch: Gehirn und Verhalten. Ein Grundkurs der Physiologie und Psychologie. Spektrum, Heidelberg 2003

Ross, A. T., W. E. De Myer: Isolated syndrome of the medial longitudinal fasciculus in man. Arch. Neurol. (Chic.) 15, 1966

Samii, M., P. J. Jannetta, ed.: The Cranial Nerves. Springer, Berlin, Heidelberg, New York 1981

Schmidt, D., J. P. Malin (Hrsg.): Erkrankungen der Hirnnerven. Thieme, Stuttgart 1986

Sherrington, C. S.: The Integrative Action of the Nervous System. Scribner, New York 1906; Cambridge University Press, London 1947

Smith, A., C. Burklund: Dominant hemispherectomy. Science 153 (1966) 1280-1282

Sperry, R. W.: Cerebral organization and behavior. Science 133 (1961) 1749-1757

Sperry, R. W.: The great cerebral commissure. Sci. Amer. 210 (1964) 42-52

Sperry, R. W., B. Preilowski: Die beiden Gehirne des Menschen. Bild d. Wissenschaft 9 (1972) 920-927

Stephan, H.: Allocortex, In: Handbuch der mikroskopischen Anatomie, Bd. IV/9, hrsg. von W. Bargmann, Springer, Berlin 1975

Stöhr, M., J. Dichgans, V. W. Buettner, C. W. Hess, E. Altenmüller: Evozierte Potentiale. 3. Aufl., Springer, Berlin, Heidelberg 1986

Tessier-Lavigne, M., C. S. Goodman: The molecular biology of axon guidance. Science 274 (1996) 1123-1133

Tatu, L., T. Moulin, J. Bogousslavsky, H. Duvernoy: Arterial territories of the human brain. Neurology 50 (1998), 1699-1708

Thews, G., G. Vaupel: Vegetative Physiologie. Springer, Berlin, Heidelberg 1990

Thompson, P. D., B. L. Day: The Anatomy and Physiology of Cerebellar Disease. Advances in Neurology, Raven Press 1993

Umbach, W.: Elektrophysiologische und vegetative Phänomene bei stereotaktischen Hirnoperationen. Springer, Berlin 1966

Van Valkenburg, C. T.: Zur fokalen Lokalisation der Sensibilität in der Großhirnrinde des Menschen. Z. ges. Neurol. Psychiat. 24 (1914) 294-312

Vogt, O., C. Vogt: Allgemeine Ergebnisse unserer Hirnforschung. J. Psych. 25, Erg. H. 1, 1925

Wall, M., S. H. Wray: The „One and a Half" syndrome. A unilateral disorder of the pontine tegmentum. Neurology (Chic.) 33 (1983) 971-980

Warwick, R.: Representation of the extraocular muscles with oculomotorius nuclei of the monkey. J. comp. Neurol. 98 (1953) 449-503

Warwick, R.: Oculomotor organization. In: Bender, M. B.: The Oculomotor System, Harper & Row, New York 1964

Wässle, H., B. B. Boycott: Functional architecture of the mammalian retina. Physiol. Rev. 71 (1991) 447-480

Wernicke, C.: Der aphasische Symptomenkomplex, eine psychologische Studie auf anatomischer Basis. Cohn & Weigert, Breslau 1874.

Zigmond, M. J., F. E. Bloom, S. C. Landis, J. L. Roberts, L. R. Squire: Fundamental Neuroscience. Academic Press, San Diego, London, Boston 1999

Sachverzeichnis

A

B

C

D

E

F

G

H

I

J

K

L

M

N

O

P

S

T

U

V

W

Z

trasient - vorübergehend
ventral - vom Bauch aus, Vorderseite
dorsal - vom Rücken aus, Rückseite
lateral - seitlich
proximal - näher zur Körpermitte
ipsilateral - auf der selben Seite
inferior - untere
anterior - vorderel
posterior - hintere
distal - weiter entfernt von d. Mitte
(d. Gehirns, des Herzens)
parietal - eine Körperhöhlenwand
- Organwand, Gefäßwand
betreffend